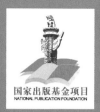

国家出版基金项目
NATIONAL PUBLICATION FOUNDATION

"十三五"国家重点图书出版规划项目

Precision Medicine

精准医学出版工程

精准医学基础系列

总主编 詹启敏

临床生物样本库的探索与实践

Exploration and Practice in Clinical Biobanks

王晓民 郏恒骏 等

编著

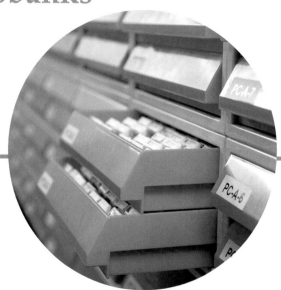

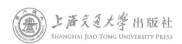

上海交通大学出版社
SHANGHAI JIAO TONG UNIVERSITY PRESS

内容提要

人类临床生物样本库包含临床数据资源和样本资源两部分内容。临床数据资源包括患者的基本信息、疾病特征、检查结果等数据;样本资源包括人体组织生物样本及其衍生数据,如患者的血液、病理、体液、DNA 等样本信息。

本书首先在概述部分介绍了临床生物样本库的内涵、发展历程及展望;其次在总论部分从管理和技术两个角度分别阐述了临床生物样本库的整体规划、全流程建设及管理、质量控制建设、信息化建设、伦理建设及相关法规等;最后在各论部分集众家之所长系统整理了具代表性的重大疾病、慢性疾病等的样本库平台建设原则及内容,包括脑血管病、心血管疾病、帕金森病、精神疾病、糖尿病、慢性肾脏病、骨科疾病、乙型肝炎相关肝病与艾滋病、结核病、新发突发传染病、常见恶性肿瘤、儿童白血病、食管癌和癌前病变、胃肠道肿瘤及妇科肿瘤样本库建设等。

本书希望能为正在或者将要从事临床生物样本库建设和精准医学工作的同道、科研人员、研究生和高年级本科生以及有兴趣了解这些研究内容的其他人员提供参考。

图书在版编目(CIP)数据

临床生物样本库的探索与实践/王晓民等编著.—上海:上海交通大学出版社,2017

精准医学出版工程

ISBN 978 - 7 - 313 - 18413 - 9

Ⅰ.①临… Ⅱ.①王… Ⅲ.①生物材料-库(生物)-研究 Ⅳ.①R318.08

中国版本图书馆 CIP 数据核字(2017)第 279794 号

临床生物样本库的探索与实践

编　　著:王晓民　邰恒骏等

出版发行:上海交通大学出版社　　　　　　　　　　地　　址:上海市番禺路 951 号

邮政编码:200030　　　　　　　　　　　　　　　　电　　话:021 - 64071208

出 版 人:谈　毅

印　　制:苏州市越洋印刷有限公司　　　　　　　　经　　销:全国新华书店

开　　本:787mm×1092mm　1/16　　　　　　　印　　张:38.25

字　　数:647 千字

版　　次:2017 年 12 月第 1 版　　　　　　　　　　印　　次:2017 年 12 月第 1 次印刷

书　　号:ISBN 978 - 7 - 313 - 18413 - 9/R

定　　价:388.00 元

精准医学出版工程·精准医学基础系列

编　委　会

《临床生物样本库的探索与实践》
编 委 会

主 编

王晓民（首都医科大学副校长，教授）

郜恒骏（生物芯片上海国家工程研究中心主任，教授）

副主编
（按姓氏拼音排序）

陈香美（中国人民解放军总医院主任医师，中国工程院院士）

季加孚（北京大学肿瘤医院院长，教授、主任医师）

贾伟平（上海交通大学附属第六人民医院院长，教授、主任医师）

李义庭（首都医科大学原党委副书记，教授）

马长生（首都医科大学附属北京安贞医院科室主任，教授、主任医师）

孙燕荣（科学技术部社会发展科技司处长，研究员）

王拥军（首都医科大学附属北京天坛医院副院长，教授、主任医师）

张澍田（首都医科大学附属北京友谊医院执行院长，教授、主任医师）

编 委
（按姓氏拼音排序）

蔡燕宁（首都医科大学宣武医院科室主任，教授）

陈　彪（首都医科大学宣武医院科室主任，教授）

陈天璐（上海交通大学附属第六人民医院副研究员）

陈云昭（江苏省苏州高新区人民医院病理科主任，副主任医师）

陈志海（首都医科大学附属北京地坛医院科室主任，教授、主任医师）

成　军（首都医科大学附属北京地坛医院副院长，教授、主任医师）

代荫梅（首都医科大学附属北京妇产医院科室主任，教授、主任医师）

杜万君（首都医科大学附属北京安定医院科室主任，主任医师）

段雪飞（首都医科大学附属北京地坛医院科室主任，主任医师）

郭永丽（首都医科大学附属北京儿童医院科室主任，教授）

何　蕊（中国生物技术发展中心副研究员）

胡　颖（北京大学肿瘤医院样本库副主任，副主任技师）

吉训明（首都医科大学宣武医院副院长，教授）

李海欣（天津医科大学肿瘤医院科室主任，副研究员）

李海燕（首都医科大学科技处副处长，研究员）

林金嬉（首都医科大学附属北京天坛医院脑血管病样本库副主任，副研究员）

刘　静（中国生物技术发展中心生物资源与安全处处长）

刘顺爱（首都医科大学附属北京地坛医院研究员）

马　辛（首都医科大学附属北京安定医院教授、主任医师）

满秋红（江苏省苏州高新区人民医院副主任医师）

倪　鑫（首都医科大学附属北京儿童医院院长，教授、主任医师）

阮祥燕（首都医科大学附属北京妇产医院科室主任，教授、主任医师）

宋　昕（郑州大学第一附属医院副教授）

孙照刚（首都医科大学附属北京胸科医院科室副主任，研究员）

田　伟（北京积水潭医院院长，教授、主任医师）

汪　亮（北京基因界科技信息咨询有限公司创始人）

王从容（上海交通大学附属第六人民医院副处长，主任医师）

王　刚（首都医科大学附属北京安定医院院长，教授、主任医师）

王建东（首都医科大学附属北京妇产医院副院长，教授、主任医师）

王立东（郑州大学第一附属医院教授）

王伟业（上海交通大学医学院附属新华医院科室执行主任，教授、研究员）

吴成爱（北京市创伤骨科研究所副处长，副研究员）

武海波（北京精诚泰和医药信息咨询有限公司董事长）

许绍发（首都医科大学附属北京胸科医院院长，教授）

阴赪宏（首都医科大学附属北京妇产医院副院长，教授、主任医师）

张国富（首都医科大学附属北京安定医院副主任医师）

张　宏（军事科学院军事医学研究院质量成果处处长，副研究员）

张可浩（生物芯片上海国家工程研究中心副研究员）

张　雷（北京嘉和美康信息技术有限公司副总经理）

张连海（北京大学肿瘤医院科研处副处长、样本库副主任，主任医师）

张为远（首都医科大学附属北京妇产医院教授、主任医师）

张雪光（中国人民解放军总医院副主任医师）

张永宏（首都医科大学附属北京佑安医院科室主任，教授、主任医师）

张　允（首都医科大学附属北京友谊医院样本库主任，助理研究员）

赵丹慧（北京市创伤骨科研究所研究员）

郑胡镛（首都医科大学附属北京儿童医院科室主任，教授、主任医师）

周福有（安阳市肿瘤医院院长，主任医师）

周红梅（同济大学附属东方医院生物样本库主任，主任技师）

周学迅（上海万格生物科技有限公司创始人）

学术秘书

倪明宇（首都医科大学助理研究员）

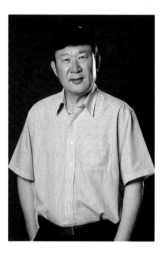

王晓民，1956 年出生。北京医科大学与德国慕尼黑大学联合培养医学博士，首都医科大学副校长、首都医科大学神经生物学系主任，北京脑重大疾病研究院院长，北京重大疾病临床数据和样本资源库首席科学家，国际生物和环境样本库协会（ISBER）执行委员、中国大区主席，二级教授、博士生导师。主要从事针刺镇痛、阿片肽和抗阿片肽基因调控机制、帕金森病和阿尔茨海默病发病机制和防治等研究。曾任国家 973 计划、863 计划、重大新药创制和重点研发计划等有关神经变性病机制和防治研究项目的负责人。为国家 973 计划项目"帕金森病发病机制和干预策略基础研究"和"神经变性病的机制和防治的基础研究"首席科学家。同时担任神经变性病教育部重点实验室主任，省部共建脑重大疾病国家重点实验室主任；国务院学位委员会第七届生物学科评议组成员和医学专业学位教学指导委员会委员，教育部科技委生物医药学部副主任委员；中国生理学会理事长，中国科协生命科学学会联合体秘书长；亚太生理科学联合会（FOAPS）主席，国际转化神经科学联盟（IATN）主席等。曾任中国神经科学学会副理事长和北京神经科学学会理事长。担任 *Journal of Translational Neuroscience* 期刊主编，在国内外发表 SCI 收录原著论文 100 余篇，主编专著 4 部，参编专著 6 部。获得国内授权发明专利 5 项。

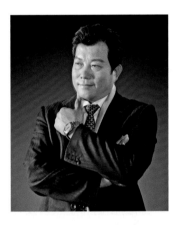

郜恒骏，1965 年出生。上海第二医科大学（现上海交通大学医学院）内科学博士，生物芯片上海国家工程研究中心主任、上海分子医学工程技术研究中心主任、同济大学医学院消化疾病研究所所长，全国生物样本标准化技术委员会主任委员、中国医药生物技术协会生物样本库分会主任委员，教授、主任医师、博士生导师。主持多项国家科技重大、重点项目，牵头"十二五"国家科技重大专项（肝癌分子标志物群大样本验证与产业化）与上海张江生物银行重大项目。荣获上海市科技创业领军人物、上海市优秀学科带头人、上海市委组织部领军人物等荣誉，获得上海市及浦东新区政府科技进步奖一等奖 1 项、二等奖 4 项。此外，还担任国家及上海市"千人计划"、教育部长江学者特聘教授评审专家；国家生物技术专家咨询组委员；中国医药生物技术协会副会长，转化医学、精准医学与标准化工作委员会副主任委员；中华医学会消化病学分会委员兼生物样本库学组组长。为 *The American Journal of Digestive Diseases* 期刊创办人、执行主编，*Journal of Digestive Disease*、《中华消化杂志》、《胃肠病学》、《国际消化病学杂志》与《中国医药生物技术杂志》等期刊编委。发表中英文论文 300 余篇，其中 SCI 收录近百篇。申请发明专利 16 项，获 CFDA 新药证书、医疗器械注册证各 1 项。

"精准"是医学发展的客观追求和最终目标,也是公众对健康的必然需求。"精准医学"是生物技术、信息技术和多种前沿技术在医学临床实践的交汇融合应用,是医学科技发展的前沿方向,实施精准医学已经成为推动全民健康的国家发展战略。因此,发展精准医学,系统加强精准医学研究布局,对于我国重大疾病防控和促进全民健康,对于我国占据未来医学制高点及相关产业发展主导权,对于推动我国生命健康产业发展具有重要意义。

2015年初,我国开始制定"精准医学"发展战略规划,并安排中央财政经费给予专项支持,这为我国加入全球医学发展浪潮、增强我国在医学前沿领域的研究实力、提升国家竞争力提供了巨大的驱动力。国家科技部在国家"十三五"规划期间启动了"精准医学研究"重点研发专项,以我国常见高发、危害重大的疾病及若干流行率相对较高的罕见病为切入点,将建立多层次精准医学知识库体系和生物医学大数据共享平台,形成重大疾病的风险评估、预测预警、早期筛查、分型分类、个体化治疗、疗效和安全性预测及监控等精准预防诊治方案和临床决策系统,建设中国人群典型疾病精准医学临床方案的示范、应用和推广体系等。目前,精准医学已呈现快速和健康发展态势,极大地推动了我国卫生健康事业的发展。

精准医学几乎覆盖了所有医学门类,是一个复杂和综合的科技创新系统。为了迎接新形势下医学理论、技术和临床等方面的需求和挑战,迫切需要及时总结精准医学前沿研究成果,编著一套以"精准医学"为主题的丛书,从而助力我国精准医学的进程,带动医学科学整体发展,并能加快相关学科紧缺人才的培养和健康大产业的发展。

2015年6月,上海交通大学出版社以此为契机,启动了"精准医学出版工程"系列图书项目。这套丛书紧扣国家健康事业发展战略,配合精准医学快速发展的态势,拟出版一系列精准医学前沿领域的学术专著,这是一项非常适合国家精准医学发展时宜的事业。我本人作为精准医学国家规划制定的参与者,见证了我国精准医学的规划和发展,欣然接受上海交通大学出版社的邀请担任该丛书的总主编,希望为我国的精准医学发展及医学发展出一份力。出版社同时也邀请了刘彤华院士、贺福初院士、刘昌孝院士、周宏灏院士、赵国屏院士、王红阳院士、曹雪涛院士、陈志南院士、陈润生院士、陈香美院士、金力院士、周琪院士、徐国良院士、董家鸿院士、卞修武院士、陆林院士、乔杰院士、黄荷凤院士等医学领域专家撰写专著、承担审校等工作,邀请的编委和撰写专家均为活跃在精准医学研究最前沿的、在各自领域有突出贡献的科学家、临床专家、生物信息学家,以确保这套"精准医学出版工程"丛书具有高品质和重大的社会价值,为我国的精准医学发展提供参考和智力支持。

编著这套丛书,一是总结整理国内外精准医学的重要成果及宝贵经验;二是更新医学知识体系,为精准医学科研与临床人员培养提供一套系统、全面的参考书,满足人才培养对教材的迫切需求;三是为精准医学实施提供有力的理论和技术支撑;四是将许多专家、教授、学者广博的学识见解和丰富的实践经验总结传承下来,旨在从系统性、完整性和实用性角度出发,把丰富的实践经验和实验室研究进一步理论化、科学化,形成具有我国特色的精准医学理论与实践相结合的知识体系。

"精准医学出版工程"丛书是国内外第一套系统总结精准医学前沿性研究成果的系列专著,内容包括"精准医学基础""精准预防""精准诊断""精准治疗""精准医学药物研发"以及"精准医学的疾病诊疗共识、标准与指南"等多个系列,旨在服务于全生命周期、全人群、健康全过程的国家大健康战略。

预计这套丛书的总规模会达到 60 种以上。随着学科的发展,数量还会有所增加。这套丛书首先包括"精准医学基础系列"的 11 种图书,其中 1 种为总论。从精准医学覆盖的医学全过程链条考虑,这套丛书还将包括和预防医学、临床诊断(如分子诊断、分子影像、分子病理等)及治疗相关(如细胞治疗、生物治疗、靶向治疗、机器人、手术导航、内镜等)的内容,以及一些通过精准医学现代手段对传统治疗优化后的精准治疗。此外,这套丛书还包括药物研发、临床诊疗路径、标准、规范、指南等内容。"精准医学出版工程"将紧密结合国家"十三五"重大战略规划,聚焦"精准医学"目标,贯穿"十三五"始终,力求打造一个总体量超过 60 本的学术著作群,从而形成一个医学学术出版的高峰。

本套丛书得到国家出版基金资助，并入选了"十三五"国家重点图书出版规划项目，体现了国家对"精准医学"项目以及"精准医学出版工程"这套丛书的高度重视。这套丛书承担着记载与弘扬科技成就、积累和传播科技知识的使命，凝结了国内外精准医学领域专业人士的智慧和成果，具有较强的系统性、完整性、实用性和前瞻性，既可作为实际工作的指导用书，也可作为相关专业人员的学习参考用书。期望这套丛书能够有益于精准医学领域人才的培养，有益于精准医学的发展，有益于医学的发展。

此次集束出版的"精准医学基础系列"系统总结了我国精准医学基础研究各领域取得的前沿成果和突破，内容涵盖精准医学总论、生物样本库、基因组学、转录组学、蛋白质组学、表观遗传学、微生物组学、代谢组学、生物大数据、新技术等新兴领域和新兴学科，旨在为我国精准医学的发展和实施提供理论和科学依据，为培养和建设我国高水平的具有精准医学专业知识和先进理念的基础和临床人才队伍提供理论支撑。

希望这套丛书能在国家医学发展史上留下浓重的一笔！

北京大学副校长

北京大学医学部主任

中国工程院院士

2017 年 11 月 16 日

前言

随着高通量生物技术、生命组学技术、大数据技术的快速发展,医学研究产生了大量的基础研究成果,这些成果迫切需要通过临床大数据验证,实现临床应用和转化。时至今日,医学研究迫切需要有价值的样本和大数据集成共享以破解重大疾病中的难题,研究者们不断呼吁他们需要更多、更优质的临床资源开展后续的研究,以实现个体化医疗。临床生物样本库作为现今医学研究战略资源的储备,已成为医学研究领域建设的重点和热点,也已经作为重要内容纳入各发达国家医学战略计划之中。

国际上比较有影响力的样本库一般由政府、协会、基金会发起组建。比较有代表性的有英国生物样本库(UK Biobank)、欧盟"泛欧洲生物样本库与生物分子资源研究设施"(Biobanking and Biomolecular Resources Research Infrastructure,BBMRI)、美国国家癌症研究所(National Cancer Institute,NCI)和美国疾病预防控制中心(Centers for Disease Control and Prevention,CDC)及联合人类组织样本库网络(Cooperative Human Tissue Network,CHTN)等筹建的国际生物和环境样本库协会(International Society for Biological and Environmental Repositories,ISBER)等。

我国的临床生物样本库建设,自 2009 年开始经历了一个快速发展阶段,特别是在"十二五"期间,国家新药创制专项基础规划中明确布局了国家生物样本库的建设工作,并且在"十三五"重点专项中,进一步明确设置了大规模人口和临床生物样本库的建库研究项目。在转化医学研究迅猛发展、政府加大投入的大环境下,北京、上海、深圳等地相继建立了地方性政府支持下的样本库,包括人群库和临床样本库。许多医院的临床生物样本库已经由前期的依托课题存在的散在的单一病种资源库逐渐转型为集约化、规模化的医院战略性储备平台,如北京市科委 2009 年启动的"北京重大疾病临床数据和样本资源库"、上海申康医院发展中心联合上海12家医院和上海医药临床研究中心以及上海卫生信息工程技术研究中心共14家单位建设的"上海重大疾病临床生物样本信息共享服务平台"。一些综合性三甲医院也越来越认识到临床生物样本库的重要性,纷纷在医院建立院级生物样本库平台,如中国人民解放军总医院、北京大学肿瘤医院、北京大学人民医院、浙江省肿瘤医院、首都医科大学附属北京儿童医院和首都医科大学附属北京佑安医院等。目前,临床生物样本库成为我国学科平台、科研计划申报的重要评价指标,如国家临床研究中心、重点研发计划、重大专项等项目的评价,都将临床生物样本库作为主要评价内容之一。其中,作为联盟库的"北京重大疾病临床数据和样本资源库"(以下简称北京库)建设项目,由北京市科委启动,首都医科大学牵头,北京15家三甲级综合医疗机构承建,自2009年启动至今,在近8年临床生物样本库的建设工作中,在项目顶层设计标准化建设、信息化发展、管理监督、质量控制、应用发展、学术交流等各方面开展了大量工作,形成了融信息、管理、监督于一体的"北京建库模式"。目前,北京库下辖14家分库单位,共15个病种,包括脑血管病、乙型肝炎、艾滋病、慢性肾脏病、心血管疾病、糖尿病、新发突发传染病、精神疾病、乳腺癌/胃癌、宫颈癌、结核病、骨科疾病、儿童白血病、脑脊髓血管疾病、消化系统癌前病变。北京库在我国相应的疾病研究领域中已经发挥了重要作用,很好地支撑了相应科研项目的开展。2017年,其理论与实践总结——《临床生物样本库建设与管理规范》作为一级地方标准在北京质监局正式立项;7家承建医院成为国家临床医学研究中心;艾滋病样本库等6个疾病样本库成为国内首批通过国际质量体系ISO认证的生物样本库;在国家布局的"中国人类遗传资源样本库建设"项目中,北京库承担了华北地区任务量的78%;北京库的总负责人当选国际最权威的生物样本库协会组织ISBER的亚洲地区首位执行委员和中国大区主席。

临床生物样本库的建设是一项系统化、多学科交叉的基础性平台建设,只有起点,没有终点。作为临床生物样本库的建设者,我们能和国内众多顶尖的医师和科研工作者并肩同行在中国的精准医学时代倍感荣幸,却不敢有丝毫懈怠。恰逢北京库二期收官之年,承蒙詹启敏院士相邀编撰本书。本书凝聚了国内众多专家潜心整理多年的探索与实践,将其理论研究成果和实践经验教训耐心地剥茧抽丝,一步步落地为缜密严谨、清晰流畅的专著。本书分为三篇。第一篇临床生物样本库概述从宏观角度阐释了生物样本库建设的理论根源、理论论证、理论思辨,第二篇临床生物样本库总论则用大幅篇章从实践角度论述了怎么做与做什么，第三篇临床生物样本库各论以常见的 15 类重大疾病临床生物样本库建库为例，从生物样本库最初临床样本的入排到样本库的设计、制度建设、标准化工作流程、信息化建设与管理、质控体系与培训、相关法律法规等，所涉范围广泛、内容精细，力求让人耳目一新。

本书由首都医科大学王晓民教授和生物芯片上海国家工程研究中心郜恒骏教授共同主持编著，编写组由首都医科大学、生物芯片上海国家工程研究中心、科学技术部社会发展科技司、中国生物技术发展中心、首都医科大学宣武医院、中国人民解放军总医院、上海交通大学附属第六人民医院、北京大学肿瘤医院、首都医科大学附属北京安贞医院、首都医科大学附属北京天坛医院、首都医科大学附属北京地坛医院、北京积水潭医院、首都医科大学附属北京友谊医院、首都医科大学附属北京妇产医院、首都医科大学附属北京儿童医院、天津医科大学肿瘤医院、军事科学院军事医学研究院、郑州大学第一附属医院、首都医科大学附属北京安定医院、江苏省苏州高新区人民医院、首都医科大学附属北京胸科医院、北京市创伤骨科研究所、上海交通大学医学院附属新华医院、首都医科大学附属北京佑安医院、同济大学附属东方医院、北京嘉和美康信息技术有限公司、北京精诚泰和医药信息咨询有限公司、上海万格生物科技有限公司、北京基因界科技信息咨询有限公司等的研究人员组成。其中，临床生物样本库概述由王晓民、郜恒骏、李海燕执笔；临床生物样本库总论由张连海、王彭、胡颖、张可浩、张雷、周学迅、职庭帆、于农、满秋红、倪明宇、张宏、李卓、张允、郭永丽、初平、张雷、王伟业、周红梅、武海波、刘锐、李义庭、孙莹炜、胡正娟、郑君、赵美霞、赵方方、孙燕荣、何蕊、汪亮、王超勋、王丹丹、刘加玉、李作祥、陈祁、范可方等执笔；临床生物样本库各论由林金嬉、潘岳松、黎洁洁、林毅、李伟、王拥军、李新、刘念、杜昕、马长生、蔡燕宁、顾朱勤、李渊、吉训明、陈彪、张国富、刘敏、王刚、杜万君、马辛、贾伟平、王从容、陈天璐、陈香美、张雪光、李作祥、田伟、吴成爱、赵丹慧、王超、孟迪、张永宏、孙坚萍、孙焕芹、霍凤敏、孙照刚、许绍发、刘顺爱、段雪飞、陈志海、成军、李海欣、郭燕、夏文彬、何娜、韩宏伟、石晶晶、郭永丽、初平、郑胡铺、倪鑫、王立东、宋昕、赵学科、胡守佳、周福有、鲁建亮、杜丹凤、陈培楠、靳艳、韩雪娜、季加孚、张连海、胡颖、王晓红、王建东、代荫梅、赵丽红、张为远、阴赪宏、吴玉梅、阮祥燕、张卫华、张迎媛等执笔。倪明宇和王会对本书文字进行了校对。本书的付梓，试图为中国临床生物样本库的建设、疾病的临床诊疗和科学研究铺砖引路，此为擅长样本医学研究的专家及同行们内心所秉持的社会责任的体现。

　　谨以此书献给中国广大的临床生物样本库建设者们,希望以此促进中国临床生物样本达到更高的规模和质量水平,期待中国丰富的临床生物样本资源早日真正转化成支撑健康与生命科学研究发展的无价之宝。

王晓民

2017 年 11 月于北京

目录

第一篇　临床生物样本库概述

第二篇　临床生物样本库总论

第三篇　临床生物样本库各论

第一篇　临床生物样本库概述

1 临床生物样本库的定义、发展历程

临床生物样本库在医学研究中的重要性越来越突出。本章对临床生物样本库的定义和内涵进行了界定,并介绍了临床生物样本库的发展历程,以及国内外生物样本库的发展现状,以便读者对临床生物样本库的功能和定位有更好的理解。

1.1 临床生物样本库的定义

生物是指有生命的个体,由原核生物、真核生物及非细胞生物组成,包括动物、植物、细菌、真菌、病毒等,其特征是可以进行新陈代谢。凡是进行收集、处理、储存和应用各种生命个体的样本资源或者标本的机构,都属于生物样本库范畴。因此,从生物学角度来看,生物样本库是个大而广的概念,其样本来源于世间所有生物,包括人类、动物、植物、微生物等[1]。

随着医学的发展,医学科研工作者越来越重视人类样本的收集和储存。现在广泛认可的概念是:生物样本库主要是指通过标准化收集、处理和储存的健康与患病生物的生物大分子、细胞、组织和器官等样本,包括人体器官、组织、全血、血浆、血清、生物体液或经初步处理过的生物样本(DNA、RNA、蛋白质等)以及与这些生物样本相关的临床、病理、治疗、随访、知情同意等资料及其质量控制、信息管理与应用系统[2-10]。

根据来源的不同,人类生物样本库可以分为人群样本库(也称人口库、队列库)和人类临床样本库(也称疾病资源库)。人群样本库主要用于研究环境和生活方式对疾病的影响,以探求疾病预防方法;人类临床样本库主要用于研究疾病的病因和发病与进展机制、诊断和治疗方法等,以探寻疾病早期诊断、早期治疗、精准医疗方法,实现个体化和精准医疗的目标[11]。

1.2　临床生物样本库的内涵

　　临床生物样本库包含两大部分内容,即临床数据资源和样本资源。临床数据资源包括患者的基本信息、疾病特征、检查结果等数据;样本资源是指人体组织生物样本,包括患者的血液、病理、体液、DNA 等标本信息。真正意义上的临床生物样本库应包含临床数据和样本两大资源,除了要收集以上疾病资源以外,还要注意实现临床数据和样本资源信息的有效对接,并确定临床数据资源的入选标准等。建立临床生物样本库,收集患者疾病相关的详细信息,对其病因的研究及早期预防、诊断和治疗具有极其重要的医学价值[12,13]。

　　标准的、优质的、充足的、符合伦理规范的疾病资源库,是开展慢性重大疾病和恶性肿瘤等研究必备的战略资源,为转化医学研究、药物开发与评价研究提供优质研究资源,有助于研究者们开发针对疾病的早期预警、早期预防、早期治疗的新技术、新方法以及个体化治疗方案,并加快相关疾病的研究,促进疾病检测、诊断、治疗等一系列研究工作,最大限度发挥疾病信息资源价值,提高医学的科技竞争力。

1.3　临床生物样本库的发展历程

　　由于生物样本的自身特性和用途,医学研究开始之际,即应该是研究者收集样本和数据之时。因此,样本和数据的收集已经存在很长时间。据美国兰德公司的一项调研报告显示,美国生物样本的收集工作已经存在 100 多年[14]。只是在最开始时,由于技术和知识的限制,医学研究规模不大,样本和数据的收集处于一种小而散的状态。随着生物技术的进步和医学发展的需求,医学研究的规模逐渐扩大,伴随着研究者对样本和数据进行有组织的收集,包括对样本和数据的伦理、质量、标准等各方面的要求,进而形成了"库"的概念,之后对库的建设发展和运行机制相关问题进行了探索研究。因此,可以说,临床生物样本库是随着生物技术发展、医学研究需求的提升而逐步发展起来的。转化医学的发展、个体化医疗模式的兴起、精准医学计划的提出,进一步凸显了临床生物样本库在整个医学研究中的基石地位。笔者从 PubMed 上查阅相关文献,含有

"biobank"的文献共有 3 000 余篇,最早一篇提到"biobank"的文章发表于 1996 年,内容是基于标志物研究提出建库的需求。自 2009 年开始,biobank 的相关文献急剧上升。这表明自 2009 年开始,biobank 的建设得到了国内外医学界的重视。尤其是随着基因组学、蛋白质组学等技术的快速发展,科学家们对疾病的研究日益进入"精准医学"阶段,疾病资源库作为将疾病样本信息有机整合的生物医学研究资源平台,在"精准医学"研究中具有至关重要的作用。例如,美国奥巴马政府提出的"精准医学计划",规划 2016 年投资 1.3 亿美元建设生物样本库,主体将基于现有的队列研究样本库。

根据样本库的发展进程,有学者将临床生物样本库的发展分为 3 个阶段[15,16]。

第一阶段,以"数量"为主的临床生物样本库。20 世纪 80 年代后期,由于生命科学、生物技术的发展,生物标志物的研究成为热点。研究者们不断提出,缺乏足量的样本资源导致研究进展缓慢。此时的样本库只是简单地满足数量需求,人们对样本库的认识和理解还不是很深。

第二阶段,以"质量"为主的临床生物样本库。最初只是简单的样本规模建设,研究者们发现即使有足够数量的样本,也无法满足研究需求。样本库建设的多样性,导致样本和数据采集的标准不一致,样本和数据难以形成真正的共享,出现了数量"相对不足"的状态。另外,国外有研究者在统计论文研究内容不可重复性的原因中,发现"无法得知样本如何采集"是不可重复的原因之一。也许,日后高水平杂志会要求作者提供样本库可信赖和认证的专业证据。因此,21 世纪初,行业内拟通过建立统一标准明确样本采集、储存流程,确保样本质量,从而导致第二阶段生物样本库的发展。此时的样本库不再局限于数量的增长,人们对样本库的最佳实践、标准规范也进行了探索研究,因此国际上陆续出现了美国国立卫生研究院(National Institutes of Health,NIH)最佳实践、国际生物和环境样本库协会(International Society for Biological and Environmental Repositories,ISBER)最佳实践、欧盟最佳实践等指导生物样本库的规范化、标准化建设。

第三阶段,以"可持续"为主的临床生物样本库。随着临床生物样本库的发展,政府和学者越来越发现,与最初的建设相比,一个临床生物样本库的运行和可持续发展是更为复杂、更具挑战性的工作。多数样本库在建设之初没有进行深入的样本使用方向调研,而是直接按照某最佳实践或者内部规划进行设计和建设,这导致有些样本在收集时没有考虑到为了谁的需求而在实践中无法被应用。因此,第三阶段样本库的发展特点是,不但要尽快应用样本库已有的资源,还要重点考虑样本库的可持续发展,要关注样本库三大利益相关者(患者或注册者、投资者、研究需求者)的需求,在生物样本库的基础设施和可持续发展方面做好建设规划。一个理想的生物样本库应该是:患者或注册者们充分了解样本库,非常乐意贡献自己的样本和数据用于相关研究;研究者们可以无障碍地充分利用样本和数据开展相关研究。最终生物样本库的可持续性将体现在三个维度上,即社会可持续性(接受)、操作可持续性(效率)以及资金可持续性(保障)。

值得说明的是,以上 3 个阶段的临床生物样本库并没有严格的界限,在很长时间内是共存发展的。对于是应该先收集足够的样本再应用,还是先有一个研究计划再去收集样本,在业内并没有达到完全统一的观点。前者认为,样本是不可再生资源,把样本先收集保存下来,也许以后有更先进的生物技术,能更好地挖掘样本的价值;后者认为样本库的运行成本非常高,如果没有一个大致的应用方向而只是单纯地收集样本,样本在短时间内就不能得到有效的应用,样本库就会变成"死库",会给样本库的运行带来很大的困难。

1.4　国内外生物样本库的发展现状

许多国家将生物样本库建设作为提供生物医药领域核心竞争力的重要战略措施。英国生物样本库(United Kingdom Biobank, UK Biobank)于 1999 年设立,2006 年开始运营,是 21 世纪初期世界上最大规模的 DNA 医学数据库,设计储存 50 万人的基因,以发现基因和疾病的关系,促进疾病的预防、诊断和治疗[2];2008 年,欧盟筹建了"泛欧洲生物样本库与生物分子资源研究设施"(Biobanking and Biomolecular Resources Research Infrastructure, BBMRI),旨在整合和升级欧洲已有的资源平台[3];1999 年,美国国家癌症研究所(National Cancer Institute, NCI)、美国疾病预防控制中心(Centers for Disease Control and Prevention, CDC)和联合人类组织样本库网络(Cooperative Human Tissue Network, CHTN)等机构筹建了 ISBER,旨在引导和促进生物样本库的建设和发展;2005 年,NCI 成立生物样本库和生物样本研究办公室(Office of Biorepositories and Biospecimen Research, OBBR),从事基于证据的生物样本库操作标准开发[4]。

据文献报道,我国的人群队列研究已有 60 余年历史。自 20 世纪 70 年代以来,我国陆续建立了以恶性肿瘤、重大慢性病为主的队列研究库,如中国慢性病前瞻性队列研究库、泰州健康人群跟踪调查队列研究库、中国多省市心血管病危险因素队列研究库等[17]。我国的"中国人类遗传资源库"作为国家科技基础条件平台的重要组成部分,于2003年启动,除了收集储存资源数据外,在资源标准化、规范化和数字化,以及共享机制和生命伦理研究等方面取得了一些进展,出台了系列规范和技术规程,为疾病资源库的建设提供了宝贵的经验。2012年,国家科技部等启动了国家临床医学研究中心建设,并将样本库的建设纳入中心建设任务之中。专家认为,目前已获批的32个国家级临床医学研究中心内的样本库在某种意义上代表国家水平,如心血管疾病样本库、脑血管病样本库、神经变性病样本库、糖尿病样本库、慢性肾病样本库、消化系统疾病样本库等[18]。自转化医学、精准医学的概念提出以后,样本库的重要性日益突出,出现了国内样本库的建设高潮。以医院为建设主体[19],产生了多个医院或者科研机构联合组成的样本联盟库,如北京重大疾病临床数据和样本资源库[12,13]、上海重大疾病临床生物样本实体库及信息共享服务系统、上海交通大学医学院启动的"生物样本库建设"专项[6,7]以及部分大型综合医院建立的院级库。这些样本库得到国家、地方政府、医学院校、医院等的大力推进,发展迅速。各样本库重视开展国内外合作,发展速度快,已形成了一定的规模;在标准化建设、信息化、伦理要求等方面也积累了一定的实践经验,为全国生物样本库发展提供了很好的借鉴[20-22]。2016年,是国家"十三五"规划的元年,在"精准医学研究""重大慢性非传染性疾病防控研究"和"生物安全关键技术研发"等国家重点研发计划重点专项中,明确提出要建自然人群队列研究库、专病队列研究库和慢性病队列研究库,即将临床生物样本库作为"十三五"国家重点医药研发专项实施的重要内容之一,也明确规定了样本收集的标准化建设和共享要求。可以说,临床生物样本库建设的标准规范和共享需求,正日益成为我国国家层面的战略要求。可以相信,临床生物样本库的可持续发展是直接决定医学研究成功与否的重要基石!

1.5　小结与展望

目前的临床生物样本库趋向于集中化、规模化、标准化管理,其发展经历了一个曲折的过程,发展速度超过了医学研究的发展速度,因此带来了可持续发展的问题。如何能更充分挖掘临床生物样本库自身的价值,加强开放共享,将是临床生物样本库现阶段面临的主要任务,也是解决其可持续发展问题的关键。

参考文献

［1］ OECD Organization for Economic Cooperation and Development. OECD guidelines on human biobanks and genetic research databases［J］. Eur J Health Law,2010,17(2):191-204.

［2］ UK Biobank［EB/OL］. http://www. ukbiobank. ac. uk/.

［3］ BBMRI. be［EB/OL］. http://www. bbmri. be/.

［4］ NCI - BBRB［EB/OL］. http://biospecimens. cancer. gov/default. asp.

［5］ 北京重大疾病临床数据和样本资源库［EB/OL］. http://www. beijingbiobank. cn/cn/index. aspx.

［6］ 上海重大疾病临床生物样本实体库及信息共享服务系统［EB/OL］. http://211.144.70.41: 8080/biobank/.

［7］ 上海交通大学医学院［EB/OL］. http://www. shsmu. edu. cn/web/.

［8］ 季加孚. 生物样本库的能力建设与最佳实践［M］. 北京:科学出版社,2013.

［9］ 郭渝成. 临床生物样本库［M］. 北京:科学出版社,2014.

［10］ 张继红,范卫.《第六届中国生物样本库标准化建设与应用研讨会暨首届中国生物样本库院长高峰论坛》会议纪要［J］. 中国医药生物技术,2014,9(4):249.

［11］ Asslaber M,Zatloukal K. Biobanks:transnational,European and global networks［J］. Brief Funct Genomic Proteomic,2007,6(3):193-201.

［12］ 李海燕,张雪娇,邵雪梅,等. 疾病资源库建设的重要性及现状分析［J］. 中华医院管理杂志,2010, 26(11):801-804.

［13］ 李海燕,张雷,张雪娇,等. 北京重大疾病临床数据和样本资源库建设成果初探［J］. 中华医院管理杂志,2013,29(11):863-865.

［14］ Eiseman E,Bloom G,Brower J,et al. Case Studies of Existing Human Tissue Repositories: "Best Practices" for a Biospecimen Resource for the Genomic and Proteomic Era［M］. Santa Monica:RAND,2003.

［15］ De Souza Y G,Greenspan J S. Biobanking past,present and future:responsibilities and benefits ［J］. AIDS,2013,27(3):303-312.

［16］ Simeon - Dubach D,Watson P. Biobanking 3. 0:evidence based and customer focused biobanking ［J］. Clin Biochem,2014,47(4-5):300-308.

［17］ 王慧,陈培战,张作文,等. 我国人群队列研究的现状、机遇与挑战［J］. 中华预防医学杂志,2014, 48(11):1016-1021.

［18］ 徐贝贝,王彩云,陈璐,等. 国家级生物样本库的建设思考［J］. 中国医院,2014,18(11):31-32.

［19］ Cheng L,Shi C,Wang X,et al. Chinese biobanks:present and future［J］. Genet Res,2013,95 (6):157-164.

［20］ Gan R,Wang H,Song Y,et al. Chinese biobanking initiatives［J］. Biopreserv Biobank,2015,13(1): 4-7.

［21］ 贺晶. 我国 Biobank 规范化管理研究［D］. 北京:北京协和医学院,2011.

［22］ 杨静芳,梁阔,蔡彦宁. 院级临床信息和生物资源样本库的建设与管理［J］. 华夏医学,2015,28 (6):149-151.

2 生物样本库的里程碑时代
——标准的建立

生物样本资源是流行病学、生命科学基础与临床研究的关键源头,是进行大样本验证、快速实现生物医药临床转化的核心环节。然而,长期以来我国生物样本库建设缺乏标准化,低层次重复建设现象较为普遍,利用率较低,也缺乏有效的共享应用与可持续性发展机制等。所幸的是,10余年来,随着中国医药生物技术协会组织生物样本库分会与全国生物样本标准化技术委员会等里程碑式组织相继成立,它们在生物样本标准化、特色化、科学化、集约化、价值化等方面做了大量卓有成效的开创性工作,极大地推进了中国生物样本的标准化进程,促进了生物样本资源在生物医药产业链各环节的充分应用,开启了中国生物样本库标准化建设与应用的新时代。同时,在我国生物样本库得到了政府、科学界、医学界与产业界的高度关注与广泛重视,呈现出良好的发展态势。

2.1 精准医学:路在何方?

过去100多年,各国对肿瘤浩浩荡荡的研究并没有取得突破性进展,就如Clifton Leaf在2004年的 *Fortune* 杂志中所提到的:"Why we're losing the war on cancer (and how to win it)?"[1] 近15年,恰逢人类基因组计划完成,各种组学、功能基因组研究如火如荼,生物芯片、RNA干扰等前沿技术不断完善并广泛应用,新一代测序技术横空出世,生物信息学得以广泛应用,样本科学(生物样本资源库)、系统生物医学、分子医学与大数据、转化医学应运而生。随着国际癌症基因组联盟(International Cancer Genome Consortium,ICGC)项目的启动[2],人们将有机会看清肿瘤的全貌,一直在不断重演的"盲人摸象"式肿瘤研究的历史有望结束。现在,肿瘤已被认为是一个系统性疾病,是全身代谢障碍的局部表现,研究者必须注重应用系统生物学的原理指导肿瘤诊治的研究。系统生物学的发展使得"3P"医学[预测(prediction)、预防(prevention)或干预(preemptive)、个体化治疗(personalized therapy)]应运而生,分子水平的早期筛查、早期诊断与预后评估,药物靶点的发现与开发均面临着前所未有的机遇。我国在这一领域经过10余年的拼搏已进入世界先进行列,中国癌症基因组联盟(CCGC)项目于2010年1月正式启动,我们置身其中,深深地感受着这个时代的巨大变革并见证着这个"不朽的传奇"(an enduring legacy)。2015年初,美国总统奥巴马提出精准医学即基于基因组学的个体化医学,迅速得到各国政府、科学界、医学界与产业界的高度关注,备受推崇。中国"精准医学研究"重点专项已经相继出台。要成功实现临床精准医学(分子分型与个体化的预测、预防、早筛、早诊、治疗与预后评估),一个关键是要能将生命组学、高通量技术筛选、发现的分子医学大数据转化为临床可应用的分子诊断标志物与靶向药物;另一个关键是将标准化、高质量的生物样本作为生命科学基础研究,转化医学研究,人类疾病预测、诊断、治疗研究的重要资源。因而,生物样本资源库成为大科学基础工程,备受各界关注,并得到快速发展(见图2-1)。

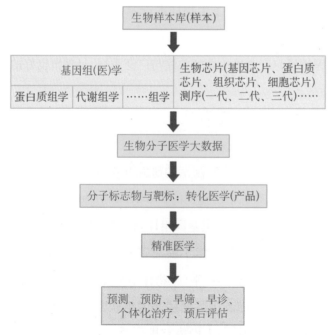

图2-1　基于基因组学的个体化医学

2.2　生物样本库的关键作用

目前,生物样本库的概念主要是指用于各种研究而非用于器官移植的标本及其他生物样本,包括人体器官、组织、全血、血浆、血清、生物体液或经初步处理过的生物样本(DNA、RNA、蛋白质等)以及与这些生物样本相关的各种临床、病理、治疗与随访等资料。高质量、高水准的生物样本是当今人类重大疾病(尤其是肿瘤)基因组、功能基因组、蛋白质组等的基础,是临床研究与分子诊断标志物、药物靶点研发、健康研究最珍贵的资源与关键环节,也是众多研究成果快速实现产业化(即"转化医学"),应用到临床如疾病早期诊断、分子分型与个体化治疗、预后评估等的重要保证,毫无疑问也是我国生物医药产业自主创新体系中至关重要的核心环节与保证。生物样本库已被确定为加速发现分子诊断标志物和快速开发新药靶点的一个关键环节[3-6]。

2002 年度诺贝尔生理学或医学奖得主 Sydney Brenner 强调,"研究必须以人为本,而不是继续一味地纠缠于果蝇与老鼠",这使我们深受启发[7]。

2.3　国内外生物样本库的现状

2009 年 3 月,美国政府投入巨资,由国家癌症研究所(NCI)牵头,积极筹建美国第一个国家人肿瘤组织生物样本库,美国《时代周刊》(*TIME*)更是将此国家人肿瘤组织生物样本库的建立列为"2009 年改变世界的十大规划"之一[8]。加拿大筹资 30 亿加元建立国家肿瘤生物样本库网络系统(Canadian Tumor Repository Network,CTRNet)。日本筹资 50 亿日元在大阪成立了健康科学研究资源库。2015 年 1 月,奥巴马正式宣布启动"精准医学计划",样本资源库也被列为重点投入方向。癌症转化研究也越来越多地依赖于人体组织生物样本。生物样本库的建设更加重视质量与应用。生物样本库网络、"虚拟样本库"正在迅速发展以实现资源整合和资源共享。BioStorage 是美国专门致力于生物样本第三方存管及服务的公司,是全球最大的生物样本第三方存管中心。该公司的样本库有 24 h 视频监控,对温度和环境随时监测。该样本库由美国食品药品监督管理局(Food and Drug Administration, FDA)、美国交通安全管理局(Transportation Security Administration, TSA)与其管理委员会共同审核通过,制定了超过 150 个样本管理标准操作程序,确保样本存管流程的合规性。其独特的 ISISs® 技术可以保证客户能够在任何地方、任何时间查看自己的库存情况。

中国是人口大国,人群疾病种类及遗传资源极其丰富;中国又是多民族国家,存在重大疾病资源的多样性和地方特色,如河南林县食管癌高发、江苏启东地区肝癌高发等,具备建设标准化、珍贵生物样本库的雄厚基础。总之,我国是建设生物样本资源库的"好地方"。

《国家中长期科学和技术发展规划纲要(2006—2020 年)》指出,针对不同类型科技条件资源的特点,采用灵活多样的共享模式,打破当前条块分割、相互封闭、重复分散的格局。《生物产业发展规划》(国发〔2012〕65 号)中行动计划专栏的主要内容之一为:建设大规模的生物资源库和生物信息中心核心平台,建设网络化的国家生物资源和生物信息服务设施。《"十二五"国家自主创新能力建设规划》(国发〔2013〕4 号)指出,加强自然科技资源库建设,整合和完善临床样本和疾病信息资源库,加强中国科技资源共享网建设。"十二五"以来,尤其是"十三五"精准医疗计划实施以来,各级政府、相关大学与医院高度重视生物样本库的建设,国内生物样本库发展迅速。目前正是国家整合资源、建立机制、促进资源应用、赶超国际生物样本库发展的良好机遇。

随着与疾病和健康相关的不同个体、不同分子信息的不断发现,生物医药与预测、预防、健康医学得到快速发展,配有相应完善临床资料的高质量生物样本在当今强调个体化健康管理与个体化医疗研究的时代至关重要,目的是使健康人群通过分子检测预测患病风险以便及早预防疾病,使患者通过分子检测得到个体化治疗以便产生最大疗效、最低不良反应与最小的医疗负担。现在人们普遍认识到,生物样本资源需要根据既定的科学、技术、商业、道德与法律标准进行开发和应用。但是到目前为止,这样的标准尚未得到广泛的实践,导致生物样本质量参差不齐,影响研究的结果[9]。生物样本库建设需要更专业的组织与管理,而且生物样本库的价值观与经济学需要引起更多关注。

2.4　我国生物样本库存在的问题

2009—2010 年,中国医药生物技术协会组织生物样本库分会组织开展了《中国生物样本库建设现状调研》的问卷调查,参加单位遍及全国各大医院,共计 69 家。东部地区覆盖黑龙江、吉林、辽宁、河北、北京、天津、山东、江苏、上海、浙江、福建、广东、海南;中部地区覆盖江西、湖南、湖北、河南、安徽；西部地区覆盖广西、云南、贵州、四川、重庆、西藏、山西、甘肃、青海、新疆、宁夏、内蒙古。调研结果显示，我国生物样本资源库建设尚处于初创阶段，处于分散、无序、封闭状态，缺乏标准化流程、质量控制体系、规范的信息化管理，存在临床资料残缺不全、伦理学与法律不健全、样本流失等问题。此外，还存在财政投入少、经费缺乏、无专职部门、专业人员少、利用率不高、产出少等问题。

2.4.1　标准化、质量、人才问题

我国不少医院（尤其是三级甲等医院）纷纷着手建立自己的生物样本库。但由于国内生物样本资源的相关国家标准尚未制定，行业标准的约束力和强制性不够，国内生物样本库缺乏样本采集及管理的标准化流程，缺乏规范的样本运输过程管理，缺乏有效的样本质量控制体系，更为重要的是缺乏"共同临床信息库"（尤其是缺乏治疗客观观察与随访等信息），整体生物样本资源质量堪忧，存在不少"垃圾库"。此外，生物样本库建设、管理、运行的专业人才匮乏也是当前面临的问题。

2.4.2　共享应用问题

各医院、科室、专家的样本库之间相互独立、各自为政、条块分割、相互封闭，缺乏有效的共享应用机制，使用率极其低下，导致产生不少"私库"；样本库经济学理念匮乏，投入很大、产出很少，缺乏自身"造血"机制，难以维持，导致产生不少"死库"。

2.4.3　集约化模式问题

低层次的重复建设，导致巨大的空间、设备、人员及维持资金的浪费，缺乏"集约化"理念。加上专业技术人员匮乏、使用率低下，也产生不少"垃圾库"与"死库"。

2.4.4　自身造血与可持续发展问题

相比欧美国家，国内生物样本库的建设起步较晚，生物样本库自身造血能力普遍较弱，资源有偿服务体系及可持续发展机制有待建立和完善。

这些问题严重制约了我国生命科学研究水平，阻碍了创新性新药研发与临床诊治技术开发进程。必须高度重视保护我国疾病生物样本资源，抢占重大疾病生物样本资源库建设的先机，以抢占生物医药产业市场化、国际化的制高点。

总之,目前我国生物样本库存在极大的样本质量、安全、应用与可持续发展的隐患,医院、科室、专家、药企都渴望国家层面制订统一的国家标准,出资集中打造一个安全、可靠的国家资源中心、第三方储存场地与信息共享交流合作平台。因此,医院库、国家生物样本资源中心、生物样本第三方储存中心及虚拟样本库平台建设备受业界关注。

2.5　生物样本库的里程碑时代——标准的建立

2.5.1　中国医药生物技术协会组织生物样本库分会

长期以来,我国正常与疾病生物样本库的建设一直处于初期阶段,严重阻碍了我国原创性生命科学研究与创新性生物医药研究的转化医学进程。为此,2007 年生物芯片上海国家工程研究中心(以下简称中心)牵头向国家卫生部申请成立中国医药生物技术协会组织生物样本库分会,2009 年 6 月 4 日得到国家卫生部、民政部正式批复,同意成立(社证字第 3023-17 号)。顾健人院士高度评价:"国家组织生物样本库分会的成立是我国生命科学研究和生物医药研发史上的里程碑性事件。"陈赛娟院士在分会成立大会上指出:国家生物样本库专业委员会应在组织生物样本库标准化操作流程、质量控制体系、安全保障体系、信息管理体系和法律伦理等内容的建设方面提供指导性的意见,并努力实现样本最大限度的开发利用,在全国范围内完成将废弃的组织生物样本"变黄金"的艰巨任务。全国 89 名生物样本库、内科、外科、病理科、检验科等领域专家组成了第一届中国医药生物技术协会组织生物样本库分会专业委员会。中国医药生物技术协会组织生物样本库分会秉承"珍惜样本、执行标准、充分应用、维护产权"的宗旨,承担并推进组织生物样本库的行业规范制订、学术交流、教育培训、国际交流与合作和科研服务等工作任务。2013 年改选,第二届中国医药生物技术协会组织生物样本库分会专业委员会由 134 位委员组成。2017 年改选,第三届中国医药生物技术协会组织生物样本库分会专业委员会由 160 位委员组成。10 余位两院院士及美国国立卫生研究院专家、ISBER 主席等担任分会顾问。中国医药生物技术协会组织生物样本库分会已经成为我国该领域的领跑者,成为该行业具有重要影响的龙头与权威机构,具有高度的全国范围内的领导、组织、整合能力。

(1) 样本科学。中国医药生物技术协会组织生物样本库分会倡导样本科学(见

图 2-2），生物样本库的建设不是简单的样本采集、管理，而是一项系统工程，除了建立、培训标准化流程外，严格的质量控制意识要贯穿全过程。此外，需要建立实体库、共同的临床信息库与研究产生的生物分子医学大数据库并三位一体，需要充分应用的体制与机制，需要深入的生物信息学与临床专家共同挖掘，需要促进转化研究的进程，需要行之有效的利益分享机制。在各家医院，生物样本库的建设涉及院领导、各相关临床科室、病理科、检验科、护理部、后勤保障科、信息科、随访部门等，需要建立样本科学体系，需要大力开展样本科学的研究与实践。

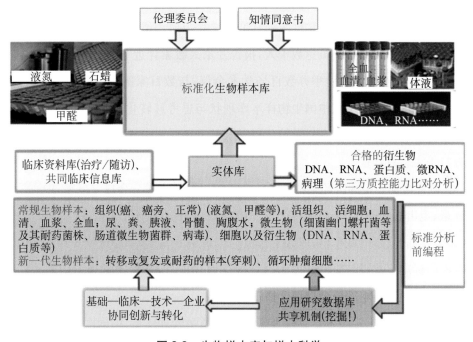

图 2-2 生物样本库与样本科学

（2）行业规范。2010 年 3 月，中国医药生物技术协会组织生物样本库分会与国家863 重大专项"肿瘤分子分型与个体化诊治"项目组、国家 863 重大专项"肿瘤基因组"项目组共同编写了《中国生物样本库与数据库建立指南》，生物芯片上海国家工程研究中心（以下简称中心）为国家 863 重大专项样本收集流程提供规范指导，培训的学员分布于数百家医院。2011 年 2 月，中心牵头组织北京协和医院、北京大学人民医院、复旦大学附属中山医院、第二军医大学附属长海医院、第四军医大学西京医院、中山大学附属肿瘤医院、复旦大学附属肿瘤医院、北京大学肿瘤医院、国家 863 分子分型与肿瘤基因组重大项目组等综合国外生物样本库实践指南与我国国情,编制并公开发表了《中国医药生物技术协会生物样本库标准(试行)》[10],填补了国内空白,并分别于 2012 年 10 月、2018 年 3 月组织全国专家编译、发布《ISBER 生物样本库最佳实践》2012、2018 中文版[11,12],结合我国国情推广国外生物样本库建设领域的先进标准,指导我国生物样本库的标准化建设。目前,中心已经组织了每年 3 次的《中国医药生物技术协会生物样本库标准(试行)》《ISBER 生物样本库最佳实践》与《生物样本库岗前培训》等系列培训班,培训了数千名学员并收到良好的反响。

(3)学术交流。2009—2018 年,中国医药生物技术协会组织生物样本库分会已经连续承办了 10 届"中国组织生物样本库标准化建立与应用研讨会"与 5 届"中国生物样本库院长高峰论坛",参会人员达数千人,报告专家人数累计近千人(包括两院院士近百人次)。中心应邀在全国各地举办数百场学术会议,与数百家医院合作做了《肿瘤生物样本库标准化建设与应用》《中国生物样本库现状与思考》《转化医学的本质与实践——生物样本库的关键作用》《样本科学转化医学与精准医学》《8P 转化医学》《精准医学:路在何方?》等大会专题报告。

(4)教育培训。中国医药生物技术协会组织生物样本库分会成立以来,中心采用集中请进来、走出去的方式,为全国百余家医院提供试行标准与国际指南的培训,遍布全国 20 余个省的 50 余个城市,培训数千人次。2009—2018 年,中心连续 8 年围绕组织生物样本库的标准化建设与应用开展国家级继续教育项目,并授予学分与中国医药生物技术协会组织生物样本库分会培训合格资质证书。

(5)质量检查与评估达标。为了构建完善的质量管理体系,中国医药生物技术协会组织生物样本库分会已经于 2013 年 5 月获得总会常委会批准开展生物样本库质量达标检查工作,中心为组长单位,以中国医药生物技术协会组织生物样本库分会既定标准为模板,评估医院现有生物样本库的建设情况,并对合格者授予中国医药生物技术协会组织生物样本库分会颁发的资质证书。目前已成立生物样本库质量达标工作组,经全体专家审议,已经通过《全国组织生物样本库质量评估管理指导原则》《全国组织生物样本库质量评估手册》《全国生物样本库自评表》等相关文件。该工作的开展为我国生物样本库的建设提供了很好的评判标准指导,在此基础上结合国情,不断完善,旨在形成国家标准。

(6)国际合作。中国医药生物技术协会组织生物样本库分会组织全国专家积极参加国际合作与交流。2012 年加拿大 ISBER 国际会议有 11 位中国专家参会;2013 年悉尼 ISBER 国际会议有 64 位中国专家参会并作大会报告;2014 年奥兰多 ISBER 国际会议有 66 位中国专家出席并作大会报告等,期间中国专家与 ISBER 几任主席交流,在标准建立、教育培训、质量控制等方面达成共识。中国医药生物技术协会组织生物样本库分会还借鉴国际先进经验,编译相关期刊著作,推进中国生物样本库的发展。编译了美国病理学家协会(CAP)生物样本库检查表、CTRNet 生物样本库 SOP、国际生物技术标准化技术委员会(ISO/TC 276)国际标准等。中国医药生物技术协会组织生物样本库分会 2017 年与 ISBER 达成战略共识,签订合作协议,双方互为合作伙伴,共同推进生物样本库行业的发展。此外,积极参加国际生物技术标准化技术委员会/"生物样本库和生物资源"工作组(ISO/TC 276 - WG2)年会与学术交流,参与国际标准 ISO/TC 276 - WG2 - 20387(《生物样本库通用要求》)的制订工作,并主导该标准的中文版制订工作。

经过不懈努力,中国医药生物技术协会组织生物样本库分会在总会两年一度的综合评比中获四连冠。目前,已成立各省生物样本库协作组(如浙江省协作组)与专病学组(如中医药学组、儿科学组、器官移植学组、PDX 学组、低温生物学组、炎症性肠病学组、风湿免疫病学组、甲状腺肿瘤学组、尿液学组、信息化学组),进一步推进了生物样本库标准化进程。

2.5.2 全国生物样本标准化技术委员会

为了进一步促进我国生物样本库的标准化,中心于 2013 年牵头向国家标准化管理委员会申请成立全国生物样本标准化技术委员会。经过多次专家论证与公示征询意见,2015 年 6 月 10 日,国家标准化管理委员会发文《国家标准委关于成立全国生物样本标准化技术委员会的批复》(国标委综合〔2015〕40 号),同意成立全国生物样本标准化技术委员会。第一届全国生物样本标准化技术委员会由 57 名委员组成。国家标准化管理委员会原副主任方向给予高度评价:"全国生物样本标准化技术委员会的创立是一个里程碑事件。"全国生物样本标准化技术委员会主要负责生物样本的采集、处理、储存、管理、分发、应用所涉及的相关技术、方法和产品领域国家标准制修订工作。全国生物样本标准化技术委员会由上海市质量技术监督局负责日常管理,按照《全国专业标准化技术委员会管理规定》进行管理。为了加强生物样本在生命科学、生物技术、生物医药领域中的应用,加强统筹规划与顶层设计,2015 年 11 月 18 日,国家标准化管理委员会成立了生物技术标准化专家咨询组。近年,国际标准化组织(ISO)也高度重视生物样本库,成立了国际生物技术标准化技术委员会(ISO/TC 276),并于 2014 年 5 月 14—16 日(德国柏林)、2015 年 4 月 13—18 日(中国深圳)、2016 年 5 月 9—15 日(美国华盛顿)分别召开了工作组会议。中心生物样本库国际合作部主任张勇博士担任召集人,马俊才教授、郜恒骏教授等专家参加了华盛顿工作组会议。

全国生物样本标准化技术委员会积极参加 ISO/TC276 - WG2 工作会议,并组织全国领域内专家积极参加生物样本库国际标准的制修订工作。

同时,全国生物样本标准化技术委员会还积极配合国家质检总局认证认可工作,自 2016 年 7 月至今,联合 CNAS 领导及领域专家组织或参与生物样本库国家认可准则研讨会,开展中国生物样本库认可制度适宜性研究,旨在建立一套完善的生物样本库认可准则,这标志着我国生物样本库逐渐迈向认证认可时代。

2.6　转化医学

2.6.1　分子医学转化研究的困惑

很多分子医学的研究成果半途而废或最终夭折,并未能实现转化应用到临床。Declan Butler 在 2008 年 *Nature* 杂志发表的题为"*Translational research：Crossing the valley of death*"一文的漫画中清晰地勾画了众多研究成果与应用之间存在的巨大鸿沟[13],所有研究者都深有感触。当今个体化医疗与转化医学(translational medicine)备受关注并进入迅速发展期,后者的主要目的就是为了打破长期以来基础研究、技术开发、药物研发与临床应用之间形成的"屏障或巨大鸿沟",架起"沟通"的桥梁,极大地缩短从实验室到临床(bench to bedside)的过程,最终使患者能真正受益于科研成果。同时,临床医师还要特别注重带着临床问题开展基础研究(bedside to bench),善于应用先进的基础研究手段解决临床实际遇到的重要或疑难问题[14]。

2.6.2　转化医学的本质

转化医学的本质是什么?其实就是基础、临床研究与技术的成果最终能成为临床患者诊疗的方法,简言之,就是老生常谈的"成果产业化"。为什么要改名称、换新装?

主要原因笔者认为是"新时代、新要求、新压力"所致。这个"新"名称引起政府、大学与各大医院的广泛关注。由此,国内转化医学中心如雨后春笋般兴起并蓬勃发展。但究竟什么是转化医学?应该如何实践?值得深思。

当今生命科学理论的新时代主要是"组学与系统生物学时代",如肿瘤被认为是一个系统性疾病等;应用的新领域产生新要求,包括"5P"医学(即预测、预防、个体化、参与性、精确性医学)和生物技术前沿的新应用(主要是迅猛发展的功能基因组技术如高通量生物芯片、测序技术等)。

转化医学的发展面临前所未有的新压力:

(1) 恶性竞争的循环:量化了的医院、大学、研究院所等学科建设与个人发展成绩考核指标,即政府项目的档次与数量[如国家 863 计划项目,国家 973 计划项目,国家科技重大专项,国家杰出青年科学基金项目,国家自然科学基金重点、重大项目等,还有"长江学者奖励计划""千人计划"等,科学引文索引(Science Citation Index,SCI)与影响因子(impact factor,IF)及分数、科技成果奖级别等];

(2) 经费用掉很多,基因、蛋白质等分子找出很多,就是不能用于临床患者;

(3) 来自患者的呼声:多年花费大量经费进行研究,人们对肿瘤的认识仍然非常肤浅! 人们对肿瘤的治疗还是无能为力!

(4) 政府也很着急:花费这么多经费,怎么还不能解决老百姓的临床实际问题?!

(5) "良知"也迫使人们清醒地认识到:研究的最终目标应该是为患者,而不是单纯为了职称晋升、学科建设、单位评比等。

这样,"新"时代、"新"要求、"新"应用出现了。面临"新"压力,怎么办呢?将"成果产业化"改名为"转化医学"。目前,国内相继建立了不少转化医学中心,这很好。但一些单位与专家不要因此"新"名称而大造概念,还是要踏踏实实做些转化医学工作。

2.6.3　转化医学成功的关键因素

需要打破长期以来基础研究与临床需求之间以及两者与技术部门、企业之间形成的"屏障或巨大鸿沟",架起"沟通"的桥梁,进行有机整合,建立起彼此的联系,极大地缩短从实验室到临床的过程,把基础、临床研究成果快速转化为临床上的诊疗新方法,最终使患者直接受益于科技成果。笔者认为其中从临床到实验室的过程更为重要,各种研究与开发一定要首先抓住:临床患者诊疗中究竟有哪些问题亟须解决? 这是最关键的第一步。

首先是人及其意识的统一。研究的最终目标是什么？患者！这样研究的重点、应该"做什么"就明确了。

其次是加强基础、临床、技术、企业的有机整合、沟通与合作。

最后是善于抓住机遇，有目的地筹集资金，并明确合作者之间的利益。

协同申报、协同研究与开发、协同创新，这样一定能够得到政府项目（project）的支持，产生好的文章（paper），获得好的奖项（prize）；值得重视的是，要实施转化医学一定要重视自主知识产权的保护，即有效专利（patent）的申报；在此基础上，应用技术通过企业自然很快就能转变成产品（product）并得到政府相关部门许可应用于患者（patient），实现社会效益与经济效益（profit）。虽然转化医学"路漫漫其修远兮"，然而"吾将上下而求索"，只要合作者同心同德、一鼓作气干下去，相信转化医学的曙光就在眼前。

以解决患者（patient）诊疗为目标，获得项目（project）经费，发表研究论著（paper），获得科技奖（prize），申报有效专利（patent），进行产品开发（product），应用到患者（patient），实现社会效益与经济效益（profit），这就是笔者所说的"8P转化医学"（见图2-3）。

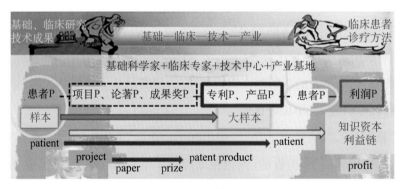

图2-3　8P转化医学™

总之，在医院层面上，贯彻生物样本库建设是"一把手工程"的理念。也就是说，必须由"一把手"院长或分管副院长高瞻远瞩、高度重视并决策落实才能有实际的、良性的进展，仅凭各科室单独做各自的样本库将会有很多问题。标准化的生物样本库建设是个复杂的系统工程，涉及伦理委员会、知情同意、各临床科室、病理科、检验科、护理部、信息部、随访体系等，这是一门科学，即样本科学。笔者一直将生物样本库的建设称为"一把手工程"，因为它必须是整个医院层面的行为。

此外,想要做好生物样本库,第一点不是比数量,而是比质量。每个医院的患者都不少,自然样本也很多,但并不是所有手术、病理、检验等采集的样本都能成为生物样本库的样本。就诊患者数量、手术数量不能代表该院样本库建设的规模,医院研究的基础、现状及需求量预测的调研与客观评估很重要。离体样本的标准化采集、管理、临床特征、诊疗过程、后期随访等一系列相关信息都需要完善,由这种精品样本构成的生物样本库才有价值。因此,构建生物样本库要比质量,比精品,同时要比特色。第二点是比应用。建好的生物样本库如果不应用,就没有意义。写文章讲究影响因子(IF),对于生物样本库,笔者想提出一个"应用因子"(application factor,AF),把应用情况作为生物样本库的评价指标。第三点是比转化。通过对生物样本的应用分析,获得能实施于临床的技术和产品,这才是生物样本库价值的体现,这里还可以提出一个"转化因子"(translation factor,TF)作为评价指标。总而言之,我国的生物样本库若想真正推动转化医学的发展,必须要明确以上理念。

很多专家提出,大数据的时代到来了。而笔者却认为,大数据时代到来还言之过早。目前,有一些高质量样本库,但同时也混杂不少垃圾库,使用这些垃圾库中的样本,只是得到了大量的数据,它们真的都真实、有用吗? 在无法转化应用的情况下,它们只是垃圾数据。所以笔者想说,大量数据的时代是到来了,大数据时代还没到来,为时尚早。标准化生物样本库的建设至关重要! 基于这些高质量样本研究产生的大量数据,经过整合、分析挖掘,真正的大数据时代才会到来,这些数据才能真正成为临床转化研究的原材料。

可以相信,经过持续若干年生物样本库的标准化建设,并与国际接轨,同时充分应用这些珍贵资源于基础、临床与转化研究,我国的生物医药、精准医学事业一定能走向国际前列。

2.7 小结与展望

高质量、高标准的生物样本是人类健康与重大疾病基因组、功能基因组、蛋白质组、代谢组等研究的基础,是临床研究与分子诊断标志物、药物靶点研发、健康研究的最珍贵资源与关键环节,是众多研究成果快速实现产业化,即"转化医学"应用到临床如疾病预测、早期诊断、分子分型与个体化治疗、预后评估的重要保证,毫无疑问也是生物医药产业自主创新体系中至关重要的环节与保证。

高质量的生物样本必须依赖于生物样本库的标准化建设,我国生物样本库的建设已逐步进入标准化时期。相信一批批高质量的生物样本库势必为我国生命科学、基础与临床研究奠定重要的基础,同时极大地支撑转化医学与精准医疗事业的稳步快速发展,为健康中国的大健康事业做出重要的贡献。

参考文献

[1] Leaf C. Why we're losing the war on cancer (and how to win it)[J]. Fortune, 2004, 149(6):76-82.

[2] International Cancer Genome Consortium, Hudson T J, Anderson W, et al. International network of cancer genome projects [J]. Nature, 2010,464(7291):993-998.

[3] Riegman P H, Morente M M, Betsou F, et al. Biobanking for better healthcare [J]. Mol Oncol, 2008,2(3):213-222.

[4] President's Council of Advisors on Science and Technology. Priorities for personalized medicine [R]. Washington, D. C. : President's Council of Advisors on Science and Technology, 2008.

[5] Aspinall M G, Hamermesh R G. Realizing the promise of personalized medicine [J]. Harvard Bus Rev, 2007,85(10):108-117.

[6] Compton C. Getting to personalized cancer medicine: taking out the garbage [J]. Cancer, 2007, 110(8):1641-1643.

[7] Brenner S. An interview with... Sydney Brenner. Interview by Errol C. Friedberg [J]. Nat Rev Mol Cell Biol, 2008,9(1):8-9.

[8] Kiviat B, Walsh B, Biema D V, et al. Ten ideas changing the world right now [J]. TIME, 2009 (Annual Special Issue).

[9] Vaught J, Rogers J, Myers K, et al. An NCI perspective on creating sustainable biospecimen resources [J]. J Nat Cancer Inst Monogr, 2011,2011(42):1-7.

[10] 郜恒骏,张可浩,张小燕,等. 中国医药生物技术协会生物样本库标准(试行)[J]. 中国医药生物技术,2011,6(1):71-79.

[11] 国际生物和环境样本库协会(ISBER). 生物样本库最佳实践 2012 科研用生物资源的采集、贮存、检索及分发[J]. 中国医药生物技术,2012,7(增刊):1-55.

[12] 国际生物和环境样本库协会(ISBER)生物样本库最佳实践 2018 [J]. 中国医药生物技术, 2018, 3(增刊): 1-82.

[13] Butler D. Translational research: Crossing the valley of death [J]. Nature, 2008,453(7197): 840-842.

[14] Levin L A, Danesh-Meyer H V. Lost in translation: bumps in the road between bench and bedside [J]. JAMA, 2010,303(15):1533-1534.

3

可持续发展的临床
生物样本库事业展望

临床生物样本库的发展受多种因素影响。本章从分析其影响因素入手,提出了临床生物样本库的发展愿景,并以北京重大疾病临床数据和样本资源库为案例,提出了可持续发展的核心任务。

3.1 临床生物样本库发展的影响因素

临床生物样本库建设,经历了从课题库、科室库、单一病种库、医院院级战略储备库和联盟库的发展过程,政府、医学院校、医院、企业等对建库模式的认识,也从最初简单的实体样本库向集临床数据和实体样本于一体的综合库发展。但是由于受到各种体制机制和文化背景的影响,临床生物样本库的发展速度和建设水平参差不齐,难以充分发挥其支撑转化医学和精准医学的作用。主要存在的问题是在建库之初,多是借鉴他人的经验,缺乏自身系统的设计,以及未对自身建库现状进行充分调研。往往是医院实验室人员或者某职能部门在具体实施库的建设和管理,统筹协调能力不足,致使支撑资源库建设的各项配套制度和措施跟不上,缺乏专业性和专职化,资金来源比较单一。尤其是在共享方面,缺乏相应的法规要求和政策支持,机制不健全,资源信息也没有得到足够的开放、透明,成为限制我国疾病资源库发展的瓶颈问题之一[1-7]。

临床生物样本库发展的影响因素包括国家战略需求、政策制度、伦理规范、资金、人员等多种。但是,随着临床生物样本库的发展和行业内对样本库的认识越来越深入,尤其是临床生物样本库是基于研究的需求而诞生的,笔者认为影响临床生物样本库发展的因素中应用共享程度应居首位。目前,临床生物样本库的建设速度远远超过临床研究的发展速度,资源不能及时得到充分的应用,临床生物样本库的运行成本不断增加;由于临床生物样本库建设和运行成本很高,建设者们难以对外共享。因此,如果临床生物样本库的建设没有考虑应用需求,没有足够水平的临床研究项目与之配套,则临床生物样本库的宝贵资源得不到充足的应用,将对临床生物样本库的可持续发展带来更大的挑战[8-16]。

3.2　临床生物样本库可持续发展的问题与前景

随着国家重点研发计划"精准医学研究"、"重大慢性非传染性疾病防控研究"重点专项等项目的实施,政府层面已经对临床生物样本库足够重视,同时,临床生物样本库的主战场——医院也越来越认识到拥有一个高质量、高水平的临床生物样本库对医院的学科建设和科研发展非常重要。因此,在我国,临床生物样本库在战略、资金等方面可以说得到了足够的保障,但其可持续发展面临许多急需解决的关键问题,主要包括以下内容。

(1) 临床生物样本库的价值和对医学研究的支撑作用还没有得到充分发挥。多数临床生物样本库还是以资源"储备"为主,虽有应用,但与资源储备速度和数量相比,资源应用的时效性和规模性明显不足;由于长期以来形成的惯性思维,缺乏成熟的共享机制,资源库的开放范围仍以医院为主,如何开展面向产业、面向院外研究者的资源共享仍在探索之中。而产业、其他研究者对临床生物样本库疾病资源的可用性、可靠性也存在不少疑虑。

(2) 临床生物样本库的工作团队建设仍需要加强。多数临床生物样本库已建立了专职部门和专职工作团队,但是结合临床生物样本库自身的特点,在工作团队构成上,临床研究团队、数据管理团队人员仍严重缺乏。目前的工作团队人员状况无法满足疾病库的高质量、精细化工作需求。

(3) 与样本质量相比,更需要加强的是临床数据质量的管理。临床生物样本库质量包括样本质量、数据质量。目前,国内已有一些临床生物样本库陆续建立起自己的质量控制体系,对数据和样本采集的过程进行了质量控制,但是还缺乏样本终端质量控制方案和指标,更需要加强的是数据的质量。由于受人员、部门之间的协调等各种条件限制,数据管理和质量控制这项复杂而又烦琐的工作,一直是临床生物样本库实现可持续发展不得不面对的严峻问题,也是后期应重点加强的工作。

因此,结合国内多数临床生物样本库的发展现状,以北京重大疾病临床数据和样本资源库为重点案例进行分析,笔者认为实现临床生物样本库未来可持续发展应重点加强以下方面。

(1)继续加强顶层设计,明确病种纳入依据,明确数据和样本采集依据,明确资源适用的研究方向和研究内容。

(2)在现有的场地、设备和资源规模基础上,进一步明确任务需求和未来发展需求,适时扩展相应的硬件条件,储备高质量的疾病资源。

(3)建立样本库可持续发展机制。建库医院要将临床生物样本库的发展纳入医院整体规划中,明确资金、人员等各方面的保障和投入,建立稳定的运行支撑机制。

(4)建立临床研究、数据管理团队。在已有的临床生物样本库团队基础上,建立与临床生物样本库发展配套的临床研究团队和专职的数据管理团队。临床研究团队负责临床数据设计和临床管理系统的完善;专职的数据管理团队负责对数据的溯源、完整性、系统性等各方面的质量控制和管理工作。

(5)建立质量优先的建库理念,在原先的质量控制体系基础上,继续强化人员对质量控制的重视程度,强化临床生物样本的终端质量控制,强化数据质量控制内容和质量控制机制。

(6)建立共享机制,并有效运行。建立院内共享、院外共享机制,建立共享应用的申请、审批流程,建立知识产权分享机制,建立共享经费的合理使用机制等。

(7)充分发挥资源的价值,支撑医学研究。积极宣传推广资源,使资源得到及时有效的应用,支撑医学研究进展。

3.3 小结与展望

临床生物样本库的定位和目标应始终坚持"为研究服务",其可持续发展也必将体现在其能不断为研究提供优质足量的数据和样本。

参考文献

[1] 贺晶. 我国 Biobank 规范化管理研究[D]. 北京:北京协和医学院,2011.

［2］杨静芳,梁阔,蔡彦宁. 院级临床信息和生物资源样本库的建设与管理［J］. 华夏医学,2015,28(6):149-151.

［3］葛明华,郑智国,孙文勇,等.浙江省肿瘤医院生物样本库建立与发展［J］.中国肿瘤,2015,24(4):273-275.

［4］张允,李秀红,黄涛,等.综合医院公共生物样本库平台的建设［J］.临床和实验医学杂志,2015,14(21):1753-1755.

［5］王青,林爱芬,周文君,等.我院人体组织生物样本库的建立和应用［J］.中华医院管理杂志,2010,26(2):150-153.

［6］Gottweis H. 生物库管理:如何避免失败［J］.医学与哲学(人文社会医学版),2009,30(10):8-13.

［7］杜方冬,孙振球,饶克勤.我国医院信息化建设水平的实证分析与发展对策探讨［J］.情报杂志,2009,28(5):42-47.

［8］黄绍贤.参观学习美国医院信息化感悟和借鉴［J］.中国医疗前沿,2009,4(7):138-139.

［9］陆怡.转化医学与生物样本库现状［J］.生命的化学,2012,32(3):287-293.

［10］Vaught J, Kelly A, Hewitt R. 国际生物样本库和网络系统:成功因素和主要预算方案［J］.医学与哲学(人文社会医学版),2011,32(7):28-30,33.

［11］Zhang J, Pei R, Pang Z, et al. Prevalence and characterization of BRCA1 and BRCA2 germline mutations in Chinese women with familial breast cancer［J］. Breast Cancer Res Treat，2012,132(2):421-428.

［12］刘克新,郑琳,王莹,等.生物样本库的现状及研究进展［J］.中国病案,2014,15(9):32-34.

［13］张连海,季加孚.疾病生物样本资源的共享与利用——和谐与标准化［J］.中国肿瘤,2015,24(4):253-256.

［14］Oushy M H, Palacios R, Holden A E, et al. To share or not to share? A survey of biomedical researchers in the U. S. Southwest，an ethnically diverse region［J］. PLoS One，2015,10(9):e0138239.

［15］Vaught J, Rogers J, Myers K, et al. An NCI perspective on creating sustainable biospecimen resources［J］. J Nat Cancer Inst Monogr, 2011,2011(42):1-7.

［16］郜恒骏.中国生物样本库向标准化迈进［J］.中国医药生物技术,2015, 10(6):481-483.

第二篇　临床生物样本库总论

4 临床生物样本库的整体规划

不同时期、不同类型的临床生物样本库建设发展,有着不同的建设任务和需求,针对本领域的科学问题或尚待解决的科学问题,从整体上设计并建立临床生物样本库将大大降低后期研究的难度并节约时间。本章介绍的整体规划特指临床生物样本库的顶层设计与规划,有别于对环境、设施、设备等的整体布置。

4.1 临床生物样本库整体规划的必要性

为了反映整体规划的必要性,先看看现阶段成熟的例子。以目前国际知名的英国生物样本库(UK Biobank)为例,英国生物样本库是典型的前瞻性人群队列研究生物样本库。已知疾病的发生是多方面因素共同作用、相互影响的结果,主要是自身生活方式及环境与自身遗传易感性(基因)相互作用造成的,而且不同疾病发生的概率也各不相同。因此,从众多的疾病成因中寻找环境与个体相互作用的关系是非常有挑战性的。通常的队列研究中常因样本量不够,相关风险因素的测量不完全,混杂因素也不能充分识别,导致疾病的估计值变动较大。因此,从设计之初,英国生物样本库就旨在建立一个大型的、主要基于血液样本采集的前瞻性流行病学研究样本库,并从一开始就制定详细的随访方案,调查患者的患病和死亡情况。而且,人群选择的是在英国范围内的50万人口,年龄为40~69岁。之所以选择这个年龄段,是因为这组人群在接下去的数十年中较易发生一些重要的疾病,如肿瘤、心脏疾病、脑卒中(中风)、糖尿病、痴呆等。而且由于英国实施全民医保(national health service),会保存每个参与者从出生到死亡的全部医疗记录,包括每次随访的数据。此外,除了提供基础的问卷与体检数据外,从样本采集的角度来看,考虑到未来研究手段与方式的太多不确定性,参与者通常会被要求留存血液、尿液、唾液等,其分装与保存充分考虑到遗传学、蛋白质组学、代谢组学、生化及血液学研究的需要,为将来研究者了解疾病成因、制订预防策略提供了重要资源[1]。

这样的整体规划本身对专业性要求极高,需要流行病学专家、临床专家以及基础研究专家的共同协作才能完成。从临床生物样本库的运行与维持角度来看,临床生物样本库开始建成的前 15 年,可以进行常见慢性疾病的研究,如糖尿病、心血管疾病、慢性阻塞性肺疾病、乳腺癌等。15 年后,至少有 10 种复杂疾病的发病人数逐渐达到 1 万～2 万人。而再往后一些少见疾病也能达到提供足够病例的可能,达到特定病例数的具体时间与疾病的发病率有关,也都有相应的估计。比如,对于英国比较少见的胃癌,在50 万人群中,预计需要 29 年才能达到 2 500 个病例,而对于常见的糖尿病预计只需要3 年就能达到这个病例数。因此,基于这些缜密的测算,英国生物样本库从一开始就设定了纳入 50 万名参与者的计划。

实际上,我国也有类似的计划。近年来,我国已建成若干大型队列,如规模为 50 万样本量的中国慢性病前瞻性研究项目、规模为 20 万例的泰州人群健康跟踪调查、规模为 18 万例的中国高血压随访调查队列、规模为 7.5 万例的上海女子队列等。这些队列将为我国生物医学研究及疾病的防控做出重要贡献[2]。但从样本库的规模来看,目前国内的样本库都还没有达到像英国生物样本库那么"工业化"的程度,我国在这个领域的综合实力需要迎头赶上。

至于临床生物样本库,虽然实际上的规模肯定会比现场库低,但总体的构想与规划应该是接近的。因此,临床生物样本库也是非常有必要进行整体规划的。

4.2　临床生物样本库整体规划如何实现

临床生物样本库的整体规划是一个系统工程,首先需要建立临床生物样本库的学术部门,需要流行病学专家、统计学专家、临床专家以及基础研究专家共同协商,制订临床生物样本库的规划,并在实际运行和管理过程中,定期调整临床生物样本库的建设方针与实施内容。

在建库的伊始,通常需要确定以下问题。

(1) 建库需要有明确的目的性。临床生物样本库建库伊始一定要有明确的建库目标,即明确需要解决的科学问题。但由于科技的发展存在潜在的未知性,临床生物样本库设计之初可以不针对某些特定的或细节的科学问题。

(2)建库需要有一定的前瞻性。由于人类对疾病的认识总是会受限于现有科技发展的水平,因此,前瞻性地采集与留存一些珍贵病例和一些不太常收集的样本种类,有可能给将来未知的检测手段与方法提供便利。

(3)资源需要有明确的可应用性。不同的临床生物样本库,从采集方案的制订到样本的储存,都应该面向潜在的应用,这一点应该要有非常充分的估计,以免形成死库。

(4)完善样本相关信息。针对疾病的样本,需要有明确、规范的诊疗及诊疗记录,需要进行有规律的随访,最好是有电子化的疾病登记系统,提高今后临床生物样本库资源的可利用度。

(5)临床生物样本库应可持续发展。因地制宜,无论顶层设计还是长远规划,临床生物样本库的可持续发展都离不开政府、单位、科室、机构、患者等利益相关方的共同支持。

(6)其他问题。伦理问题、共享问题、存储方式与设备问题、自动化问题等,都应该在样本库建立之初有相应的考虑。

4.3 临床生物样本库整体规划强调进行平台化建设

现阶段临床生物样本库的整体规划,应以平台化建设发展为重心,建立可持续发展的机制、政策、法规、管理体系、保障体系、可执行运行模式去整合资源,构建可充分共享临床样本与信息资源的临床生物样本库科研服务支撑平台,为未来的科学研究储备战略资源,整体推进临床科技创新工作。

作为平台化的临床生物样本库,共享与信息化建设将是未来的重点[3]。纵观国际上较大的生物样本库,进行共享尝试较为成功的组织就是泛欧洲生物样本库与生物分子资源研究设施(BBMRI)。BBMRI建设的目标是为了扩大和维持欧洲的研究和产业,尤其是增强生物医学和生物领域在全球范围内的竞争力,建立可以被欧洲和世界广泛利用的生物医学和生物研究所需的基础设施、资源和技术能力,特别是创新能力,并将其恰当地融合到欧洲的道德、法律和社会建设的框架中。如果将上述这段"目标"文字中的"欧洲"替换成"中国",某种程度上可以直接为我们所用。目前,BBMRI已经发展成为由 54 个会员组成的机构,会员来自欧洲 30 多个国家的超过 225 个相关组织(主要是临床生物样本库)。而且作为欧洲最大的研究型基础设施项目之一,该组织的基本框架已经管理超过 10 万份样本,并且在持续增加样本数量、提高质量、降低分散程度、扩大研究范围。中国的情况也非常类似,有数十个大型疾病临床生物样本库,分布于 30 多个省区市,还有数以百计的小型临床生物样本库涉及相关临床、基础科学研究机构。

参考 BBMRI 的模式,我国的临床生物样本库联盟也可以设计成一个分布式枢纽结构,由分布式的枢纽协调各项活动,包括样本收集、管理、分配和数据分析。联盟有明确的准入规则。临床生物样本库、分子生物学资源和技术中心等成员都可以成为具体领域的枢纽。此外,也可以吸引公共或私人机构成为合作伙伴(如大学、医院、企业),提供生物样品、数据、技术或服务,从而完善现有资源和技术,确保资源和技术的协调发展,促进跨国间的合作及生物材料和数据交换,降低科学界的分裂,建立起一个可持续发展的体制。而且 BBMRI 也正准备和我国建立这方面的合作。

现有国内比较大的临床生物样本资源库也都在积极探索开展资源共享、相互合作的新模式。通过建立联盟网罗生物、医药、环境等相关领域的科研、教育、医疗等机构和企业,通过联盟(分库、姊妹库等)建立覆盖全国乃至国际的生物资源信息网络,共同搭建资源、信息、技术、人才平台,共同承担重大项目,实现科学产业突破。以有效保护、合理开发和利用我国生物资源、基因数据资源,提高我国生命科学研究水平为目标,促进我国生物产业发展。在惠益分享方面,成员间可以提供服务补偿或交换,包括基金、成果的分享;在公众惠益方面,优秀的科研成果通过转化惠及大众,进而实现惠及民生的目标。

在实现疾病临床生物样本资源的共享与利用时还面临一个重要的问题——信息化过程中数据的标准化问题,尤其是当有可能以分布式枢纽结构建立临床生物样本库联盟实现资源共享时,数据的标准化就显得极为重要。临床生物样本库的共享与利用必须重视标准化问题,标准化涉及临床生物样本库管理与运行中的政策、制度、管理、流程等多方面因素。目前,一些临床生物样本库机构和单位正在推行某些方面的标准化。比如,BBMRI 在国与国之间临床样本与相关信息交流方面制定了一些政策,可以看作是政策层面的标准化。美国现在推广的美国病理学家协会(CAP)生物样本库认证更多地注重质量与流程的标准化。国际标准化组织(ISO)系列认证(如 9000、17025、15189)

注重管理的标准化，而法国国家医学与健康研究院（INSERM）和法国标准协会（AFNOR）联合发布的法国国家生物样本库质量管理体系标准 NFS 96-900，则规定得较为全面。临床生物样本库追求临床样本、临床资料以及分子生物数据的一体化整合，而不是简单的链接[4]。我国的医疗信息化始于 20 世纪 90 年代，起步时并没有考虑到统一的规范和标准建设问题，导致系统之间、科室之间、医院之间的数据难以互联共享。临床生物样本库的建设是一个多学科合作的系统工程，其信息的收集可能涉及病史记录、病理检查、检验化验以及医院外的研究和捐赠主体的随访，同时研究者对于临床样本的需求量和时效性已经超过了单一医院的能力。未来有必要通过信息共享实现资源的优化利用，如果有可能的话，应组建一支庞大的技术团队，专门负责开发国内不同信息系统和信息数据的转换软件，通过这个软件将沉淀在各个分库中的大量原始信息资源挖掘出来并进行开发利用。

4.4 小结与展望

由于网络化、合作化是今后国际生物样本库发展的大趋势，尽早地开发通用的样本信息管理系统并制定信息交换标准，对解决我国长期以来样本交换和利用不足的问题具有重要的意义。可以考虑从局部互联开始，统一制定生物样本库信息共享最小数据集（minimum information about biobank data sharing，MIABIS）标准，较快地解决信息互联最基本、最简单的需求问题。

参考文献

[1] Sudlow C，Gallacher J，Allen N，et al. UK biobank：an open access resource for identifying the causes of a wide range of complex diseases of middle and old Age [J]. PLoS Med，2015，12(3)：e1001779.

[2] 王笑峰，金力. 大型人群队列研究[J]. 中国科学：生命科学，2016，46(4)：406-412.

[3] Zhang L，Wu X，Hu Y，et al. Establishment of a network-based intra-hospital virtual cancer biobank [J]. Biopreserv Biobank，2015，13(1)：43-48.

[4] Quinlan P R，Mistry G，Bullbeck H，et al. A data standard for sourcing fit-for-purpose biological samples in an integrated virtual network of biobanks [J]. Biopreserv Biobank，2014，12(3)：184-191.

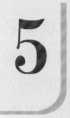

临床生物样本库的基础建设与保障

临床生物样本库是临床样本处理分装、质检质量控制、储存管理等的工作场所。适宜的人员工作环境、完善的基础设施及安全保障体系、安全稳定运行的样本储存设备以及信息化管理系统等，构成了临床生物样本库正常、安全运行的基石。本章从临床生物样本库的场地电力保障、给排水系统、环保消防等基础设施，样本处理、样本储存、质检质量控制等硬件设备，信息化平台软硬件系统，样本库自动化建设与管理，以及人员、样本、信息的安全管理等方面进行具体阐述，将为临床生物样本库的建设工作提供有益的指导与参考。

5.1 临床生物样本库的场地基础设施

5.1.1 临床生物样本库的基础设施

临床样本是不可再生的研究资源，洪水、地震等自然灾害可能会导致临床生物样本库出现不同程度毁损，从而造成不可挽回的损失，因此，临床生物样本库的选址与环境安全性始终是每一位临床生物样本库建设者首先要考虑的问题。

1）临床生物样本库的场地选址

临床生物样本库场地选址需考虑以下因素。

（1）防震。地震等地质灾害的发生，可能会给临床生物样本库造成毁灭性的损害。因此，临床生物样本库场地建筑选址必须符合《建筑抗震设计规范》（GB 50011—2010）。尤其是在地震多发地区，临床生物样本库的选址必须慎重考量并经过充分的论证。

（2）防涝。在地势较低的易积水成涝地区，为了避免潜在洪涝灾害的危害，临床生物样本库也不宜选址在地面以下楼层，因环境所限不得已选址在地面以下楼层者，一般不建议临床生物样本库选址在地下最底层。临床生物样本库要有必要的防洪防涝应急设施与相应的应急预案。相关文件请参照《国务院办公厅关于做好城市排水防涝设施建设工作的通知》(国办发〔2013〕23 号)及《室外排水设计规范》(GB 50014—2006)等。

（3）承重。随着国家精准医疗战略的逐步实施，临床样本的重要性日益显现，医院自建临床生物样本库的积极性和热情空前高涨，临床生物样本库建设的规模不断扩大。大型液氮罐等较为重型的临床样本储存设备开始进入临床生物样本库，而且这些超重的样本储存设备往往集中存放，建筑楼板局部承载负荷较大。根据《建筑结构荷载规范》(GB 50009—2012)，医院常规建筑楼板的承重设计已不能满足临床生物样本库的建设要求。因此，需要详细计算临床生物样本库所涉及的各种样本储存设备的满载重量及总重量，以及设备摆放布局，预先增加楼板建筑承重设计，或事后利用散力架适当分散设备的单位承重负荷，并严格限定样本储存设备数量，控制在房屋建筑楼板所能承载的安全范围内，确保房屋建筑及临床生物样本库安全。

2）临床生物样本库的消防设施

根据《建筑设计防火规范》(GB 50016—2014)的相关要求，建筑物室内外消火栓系统、自动喷水灭火系统、火灾自动报警系统以及防烟与排烟系统等的设计与配置，应充分考虑建筑的类型及火灾危险性、建筑高度、使用人员的数量与特性、发生火灾可能产生的危害和影响、建筑的周边环境条件和需配置的消防设施的适用性，并均按照国家现行有关标准的要求进行。

自动喷水、喷雾等自动灭火系统，二氧化碳、泡沫、干粉灭火器等自动灭火装置，对于扑救和控制建筑物内的初起火，减少损失、保障人身安全，具有十分明显的作用，在各类建筑内应用广泛。在选择灭火系统时，应考虑在一座建筑物内尽量采用同一种或同一类型的灭火系统，以便维护管理、简化系统设计。

灭火与报警系统、设施的设计以及建筑灭火器的配置设计应使其既能快速控火、灭火或早报警、早疏散人员、及时排烟，又能节约投资、保障建筑消防安全。

3）临床生物样本库的供电保障

临床生物样本库供电系统的设计与实施，应遵循国家标准《供配电系统设计规范》(GB 50052—2009)。基于临床样本资源的重要性，为了确保超低温冰箱等样本储存设备能持续稳定运行,避免因较长时间的断电事故导致冰箱内温度整体升高进而影响所保存的临床样本的质量,临床生物样本库必须采用双路供电,即除了普通市电线路外,须配备发电机等后备供电系统,以备因各种原因导致供电线路中断时及时切换供电线路,确保设备安全稳定运行。临床生物样本库信息存储设备以及部分涉及样本检测与质量控制的设备,由于临时突然停电,可能导致部分信息的丢失。对于样本储存设备运行的实时温度监控系统、信息系统设备,室内温湿度监控、液氮样本储存区域等的氧浓度监控等设备,必须配备不间断电源(UPS),确保相关信息及数据采集的完整性和安全性。

4)临床生物样本库的采暖、通风与照明

临床生物样本库室内采暖和通风设施的设计安装、环境温度和相对湿度的控制等,应遵循国家标准《采暖通风与空气调节设计规范》(GB 50019—2003)。临床生物样本库室内照明系统的设计布置,应遵循国家标准《建筑照明设计标准》(GB 50034—2013)。

5)临床生物样本库的给排水设施

给排水系统是临床生物样本库的基础设施之一,临床生物样本库给水排水系统建设应遵循《建筑给排水设计规范》(GB 50015—2010)。对于临床生物样本库日常工作中所产生的实验性废水,须经过实验室废水处理专用设备进一步处理达标后,方可排入相应的污水排放管道。

6)临床生物样本库的安全设施

应严格遵守《中华人民共和国安全生产法》(中华人民共和国主席令第 70 号)、《中华人民共和国消防法》(中华人民共和国主席令第 6 号)以及《机关、团体、企业、事业单位消防安全管理规定》等相关法律法规,配备临床生物样本库相关安全设施。

(1)预防事故的安全设施。①检测报警设施:包括压力、温度、有毒有害气体、氧气等检测和报警设施,用于安全检查和安全数据分析等检验检测设备仪器。②设备安全防护设施:包括防护罩、防护屏、防腐和防渗漏等设施,电器过载保护设施,静电接地设施。③作业场所防护设施:包括新风系统、通风柜、防滑地面等设施。④安全警示标志:包括各种指示、警示作业安全和逃生避难等的警示标志。

(2)控制事故的安全设施。①泄压止逆设施:包括设备止逆、泄压阀门等。②紧急处理设施:包括紧急备用电源等。

(3)减少与消除事故影响的安全设施。①防止火灾蔓延设施:包括防火墙、防火门、防火涂料层等。②灭火设施：包括消防水管网、消火栓、水喷淋、灭火器等。③逃生设施：包括逃生安全通道、应急照明、逃生索、避难信号等。④紧急个体处置设施：包括洗眼器、紧急喷淋器等。⑤应急救援设施：包括现场受伤人员医疗抢救装备。⑥劳动防护用品：包括工作人员防毒、防灼烫、防腐蚀等免受作业场所物理、化学因素伤害的劳动防护用品。

7）临床生物样本库的环保要求

临床生物样本库各项工作的开展，必须严格遵守《中华人民共和国环境保护法》及各地方环境保护条例，以及《中华人民共和国固体废物污染环境防治法》《医疗废物管理条例》和《医疗机构水污染物排放标准》(GB 18466—2005)等医疗废弃物及医疗废水处理排放的相关法律法规和相关规定。

临床生物样本库涉及临床样本的入库出库、处理分装、保存、质量检测等一系列技术工作，一切临床样本可视为人体医疗废弃物，都被默认为具有生物危害性；在临床样本处理的某些环节，有可能还会涉及有毒有害的化学试剂，如二甲苯、甲醛等的使用和排放。因此，临床生物样本库必须遵照国家和地方的法律法规，经过环评合格后方可开展相关工作。

临床生物样本库危险废弃物处置的重点在于生物危险性样本的处理和锐器（取样针头）的处理。临床生物样本库所有的样本都应被认为有潜在对人体以及环境造成危害的可能，应妥善处理以减少污染。容器必须完全封闭且不能被损坏，所有的锐器物应放入贴有标签的抗穿刺容器内；化学废弃物须由专人负责收集，并配有必要的防护用品；医疗废弃物不得随意倒入下水道中，须集中收集交由专业部门进行转运和集中处理。临床生物样本库须规定专人负责收集医疗废弃物，并配有必要的防护用品，交接记录完整在案。医疗废弃物应分类收集，收集容器以及盛装应符合有关要求，配备专用利器盒。医疗废弃物分类处理收集、转运、储存必须有文字说明和转运示意图，并按规定执行。所有样本及其衍生物须灭活后方可移交有关部门处理。医疗废弃物产生地应做到日产日清，暂存地储存时间不得超过 48 h。集中处置医疗废弃物的公司应具备相应的资质并签订合同。

5.1.2　临床生物样本库的功能区域

根据临床生物样本库的工作流程特点，遵照人物分流、安全环保的原则，结合临床生物样本库实际场地建筑结构,整体规划设计、合理布局临床生物样本库各功能区域,保障临床生物样本库正常高效运行。按照各区域功能,临床生物样本库划分为:临床样本接收区域、临床样本处理区域、临床样本存储区域、临床样本质检区域、临床样本出库区域、试剂耗材区域、综合办公区域等,必要时配备液氮塔、发电机房等功能区域[1]。

1) 临床样本接收区域

临床样本接收区域主要承担各种临床样本的接收、清点工作。该区域负责临床样本接收前的信息联络、实体样本抵达临床生物样本库后的接受清点、样本信息登记核对、根据样本储存位置进入后续样本存储流程,或将样本转交实验室人员完成样本处理后续工作。临床生物样本库根据自身的情况,规划合适大小的空间,配备样本接收清点台、电脑网络以及低温冷冻样本接收暂存设备等。临床样本因各种原因出库后返还入库,重新进入样本接收清点入库程序。

2) 临床样本处理区域

临床样本处理区域主要承担各种临床样本的处理工作,如血液样本分离分装,体液样本分装,石蜡组织样本取材、固定、脱水、包埋,石蜡/冰冻组织切片及苏木精—伊红(H-E)染色,临床样本 DNA/RNA 抽提等。根据工作需要制作样本条形码或二维码标签并打印及粘贴。

临床生物样本库根据实际工作需要,选择设置安装整体通风柜,配备组织脱水机、石蜡组织包埋机、石蜡/冰冻切片机、苏木精—伊红(H-E)染色封片机、自动化液体工作站等。

3) 临床样本存储区域

无热源低温样本存储区,即液氮样本存储区。本区域安放液氮样本储存罐及液氮供应罐,液氮样本储存罐常用以保存冷冻活组织、活细胞、细菌真菌等微生物样本,以及质量不稳定且极易降解的临床样本提取物如 RNA 等。液氮样本储存罐的存储介质为气相或液相氮,样本储存设备在运行过程中不产生明显热量。氮气的熔点为−210℃,沸点为−195.8℃,具有无嗅、无色、无味、无刺激性。尽管氮气为无毒惰性气体,但通过挥发可取代周围空气中的氧,导致液氮保存设备周围的低氧环境,从而对工作人员造成身体健康伤害。因此,液氮样本存储区要求有充足的环境空间,具备良好的通风/换风设施,室内地面材质具有防滑、防冻、防爆性能。

有热源低温样本存储区,即超低温冰箱存储区。超低温冰箱是临床生物样本库储存冷冻样本的常用基本设备之一,主要用来储存全血、血浆、血清等血液类临床样本,各种体液样本,以及质量较为稳定的临床样本提取物如 DNA 等。与液氮样本储存设备及室温样本储存设备相比,超低温冰箱的显著特性为其在正常运行过程中设备本身会产生大量的热量,尤其当为数较多的超低温冰箱集中存放于一室全天候不间断正常运行时,很快会引起室内温度升高,结果使室内空气循环制冷设备的用电量明显增加。当室内温度达到 30℃ 以上时,则会导致超低温冰箱本身运行障碍。因此,超低温冰箱存储区除了要求有充足的环境空间外,必须具备良好的室内通风/换风设施,尤其是针对超低温冰箱压缩机产热部位的散热排风设施,使超低温冰箱所产热量能及时顺利地直排到室外。

室温样本存储区,即石蜡包埋临床样本的保存区域。本区域的样本保存设施主要为石蜡样本组柜和石蜡切片组柜。基于石蜡样本的特点,本区域要求室内洁净、通风/换风良好,室内温度控制在常温状态即可,过高的室内温度会引起石蜡样本不同程度的变形甚至融化,影响石蜡样本的保存质量。

4) 临床样本质检区域

完成临床样本核酸质检。使用仪器设备检测从临床样本中抽提的 DNA 和/或 RNA 样本的浓度、纯度、完整性等,并出具完整的核酸质检报告。

完成临床组织样本病理学质检。组织样本经过石蜡/冰冻切片及 H-E 染色后,所制备的组织切片由病理医师阅片,并出具完整的组织病理学质检报告。以某例胃癌癌灶石蜡组织为例,质检内容包括该石蜡切片上的组织总面积、癌细胞百分比、癌细胞组织学类型及分级等。

5) 临床样本出库区域

临床样本出库区域办理临床样本出库事宜,包括根据经过审批同意的临床样本出库申请办理相关样本出库事宜以及根据要求办理临床样本销毁事宜等。

6) 试剂耗材区域

临床生物样本库根据实际情况设置试剂耗材区域,包括耗材库房、试剂库房以及危险化学品专柜。

7) 综合办公区域

综合办公区域为临床生物样本库工作人员的日常办公场所。其中,生物信息人员主要承担临床样本相关各种信息的采集整理和录入管理,如临床样本的入库和出库信息、患者的临床诊治和随访信息、样本质检信息等,临床生物样本库信息管理系统(biobank information management system,BIMS)硬件设施的正常运行和维护保养,信息管理软件的开发完善和应用。

5.1.3 临床生物样本库的管理细则及保护措施

1) 临床生物样本库消防安全管理及保护措施

严格遵守《中华人民共和国消防法》《机关、团体、企业、事业单位消防安全管理规定》等相关法律法规,以及《建筑灭火器配置设计规范》(GB 50140—2005)、《消防安全标志设置要求》(GB 15630—1995)、《消防安全标志》(GB 13495.1—2015)、《安全标志及其使用导则》(GB 2894—2008)等消防标准和规范,临床生物样本库组织制订并落实消防安全责任制,建立健全各项消防安全制度和保障消防安全的操作规程。按规定配备必要的灭火器材,对临床生物样本库所属区域建筑消防设施每年至少全面检测一次,确保完好有效,检测记录应当完整准确,建立健全消防档案,存档备查。组织防火巡查,及时纠正违章行为,每月进行防火检查,及时消除隐患,做好巡查、检查记录。开展经常性消防安全宣传教育,每年对职工进行一次消防安全培训。制订灭火和消防应急疏散预案,并定期组织演练。全体员工必须遵守临床生物样本库各项规章制度,认真学习防火、灭火知识,开展自防自救演练活动。任何单位、个人不得损坏或擅自挪用、拆除、停用消防设施、器材,不得埋压、圈占和遮挡消火栓。消防器材、装备和设施不得用于与消防应急救援工作无关的事项。

2) 临床生物样本库用电管理及电力保障措施

临床生物样本库用电及管理,必须遵循《用电安全导则》(GB/T 13869—2008)。配电箱(柜)按规定装设漏电保护器,箱内不许放杂物,附近不许堆放物品,尤其是易燃物品。胶盖闸用于电源开关使用时,胶盖闸内应装设与设备负荷相匹配的保险丝或易熔片,不准用铜丝或铁丝替代保险丝。如需进行电气设备维修、检修倒闸操作和线路改造等较大工程时,必须经过安全主管部门审批后方可进行。不得私接乱拉临时线和使用电炉子等表面炽热的电器。仪器设备本身的电源线是三极插头的,必须采用已接好地线的三孔插座,接地线应使用黄、绿双色专用线,并且不许有接头,线径不得小于相线线径的1/2。电线接头必须压接牢固,组合插座应完好无损,不得吊挂或串接使用,严禁使用伪劣插座。使用碘钨灯照明时,必须采用密闭式或防雨灯具,碘钨灯的金属外壳和金属支架应做良好的接地保护,不允许用可燃物做支架。使用 60 W(不含)以上的灯泡要用瓷灯口,库房内不允许使用 60 W(含)以上的灯泡。

为了保障超低温冰箱等重要的样本储存设备的持续供电,临床生物样本库必须采用双路供电,另外还须配备发电机等后备供电系统,以确保设备持续安全稳定运行。对于样本储存设备运行的实时温度监控系统、信息系统、室内温湿度监控、液氮样本储存区域等的氧浓度监控等设备,必须配备不间断电源(UPS),确保相关信息及数据采集的完整性和安全性。

3) 临床生物样本库环境卫生管理及保护措施

临床生物样本库工作人员必须牢固树立爱护环境、保持卫生的思想,重视临床生物样本库的环境卫生,保证临床生物样本库各功能区域的环境清洁卫生。工作区域及公共区域不准吸烟,不准乱丢废物。仪器设备安置合理,摆放整齐。临床生物样本库各功能区域实行卫生包干制,卫生包干负责人员每日下班前负责清扫整理,严格实行垃圾分类,定期对所包干区进行全面清扫整理;公共场所由清洁工每天清扫后,将垃圾送到指定地点。临床生物样本库废水排放应遵照国家及地方环境保护相关法律法规及规章制度严格执行。

5.2 临床生物样本库的硬件设备

临床生物样本库硬件设备主要分为:临床样本采集相关设备、临床样本处理相关设备、临床样本质检相关设备、临床样本储存相关设备、临床样本信息化管理软硬件系统、常用办公设备等[1]。

1) 临床样本采集相关设备

临床组织样本采集设备:主要有临床组织样本取材台、取材器具、通风柜、数码照相机,电脑,条形码标签打印机,石蜡包埋框打码机以及各种样本采集耗材等。

血液样本采集设备:主要有常规外周血采血器具及耗材、条形码标签打印机等。

各种体液样本采集设备:主要有各种体液样本采集器具及耗材、条形码标签打印机等。

其他类样本采集设备、器具及耗材。

样本采集暂存设备：主要有冷藏柜、小型液氮罐等。

样本采集转运设备：主要有冰袋盒、干冰盒、液氮运输罐等。

2）临床样本处理相关设备

临床组织样本处理设备：主要有组织脱水机、组织包埋机、石蜡组织切片机、冰冻组织切片机、组织切片 H-E 染色机和封片机、条形码标签打印机等。

血液样本处理设备：主要有水平离心机、移液器、自动化液体工作站、条形码标签打印机等。

其他样本处理设备。

3）临床样本储存相关设备

无热源冷冻样本储存设备，由液氮罐及其液氮供应罐两部分组成。液氮罐/自动化液氮存储系统：根据液氮罐中样本储存相的环境情况，液氮罐可分为气相液氮罐和液相液氮罐两种。液相液氮使样本温度维持在$-196℃$，是目前技术条件下所能达到的最低样本保存温度。但不足之处在于，一是有潜在样本交叉污染的危险，二是液态液氮渗入样本管内，取出样本管后由于样本管内液氮快速气化膨胀，有潜在样本管爆管的危险。因此，用液氮罐储存临床样本时，一般考虑气相液氮罐（$\leqslant-150℃$）而非液相液氮罐（$-196℃$）。自动化液氮存储系统采用智能机械臂系统，使样本的存储操作在全封闭的环境里进行，有效地避免了其他样本的反复冻融，同时极大地扩大了样本储存空间。根据临床生物样本库液氮消耗量的实际情况，应酌情考虑配备液氮供应罐/大型液氮储罐，确保临床生物样本库液氮供应及设备正常运行。

有热源冷冻样本储存设备，主要有超低温冰箱（$-80℃$）、深冷冰箱（$-150℃$）、冷藏箱（$4℃$）。超低温冰箱稳定工作的温度在$-80℃$左右，尤其是在连续多次开关门取放样本时很容易升到$-60℃$的再结晶温度范围，影响样本质量，故应选择制冷能力（速度）强的冰箱，快速降至设定温度以尽量减小对样本的伤害。深冷冰箱是实现$-150℃$样本长期储存的常用设备，能在满载时稳定温度在$-150\sim-140℃$范围内，电制冷模式能够避免因液氮进入引起的交叉污染，对存储耗材的要求较低，但在取样时容易引起较大范围的温度波动，并且恢复温度时间较长，因此更适用于取放频率低的样本的长期储存。另外，深冷冰箱制冷过程中会产生较大的热量，对周围环境要求较高，在样本库建设过程中需要配置足够的空调制冷、通风设备，最好安置专用通风散热管道系统。为保持生物样本的活性，通常使用温度低于室温的冷藏箱。冷藏箱既能保持适当低温，又不会冻坏生物样本。冷藏箱还可用于储存、冷却媒介冷却剂和添加物。当冷藏箱运行时，应确保其温度被控制在合适的温度范围内。管理人员须对冷藏箱温度进行实时监控。将血液样本从病区运至生物样本库进行前处理，可使用4℃冷藏箱运输。

无热源室温样本储存设备包括石蜡柜、切片柜。其中，石蜡柜用于石蜡组织样本的室温存储；切片柜用于已染色石蜡切片或冰冻切片的室温存储。

备用储存空间。样本库应考虑有容量充足的备用储存设备，以满足珍贵样本的备份保存及应对可能出现的设备故障。在紧急情况发生时，样本库的工作人员应迅速将样本转移到备用设备。液氮储存时，备用储存设备的容量一般应达到液氮总容量的1.5%～3%，超低温冰箱储存时，备用储存设备的容量应达到冰箱容量的10%。样本库应制定冰箱出现故障（超过冰箱的报警限值）和空间不足时样本的转移规程，其内容包括样本重新放置的位置、冰箱的名称或编号等。

5.3　临床生物样本库信息化平台的硬件设施建设与管理

在第4章"临床生物样本库的整体规划"中已经提到硬件设施是临床生物样本库信息化建设的重要组成部分，由服务器、存储设备、交换机、路由器、防火墙、UPS等设备组成的硬件系统，共同为临床数据、生物样本的电子化采集、存储、管理和检索提供基础支撑。但由于临床生物样本库在定位、边界、内容、规模、用户等方面的多样性，给出一个具体的硬件系统设计和技术参数并无太大意义。因此，本节主要从硬件设施的总体规划、设计和维护上给出一些建议。

5.3.1　功能与设备

尽管实践中的临床生物样本库各具形态，但其在信息化平台硬件系统的功能要求上还是比较明确的，不外乎数据管理与计算、数据存储与备份、业务支持、操作支持、输入与输出、信息连接、外部交换、信息安全、运行安全等。为了实现上述功能，往往需要配套不同类型的硬件设备，如表5-1所示。

表 5-1 临床生物样本库信息化平台硬件设施

功 能	设 备	备 注
数据管理与计算	数据库服务器	运行数据库管理软件,如 ORACLE、SQL Server 等,并具有较高计算能力,能够通过网络提供给多个用户使用的计算机
业务系统运行支持	应用服务器	具有多用户共享使用能力的计算机,通过运行 WEB Server 软件,如 NET Framework、JBOSS、WebLogic 等,提供一个应用程序运行的环境。用于为应用程序提供安全、数据、事务支持、负载平衡大型分布式系统管理等服务
	负载均衡设备	一种专用的计算机网络设备,用于在多个计算机(计算机集群)、网络连接、CPU、磁盘驱动器或其他资源中分配负载,以达到最佳化资源使用、最大化吞吐率、最小化响应时间、避免过载的目的
数据存储与备份	存储区域网络(SAN)	一种连接外接存储设备和服务器的架构。通过 SAN 连接到服务器的存储设备,将被操作系统视为直接连接的存储设备
	光纤通道交换机	是 SAN 的核心,主要作用是连接主机和存储设备
操作支持	终端	个人操作的计算机设备,包括台式计算机、平板式微型计算机甚至智能手机等
输入/输出	条形码扫描设备	利用光学原理,把条形码的内容解码后通过数据线或者无线的方式传输到计算机或者其他设备
	条形码标签打印机	专门用来打印条形码标签的打印机,具有低温标签打印的特点
	报表打印机	专门用来打印报表的打印机,具有页面设计直观、分页准确等特点
信息连接	以太网交换机	是一个扩大网络连接的设备,能为子网络提供更多的连接端口,以便连接更多的计算机
外部交换	路由器	是连接因特网中各局域网、广域网的设备,它会根据信道的情况自动选择和设定路由,以最佳路径按前后顺序发送信号。路由器是互联网络的枢纽

（续表）

功　能	设　备	备　　注
信息安全	防火墙	一种位于内部网络与外部网络之间的网络安全系统。一种信息安全的防护系统,依照特定的规则允许或是限制传输的数据通过
	防入侵检测系统	一种专用设备或软件系统,通过对计算机网络或计算机系统中若干关键点收集信息并对其进行分析,从中发现网络或系统中是否有违反安全策略的行为和被攻击的迹象
运行安全	UPS	保障计算机系统在停电之后能够继续工作一段时间以使用户进行紧急存盘

一个典型的基础系统结构如图 5-1 所示。

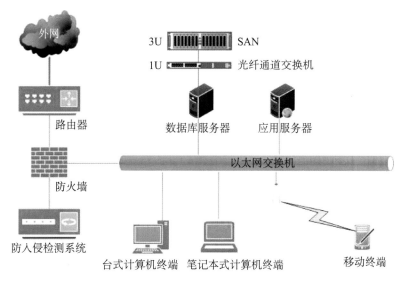

图 5-1　临床生物样本库信息化平台硬件设施框架

5.3.2　技术参数设计

5.3.2.1　服务器

在临床生物样本库信息化建设中,经常使用两种服务器,即数据库服务器和应用服务器。在某些情况下,两者也可能进行合并。在服务器参数设计上应考虑以下几个基本原则。

1）高性能原则

保证所选购的服务器不仅能够满足运营系统的运行和业务处理的需要,而且能够满足一定时期业务量增长的需要。CPU 的主频要高,要有较大的缓存。

2）可靠性原则

服务器要具备冗余技术,同时硬盘、网卡、内存、电源等设备要以稳定耐用为主,性能位于其次。

3）可扩展性原则

要求具有大数据吞吐速率,包括 I/O 速率和网络通信速率。服务器的扩展性要好,目的是满足日后发展的需要。

4）安全性原则

服务器的结构设计要具有高可靠性,服务器的冷却系统和对环境的适应能力要强,这样才能够在硬件上满足服务器安全的要求。

不同的是,数据库服务器要求数据的处理速度比应用服务器更快,所以对 CPU 要求较高,内存也应该更大些。另外,为了与网络存储设备更加高效地对接,数据库服务器必须配置光纤卡。在要求更高可靠性的情况下,可能会采用双机热备的策略,数据库服务器至少需要两台以上。而应用服务器则要求有足够的硬盘空间部署应用程序,服务器的兼容性要足够好,尤其是对操作系统的兼容,以便能够兼容各种应用程序的安装。应用服务器的数量取决于并发访问量,如果存在大量的并发访问,可以配置多台应用服务器,并通过负载均衡设备实现应用分摊。

5.3.2.2 网络存储

临床生物样本库的数据存在多种类型,包括结构化、影像、图片、文本数据等。其数据存储规模会随着入组人数的增加以及标本实验分析的开展快速增长,因此建议选用存储区域网络(storage area network,SAN)集中存储数据。它采用的是光纤通道技术和 SCSI 接口,通过光纤通道交换机连接存储阵列和服务器主机,建立专用于数据存储的区域网络。这是一种优质的网络存储解决方案,存储数据独立存在,采用 RAID 高端阵列,存储数据高效。目前,SAN 存储采用的带宽从 100 MB/s、200 MB/s,已经发展到 1 Gb/s、2 Gb/s。不过正因为性能较高,价格也相对偏贵一些。另外,需要注意的问题就是服务器和 SAN 存储兼容性的问题,采购之前需要与设备厂家就参数细节进行确认。

5.3.2.3 条形码配套设备

由于业务流程的差异性以及样本冻存容器的多样性,条形码扫描设备应包括但不局限于单管扫描台、二维整板扫描台、扫码枪(支持二维码、无线、USB 接口)。条形码打印设备应包括但不局限于低温标签打印机、报表打印机等。

5.3.2.4 终端

由于临床生物样本库信息化平台中的系统主要应用 B/S 架构的网络模式,它是利用不断成熟的浏览器技术,通过浏览器就实现了原来需要复杂专用软件才能实现的强大功能,这就要求个人计算机终端的浏览器页面响应速度要快,而内存的大小是响应速度的决定性因素,CPU 的线程以及核心也应越多越好,硬盘的缓存以及转速也是关键。另外,由于个人计算机终端会连接相关扫码设备,USB 接口的数目应尽量多些,至少在3 个以上。

5.4 临床生物样本库的自动化建设

临床生物样本库被认为是疾病研究、诊断标志物发现和药物研发的重要工具。为了给科研工作提供更加可靠的样本,增加科研结果的准确性,临床生物样本库的建设也在不断完善。其中一项重要内容就是临床生物样本库"自动化"。自动化能最大效率地提高临床样本的制备质量,减少交叉污染,提高临床样本准备和处理速度,可追踪溯源从而降低出错风险[1]。自动化因其统一、规范、高效的特点,逐渐成为临床生物样本库的下一个发展方向。

本节将阐述临床生物样本库自动化的相关内容。

5.4.1 临床生物样本库自动化的优势

随着科研工作者对样本提出越来越多数量和质量上的要求,传统的临床生物样本库正在面临一些新挑战,其中涉及样本的过程质量控制、人力资源消耗等,而自动化正好可以有效解决这些方面的问题,成为下一代生物样本库的重要改进方法。自动化的优势主要体现在以下几个方面。

5.4.1.1 确保样本质量稳定性

随着临床生物样本库的积累发展,样本会逐渐进入出库使用阶段。在传统的样本库出库时,库存样本需要从液氮罐或低温/超低温冰箱中手动取出并整理,这种原始方法可能给样本质量带来一些不可控因素。冰箱、液氮罐的外门持续开合,会带来箱体、罐体内外的空气流动,从而在存储区造成一定的温度波动,而温差会导致样本的冰晶结晶状态发生变化。此外,样本在取出的过程中,整个存储容器(冻存架、冻存盒)会经过室温区域,即使是很短的时间,也可能会导致该容器某些局部区域样本的质量受到影响。所以,人工样本库取样过程将影响库存中所有类型样本的稳定性,导致样本质量下降,最终可能会影响实验结果的可靠性[2,3]。

而在新一代自动化样本库中,自动化智能存储系统采用全封闭的结构设计,可以恒定地保持库内温度,阻止外部环境中的室温空气和水汽进入存储区域,可有效防止冻融循环,确保临床样本质量的完整性。在出库单个样本时,该样本的所有挑选工作都在系统内的低温区域完成,非相关样本则返回存储区域,避免非相关样本的反复冻融。另外,许多自动化存储系统配有多重保护机制,确保内部低温存储环境的长期稳定。例如,列支敦士登的 LiCONiC 自动化存储系统中−20℃缓冲区的除霜设计,可以有效地阻止水汽进入存储系统内部。温度方面,冗余独立回路的压缩机系统,外加不间断电源与液氮后备制冷,可以确保在任何情况下样品存储温度的稳定性。

理论上来说,临床样本储存的温度越低,在复苏后会越接近离体时的原始状态[4]。自动化样本库的自动化超(深)低温智能存储系统在入库、存储、出库的过程中能持续保持样本的低温状态,最大限度地保持库存样本的质量稳定性。

除了智能存储系统在样本库存储环节可以提高样本质量外,在生物样本库的其余诸多环节自动化也表现出改善样本质量的优势。在液体样本前处理、样本整理、衍生物提取、批量质量控制等方面,专业的自动化设备比人工操作更加快捷、安全、一致性高,并且样本能够保持高质量,从而保证后续科学研究的准确度。例如,Tecan 和 Hamilton 的血液样本前处理工作站可以根据不同的样本设置特定的处理方法;Thermo Fisher Scientific 和 PerkinElmer 的自动化核酸提取仪在通量更高、工作时间更短的同时,效果也更好;Agilent 可实现同时解决多个样本库质量控制的难题;LiCONiC 自动化存储及整理系统,在保证样本质量方面较传统操作更加优质、稳定。这部分内容将在后文详细介绍。

5.4.1.2　节省管理成本

传统样本库的一个显著问题是运行管理成本问题,尤其是一些样本量达到一定规模的大型临床生物样本库。各种人工操作如分样、贴标签、拧盖、入库、检索、出库、记录、追踪等,都会消耗大量的时间,而现代化的样本库又需要更加精确的过程质量控制,这些都需要通过增加人员完成,人员增加后各种管理成本却会因此节节攀升。

临床生物样本库自动化可把工作人员从简单重复的劳动中解放出来,大大节省了劳动力,同时可减少维护和能源消耗的成本。自动化样本库搭载的软件功能可完整记录入库样本信息,包括其取用时间、用途、次数、使用者等。这为管理人员提供了完善的审计追踪记录。自动化样本库的系统软件还可以随时为任一样本创建高级别报告和储存温度历史记录,也可为管理人员提供固定样本设置的储存条件阈值和警报。自动化样本系统在增加样本信息精确性的同时,还减少了大多数人工处理步骤可能带来的错误,包括标记、挑选以及存放时的错误,甚至是样本丢失、制冷系统故障等对样本及研究项目产生灾难性影响的错误。在国际生物和环境样本库协会(ISBER)会议上,美国国家癌症研究所预测美国人类癌症生物样本库可以通过转换到自动化系统在未来 10 年节约 83% 的空间和能源成本。

5.4.2 临床生物样本库自动化的系统设备

为了满足临床生物样本库的要求,并且随着科学设备技术和计算机技术的不断发展,各科学设备提供商都在临床生物样本库自动化方面不断更新,加速了临床生物样本库的自动化建设。表 5-2 列举了临床生物样本库的部分典型自动化设备。

表 5-2　样本库部分典型自动化设备介绍

设备分类	品牌	产地	系列设备	特　点
自动化样本前处理系统	Hamilton	瑞士	MicroLab© STAR	可进行自动加样、试剂分配、移液、分装、条码扫描、样本追踪等
	Tecan	瑞士	Freedom Evo200©	全自动实验流程,包括样本识别归类、离心、自动去盖、分装等
自动化存储系统	LiCONiC	列支敦士登	BiOLiX STT 系列	(1) 存储温度:−20℃／−80℃; (2) 容量:50 000~150 000 份; (3) 特点:小型模块化,安装快速,所需空间小
			BiOLiX SAB/FAB 系列	(1) 存储温度:−20℃／−80℃; (2) 容量:>1 000 000 份; (3) 特点:适用于非 SBS 规格的样品管及存储容器
			BiOLiX STC 系列	(1) 存储温度:−20℃／−80℃; (2) 容量:100 000 至数百万份; (3) 特点:百万样本级自动化,样本存储密度高

（续表）

设备分类	品牌	产地	系列设备	特　点
自动化存储系统	LiCONiC	列支敦士登	BiOLiX STV 系列	(1) 存储温度：−190℃； (2) 容量：100 000 至几千万份； (3) 适用样本：细胞系、组织、干细胞、脐带血、敏感蛋白； (4) 特点：超大容量、全自动气相液氮存储系统
自动化核酸提取系统	Thermo Fisher Scientific	美国	Kingfisher Flex	(1) 高通量； (2) 提取时间短
	PerkinElmer	美国	Chemagic 360	(1) 样本体积：10 μl～10 ml； (2) 高通量：1～96 个样本/批； (3) 特点：样本容量大，集成分液器，零交叉污染
	PerkinElmer	美国	Chemagic Prepito	(1) 样本体积：10 μl～1 ml； (2) 中低通量：1～12 个样本/批； (3) 特点：体积小，集成分液器，条形码扫描
全自动生物分析仪	Agilent	美国	4200 TapeStation	(1) 样品用量：1～2 μl； (2) 高通量：1～96 个样本/批； (3) 特点：可扩展，快速，零交叉污染，保护样本性能

5.4.3　临床生物样本库自动化的应用

临床生物样本库自动化因其更统一、规范、高效的特点，逐渐成为临床生物样本库的主要发展方向。临床生物样本库自动化在医疗、科研等工作中的应用，主要表现在临床样本的前处理、核酸样本的提取、临床样本的质量控制、自动化存储和出库等方面。

5.4.3.1　临床样本的前处理

1）液体临床样本的前处理

液体临床样本，尤其是血液临床样本，因其广泛的应用价值，成为收集最普遍的生物临床样本。血液一般被分离成血浆、血清、白膜层或外周血单个核细胞（peripheral blood mononuclear cell，PBMC）等组分，再进行进一步核酸提取或直接进行分装储存。自动化临床生物样本库的每一根冻存管上面都有唯一的识别码，可通过临床生物样本管理系统对其在冰箱中的位置进行定位和控制。

血液临床样本的前处理很复杂，人工操作模式已经不能满足高通量、多步骤临床样本处理所需的高效性、准确性及安全性要求,自动化临床生物样本库液体临床样本前处理工作站的诞生解决了这个难题。

现在广泛应用的临床样本前处理工作站有 Freedom Evo200©(Tecan,瑞士)液体临床样本前处理工作站、MicroLab® STAR(Hamilton,瑞典)全自动液体处理工作站等[5]。其系统内置的条形码识别装置,可扫描获取采血管及冻存管对应的信息,精确分装。整合于部分系统内的离心机能够实现临床样本的全自动装载、平衡和离心,可以根据临床样本处理的具体需要,设定离心时间、温度和速度,高通量、自动化完成整个临床样本处理流程。此外,该系统能识别离心后采血管中不同组分的分层位置,并自动将不同组分分装至不同的目标管中。白膜层的回收率比传统的吸取法提高了将近 1 倍,达 95%以上[6]。在离心转速、离心时间、分离液、冻存方法一样的情况下,人工和自动地获取 PBMC 并进行冻存后复苏细胞的活性比较,结果无差异[7]。

2)细胞临床样本的前处理

无论是从血液还是从组织临床样本中分离出的细胞或细胞株临床样本,在进行长期储存时,为使其生存能力最大化,须对细胞进行阶段性降温处理,并且必须小心控制关键步骤的温度。传统的方法是采用人工阶段性梯度降温处理,但人工操作无法严格确保处理条件,且步骤烦琐乏味。自动化样本库可采用程序降温仪,如 Digitcool 程序化自动冷冻仪(Cryo Bio System,法国)对细胞进行处理,可以根据不同的细胞样本制作最佳冷却曲线,提供简单精确的重复性操作。在处理过程的液态阶段(到达结晶点之前),冷却速度可有规律地避免热冲击对细胞膜的影响。该类程序降温仪具有完全绝缘的冷冻腔、可控的氮流入量和精细的温度控制(最低达到 $-0.1℃/min$)。同时,以温度的突然上升为特征的冰晶形成阶段,是细胞处理过程中最关键的步骤,程序降温仪一般搭载监控软件,可通过软件严格控制降温调节冷冻曲线,并以此即时预见成核现象的发生,这也最大限度地对临床样本细胞膜进行了保护。

相较于原始的临床样本人工前处理方法,自动化样本库前处理系统具有更高的可靠性、可溯源性,且简单实用,不仅可针对不同临床样本进行最佳处理,还可进行自动加样、试剂分配、移液、分装,工作站也可以用来做分析前的液体处理[8],解放了实验室的劳动力,提高了工作效率。

5.4.3.2 核酸样本的提取

基于科研需要,大多数时候,需要对采集到的临床样本进行核酸提取。相较于直接冻存,尽早地对临床样本进行核酸提取再加冷冻保护剂的储存方法能最大限度地保护核酸。高质量的核酸提取决定下一步实验如基因测序、基因芯片、实时定量 PCR 等结果的可靠性[1]。传统的方法是手动提取 DNA/RNA,其原理是有机溶剂抽提法,获取的核酸纯度和浓度较低,受人为操作影响较大,一致性差,且提取过程烦琐,工作量繁重,提取过程会对健康造成伤害。

临床生物样本库核酸自动化提取系统中,较早的自动化核酸提取法是滤膜分离法,相较于最新的磁珠分离法,存在提取的 DNA 产量和纯度有限、长片段提取效果差、使用成本高等缺点。磁珠分离法具有能提取微量临床样本、方便使用等优点。目前,自动化核酸提取设备的种类越来越多,且功能不断完善。比如,面向大型临床生物样本库的 PerkinElmer Chemagic 系列自动化核酸提取仪,在 30～60 min 内可实现 96 个临床样本的核酸提取。又如,Chemagic 360 高通量自动核酸提取仪通过 3 种不同提取头的切换,可以实现从 10 μl～10 ml 临床样本中提取 DNA/RNA,同时仪器集成了分液器,可以实现各种体积缓冲液的自动填充,仪器还提供 LIMS 兼容的条形码读取和临床样本跟踪。Chemagic Prepito 中低通量自动核酸提取仪配合优化的 Chemagic 核酸提取试剂盒,可高效率、高纯度地提取 DNA/RNA,确保下游应用的成功实现。

自动化核酸提取系统具有快速、紧凑、全自动的优点,节省时间的同时也避免了交叉污染,给科研带来了更多的便利。

5.4.3.3 临床样本的质量控制

临床生物样本库中的样本经过一段时间的存储后,由于各种原因其质量会下降,如冷冻速度不当造成的冷冻损伤、临床样本的冷/热缺血时间、反复冻融、存储时间不当等,这将影响临床样本在日后使用时的效果。因此,临床生物样本库需定期对库存样本进行质量评估,及时出库销毁质量不达标的样本,以保持临床生物样本库的良性运转,节省存储空间。

对临床生物样本库管理人员而言,不同的临床样本需要选择对应可信的质量控制方法。传统的核酸质量控制是使用微量分光光度计测量 DNA/RNA 的浓度和纯度,并通过凝胶电泳后观察条带分析片段的完整性。这个过程烦琐、耗时,且会对操作者的健康产生危害。全自动高通量的质量控制工作平台能轻松解决样本质量评估问题,真正用一个平台解决多种临床生物样本库质量控制的难题[9],如 Agilent 2100 Bioanalyzer 取代烦琐的凝胶电泳技术成为 RNA 样本质量控制的行业"金标准",其新一代产品

Agilent 4200 TapeStation 是一款高通量、全自动化的核酸(DNA/RNA)样本分析检测系统。仪器可以对 1～96 个样本的 DNA/RNA 进行片段大小、浓度及完整性的评估检测。进行 DNA 分析时，在 35 bp～60 kb 以上和 5 pg/L～100 ng/L 的范围内实现 DNA 相对分子质量测定与定量分析；进行基因组 DNA 实验时，可以获得 DNA 完整值(DNA integrity number，DIN)，实现明确的 DNA 完整性评估。进行 RNA 分析时，在 100～6 000 个核苷酸(nucleotide,nt)和 100 pg/L～500 ng/L 的范围内实现 RNA 相对分子质量测定与定量分析；RNA 完整值当量(RINe)可实现明确的 RNA 完整性评估。

全自动临床生物样本库的样本质量控制系统具有灵活快速、通量高、临床样本用量少、零交叉污染的优点，对于临床样本容量巨大的大型临床生物样本库而言，可节省大量的人力和时间，有利于临床生物样本库的良好运行。

5.4.3.4　自动化存储和出库

对于最后以基因组检测分析为目的的临时或短期临床样本储存，可以选择－20℃自动化临床生物样本库存储系统；对于战略性收集的临床样本，因储存时间较长，普遍应用－80℃及－196℃自动化存储系统。

德国国家队列(German National Cohort，GNC)项目自 2014 年 10 月 1 日正式启动以来，在 18 个分中心的同步收集下，前 8 个月收集的临床样本量达到 170 万份，包括全血、血清、血浆、红细胞、RNA、尿液、唾液、鼻黏膜分泌物以及粪便，与临床样本同时收集的还有每个受试者完整的健康档案。临床生物样本库运转压力非常大。为了最大限度地保护如此庞大且宝贵的资源，德国国家队列临床生物样本库将 2/3 的基线临床样本及后续的随访临床样本都存储在德国环境健康中心的自动化临床生物样本库中，该中心配有百万级双系统(－80℃和－196℃)(LiCONiC,列支敦士登)自动化临床生物样本库，剩下 1/3 的基线临床样本则将存储在各个本地的研究中心用于当地的分析以及作为备份存储[10]。

LiCONiC 自动化智能存储系统是目前很多大型生物样本库的选择。德国的格赖夫斯瓦尔德大学医学院开展的名为"格赖夫斯瓦尔德对个体化医疗的探索"的生物样本库[11]及瑞典隆德大学生物样本库[12]等也应用不同型号的 LiCONiC 自动化存储系统，智能化地解决大量生物样本的入库、存储及出库问题。

图 5-2 以 BiOLiX STC (LiCONiC,列支敦士登)自动化智能存储系统为例，展示了自动化存储系统的基本架构。自动化存储系统有两个基本工作模块：智能低温制冷系

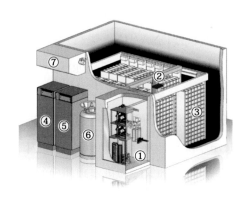

图 5-2　自动化存储系统的基本架构

①－20℃缓冲区；②－80℃存储区域机械臂；
③－80℃区域样本存储板架；④主压缩机制冷系
统；⑤冗余的压缩机制冷系统；⑥液氮后备制冷
系统；⑦空气干燥装置器

统与自动化机械系统。智能低温制冷系统由一用一备的－80℃制冷压缩机系统以及液
氮后备制冷系统组成，当主压缩机系统停止工作时，系统会自动切换到辅助的压缩机系
统进行制冷，而当停电等突发情况发生时，系统又将切换到液氮补给系统为设备进行降
温处理。自动化机械系统则包括系统内部完成样品进出、转移、识别、挑选时涉及的所
有自动化机械部分。

5.4.4　临床生物样本库自动化的应用前景

临床生物样本库自动化的诸多优势使其必然将在越来越多的科研领域得到应用。
目前，国内外已经建立了越来越多的临床生物样本库，通过对临床生物样本的采集、分
析和跟踪，研究慢性疾病的致病途径，评估居民的健康状况和疾病风险中地域和社会经
济的差异，改进疾病发生高危个体的风险预测模型，为国家开发有效的疾病预防方法提
供有力的数据。

5.4.4.1　国内外生物样本库自动化建设案例

以下列举几个国内外成功的生物样本库自动化建设案例。

1) 英国生物样本库队列

英国生物样本库队列(UK Biobank Cohort)是由英国政府发起的一项大型科学研
究，其宗旨是向研究"遗传和环境的复杂关联与患病风险"的研究人员提供其所采集的

材料。这是英国迄今为止规模最大、最为雄心勃勃的健康研究项目之一。这项研究在英国全国 40~69 岁人群中募集 50 万参与者(英国总人口的 1%),大规模搜集其基因信息、生活方式(包括营养、生活方式和药物使用等)和血缘数据,收集血样和尿样,并跟踪记录他们余年中医疗档案的健康资料。项目目标是建成世界上最大的有关致病或预防疾病的基因和环境因素的信息资源库,探求一些特定基因、生活方式和健康状况之间的关系,提高对一些遗传类疾病致病基因的理解,包括癌症、心脏病、糖尿病和一些特定的精神疾病。

英国生物样本库作为英国最大规模的生物样本库,实际工作人员却很少,因为英国生物样本库拥有大量的自动化设备确保研究的正常进行。仅自动化低温存储设备,英国生物样本库就根据不同的应用需求,从 2010 年 12 月开始陆续建设了 6 套 (LiCONiC),其中－20℃自动化存储设备 2 台,－80℃半自动化存储设备 2 台,适合于各种类型的冻存盒;－80℃全自动化存储设备 2 台,适合于 SBS 规格的自动化存储耗材。经过若干年的运营,英国生物样本库已经成为世界上重要的大型医学样本和资料的数据库,为各国医学科研学者提供了具有极高价值的科研资源,并为人类疾病研究做出了贡献。

2) 德国国家队列

德国国家队列项目是由德国国家队列协会(German National Cohort Consortium)组织,由亥姆霍兹和莱布尼茨协会、高校、研究机构参与的国家级队列。该队列的建设目标是探究各种常见慢性病如心血管疾病、癌症、糖尿病、神经退行性疾病及心理疾病、肌肉骨骼类疾病、呼吸系统及感染类疾病的起因、临床前阶段及功能健康损害。该队列设立了 18 个区域研究中心,招募了 20~69 岁的男性和女性各 10 万人。队列的基线调查进行的项目有询问及自答问卷、各类医学检查及生物样本的收集。其中,对这 18 个区域研究中心的 5 个中心的研究参与者(共 3 万人)进行磁共振成像(MRI)检查。4~5 年之后,对所有的人均会进行回访。

对于所有的队列参与者而言,项目进行中会收集多种类型的临床样本,如全血、血清、乙二胺四乙酸(ethylenediaminetetraacetic acid,EDTA)血浆、红细胞、RNA、尿液、唾液、鼻黏膜分泌物及粪便。为了确保拥有最高质量的样本,样本的收集和处理流程将按照严格的高标准进行,德国国家队列使用的是自动化液体工作站和自动化存储系统对样本进行分装处理和储存,节省大量劳动力的同时也提升了临床样本的质量。

德国国家队列将为未来的德国流行病学研究提供新的中心平台,通过该研究项目的巨大潜力推动各个重大慢性疾病预防、早期诊断和预测战略的实施。凭借对所有参与者进行的广泛检测项目及系统性的重新评估,加上广泛的高质量的多种临床样本类型,这一规模队列人群的数据和样本为未来基于人群的纵向研究提供了比较完善的工具。大规模、嵌入式的 MRI 计划是德国国家队列项目中另一独有的财富。还有一个很特别的因素是,事实上整个德国流行病学界都参与到德国国家队列的联合设计和筹备中,因此,德国国家队列也成为德国流行病学家和其他医学科学家科学合作的基础。

德国国家队列建设了全球首套千万样本级别的自动化气相液氮库(LiCONiC),把全国 18 个采集点的样本集中送到慕尼黑的自动化气相液氮库,该样本库的设计存储容量达到 2 800 万份。

3) 上海长征医院临床生物样本库

上海长征医院是拥有多个国内先进及特色医学学科的三甲医院,受医院地理位置所限,其临床生物样本库存在场地不足的问题。自动化是有效解决空间利用率的好方法,所以长征医院率先在国内建设了百万样本级别的 -80℃ 自动化制冷存储系统(LiCONiC)。该样本库自动化项目的顺利实施为今后国内的自动化项目树立了一定的标杆,为临床生物样本库自动化的本土化运行积累了经验,这标志着我国临床生物样本库的自动化水平进入了新的阶段,并能在现阶段,尤其是日后的医疗研究中为科研工作者提供质量更高的样本和更好的研究环境。

5.4.4.2 临床生物样本库自动化应用前景

大规模临床生物样本库项目由于样本存储周期长,附加信息量大,样本来源多中心化等因素,往往承载了巨大的价值。临床生物样本库的自动化建设和实施可在样本被高效管理的同时确保信息的绝对可追溯性,尽可能杜绝人为差错。自动化使得样本存取准确化、存储环境的高质量化和流程的科学化都得到了显著的提高,可以极大地促进我国生物样本库行业的科学管理和资源共享,为各项重大科研课题研究做贡献[13]。然而,尽管国内外临床生物样本库发展迅速,也在不断满足科研人员更高的要求,临床生物样本库的自动化仍然处于刚刚起步的阶段。其中,自动化设备也存在诸多缺点,如系统设备费用高昂,一般规模的样本库无法应用;设备操作和维护需要专业的技术人员;一些科研组织难以建设完整的自动化临床生物样本库等。但仍然有理由相信,在不久的将来,随着科研的发展和临床生物样本库系统技术的革新,自动化设备的成本会降低,或者各个分中心的样本由具有自动化处理及储存能力的第三方协助统一储存并管理,用较小的成本达到高质量储存的目的。

虽然自动化临床生物样本库的全面实施存在比较大的困难,但其所具有的优势却是人工操作的临床生物样本库所无法比拟的。临床生物样本库自动化技术的研究、应用和推广,对科研人员的工作将产生深远影响,进而影响人类的健康。作为科研、医疗事业的辅助系统,更加便利、快速、高效的自动化样本库建设将具有巨大的应用前景。

5.5　临床生物样本库的安全管理

5.5.1　临床生物样本库的安全机构设置

1) 消防安全工作小组

为了加强和规范临床生物样本库消防安全管理,根据《中华人民共和国消防法》和《机关、团体、企业、事业单位消防安全管理规定》的相关规定,临床生物样本库应当成立临床生物样本库消防工作小组,以便指导和检查临床生物样本库日常消防安全工作,及时消除火灾隐患,一旦出现火灾安全事故,及时启动消防安全应急预案,积极预防火灾和减少火灾危害,切实保障临床生物样本库工作人员人身及财产安全。临床生物样本库消防安全工作小组包括如下人员。

(1) 组长。即消防安全责任人,法人代表,由临床生物样本库主任担任。消防安全责任人对临床生物样本库的消防安全工作全面负责。

(2) 副组长。由临床生物样本库副主任担任。具体负责管理临床生物样本库日常消防安全的安全演练、安全检查等工作。火灾事故发生时,协助消防安全工作小组组长积极启动消防安全应急预案并指导火灾处理与救援工作。

(3) 小组成员。由临床生物样本库各级、各岗位的消防安全责任人组成。其中包括:

义务消防队(灭火行动组):组员( )。负责现场灭火、抢救被困人员。

现场警戒组:组员( )。负责紧急控制火灾现场各出入口,无关人员只许出不许进,火灾扑灭后保护现场。

人员疏散组:组员( )。负责安排专人在安全出口以及容易走错路的地点值守,引导现场人员迅速疏散撤离至安全区域；其他成员分片搜索未及时撤离人员，引导其迅速撤离或指导被困人员积极自救。

安全救护组：组员（　）。负责对受伤人员进行紧急救护，根据伤情及时转送附近医疗机构。

后勤保障组：组员（　）。负责通信联络、车辆调配、道路通畅、水源保障、供电控制。根据火警情况，及时预警并联络外部救援单位（消防、公安、医疗单位等），请求其帮助与救援。

机动组：组员（　）。待命接受消防安全工作小组领导指挥，负责增援行动。

2）安全生产领导小组

为了认真贯彻执行国家有关安全生产的法律法规及方针政策，宣传安全生产、劳动保护、治安消防法律法规，不断地提高员工的劳动保护和安全防范意识，保障临床生物样本库各项工作安全有序正常运行，应成立临床生物样本库安全生产领导小组。

（1）组长。即安全生产责任人，由临床生物样本库主任担任。安全生产责任人对临床生物样本库的安全生产工作全面负责。

（2）副组长。由临床生物样本库副主任担任，协助安全生产责任人进行安全生产教育培训，督促和指导临床生物样本库各部门的安全生产工作，及时组织安全生产巡回检查工作，对检查中发现的事故隐患及时予以整改。

（3）小组成员。由临床生物样本库各部门安全生产管理员组成。

5.5.2　临床生物样本库的安全管理

为了加强临床生物样本库安全管理，临床生物样本库需建立和完善消防安全管理制度、安全生产管理制度。

1）消防安全管理

根据《中华人民共和国消防法》和《机关、团体、企业、事业单位消防安全管理规定》，遵循预防为主、防消结合的方针，确保全体员工人身安全和单位财产不受损失。各临床生物样本库单位应当结合本单位的特点，建立健全各项消防安全制度和保障消防安全的操作规程，或将其纳入医院消防安全管理体系中，并公布执行。

（1）消防安全宣传培训制度。

消防培训对象：全体员工，每半年1次集中进行消防培训；新上岗员工，上岗前进行消防培训;对岗位调动的员工,应进行转岗消防培训。

消防培训内容:消防法规、消防安全管理制度、消防安全操作规程等;建筑消防设施、灭火器材的使用方法和操作规程;本单位、本岗位的火灾危险性和防火措施;报火警、扑救初起火灾、应急疏散和自救逃生的知识技能;本场所的安全疏散路线;灭火和应急疏散预案的内容、操作程序。

(2)防火检查制度。

定期开展防火检查,各岗位应每天1次,各部门应每周1次,单位应每月1次。

防火检查主要内容:消防车通道、安全疏散通道、安全出口是否通畅;消防安全标志、安全疏散指示标志是否完好清晰;应急照明是否完好;消防水源、灭火器材配置是否在位完整有效;用火、用电有无违章;防火巡查记录是否完整等。

(3)消防设施管理制度。

临床生物样本库是所属区域消防设施器材的日常管理责任部门、责任人,应严格遵守消防设施的使用管理规定,定期检查、检测消防设施,并做好记录,存档备查。自动消防设施应按照有关规定,委托专业单位维护保养。

消防设施管理应符合以下要求:消火栓标识明显,室内消火栓箱内设备应齐全完好;灭火器喷头、机械排烟口和送风口、自然排烟窗、火灾探测器、手动火灾报警按钮、声光报警装置等消防设施能正常使用;消防设施和消防电源始终处于正常运行状态;消防设施需要维修时,应采取相应的措施,维修完成后,应立即恢复到正常运行状态。

(4)消防设施、器材维护保养制度。

室内外消火栓系统:每月启动检查消火栓泵及消火栓管道阀门1次;每月远距离启动消火栓泵按钮和消火栓检测1次;每半年检查水带水枪、室内外消火栓、水泵结合器各1次;喷淋泵接合器和消火栓接合器有明显区分标志。

消防安全疏散系统:安全疏散指示标志、事故照明灯每季度全部检查1次;每天对本单位疏散通道、安全出口检查1次。

消防设施其他方面:每天检查移动式灭火器材,每月清洁保养1次;对消防设施检查、测试后,认真做好记录,存档备查;及时修复故障和损坏的消防设施;检查情况及时向单位分管领导汇报。

(5)用电防火安全管理制度。

临床生物样本库需明确用电防火安全管理的责任部门和责任人;电气线路敷设、电气设备安装和维修应由具备职业资格的电工操作;对电气线路、设备应定期检查、检测,严禁长时间超负荷运行;不得随意乱接电线、擅自增加用电设备,确因生产经营需要拉接临时线路应履行单位内部审批手续,进行负荷核算,后由专业电工操作;下班或打烊后应切断生产、经营场所的非必要电源。

(6)火灾事故报告、调查处理制度。

严加保护火灾事故的现场;认真调查访问,切实掌握起火前和扑救中的情况,确定起火时间,取得佐证,弄清起火原因;仔细勘查现场,确定起火点,收集起火原因的物证;搞好综合分析,将调查访问现场勘查和技术鉴定取得的种种材料连贯起来;写出调查报告,火灾原因的最后确定要严肃谨慎,重证据,重调查研究,防止主观轻率地下结论;根据国家生产安全事故处理有关规定,要在 24 h 内进行快报。

(7)消防安全工作奖惩制度。

认真贯彻执行《中华人民共和国消防法》及《机关、团体、企业、事业单位消防安全管理规定》中有关消防安全工作的奖惩条款,对于消防工作成绩显著的个人给予一定的精神及物质奖励,对于消防工作不力的消防安全责任人,根据具体情况予以适当的处罚。

2)消防应急预案

为了加强和规范临床生物样本库消防安全管理,预防火灾和减少火灾危害,切实保障临床生物样本库工作人员人身及财产安全,根据《中华人民共和国消防法》和《机关、团体、企业、事业单位消防安全管理规定》的相关规定,以及《生产安全事故应急预案管理办法》(国家安全生产监督管理总局令第 17 号),制订临床生物样本库消防安全应急预案。

(1)消防安全应急准备。

消防设施设备完好:临床生物样本库根据自身实际情况,配备足够数量的消防栓和/或灭火器等消防器材,定期检查消防设施设备是否完好无损,确保能正常使用。

消防通道保持通畅:消防通道始终保持通畅,确保人员迅速疏散撤离以及救火工作能顺利进行。

消防标志标示清晰:紧急逃生指示牌清晰,保持逃生道路畅通,楼层结构平面图简洁清晰,人员疏散逃生路线指示明确。

消防知识培训与消防演练:消防安全工作小组组织义务消防队进行消防演练和培训,每年不少于 1 次,使之获得基本的消防知识和技能。

（2）消防事故应急程序。

火情初始期：现场负责人带领员工立即组织就地应急扑救，同时立即报告消防安全工作小组。消防安全工作小组在第一时间内紧急集合，根据火情发出指挥令，义务消防队接到应急指挥令后在第一时间内集合待命。迅速启动消防安全应急预案。

火情蔓延期：火势一旦有持续蔓延的迹象，消防安全工作小组应立即指挥义务消防队投入扑救，并命令立即现场警戒，直到火灾扑灭。

火势失控期：火势一旦失控，消防安全工作小组应立即下达紧急疏散令，命令现场一切无关人员紧急有序快速疏散撤离到安全区域，快速反应搜救现场被困人员。同时，消防安全工作小组立即致电"119"联络当地消防部门，请求紧急增援。同时根据火情及人员伤情，致电当地医疗、公安等部门，请求增援与救助。

火灾扑灭期：火情控制扑灭后，仍持续现场警戒，保护火灾现场，直到火灾事故现场清理完毕。

临床生物样本库财产保护：临床生物样本库一旦出现火情，应积极应对处理，及时启动消防安全应急预案。将人身安全始终放在第一位，在确保人身安全的前提下，消防安全工作小组可积极组织相关人员抢救核心机密档案资料等重要财物。

（3）消防紧急联系方式。

消防紧急联系方式如表 5-3、表 5-4 所示。

表 5-3　临床生物样本库消防紧急联系电话

序号	职能部门	姓名	固定电话	手机
1	组长			
2	副组长			
3	现场警戒组			
4	人员疏散组			
5	安全救护组			
6	义务消防队			
7	后勤保障组			
8	机动组			

表 5-4　外部救援单位联系电话

序号	单位名称	联系电话	备　注
1	消防	119	
2	公安	110	
3	医疗	120	
4	交通	122	
5	气象	121	
6	电话查询	114	

3）安全生产管理

（1）职工健康档案管理。

严格按照《职业健康监护管理办法》的要求，建立临床生物样本库员工职业健康监护档案，不可随意减少或增加档案的内容，确保全面、真实地反映劳动者每一阶段的自身健康状况。员工职业健康监护档案包括：劳动者职业史、既往史和职业病危害接触史；相应作业场所职业病危害因素监测结果；职业健康检查结果及处理情况；职业病诊疗等劳动者健康资料。各种档案资料的填写，要求及时、准确、完整、规范，严禁弄虚作假。劳动者有权查阅、复印其本人职业健康监护档案。体检报告应按照不同类别装入档案盒，档案盒排列有序，统一编号，每年年底归医院档案室永久保管。

（2）人员培训管理。

为配合临床生物样本库的发展目标，提升员工素质，充分发挥员工潜能，提高员工胜任本职工作的能力，有计划地充实其知识技能，保障临床生物样本库各项工作安全有序进行，临床生物样本库应制定《员工培训管理制度》，作为临床生物样本库人员培训实施与管理的依据。

按照培训的内容，员工培训可分为消防安全培训、安全生产培训以及员工职业技能培训等；培训时间安排可为月度培训、年度培训等；另外还有岗前培训、转岗培训等。临床生物样本库需根据工作需要，制订并完善员工培训体系，确保临床生物样本库可持续健康发展。

（3）生物安全管理。

由于某些传染源如朊病毒，即使在组织被固定或制成石蜡块的情况下仍具传染性，所有的样本，无论是固定的、石蜡包埋的、冰冻的还是冻干的，均有潜在生物危害，都应被视为人致病传染源进行统一预防。每个工作人员都应遵守血源性病原体职业接触相应的法规，接受相关的培训，以便了解接触某些有害的化合物和病原体可能产生的症状，采用个人防护装备、工程设施控制、接种疫苗等预防控制措施，建立接触后的评估、随访机制并健全记录。

（4）化学安全管理。

临床生物样本库里使用的化学物品应具备"化学品安全数据说明书"以便工作人员参考。避免受到实验室化学物品的伤害，配备通风柜减少危险化学气体（如甲醛、二甲苯）的危害。掌握化学物外溢的应急处置方法，禁止在样本加工、保存、处理等使用化学品的区域里吸烟、饮食和化妆。

（5）物理安全管理。

电气安全。确保带电区域配有保险装置并有警示标记，带电设备必须接地以避免触电。在设备到货后即做安全测试。此外，应注意临床生物样本库/实验室内水源周边的电器设备，防止潮湿引起漏电。冰箱需要使用稳压器进行电压控制，防止部件过热引起故障或火灾。需要对电压和稳压器进行例行检查，确保正常运行。

液氮安全。在大气压力下，液氮在$-196℃$（77K，$-321℉$）沸腾。液氮是一种低温液体，能够快速冻结导致低温烫伤或冻伤。皮肤接触液氮冷却的物质（如瓶、管、储存架），也可引起低温灼伤。由于液氮汽化成气体的膨胀比是1∶694，液氮迅速汽化时，可产生巨大的能量。当液氮蒸发时，空气中的氧气浓度会降低，有导致人窒息的潜在风险，尤其是在密闭空间。氮气无嗅、无色、无味，因此人发生窒息时没有任何感觉或预兆。使用液氮或在液氮周围工作的人应该穿相应的防护服，佩戴面罩，防止液氮飞溅至眼睛和脸部。接触或处理含有液氮的东西时，应佩戴不吸水、绝缘的手套（耐低温手套），在任何情况下，决不能穿露趾的鞋，应穿着结实、不吸水的鞋。

干冰安全。长时间暴露于干冰中会对皮肤造成严重损伤。在含有干冰的实验室工作时应穿防护服以抵抗低温。干冰升华成大量的二氧化碳可以取代氧气，造成窒息的危险。在空运或水运时，干冰就是危险物品，应该按照国际航空运输协会的要求进行包装，并用专门指定的黑白色菱形 UN1845 标签标识。必须采取措施，确保通风良好，避免干冰释放的压力撑破包装。对使用干冰的区域进行二氧化碳检测，以确保员工的安全。二氧化碳是一种无色、无味的非易燃气体。二氧化碳除了可以导致窒息的危险，也可导致其他风险，如血压波动、耳鸣、头痛、心律不齐、呼吸困难等。在含有二氧化碳气体的环境下工作不需要保护眼睛,然而在处理二氧化碳气瓶或气体时,还是建议员工戴上氧气监视器。气瓶应按正确的方法存放在通风良好的地方。

4)设备安全管理

(1)设备计划选购阶段:需妥善保管设备采购申请、购买仪器设备的审批文件、采购协议/合同等重要文件。

(2)设备开箱验收阶段:需妥善保管设备装箱单、开箱验收单、出厂合格证书、出厂精度检验单,图样、技术手册、使用维护手册、说明书、校验标准、随机备件图册,开箱检验记录、商检及索赔文件,运单、发票等重要文件。

(3)设备安装、调试阶段:需妥善保管设备安装调试记录、试验记录、精度检查记录、安装验收单,存在问题及处理意见,安装调试技术总结报告、验收报告,设备培训材料等重要文件。

(4)运行及维护修理阶段:需妥善保管设备仪器移交使用单位的附件和随机工具清单,设备仪器维护保养和安全技术操作规程,设备仪器保养情况记录,设备仪器检查、普查记录,设备仪器事故分析、记录及处理结果报告等重要文件。

(5)设备的更换与报废:需妥善保管设备报废文书等。

(6)强制检定计量器具及设备的校准:对国家规定的强制检定的计量器具需定期由计量部门进行检定,并有明显的检定合格标识。所有设备应配备校准仪。任何提供数值、数据的测量仪器都需要校准。可按年度或根据厂家的推荐进行校准。需要按照国家指定的标准进行校对。校准记录应包括校准前后的数据、校准日期、负责人姓名、校准设备名称及涉及的相关标准。

5)监测监控系统

监测监控系统包括环境监控系统、设备监控系统以及自动报警系统。

(1)环境监控系统:包括温度、相对湿度、氧浓度监控探头以及视频监控摄像头。在液氮区和放置干冰(在密闭的环境中,二氧化碳浓度能迅速升高,导致库里的氧气降低,有可能使库内的工作人员缺氧窒息)的地方都应确保空气流通,加强氧浓度的监控。视频监控逐步成为常规配置,除了在走廊、出口等处安置外,在样本处理、冷冻等关键操作环节安置可高清调焦的高分辨率摄像头可远程实时监控并记录操作人员的操作细节是否规范,对加强人员管理、保证样本质量很有帮助。使用液氮罐时一定要加强防范,防止氮气溢出置换空气中的氧气,应确保氧气监测器一直处于工作状态。正常的氧气含量应该是氧气占空气含量的 21% 左右。应该隔几年就更换一次氧气监测器的电池或重新校准传感装置。

（2）设备监控系统：包括冰箱温度探头及液氮容器液位监控。温度探头建议放于温度最高的底部区域以确保样本安全。超低温和深冷冰箱需要实时监控温度，尽管设备上有温度测量和数字输出装置，但还是应该对所有重要设备安装自动的温度和重要参数的监测系统，创建日志记录，生成审核记录，发出警报，使工作人员能采取合理的处理措施。管理人员须每月查看温度的记录情况，以便从常规温度记录中发现设备故障和性能衰退的迹象。

（3）自动报警系统：包括现场报警和远程报警。收到报警后应尽快采取行动，以减少样本库的损失。必须确保每一位样本库的工作人员都具备解决问题的专业技能，随时待命。现场报警可采用屏幕报警和扬声器报警两种形式。远程报警可通过登录远程客户端接受警告信息，也可通过语音系统将警告信息发送至目标电话，还可通过电子邮件将警告信息发送到设定邮箱或通过短信形式发送至组内成员。

5.5.3 临床样本的安全管理

遵照《中国医药生物技术协会生物样本库标准（试行）》《生物样本库最佳实践 2012 科研用生物资源的采集、贮存、检索及分发》《临床生物样本库》等文献相关内容[14-16]，结合临床生物样本库自身工作实际，制订和完善临床样本安全管理相关工作制度和管理措施，切实保障临床生物样本库的样本安全。

（1）临床样本采集与处理。临床各类样本的采集必须遵照相应的临床样本采集规范，严格遵循各类临床样本采集的标准操作程序（standard operating procedure，SOP），以确保临床样本的采集质量。参照国际国内相关标准及文献，结合自身工作实际，建立切实可行的生物样本标签标注规则，样本的标签标注必须具有唯一性。

采集标注后的临床样本，必须遵照临床生物样本库的相关规定，安全转运到临床生物样本库予以样本采集后的处理及样本保存。比如，拟冷冻保存的组织样本，必须在液氮环境下利用液氮转运罐进行运输；血液及各种体液样本，必须在规定的时间内在冰袋的冷藏保护下安全转运到临床生物样本库；新鲜活组织需要及时放入适量活组织保护剂中，在冰袋的冷藏保护下安全转运到临床生物样本库；石蜡组织样本可室温运输。

部分类型的临床样本，在安全转运到临床生物样本库后，需要进一步处理后才能正式入库保存。比如,抗凝外周血液样本到达临床生物样本库后,尚需要进一步离心分装、仔细查对原始抗凝血液样本管标记信息、打印粘贴样本管标签后,才能根据人工或样本管理信息系统自动给出的样本存储位置进行入库。各项工作均须遵循相关临床样本处理的标准操作程序进行。

(2)临床样本保存。临床样本的入库保存工作必须严格遵照临床生物样本库样本保存标准操作程序,切实保证样本存放位置的准确性,即保持临床样本实际存放位置与样本信息管理系统的一致性。切实保障各种样本存储设备的正常运行,以及各种样本存储设备温度监控及报警设施、样本存储区域环境温湿度和含氧量等的监控及报警设施等的正常运行。冰箱类临床样本存储设备的供电必须得到保障,必须配备发电机等后备应急供电设备。自动液氮供应系统完备,液氮供应充足。

(3)临床样本出库。严格遵照临床样本出库程序,严格遵循临床样本出库标准化流程办理临床样本出库事宜。样本出库时严格遵循样本出库信息查对及复核制度,保障临床样本安全准确出库。

(4)临床样本销毁。严格遵照临床样本销毁程序受理临床样本销毁申请,严格遵循临床样本销毁标准化流程办理样本销毁事宜。

5.5.4 样本信息的安全管理

为了切实保障临床样本信息安全,遵循《信息安全技术 信息系统安全管理要求》(GB/T 20269—2006),临床生物样本库需配备合格的运行安全稳定的临床生物样本库信息管理系统硬件设备及软件系统,信息管理系统须由专业的信息工程师管理和维护。临床生物样本库的信息管理系统应建立安全保障,防止黑客入侵、计算机病毒传播、数据损坏等意外情况。临床生物样本库的信息管理系统宜与其他相关的数据系统(如样本采集医院的临床数据管理系统和其他样本库的信息管理系统)兼容或关联,以便共享样本信息和数据。临床生物样本库信息管理系统应至少包括样本位置管理模块和样本源信息管理模块,临床生物样本库信息管理系统须授权进入。切实保障信息管理系统安全稳定运行,并严格防止各类信息泄露,尤其是临床样本捐赠者的个人隐私信息。临床生物样本库信息管理系统的所有数据均可溯源,应根据实际需求制定备份周期,按周期对样本信息与数据进行备份,以应对信息和数据的意外损坏,并及时进行异地备份与历史备份。

5.5.5 危险化学品的安全管理

为了预防和减少危险化学品事故、保障人员生命财产安全、保护环境,临床生物样本库应严格遵守《危险化学品安全管理条例》(国务院令第 591 号)及国家相关法律、法规的有关规定,加强危险化学品的安全管理,合法合规安全使用和处置危险化学品。根据《危险化学品安全管理条例》第一章第三条的规定,危险化学品是指具有毒害、腐蚀、爆炸、燃烧、助燃等性质,对人体、设施、环境具有危害的剧毒化学品和其他化学品。危险化学品的分类与明细种类,参照国家安全监管总局制定的《危险化学品目录(2015版)》。该危险化学品目录由国家安全监管总局会同相关部门适时调整、确定和公布。

1) 危险化学品的安全责任

临床生物样本库主要负责人对本单位的危险化学品安全管理工作全面负责。危险化学品安全管理,应当坚持安全第一、预防为主、综合治理的方针,建立健全安全管理规章制度和岗位安全责任制度,对相关人员进行安全教育、法制教育和岗位技术培训,考核合格后上岗作业。

2) 危险化学品的安全管理

危险化学品应当储存在符合国家标准、行业标准要求的专用仓库、专用场地或者专用存储室内,并设置明显的标志,由专人负责管理。临床生物样本库应在危险化学品的存储及作业场所设置相应的监测、监控、通风、调温、防火、防爆、防毒、防泄漏等安全设施设备,并对安全设施、设备进行经常性维护保养,保证安全设施设备的正常使用。

危险化学品的储存方式、方法以及储存数量应当符合国家标准或者国家有关规定。储存剧毒化学品、易制爆危险化学品的专用仓库,应当按照国家有关规定设置相应的技术防范设施。建立严格的危险化学品出入库核查、登记制度,剧毒化学品以及储存数量构成重大危险源的其他危险化学品,应当在专用仓库内单独存放,并实行双人收发、双人保管制度。临床生物样本库应如实记录其生产、储存的剧毒化学品、易制爆危险化学品的数量、流向,并采取必要的安全防范措施,防止剧毒化学品、易制爆危险化学品丢失或者被盗;发现剧毒化学品、易制爆危险化学品丢失或者被盗的,应当立即向当地公安机关报告。

5.6　小结与展望

近十余年来,国内外临床生物样本库建设工作取得了丰硕的成果。目前,主要发达国家和发展中国家都制定了国家精准医疗战略,在此背景下,临床生物样本库建设进一步蓬勃发展,高通量集约化、智能化的临床生物样本库建设日益受到样本库建设者的关注。随着人工智能技术的进一步发展、芯片技术在样本信息标注中的应用,临床生物样本库自动化必将在临床样本处理分装、样本智能存取等领域逐步替代人工操作,极大地提高工作效率,同时大幅度减轻工作人员的劳动工作量。临床生物样本库信息管理系统的不断完善、数据的标准化和智能兼容,使得不同样本库之间的样本资源共享成为可能,样本原始研究数据的返回和大数据库集成,有利于样本研究数据的二次挖掘利用,使样本资源得以最大化利用。

参考文献

［1］ Peakman T, Elliott P. Current standards for the storage of human samples in biobanks ［J］. Genome Med, 2010,2(10):72.

［2］ Massett H A, Atkinson N L, Weber D, et al. Assessing the need for a standardized cancer HUman Biobank (caHUB): findings from a national survey with cancer researchers ［J］. J Natl Cancer Inst Monogr, 2011,2011(42):8-15.

［3］ LaBaer J. Improving international research with clinical specimens: 5 achievable objectives ［J］. J Proteome Res, 2012,11(12):5592-5601.

［4］ Hubel A, Spindler R, Skubitz A P. Storage of human biospecimens: selection of the optimal storage temperature ［J］. Biopreserv Biobank, 2014,12(3):165-175.

［5］ Welinder C, Jönsson G, Ingvar C, et al. Establishing a Southern Swedish Malignant Melanoma OMICS and biobank clinical capability ［J］. Clin Transl Med, 2013,2(1):7.

［6］ Mathay C, Ammerlaan W, Betsou F. Automatic buffy coat extraction: methodology, feasibility, optimization and validation study ［J］. Biopreserv Biobank, 2012,10(6):543-547.

［7］ Hamot G, Ammerlaan W, Mathay C, et al. Method validation for automated isolation of viable peripheral blood mononuclear cells ［J］. Biopreserv Biobank, 2015,13(3):152-163.

［8］ Zhang J, Wei S, Ayres D W, et al. An automation-assisted generic approach for biological sample preparation and LC-MS/MS method validation ［J］. Bioanalysis, 2011,3(17):1975-1986.

［9］ Miyagi Y. Sample quality control through the depository and distribution of cancer-related human materials: experience of Kanagawa Cancer Research & Information Association (KCRIA) ［J］. Rinsho Byori, 2015,63(1):111-118.

［10］ German National Cohort(GNC) Consortium. The German National Cohort: aims, study design and organization ［J］. Eur J Epidemiol, 2014,29(5):371-382.

［11］Grabe H J，Assel H，Bahls T，et al. Cohort profile：Greifswald approach to individualized medicine（GANI_MED）［J］. J Transl Med，2014，12：144.

［12］Malm J，Lindberg H，Erlinge D，et al. Semi-automated biobank sample processing with a 384 high density sample tube robot used in cancer and cardiovascular studies［J］. Clin Transl Med，2015，4（1）：67.

［13］明星，周学迅. 自动化在生物样本库中的应用现状［J］. 中国医药生物技术，2015，10（6）：498-500.

6 临床样本生命周期全流程 建设和管理

质量管理是创建高质量临床生物样本资源库和保持其良好运营的重要组成部分,它包括质量保障、质量控制和持续改进。质量管理体系可以促使临床生物样本库达到并保持既定标准,除了检验样本是否达到质量标准外,如何达到规定标准的过程也是临床生物样本库可持续发展的一个关键因素。每份样本自离体开始到样本进入存储区域,都有一个生命轨迹,称为样本生命周期。在这个轨迹上存在着若干个关键点,包括环境、设备、材料、人员及操作方法等。这些关键因素决定了样本的质量,并且这些因素应该是可被追踪、监测和回溯的。在制订质量管理体系时,应充分考虑对过程的有效管理和控制,以实现高质量样本和数据的产生。

6.1 概述

随着高通量生物技术、各类"组学"与生物信息学的快速发展,以及个体化精准医疗与转化医学成为国际医学健康领域的研究热点,科学研究对高质量临床样本的需求大幅增加,进而促进了临床生物样本库的创建和迅速发展[1]。在此过程中,国内一流科研机构也逐渐意识到,单纯在实验室水平进行基因和蛋白质功能的研究,得出的结论往往具有可重复性差、周期长、进展慢等无法克服的缺点,甚至可能是错误的,很难用于临床医学实践。高质量、数据丰富、大规模的临床样本,已成为未来大科学研究的战略资源。建立临床生物样本库的建设和管理标准是当务之急。从建设初期的顶层设计到临床样本及相关联数据的全生命周期跟踪和管理都需要一套科学化、规范化、程序化的理论依据和实践方法,以此保障临床生物样本库的运行和发展。

临床生物样本库的运行,主要包括临床样本实体和临床样本所需多板块的数据库建设过程,涉及多领域、多学科复杂体系的建设和管理过程。临床生物样本库也是医疗科研院所各学科和各科室紧密合作的黏合剂和科研交流平台,是形成合力进行大型科研项目协作的平台。临床样本资源属于不可再生资源,是医学研究的宝贵财富。临床生物样本库作为科研服务支撑技术平台的建立和发展,必然要求朝着规模庞大化,管理规范化、信息化以及交流频繁化的方向发展。临床生物样本库的运行从患者纳入到临床样本采集、处理、分装、储存、运输,最终到研究者申请应用,各个环节在运行过程中均存在大量技术性操作,需要医护、检验、病理医师、实验技师、信息化人员、后勤人员等不同专业人员分工合作协助完成。临床生物样本库的建设需要严格的标准化执行方案及严密的质量控制体系,临床样本的质量及其相关联数据的准确性和全面性是临床生物样本库能否建成的关键。而操作规范性和准确性直接关系到临床样本和数据的质量。每一个环节都必须在严格操作流程及质量控制下完成,严格高效的管理运行模式是控制临床样本质量的关键。最大限度地减少临床样本分析前变量,以提高研究结果的准确性和可重复性。

高质量的临床样本是基础研究、临床验证以及流行病学研究的重要资源。生物资源是战略资源,是支撑我国生物医学研究快速发展的有力保障。当前,临床生物样本库的样本数量和质量无法满足大样本科学研究的供求矛盾。如何整合不同目的设计临床生物样本库,使其可以采用相同的标准,适应不断出现的新研究、新技术、新方法的要求已是临床生物样本库建设发展中的挑战[2]。

6.2　临床生物样本库综合管理体系和职能

临床生物样本库建设和使用的科学化管理需要考虑如下几个方面:一,建立多学科交叉专业人员的工作网络;二,建立可靠的临床生物样本库管理方式及临床生物样本生命周期全流程管理和运行列表;三,建立统一化的质量控制体系,保证临床样本的可信度;四,建立信息化管理系统,方便数据的整合和共享,展示临床生物样本库技术平台的资源,方便科研人员进行检索、查询和数据分析,提高临床生物样本库获取有用资源的效率和能力。为了保证临床生物样本库良好通畅运行,应建立临床生物样本库综合管理体系,包括组织管理体系和多专业协同技术管理体系。两者之间的关系是组织管理体系支持和服务于多专业协同技术管理体系,即组织不同专业资源,明确职能和分工,提倡专业人做专业事,按照标准操作程序(standard operating procedure,SOP)文件标准执行,让不同专业岗位间的流程得到有效衔接与管理。最终通过临床生物样本库信息化管理系统,记录临床样本生命周期全流程,以保证临床样本从采集到应用的有效性和时效性,有效提高临床样本的质量和价值。

6.2.1　医疗机构临床生物样本库综合管理体系构成

医疗机构临床生物样本库综合管理体系主要由组织管理体系和多专业协同技术管理体系构成。为了保证临床生物样本库系统化、规范化、科学化、程序化及多专业协同运行操作,组织管理体系和多专业协同技术管理体系之间的关系应该是多专业协同技术管理体系在组织管理体系的统一管理模式下实现(见图 6-1)。

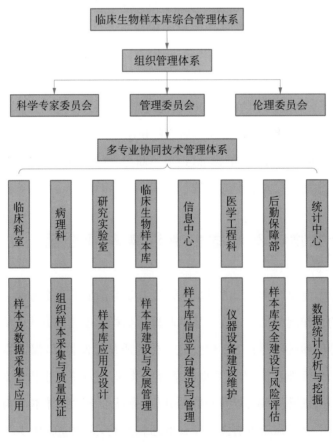

图 6-1　临床生物样本库综合管理体系构成及职能

6.2.2 临床生物样本库组织管理体系构成与职能

（1）临床生物样本库组织管理体系主要是由管理委员会、科学专家委员会、伦理委员会3部分组成。临床生物样本库需要设立一个综合管理部门即管理委员会，拥有管理临床生物样本库的全部职能，协调监管临床生物样本库多专业协同运行操作，形成多个相互联系的分工明细平台，其主要职能是在科学专家委员会和伦理委员会管理监督指导下，在不违背伦理规范下，保障临床样本生命周期全过程建设与管理，尽可能保证在统一管理模式下运行通畅，保障临床样本质量。管理委员会组成人员一般是由项目负责人和本机构科研项目管理处负责人担任，协调和监管临床生物样本库的有效实施，保障其运行通畅。

（2）临床生物样本库科学专家委员会的主要职能是指导临床生物样本库运行的合理性和科学性，评估临床样本采集计划和应用价值的科学性，避免临床样本不必要的采集或重复采集，提高临床样本及关联数据采集和应用的水平及效率。临床生物样本库科学专家委员会的人员，最好由提供和应用临床样本的临床专家、应用相关领域临床样本的研究者，以及对临床生物样本库可持续发展可提供指导的国内外临床生物样本库领域知名专家及本机构临床生物样本库执行主任组成。

（3）临床生物样本库伦理委员会的主要职能是为临床生物样本库开展各项工作寻找伦理上的依据和提供伦理方面的指导，制订适合临床生物样本库的伦理规范，帮助临床生物样本库规范运行中涉及的伦理工作内容。主要包括以下几个方面：一是审查《知情同意书》的签订，《知情同意书》是审查的重点，主要是针对告知是否充分，受试者的权利和利益是否得到充分保障，是否是真正的自主等[3,4]；二是审核临床样本及其相关联数据的使用申请；三是处理和解决临床生物样本库出现的各种伦理问题；四是直接参与捐赠者权益工作审核，保护捐赠者的隐私、保密信息和其他相关权利，探讨临床生物样本库伦理标准的制订。临床生物样本库伦理委员会组成人员由本医疗机构医疗伦理委员会人员担任。

6.2.3 临床生物样本库技术管理体系构成与职能

（1）在医疗机构中，临床生物样本库运行主要将病理科、检验科或中心实验室设立为执行科室。随着临床生物样本库自身的建设和发展，大部分医院把它作为一个独立的中心实验室，作为医院临床科研服务支撑平台独立存在。临床生物样本库的建设和发展有别于其他临床实验室的建设与管理,它是由多学科、多专业协同建设完成。临床样本在从患者纳入采集,最终到研究者申请应用的整个生命周期全流程各个环节运行过程中,需要由医护人员、研究者、检验医师、病理医师、实验技术人员、信息化人员、后勤管理人员等不同专业人员承担他们不同的职责,完成与多专业协同相关的本专业大量技术性操作。临床样本生命周期全过程的建设与管理,涵盖了患者知情、样本及信息采集、样本处理与标记、存储、质检、销毁、应用、记录、环境和设施管理、个性化服务等。在多专业协同技术管理体系下,临床生物样本库是核心部门,直接管理保存临床样本资源,并保障临床样本正常出入,其他部门都应为临床生物样本库多专业复杂技术体系运作的执行部门,履行临床生物样本库的相关技术服务职能,保证临床样本质量。

(2)在医疗机构中临床生物样本库作为独立科室存在时,它应负责管理和监督临床生物样本库的所有职能部门,并全面协调和管理涉及临床生物样本库建设的其他学科和各个部门,保证临床生物样本库日常工作的全面开展。临床生物样本库应建立相应的标准规范和质量标准,行使临床样本采集、处理、储存、取用和销毁等职能。临床生物样本库的核心建设是质量管理,应设立质量管理人员、编写体系性文件,行使临床生物样本库质量管理职能。对临床生物样本库各个过程的质量建设提供质量保证和质量控制,并负责推行实施,提出持续性改进措施。临床生物样本库应设立科研服务技术中心,行使技术服务职能,主要是负责对外提供必要的有关临床生物样本库建设的技术服务支持,处理解决临床生物样本库出现的各类问题,收集对临床生物样本库工作和管理上的建议或要求,及时报告并对临床生物样本库建设进行持续性改进。临床生物样本库主任的主要职能是协调并执行临床生物样本库多专业技术管理,并对临床生物样本库相关事务行使审批权。但对外签订协议和申请都应递交管理委员会,审核批准后才能执行。临床生物样本库主任不仅应该了解临床生物样本库建设与管理的相关专业知识,更应该了解临床样本的应用和转化方向。

(3)临床生物样本库病理专家的职能是指导临床组织样本的采集、处理、储存和使用,保证实体组织样本采集的质量,并对采集的临床组织样本进行必要的病理分析,根据需要分为用于治疗诊断的临床组织样本和临床生物样本库采集临床组织样本,并对未来研究提供临床组织样本的特征性信息,进行质量控制,协助研究资源合理分配。

(4)临床生物样本库整体采集和应用计划主要由临床专家、研究型医生、科研项目研究者制订,具体包括制订临床样本采集和应用计划以及寻找目标并确定临床样本采集来源和应用计划。明确临床样本来源合理合法后，做好临床样本采集和应用记录，负责每位捐赠者《知情同意书》的签订。研究者最终要将临床样本应用的研究结果返回到临床生物样本库数据库中，一是丰富了临床生物样本库数据库，建立科研随访体系和数据共享模式；二是评估临床样本应用质量标准。

（5）临床生物样本库信息化平台建设主要是由临床信息中心与临床生物样本库共同组织实施完成，其主要职能是负责信息化平台的硬件、软件开发和建设，解决使用信息系统中出现的问题，促进临床样本过程管理信息智能化，提高临床生物样本库运行过程中各项工作的效率，管理临床样本关联数据。

（6）临床生物样本库设施设备管理建设和维护职能，由医学工程科行使主要处理临床生物样本库设施设备维护维修申请，及时应对设施设备故障，设置应急措施和备用设备以应对紧急情况，对设施设备进行安全管理。

（7）临床生物样本库安全职能是由后勤保障部门设立安全管理小组，建立安全管理体系，监督涉及人员、临床样本、信息和设备安全各项工作，寻找安全隐患，建立安全保障措施及相关防护措施，及时应对出现的各类安全事故和紧急情况，并进行风险评估。

6.3 临床生物样本的生命周期建设和管理

6.3.1 临床生物样本的生命周期建设和管理工作流程图

临床生物样本生命周期正常运行须遵循科学化、标准化工作流程（见图 6-2），按照不同操作流程实施步骤，指导不同专业人员，在不同情况下选择不同技术操作人员，执行不同程序。

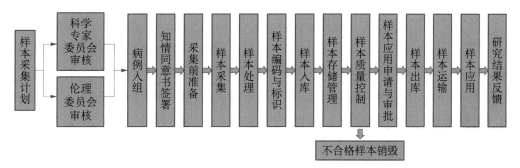

图 6-2 临床生物样本生命周期全过程建设和管理的工作流程

6.3.2 临床样本采集前

6.3.2.1 制订合理的临床样本采集与应用计划

临床样本采集的主要目的是为了更好的应用,临床生物样本库应以研究者的应用为导向,以能灵活满足不同使用者做科学研究的需求为目标进行临床样本采集。临床样本采集计划一般分为以下几种情况:一是以科研项目为导向的临床样本采集,科研项目组依据自己的科研项目需求,制订采集病种、临床样本种类与数量、捐赠者来源、采集及存储方式、计划利用等内容,这种采集方案的临床样本应用率高;二是依据重点学科临床问题发展需求和前瞻性科研定位,制订相应采集计划,作为临床科研前瞻性战略资源储备;三是资深临床医师在临床工作中遇到罕见或珍贵病例时,可以主动申请罕见病例珍贵临床样本保存;四是临床生物样本库主任要依据临床生物样本库临床样本存量定期统计,制订数量不足的某种临床样本采集计划,也可以提出暂停数量过多的某种临床样本采集,使临床生物样本库资源处于高质量、高利用、高产出的动态平衡状态。

6.3.2.2 科学专家委员会审核临床样本采集和应用计划的合理性

科研项目组依据临床科研需求,制订临床样本采集计划和未来研究临床样本应用计划,提交给科学专家委员会进行学术审核。科学专家委员会对采集计划和临床样本应用计划进行价值评估,给出相关科学合理意见。科学专家委员会主要从以下几个方面进行评估。一是临床样本只有在应用研究中使用时,才能发挥其真正价值。采集临床样本前,应考虑是否符合当前研究目的或未来研究需要,采集临床样本应优先满足科研项目需求。二是应考虑采集临床样本的稀缺性,对于有研究价值且目前临床生物样本库缺少或者较难采集的临床样本应优先采集。三是应考虑临床样本采集的规模性、多样性,以及是否具有临床样本分析的统计学意义。四是临床生物样本库主任和临床生物样本库领域知名专家,应对临床样本采集和应用提出好的建议和评估,利于临床生物样本库可持续建设和发展。

6.3.2.3 伦理委员会审查监督临床样本采集和应用的伦理规范

科研项目组开展临床样本采集和应用计划前,必须向伦理委员会提交《临床样本计划采集和应用申请表》(见附录 1)和《科研伦理审查申请表》(见附录 2)等相关文件。临床生物样本库伦理规范建设应普遍遵循的原则是《纽伦堡法典》和《赫尔辛基宣言》。伦理委员会审查项目方案的主要内容是临床研究项目的科学性和伦理合理性。伦理审查的科学性包括研究者资格、相关部门审批文件、病例入选和排除标准、收益和风险等。审查伦理合理性主要保障该临床研究项目尊重捐赠者、不伤害/有益于捐赠者,并维护公正,确保捐赠者的健康权,主要包括对捐赠者的补偿机制、保密、自主性和知情同意等。临床生物样本库伦理审查合理性高于科学和社会利益。伦理审查《知情同意书》主要针对告知是否充分,捐赠者的权利和利益是否得到充分保障,是否真正的自主等,以及捐赠者可能遭受风险的程度及保护措施。

6.3.2.4 入组临床病例选择

临床样本病例入组采集的选择,必须符合该项目研究计划的要求,所采集临床样本的类型和来源主要取决于研究目的。选择临床病例应尽量提供全面相关联信息。由于临床研究项目的特异性,临床样本所代表的个体差异及采集前影响因素是不可控的,需要临床研究项目有一定的纳入标准和剔除标准。临床样本纳入标准主要考虑如下因素:①临床病史详细准确;②实验室诊断信息明确;③能代表某些研究方向、具有一定特征的临床样本;④采集治疗前后的动态临床样本,可建立具有可靠随访记录信息的临床样本;⑤一般来讲,患者为非特殊病原体如[人类免疫缺陷病毒(HIV)、乙型肝炎病毒(HBV)、丙型肝炎病毒(HCV)、沙门氏菌、结核杆菌等]携带者,稀有病例或者研究需要获得的病原体携带者除外,此情形若入选,需做明确备注;⑥患者签署《知情同意书》;⑦临床研究设计中要考虑设立有明确和一致定义的对照组;⑧对于一些项目研究计划不确定的前瞻性战略储备性资源研究,尽可能纳入信息资料完整的多种样本类型,以满足未来不同的临床研究目的。

6.3.2.5 临床样本捐赠者签订《知情同意书》

《知情同意书》是对所有进行人体研究或人体取样调查研究人员的伦理要求,具有国际性。临床样本采集必须获得捐赠者同意后,在符合法规的框架下签署《知情同意书》。《知情同意书》的签署是捐赠者知情同意的具体体现,是每位捐赠者表示了解并理解研究者的目的和内容,自愿参加某一项试验而签署的文件。它的签署保证了捐赠者了解并理解临床研究的目的和内容,并以自愿同意参加试验为原则,在保护了捐赠者合法权益的同时,也保护了收集者免于诉讼。《知情同意书》由收集者和捐赠者共同签署,一式两份,正本由收集者保存归入临床生物样本库,捐赠者保存副本。

6.3.2.6 临床样本采集前准备

临床样本采集前应做如下准备:一是确认临床样本采集目的、目标、临床样本类型、采集地点、相关人员并提前安排采集过程中所需人员到齐;二是确认所有设备正常运转,器材齐备,所有储存容器均经过 RNA 酶灭活处理以备使用;三是确认捐赠者身体和精神状态适合临床样本采集;四是核对捐赠者签订《知情同意书》的捐赠者签名;五是核实完临床样本采集信息后,必须按照不同临床样本类型的特定标准化执行流程进行临床样本的采集与处理,保证采集过程正常有序进行并保证临床样本质量。以下主要介绍临床肿瘤样本库临床血液样本、临床肿瘤组织样本、临床尿液样本的采集、处理、分装、保存规范化实施过程的操作步骤。

6.4 临床血液样本的采集、处理、分装、保存

6.4.1 临床血液样本的常规采集要求

现今,临床肿瘤样本库中的临床血液样本常规采集量每次应不少于 11 ml,主要采集 6 ml EDTA 抗凝血和 5 ml 非抗凝血,以满足临床血液样本后期处理、分装、储存和使用。根据研究者的科研需求,也可采集肝素抗凝血 10 ml,提取淋巴细胞。当捐赠者同时捐赠临床肿瘤组织样本时,临床血液样本采集时间应在临床肿瘤组织样本采集手术前 1 周,术后 2 周左右再进行采集,最终依据科研项目采集要求确认临床血液样本采集时间。

临床血液样本采集分析时,应考虑饮食、运动、生理周期、疾病及药物等对科研项目研究结果可能产生的影响:①在饮食上,大多数研究项目的临床血液样本采集要求早晨空腹,涉及特殊研究项目,则要求禁食 12～16 h,包括咖啡、浓茶、高糖及可乐类饮料;②涉及肾脏功能评估项目,捐献者应禁食肉类 3 天,停用利尿剂,不饮咖啡和茶,避免剧烈运动和饮足量水;③避免服用维生素 C、雌激素、降血脂药等对血、尿、便生化结果产生影响的药物;④了解捐赠者近期及当前相关药物使用情况,并在临床样本采集申请单上注明;⑤剧烈运动和情绪激动时,可以使许多血液成分发生变化,应在平静状态采血;⑥应考虑性别、年龄、昼夜节律、季节变动、生理周期(如怀孕、月经)等生理差异因素对结果的影响;⑦静坐 5～10 min 后采用坐位(从肘静脉)采血为最佳要求。

6.4.2 临床血液样本采集操作常规及注意事项

(1)临床血液样本采集由研究型护士按照临床血液样本采集操作规程中的具体流

程予以实施,步骤如下。①研究型护士核对临床血液样本采集名单及捐赠者姓名后,在采血管上贴好与采样记录相对应的标签。②常选择的采集血管为肘窝静脉、肘正中静脉、前臂内侧静脉,在穿刺部位肢体下放一次性垫巾、止血带。③在静脉穿刺部位上方4～7 cm处扎止血带,嘱捐赠者握紧拳头,使静脉充盈显露。用复合碘棉签消毒穿刺部位,避免静脉穿刺处消毒乙醇未干就采血,以免引起临床血液样本溶血。④穿刺时摘掉静脉穿刺针上的保护套,以左手固定受检者前臂,右手拇指和食指持穿刺针,沿静脉走向使针头和静脉成30°角,快速刺入皮肤,然后成5°角向前刺破静脉壁进入静脉腔,见回血后将刺塞针端直接刺穿做好标记的真空采血管盖中央的胶塞,血液自动流入试管内。如需采集多管血样,将刺塞针端拔出,刺入另一做好标记的负压真空管即可。⑤达到采血量后,松开压脉带,嘱捐赠者松拳,拔下刺塞针端的采血试管。用消毒干棉签压住穿刺孔,拔出针头,嘱捐赠者继续按压3～5 min,勿揉[5]。

(2) 临床血液样本采集应注意以下问题。①若一次采血需采集多项临床血液样本时,推荐的采血顺序为:无添加剂管、柠檬酸钠管、肝素管、EDTA管[6]。②临床血液样本采集后室温下放置30 min。需要抗凝临床血液样本时,抽血后应立即将血液注入含抗凝剂采血管中,并使血液与抗凝剂彻底混匀,以颠倒5～8次为标准操作,避免血液凝固。③临床血液样本在转移过程中避免暴露在高于25℃的温度环境中。④输液的捐赠者,一般应在输液结束30 min后采血,尽量避免输液时采血。

6.4.3 临床血液样本采集后的处理与保存

非抗凝临床血液样本处理。应该在静脉穿刺采集后30～60 min进行处理,使凝血反应的影响降到最低。处理人员接收临床血液样本核对信息后,处理步骤如下。①立即离心,离心条件为1 500 g,4℃,时间为10 min。离心后非抗凝临床血液样本产生两种衍生物,上层为血清,下层为血凝块。②分装,用移液器小心吸取血清,分装到6支直立式冻存管中,平均每管300 μl,分装完成后置于4℃低温冰箱中暂时保存。③血凝块分装,将管中残余的血凝块倒在洁净的塑料纸上,使用1 ml无菌枪头的尖端,将血凝块平均分成两份,每份体积约为1 cm³,分装到2支直立式冻存管中,分装完成后置于4℃低温冰箱中暂时保存。④将定量平均分装好的血清和血凝块从4℃低温冰箱中取出,分别将3管血清和1管血凝块转运至不同的−80℃超低温冰箱中,将余下的3管血清和1管血凝块转移到液氮罐中保存。

乙二胺四乙酸(EDTA)抗凝临床血液样本处理。采集后应立即将试管颠倒 5～8 次，使血液与抗凝剂彻底混匀，在室温静止竖放 0.5 h 后处理，步骤如下。①离心，离心条件为 1 500 g，4℃，时间为 10 min。离心后产生 3 种衍生物，上层为血浆，中间为白膜层，下层为红细胞层。②提取，使用移液器将上清血浆小心吸出至 2 ml 的离心管中，然后将白膜层吸至预先准备好的红细胞裂解液中。③上层血浆二次离心，将装有血浆的 2 ml 离心管进行二次离心，离心条件为 2 500 g，4℃，时间为 10 min。④血浆的分装，将二次离心后的上清血浆分装至 6 支直立冻存管中，每支 300 μl，分装完成后置于 4℃ 低温冰箱中暂时保存。⑤白细胞分离，将加入白膜层的红细胞裂解液置于脱色摇床上，摇晃10 min后，1 500 r/min，4℃离心 5 min，离心结束后弃上清，重新加入红细胞裂解液，进行红细胞二次裂解。⑥白细胞洗涤，将进行过两次红细胞裂解的白细胞用磷酸盐缓冲液(PBS)冲洗，1 500 r/min，4℃离心 5 min，弃上清。⑦白细胞分装，加入 2 ml 预冷PBS重悬白细胞团块，将重悬液体平均分到 5 个直立冻存管中，1 500 r/min，4℃离心5 min，弃上清。在第 4 管和第 5 管白细胞中加入 200 μl RNAlater，于4℃低温冰箱暂时保存过夜，把白细胞浸泡透，第 2 天离心倒掉 RNAlater 悬浮液，后置于－80℃超低温冰箱中。⑧将暂放在 4℃低温冰箱定量分装好的血浆和白细胞取出来，分别将 3 管血浆和1 管白细胞转运至不同的－80℃超低温冰箱中，将余下的 3 管血浆和 2 管白细胞转移到液氮罐中保存。

6.4.4　临床血液样本的采集、处理、分装、保存流程表

《临床血液样本的采集、处理、分装、保存流程表》如附录 3 所示。

6.5　临床肿瘤组织样本的采集、处理、分装、保存

6.5.1　影响临床肿瘤组织样本采集的相关因素及分析变量

临床肿瘤组织样本主要来源于 3 个方面：小块组织活检、手术组织、尸检组织。考虑到对未来研究可能存在的影响，临床肿瘤组织样本采集不能忽略以下相关因素：①同一个患者的不同取材部位，可能存在不同的病变程度；②肿瘤异质性；③病理诊断信息与所采集的临床肿瘤组织样本病变未必一致；④如何确定肿瘤组织、肿瘤旁组织和正常

组织的界限,设定科学对照组与质量控制体系;⑤采集病变组织中是否可能掺杂正常组织;⑥所有临床肿瘤组织样本采集分析前变量,包括临床肿瘤组织样本离体后断血时间、热缺血时间、冷缺血时间、采样方式、临床肿瘤组织样本冷冻和固定时间、储存前延迟时间等各种因素对后续研究结果都会产生影响,这些影响因素可通过临床生物样本库制定的标准操作规范得以体现,以限制和稳定不同批次临床肿瘤组织样本的质量[7]。

6.5.2 临床肿瘤组织样本取材的基本原则

临床肿瘤组织样本取材应遵循临床病理学技术操作规范,在不影响常规临床病理诊断和临床治疗基础上,尽快由病理医师描述和拍照后完成采集和处理。拍照时,应该严格按照人体器官组织正常解剖摆放位置摆放手术的临床肿瘤组织样本,放置直尺标记临床肿瘤组织样本尺寸,拍摄手术后临床肿瘤组织样本全景照片,应根据手术临床肿瘤组织样本具体情况及临床病理学特征,从不同视角拍摄多张照片。遵循生物安全处理规范,为防止临床肿瘤组织样本相互污染,在分割不同部位临床肿瘤组织样本时,需要更换采集工具如手术刀、镊子等。临床肿瘤组织样本离体后,要求 30 min 内进行处理并浸于液氮中。

6.5.3 临床肿瘤组织样本取材前的准备及注意事项

(1) 患者签署《知情同意书》后,根据影像资料估计肿瘤大小,预测取材数量及种类,预先将冻存管准备好,预分配冻存位置,进行样本管条形码粘贴或使用预知编码的冻存管。

(2) 临床肿瘤组织样本采集时,肿瘤细胞群应能代表肿瘤的生物学行为,不同类型临床肿瘤组织的生长方式各不相同,应在生长旺盛、血运丰富、侵袭性较强的细胞团且不包含坏死、纤维化及退变肿瘤细胞处采集临床肿瘤组织样本。需要根据肿瘤与正常组织关系进行处理,无菌手术刀沿最大径切开肿瘤,估计肿瘤坏死及纤维化情况,边描述边取材,在肿瘤生长最旺盛区(T)、肿瘤与正常交界处(T+P)与切面平行方向切取临床肿瘤组织样本,尽可能取到纯肿瘤组织。

(3) 临床肿瘤小组织块切取后应放置于无菌环境,在固定及冻存前用预冷无菌生理盐水冲洗,准备包埋的组织块放入相应编号的包埋盒中,立即投入 4% 中性甲醛(10% 中性福尔马林)固定液,准备冻存的临床肿瘤组织处理应按照组织块大小和组织块数的多少,按下列顺序留取组织样本:新鲜组织→新鲜组织+RNAlater 保护液→包埋冰冻组织→原代肿瘤细胞培养。

(4) 临床肿瘤癌旁组织样本采集时应更换无菌手套及手术刀片,在另一无菌培养皿中用预冷生理盐水漂洗数次,切取距离肿瘤最远端的正常组织(N)和癌旁组织(P),拍照或记录每一块癌旁组织与肿瘤的距离。

(5) 甲醛(福尔马林)固定后石蜡包埋(FFPE)样本应立即投入 4%中性甲醛固定液中,FFPE 样本的包埋面与新鲜组织呈镜像关系。

(6) 临床肿瘤组织样本取材后,一般最大分切为 0.5 cm×0.5 cm×0.5 cm 大小的组织块进行存储。

(7) 甲醛固定组织块先放入包埋盒,盒盖注明编号,取材的同时先编号记录,再进行固定,固定时间为 8～48 h,固定液与临床组织块样本体积比为(8～10)∶1,充分固定后直接进行脱水浸蜡处理。

6.5.4 临床肿瘤组织样本的标准化取材、处理、保存

(1) 对于肿瘤直径小于 0.5 cm 的临床肿瘤组织样本,除用于手术中快速病理诊断的部分外,剩余组织样本全部经过 4%中性甲醛固定,全部用于病理诊断,临床样本库不得采样。

(2) 对于 0.5 cm<肿瘤最大径≤1 cm 的临床肿瘤组织样本,无论有无手术中快速病理诊断,去除满足病理诊断所用冰冻组织样本及常规肿瘤最大面的 1 块临床肿瘤组织样本后,其余可切取为每块 0.5 cm×0.5 cm×0.5 cm 大小的临床肿瘤组织样本给临床样本库。临床样本库保存 FFPE 样本时,可带有正常边界,注意与新鲜组织的连接面为包埋面,苏木精—伊红染色的石蜡切片(简称 H‐E 切片)为新鲜组织形态学质量控制切片(简称 QC 切片),QC 组织及新鲜组织各 1 块,其中新鲜组织再切开,形成镜像关系新鲜组织及 QC 组织。新鲜组织及其 QC 组织冻存管内不加入任何保存液。该临床肿瘤组织样本大小预计最多取 2 块新鲜组织,放于预置二维码的冻存管中,即刻投入便携式液氮罐中速冻,归入临床样本库预分配的位置中。

(3) 对于 1 cm<肿瘤最大径≤2 cm 的临床肿瘤组织样本,提供用于病理诊断组织 2～3 块,包括冰冻切片、1 块临床肿瘤组织样本为肿瘤最大面、1 块临床肿瘤组织样本带

有肿瘤边界。临床样本库采集 2 块 FFPE 样本,其中 1 块 FFPE 样本带有肿瘤边界组织。2 块 FFPE 样本间应为新鲜组织,且应注意 FFPE 与新鲜组织的连接面为包埋面。取 2~3 块新鲜组织,其中 1 块为镜像关系,用于后续的质量控制。若组织大小可取 3 块新鲜组织,则 QC 组织位置介于 2 块新鲜组织之间,以便作为两者的 QC 组织。所有新鲜组织均不加入任何保存液。放于预置二维码的冻存管中,即刻投入便携式液氮罐中速冻,归入临床样本库预分配的位置中。

(4) 对于肿瘤最大径>2 cm 的临床肿瘤组织样本,选取病理诊断组织应按照至少 1 块/cm 的原则取块立即固定。临床样本库保存 2~4 块 FFPE 样本,要注意 FFPE 样本包埋面与新鲜组织形成镜像关系。根据肿瘤大小,分别取新鲜组织及其 QC 组织成镜像关系,组织块大小≤0.5 cm×0.5 cm×0.2 cm。所有新鲜组织/QC 组织与 FFPE 样本都应呈镜像关系。

(5) 对于肿瘤最大径>2 cm 的临床肿瘤组织样本,临床样本库最多取 3 块新鲜组织;对于肿瘤最大径>3 cm 的临床肿瘤组织样本,临床样本库最多取 4 块新鲜组织;对于肿瘤最大径>4 cm 的临床肿瘤组织样本,临床样本库最多取 5 块新鲜组织;对于肿瘤最大径>5 cm 的临床肿瘤组织样本,临床样本库最多取 7 块新鲜组织。

(6) 新鲜组织在 3 块以内,所有冻存管均不加任何保存液,直接放入液氮中长期冷冻保存。第 4~6 块新鲜组织可加入 RNAlater 保护液,用于提取 RNA。第 7 块新鲜组织可用于临床肿瘤组织块肿瘤细胞原代培养。

(7) 癌旁临床组织样本及正常临床组织样本的操作按照组织大小不同,与相同大小临床肿瘤组织样本的取材、处理、保存相同。

6.5.5 临床肿瘤组织样本的保存

临床肿瘤组织样本保存主要有以下几种方式:一是 FFPE 样本由于甲醛导致细胞内生物大分子间形成共价交联,分子结构可在室温常年保存,保存条件只需要 25℃室温且通风良好即可;二是短期内使用后剩余的未经染色的组织切片,切片最佳保存条件是覆盖石蜡膜后置于−80℃超低温保存,蛋白质在 3 个月后抗原可保存 92%,而其他条件存储的切片,蛋白质均有不同程度的降解[8];三是冻存新鲜组织样本最好保存在低于−137℃的气相液氮罐中,在此温度下细胞内生命活动停止。

6.5.6 临床肿瘤组织样本的采集、处理、分装、保存流程表

《临床肿瘤组织样本的采集、处理、分装、保存流程表》如附录 4 所示。

6.6 临床尿液样本的采集、处理、分装、保存

6.6.1 临床尿液样本采集的意义及应用

临床尿液样本作为肾脏下游生物体液,其成分变化能够反映出泌尿系统以及其他组织器官的病变,已成为重要的泌尿系统疾病标志物来源[9]。由于临床尿液样本具有大样本、无创性获得特点,它能否替代血液成为疾病诊断、治疗及预后监测的靶点,已经是各个领域的研究热点。因此,临床尿液样本作为重要的临床样本资源类型之一,对其进行高质量采集和保存具有重要的意义。

临床尿液样本包含种类丰富的蛋白质,携带有泌尿系统疾病发生、发展及预后的各种信息,已经成为临床研究广泛应用的体液样本。临床尿液样本可用于多种研究,如临床尿液样本蛋白质组学分析、临床尿液样本基因组分析、临床尿沉渣转录组分析、临床尿液样本活性物质测定等[10]。目前,临床尿液样本蛋白质组学研究是临床生物标志物的研究热点。临床尿液样本蛋白质组学能够动态、整体、定量地考察疾病发生过程中蛋白质的种类及数量改变,使各种肾脏疾病早期发现、早期诊断、治疗及病情动态监测成为可能,并可作为疾病检测的有力手段。临床尿液样本蛋白质组学研究方法已成为发掘肾脏疾病标志物的主要方法,而且由于一方面临床尿液样本可以无创性获得,另一方面其变化可以直接反映肾脏结构或病理生理改变,尿液蛋白质组学研究对泌尿系统疾病早期诊断、动态监测、预后评估乃至治疗新靶点的寻找提供了新思路[11]。

6.6.2 临床尿液样本采集的一般要求及注意事项

临床尿液样本采集前,捐献者一般应保持安静状态,维持日常生活饮食,避免饮酒及暴饮暴食。同时,捐献者应接受医务人员指导,了解留取临床尿液样本的正确方法及注意事项,具体如下:①留取临床尿液样本前要洗手,实施人员要有必要的清洁措施;②采集容器应贴有标签,并要求核对姓名;③明确临床尿液样本最小留取量;④留取临

床尿液样本时避免污染;⑤留取临床尿液样本后,将容器盖好,防止尿液外溢,并记录临床尿液样本留取时间。

6.6.3　临床尿液样本采集的器具

采集临床尿液样本的容器除了必须满足清洁、无渗漏、无颗粒、不与临床尿液样本的成分发生反应等基本要求外,还要求容器和盖子无干扰物质附着,如清洁剂等,并且要便于临床尿液样本的采集和运送。采集晨尿及随机尿可使用医用塑料尿杯,送存临床尿液样本可使用带盖的 10~50 ml 塑料尿管。建议收集 24 h 临床尿液样本容器的容积>3 L,容器开口直径≥4 cm,容器具有较宽底部,适于稳定放置,容器具有安全、易于开启且密封性良好的盖子。采集临床尿液样本的容器只限一次性使用。

6.6.4　不同时间临床尿液样本的采集

不同时间临床尿液样本的采集主要分为以下 3 种情况。一是晨尿样本采集,是指清晨起床、未进早餐和做运动之前所采集的第 1 次排出尿液。一般要求采集中段尿液,即在排尿过程中,弃去前、后段排出的尿液,用无菌容器收集中间段尿液。二是临床随机尿液样本采集,是指不受时间限制的随机尿液样本采集,在采集时应留取足够尿液量满足未来样本检测和保存的需求。容器标签上和数据库应记录收集随机尿液样本的准确时间。三是临床计时尿液样本采集,是指包括了 24 h 尿及夜间尿等特定时段内采集的临床尿液样本。选择洁净干燥容器,容量应足够大,并添加适当防腐剂,告知捐赠者该时段起始和截止时间,留取前应将尿液排空,然后采集该时段内(含截止时间点)排出的所有尿液,留取完毕后,应准确记录尿量。取送尿液样本前,应充分混匀,然后取出一定量尿液分装至带盖尿管中。特定时段内采集的尿液,应在 2~8℃条件下保存[12]。

6.6.5　临床尿液样本的处理与保存

(1) 临床尿液样本处理与保存主要有两种方式:一是对液体尿液进行分装,然后分别在不同的−80℃超低温冰箱或液氮罐内长期保存,其缺点是占用空间大,长期保存蛋白质稳定性较差;二是为了提高临床尿液样本蛋白质长期保存稳定性的尿液蛋白膜处理保存。

（2）临床尿液样本处理与保存方法步骤如下。①临床尿液样本采集后，常温下放置不应超过 2 h，若在规定时间内无法处理，应置于 4℃环境保存。②临床尿液样本经离心处理后，可分别得到尿液上清和尿沉渣两种样本衍生物。③尿液上清处理与保存。将临床尿液样本分装于离心管中，离心参数设置为 4℃，3 000 g，离心时间为 15 min。离心完毕后，用无菌巴斯德管将尿液上清分装至 2 ml 冻存管中，切记勿将尿沉渣混入，且不要装太满，以免冷冻后尿液体积增加使冻存管破裂。尿液应放入−80℃超低温冰箱或液氮中保存。④尿沉渣处理与保存应注意以下几点：一是主要采集晨尿，晨尿可排除饮食、药物等因素干扰，同时尿液浓缩程度高，尿中排泄物丰富，适宜尿沉渣采集；二是将晨尿分于离心管中，离心参数设置为 4℃，5 000 g，离心时间为 45 min；三是离心完毕后，将尿液上清分装保存，留管底沉淀约 1 ml；四是尿沉渣可直接转移至 2 ml 冻存管中，后置于−80℃超低温冰箱或液氮中保存；五是若用于尿沉渣 RNA 研究，则可在尿沉渣中直接加入 1 ml TRIzol 试剂吹打混匀，然后分装保存；六是若用于蛋白质相关研究，则可在尿沉渣中加入蛋白酶抑制剂，以减少保存时蛋白质的降解[12]。

6.6.6 临床尿液样本的采集、处理、分装、保存流程表

《临床尿液样本的采集、处理、分装、保存流程表》附录 5 所示。

6.6.7 临床尿液蛋白膜的处理与保存

临床尿液蛋白膜处理与保存方法步骤如下：①将晨尿分装于离心管中，离心参数设置为 4℃，5 000 g，离心时间为 45 min；②取尿液上清 10 ml，加入适量缓冲液；③依次将 4 层滤纸和一层硝酸纤维素膜（NC 膜）用去离子水润湿后置于真空抽滤瓶上，滤纸在下，膜在上，连接好真空抽滤装置；④将已用缓冲液平衡好的上清尿液倒入滤瓶中，开启真空抽滤装置，通过调节真空泵使尿液逐滴滴下；⑤取下膜，置于烤箱烘干；⑥采用真空包装机抽真空后将干燥膜封装在真空袋中，将标签纸封装在膜旁边，一起置于−80℃超低温冰箱内保存。尿液蛋白膜保存法是利用人工生物膜[如聚偏氟乙烯（polyvinylidene fluoride，PVDF）膜]所具有的和蛋白质非特异性结合的特性，通过生物膜结合尿液蛋白质，可以使蛋白质浓缩于生物膜上，不仅能够有效提高存储空间利用率，还可提高蛋白质长期保存的稳定性。

6.7 信息化管理临床样本的标识与入库

6.7.1 临床样本信息化管理的意义与目的

临床生物样本库工作人员通过信息化管理系统,记录每一份临床样本采集、接收、处理、存储、分配出库等涵盖其生命周期的过程性档案。通过过程化记录,进一步加强和细化了过程中的质量控制,明确过程参与者的任务分解、协调与信息化管理职能。临床生物样本库信息化管理系统记录的准确性和及时性,为未来临床样本的应用质量提供了重要依据。临床生物样本库工作人员通过信息化管理系统开展各项日常工作,提高了工作效率。研究者通过信息化管理系统访问临床样本及其关联数据,加强信息交流,提高了研究效率。随着多专业技术管理体系不断进行技术优化,信息化管理系统对临床样本生命周期管理也将不断改进与完善。

临床样本生命周期全过程信息化管理的目的是方便临床样本查询、检索、统计以及出入库管理。临床样本信息化管理要确保临床样本在信息化管理系统中与实体库存储位置相对应,要确保不透露临床样本捐赠者隐私,特别在预打印二维码标签纸上,不可透露捐赠者姓名和入院就诊 ID 号,要确保临床样本 ID 号和标识的唯一性、可追溯性。数据库管理者通过样本唯一标识 ID 号,可查询到临床样本在存储区的确切位置及临床样本的关联信息,包括临床样本位置信息、自身理化信息、临床样本生命周期管理信息、关联的临床信息、关联的实验室信息及研究结果信息等。

6.7.2 临床样本的标识

临床样本标识号要求有一定规律。编码内容要求应用一组统一术语,代表临床样本独特的身份信息和可溯源性。不同临床样本库的编码方式并不一致,但临床样本编码一般由两部分内容组成:一是临床样本要有一组标识代码标志、临床样本入库年份时间流水号、组织脏器类型(一般应用国际编码)、临床样本类型编码、临床样本分装号;二是每一份临床样本的存储位置也需要标识,包括标识保存容器类型、容器编号、容器里面架子编号、架子上盒子编号、盒子中冻存管位置编号等。

6.7.3 临床样本的入库

临床样本入库主要包括两部分内容:一是临床样本在信息化管理系统中虚拟入库;

二是在信息化管理系统虚拟入库后,临床样本实体放入到对应的存储区域或容器内。临床样本入库步骤如下:①库存管理员需进行临床样本信息核对,确保信息无误、无缺失情况下,按照权限设定和程序登录临床样本库信息化管理系统;②按照编码原则,在数据库里给临床样本分配位置虚拟存储,模拟临床样本在存储容器中的位置;③进行条形码标签打印(若采用带有预置二维码的冻存管,此步骤可省);④将打印好的条形码标签分别按顺序粘贴在每个对应装有临床样本的冻存管上,管壁上粘贴编码标识内容,顶盖上粘贴二维码,注意区分患者和临床样本类型,避免出现粘贴错误;⑤再次核对数据库临床样本信息与装有临床样本冻存管的二维码标签信息是否一致;⑥核对完信息之后,通过扫描条形码,确认入库,把临床样本放入存储区相应冰箱存储位置;⑦打印临床样本入库记录单,放入相应文件夹中保存,把文件夹归入文件柜中[13,7]。

6.8　临床样本的保存

6.8.1　临床样本的存储条件要求

临床样本库要有一个长期稳定的环境和适宜不同类型临床样本在不同温度下存储的空间,确保在一定时期内临床样本存储量的增加和扩展。临床生物样本库对临床样本不仅拥有保管权,而且还要保证临床样本的安全和质量。临床样本储存最重要的就是选择合适的存储温度并保存。不同类型临床样本按照标准化流程采集与处理后,需要根据预期存储时间、临床样本中生物分子特征、不同检测目的将临床样本放入合适的容器中,保存在所要求温度的设备和容器中,并将其分别存储在相应的存储区域,使临床样本达到最佳保存条件。同时对临床样本存储空间安装环境和温湿度监测系统,实时对临床样本存储空间和设备进行环境和温湿度追踪、定期核对并做记录;对存储设备安装温湿度监控系统,保证临床样本的存储条件符合要求。

6.8.2　临床样本库不同存储区域保存不同类型的临床样本

(1)临床样本存储区域一般分为3种:一是室温25℃,相对湿度为30%~80%的常温区域;二是-80℃超低温冰箱区域;三是-196~-140℃深低温冰箱区域和液氮区。不同温度存储区域保存着不同类型的临床样本。

（2）常温区域主要存储容器为切片柜和蜡片柜。存储的临床样本主要为经过甲醛固定、石蜡包埋的组织块、组织切片、细胞涂片、组织芯片等处理加工后的临床样本。

（3）－80℃超低温冰箱区域主要的存储容器是－80℃超低温冰箱。由于存储临床样本数量、操作简便性和成本等因素，目前－80℃超低温冰箱是大多数临床样本库的首选，是保存5年左右新鲜冻存样本较常用的温度环境，对于多数生物大分子、DNA的稳定性均较好。DNA、RNA、蛋白质三大生物分子中最不稳定的是RNA（注：小RNA则稳定，如miRNA）。研究发现，－80℃保存新鲜临床样本可使RNA保存5年之久，但随后逐渐降解，而－150℃存储可保持更久[14]。临床样本内蛋白质和脂类等生物大分子在－80℃下也能保存，但时间长短不一，稳定性逐渐衰减。在不同细胞和组织中，RNA在稳定剂中的存储时间长短也有较大差别。如果保护临床样本里已知的特定生物大分子，可加入该分子稳定剂；如果临床样本里要保存的生物大分子未定，建议使用更低温度的深低温冰箱和液氮罐储存。－80℃超低温冰箱储存的临床样本主要为保存不超过5年的体液样本衍生物，包括血浆、白细胞层、红细胞、血清、血凝块、尿液上清、尿沉渣和短期存储组织样本、尿液、脑脊液和渗出液等临床样本。

（4）深低温冰箱区域和液氮区保存临床样本的温度一般为－196～－140℃。在－140℃温度下，冻存新鲜临床样本的细胞生物学活动降低。在－196℃温度下，临床样本内生理、生化活动基本停止，可长期保持组织中生物大分子的稳定性、细胞活性及组织微观结构，在此温度下主要存储5年以上需长期保存的各种体液临床样本及临床样本的衍生物，如新鲜冻存组织、包埋冰冻组织、活细胞临床样本、珍贵临床样本等。

6.8.3　冻存临床样本存储容器的选择及应用注意事项

冻存临床样本存储容器的选择及应用应注意以下事项。一是根据临床样本计划应用时间和研究目的，保存同一类型临床样本时，最好多管、小包装保存。临床样本小管包装的目的是为了保证临床样本的一次使用量，防止临床样本反复冻融，以减少反复冻融所导致的临床样本降解和不必要耗损及临床样本应用浪费。二是同时把相同类型临床样本放在冰箱和液氮罐两种不同低温环境保存，如果条件允许最好将临床样本异地备份存储，防止冷冻设备损坏对临床样本造成不可恢复的破坏，保证临床样本保存安全。三是冻存临床样本的存储容器冻存管，必须稳定、耐低温、防水、防脱，在低温下可以密封承受骤然降温到超低温中,保证长期低温存储环境。四是在超低温冰箱中使用耐低温外旋冻存管储存临床体液样本时,应防止管帽与临床样本交叉污染;五是液氮罐储存冷冻临床组织样本,通常选用耐低温内旋冻存管,特别是液相液氮罐储存冻存临床样本时,应防止冻存管和管身收缩不一致,这是因为液相液氮罐中的临床样本完全浸泡在液氮中,若冻存管和管身收缩不一致,容易导致液氮渗入冻存管中,引起冻存管炸裂,从而增加了临床样本间交叉污染的风险。目前,国际上推荐使用气相液氮罐,即将临床样本完全保存在液氮的气相环境中,既能维持临床样本在低于－160℃的环境保存,又避免了临床样本的交叉污染。

6.9 临床样本的销毁程序

6.9.1 销毁不符合要求的临床样本

不合格临床样本的销毁主要包括以下几个方面:一是临床样本库接受了不合格样本,如溶血临床血液样本、离体超过几个小时的新鲜组织样本、信息不完整的临床样本、非传染性临床样本库收集到携带有 HIV、HBV、HCV、沙门氏菌、结核杆菌等特殊病原体患者临床样本的销毁等;二是临床样本库质量检测人员验证了保存临床样本质量确实不再有应用价值,并由第三方检测监督机构明确核实后,提出对临床样本进行销毁;三是保存时间过长临床样本的销毁;四是临床样本捐赠者向临床样本库提出要求撤销《知情同意书》,限制使用捐赠临床样本的销毁。

6.9.2 临床样本的销毁程序

临床样本销毁程序如下:①临床样本库主任和质量检测人员,对要求销毁临床样本向管理委员会提出申请,在管理委员会批准临床样本销毁后,开始执行销毁流程;②将要销毁的临床样本和装有样本的容器放入高压灭菌防生物危害销毁袋中,然后交给有许可证的公司进行销毁和处理;③销毁临床样本应在临床样本库信息管理系统和临床样本销毁记录表中,明确临床样本销毁质量不合格原因、申请销毁日期、批准和执行销毁日期、执行销毁人员;④撤销《知情同意书》临床样本销毁,只保留撤销知情同意申请和临床样本销毁记录。

6.10 临床样本的应用申请与审批、出库和运输

6.10.1 临床样本的应用申请与审批流程

临床样本存储的主要目的是为了更好地应用,临床样本库应建立信息发布平台,在网上向研究者公布相关临床样本库有关资源情况,应建立完整的申请程序(见图 6-3)和标准格式的《临床样本申请应用计划表》。研究者可在网上查询到去隐私化处理后的样本及相关基本信息,可提交临床样本应用申请,主要基于自己的研究目的进行样本应用研究,主要流程如下。①临床样本使用申请者向临床样本库递交《临床样本应用出库申请表》(见附录 6),表中必须明确规定临床样本库和申请者之间的权利和义务,要求双方达成一致后方可对临床样本进行申请。申请递交科学专家委员会和伦理委员会进行相关内容审查。②科学专家委员会审查临床样本应用于科学研究的目的、内容和意义,通过审查后决定临床样本库是否提供研究支持,以免造成不合理、不科学的临床样本应用资源浪费。③研究者递交《临床样本应用伦理委员会审查表》(见附录 7),接受临床样本应用时科研项目伦理问题的审查。④管理委员会汇总意见决定是否予以批准通过。⑤临床样本库主任接受申请后应进行审核,在保障样本使用公正、有效、科学的情况下

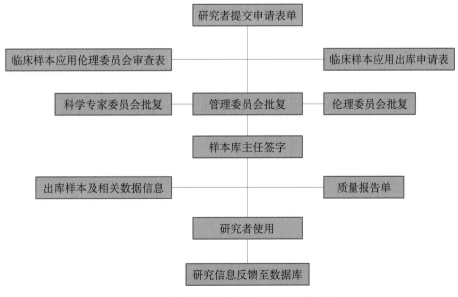

图 6-3 临床样本的应用申请与审批流程

予以批复,按照临床样本库出库流程,做好临床样本运输准备、出示随机抽样的出库临床样本质量报告单,做临床样本取用出库记录以及样本运输记录,保证临床样本出库顺利及出库临床样本质量。⑥研究者应与临床样本库签署《临床样本应用协议说明书》(见附录8),明确未来研究结果提供给临床样本库的内容和范围,提供部分与临床样本关联的结果,既可作为临床样本质量的评估依据,也可为未来的研究者提供有利信息,避免不必要的重复研究。

6.10.2 临床样本的出库流程与运输

临床样本出库的规范流程如下:①研究者需持审核通过的《临床样本申请应用计划表》,经临床样本库主任审核通过后方可进行临床样本出库;②临床样本库库存管理员登录临床样本库信息化管理系统,查找并选择临床样本,进行临床样本查询,生成预出库临床样本详单,出库临床样本量大时,应与临床样本库协商具体出库时间;③临床样本库库存管理员准备冰盒、干冰、液氮罐,持预出库临床样本详单至临床样本库存储区域,按照存储位置将临床样本取出放置于冰盒内的冻存盒或液氮罐中。为尽量缩短操作时间、减少样本的反复冻融,每次取出临床样本不大于50份,冰箱门每次开启至关闭时间应小于1 min,每次在冰盒内操作时间应小于5 min;④临床样本取出后,库存管理员核对信息无误后,确认出库,并生成临床样本出库单;⑤临床样本出库单详细记录临床样本名称、编号、存储位置、出库时间,实验员签字、申请人员签字(见图6-3)。

6.11 临床样本的质量保证

现代医学研究离不开大量的临床样本和数据,因此,高质量的临床样本资源的高效利用,需要建立健全临床样本完整的质量控制体系,保证临床样本的质量和价值。临床样本的质量控制体系分为3个层面,分别为:临床生物样本库的内部质量控制、临床生物样本库的第二方质量控制、临床生物样本库的第三方质量控制。

6.11.1 临床生物样本库的内部质量控制

临床样本库的内部质量管理体系分为:质量保证(quality assurance,QA)和质量控制(quality control,QC)。临床样本质量保证需要在临床样本生命周期各个环节运行中,严格地按照标准操作程序执行方案实施,实行各环节专人执行,各节点详细记录,签字,责任到人。质量控制是指在严格按照标准操作程序方案实施情况下,根据不同临床样本特性,设计监测不同指标,由临床样本库质量检测人员对临床样本质量进行评估,决定临床样本是否符合研究需求。

6.11.2 临床生物样本库的第二方质量控制

临床生物样本库的第二方质量控制主要有两种方式。一种方式是研究者使用临床样本库的临床样本后,临床样本库随访人员根据协议的相关内容,执行临床样本使用回访程序,收集研究者的使用意见,对出现的问题及时查找、纠正。研究者通过对临床样本应用的研究和分析,可从不同方面评估临床样本的质量,主要集中在以下几个方面:①临床样本有无偏倚性,临床样本的分布是否符合该病种病变分布的一般规律;②临床样本的质量,临床样本所研究的特定 DNA 片段、RNA、蛋白质有无降解,组织结构保持是否完好,血液样本是否有溶血污染,临床组织样本是否有坏死性缺血及自溶并严重影响研究结果;③临床样本关联信息的准确性及全面性,患者重要的临床信息是否有遗漏,临床样本生命周期全流程管理采集的信息是否完备,随访信息是否准确,随访率能达到多少,分析的结果是否和流行病学不相符等;④研究者提出临床样本的质量问题后,临床样本库人员须追溯临床样本的详细记录,寻找质量问题发生的原因,根据具体情况必要时进行材料更换、人员培训或流程修订等;⑤临床样本库在接收各研究小组反馈的研究随访信息后,要敏锐地发现研究小组研究间的可交叉性及可协作空间,便于资源的共享应用研究。另一种方式是临床样本库相互之间临床样本的质检,最好是相同专科、病种相似的临床样本之间相互验证和共同学习,以持续性改进相同专科病种临床样本采集和应用的质量。

6.11.3 临床生物样本库的第三方质量控制

临床生物样本库的第三方质量控制是对临床生物样本库运行机制及临床样本资源的验证,是用更加客观的评判模式评价临床生物样本库的运行,具有一定的权威性和可比较性。临床生物样本库通过专业机构的质量认证和国内临床样本库有经验同行专家的评议,找出临床生物样本库运行中的不足之处,得以持续改进和完善。

6.11.4 临床生物样本库总体运行的质量控制

（1）临床生物样本库管理与运行的畅通，是保证临床生物样本库质量的关键。临床生物样本库管理者，应定期与各合作单位沟通，按期召开会议，讨论影响临床生物样本库运行的问题，并共同探讨解决方案，立即实施。与临床生物样本库合作的单位和相关人员，应按照合作内容的相关协议，学习在与临床生物样本库合作运行过程中，影响临床样本质量的相关运行标准化执行方案，保障临床生物样本库外运行过程中部分环节的临床样本质量。

（2）临床生物样本库执行人员应定期培训与考核标准化执行方案手册，考核内容为临床生物样本库执行方案全部内容及各项规章制度，确保临床生物样本库每一项内容的透明性和可执行性。

6.12　临床生物样本库统一标准化建设的意义

现在的医学研究任务需要大量的临床样本才能获得有意义的研究结果，单个临床生物样本库很难在短期内完成全部所需临床样本的收集。因此，建立可共享临床生物样本库是医学研究发展的需要[15,16]。在美国、英国等一些国家已经成立国家级的组织机构，对临床生物样本库进行统一管理，有利于临床生物样本库的标准化建设，少走弯路，减少了人、财、物的浪费，使得资源得到更合理的利用[17-20]。

近年来，我国临床生物样本库日益增多，但临床生物样本库的建设和管理都是独立的，在建设内容和管理方面没有标准的统一模式。临床生物样本库建设与一般实验室建设不同，在建设之初，就需要进行严谨科学的整体设计。基于临床样本资源的特殊性，临床样本生命周期全过程建设与管理是涉及多领域、多专业复杂体系的建设。必须严格遵照伦理法规要求，必须在严格科学审查的基础上，按照标准化多专业操作体系，由经过培训的专业人员操作管理。通过建立临床生物样本库的统一管理模式和建设内容，由配套组织管理机构进行统一管理，有利于临床生物样本库建设和资源的更合理共享利用。目前，我国临床生物样本库的发展缺乏统一的标准支撑体系，这严重影响不同临床生物样本库之间的资源交换与共享[21,22]。建立标准化操作体系和伦理管理规范的临床生物样本库是未来发展的方向。相信通过行业同道的努力，不断加强和完善临床生物样本库与数据库的标准化建设,探索规范化资源整合模式,在协同创新发展的机制下,可以促进临床生物样本库之间的资源合作、交流和共享。希望我们可以为现代复杂疾病的研究提供真实的、有价值的实验材料和资源,让这些海量的临床样本和数据资源,通过现代生物技术、组学研究、生物信息学分析,可以真正促进医学科学进步,推动精准医学发展。

6.13 小结与展望

国际行业专家普遍认为,质量过程管理是生物样本库的一个重要方面。遵循质量管理体系的要求,生物样本库应为研究人员提供符合质量要求的、定义明确的生物样本和数据,并且努力推进生物样本库的标准化进程,以促进生物样本库间的有效融合,使其具备更好的兼容性。目前,国际生物和环境样本库协会(ISBER)和美国国家癌症研究所(NCI)也已经发布了生物样本库最佳实践,以推动该行业实现标准化建设和管理。欧洲标准化委员会针对生物样本分析前阶段的重要步骤也已建立起相应的标准,这些最佳实践和标准随着生物样本库行业不断发展,也在不断修正和更新,这将有助于建立专属于生物样本库行业的国际标准化组织(International Organization for Standardization,ISO)标准。总之,每一位样本库工作人员应本着对捐赠者负责、对研究者负责的态度,遵照行业标准和工作手册要求,在样本的生命里注入一份责任,为医学科研输出最佳质量的样本,为精准医学的发展献出微薄之力。

参考文献

[1] Vaught J B, Henderson M K, Compton C C. Biospecimens and biorepositories: from afterthought to science [J]. Cancer Epidemiol Biomarkers Prev, 2012,21(2):253-255.

[2] Hewitt R, Watson P. Defining biobank [J]. Biopreserv Biobank, 2013,11(5):309-315.

[3] 王丽宇,薛满全,孙立文. 关于地区机构伦理委员会的调研与思考[J]. 医学与哲学(人文社会医学版),2007,28(12):6-7.

[4] 关鑫,樊民胜,朱抗美. 伦理委员会建设应规范化、体系化[N]. 健康报,2007-8-16(3).

[5] 中华人民共和国国家卫生和计划生育委员会. WS/T 225—2002 临床化学检验血液样本的收集与处理[S]. 北京:中国标准出版社,2002.

[6] 中华人民共和国国家卫生和计划生育委员会. WS/T 224—2002 真空采血管及其添加剂[S]. 北京:中国标准出版社,2002.

[7] ISBER. 2012 best practices for repositories collection, storage, retrieval, and distribution of

biological materials for research international society for biological and environmental repositories [J]. Biopreserv Biobank, 2012,10(2):79-161.

[8] DiVito K A, Charette L A, Rimm D L, et al. Long-term preservation of antigenicity on tissue microarrays [J]. Lab Invest, 2004,84(8):1071-1078.

[9] Han W K, Wagener G, Zhu Y, et al. Urinary biomarkers in the early detection of acute kidney injury after cardiac surgery [J]. Clin J Am Soc Nephrol, 2009,4(5):873-882.

[10] Jørgensen C S, Jagd M, Sørensen B K, et al. Efficacy and compatibility with mass spectrometry of methods for elution of proteins from sodium dodecyl sulfate-polyacrylamide gels and polyvinyldifluoride membranes [J]. Anal Biochem, 2004,330(1):87-97.

[11] Jia L, Liu X, Liu L, et al. Urimem, a membrane that can store urinary proteins simply and economically, makes the large-scale storage of clinical samples possible [J]. Sci China Life Sci, 2014, 57(3):336-339.

[12] 中华人民共和国国家卫生和计划生育委员会. WS/T 348—2011 尿液标本的收集及处理指南 [S].北京:中国标准出版社,2011.

[13] National Cancer Institute. NCI Best Practices for Biospecimen Resources[EB/OL]. (2007 - 06 - 01). http://biospecimens. cancer. gov/practices/.

[14] Shabihkhani M, Lucey G M, Wei B, et al. The procurement, storage, and quality assurance of frozen blood and tissue biospecimens in pathology, biorepository, and biobank settings [J]. Clin Biochem, 2014,47(4-5):258-266.

[15] De Souza Y G, Greenspan J S. Biobanking past, present and future: responsibilities and benefits [J]. AIDS, 2013,27(3):303-312.

[16] Quinlan P R, Groves M, Jordan L B, et al. The informatics challenges facing biobanks: A perspective from a United Kingdom biobanking network [J]. Biopreserv Biobank, 2015,13(5): 363-370.

[17] Peakman T C, Elliott P. The UK Biobank sample handling and storage validation studies [J]. Int J Epidemiol, 2008,37(Suppl 1):i2-i6.

[18] Zamboni W C, Torchilin V, Patri A K, et al. Best practices in cancer nanotechnology: perspective from NCI nanotechnology alliance[J]. Clin Cancer Res, 2012,18(12):3229-3341.

[19] Vaught J, Rogers J, Myers K, et al. An NCI perspective on creating sustainable biospecimen resources [J]. J Natl Cancer Inst Monogr, 2011,2011(42):1-7.

[20] Henderson G E, Cadigan R J, Edwards T P, et al. Characterizing biobank organizations in the U. S. :results from a national survey [J]. Genome Med, 2013,5(1):3.

[21] Verschuuren M, Badeyan G, Carnicero J, et al. The European data protection legislation and its consequences for public health monitoring: a plea for action [J]. Eur J Public Health, 2008,18 (6):550-551.

[22] Barnes R O, Parisien M, Murphy L C, et al. Influence of evolution in tumor biobanking on the interpretation of translational research[J]. Cancer Epidemiol Biomarkers Prev, 2008,17(12): 3344-3350.

7

临床生物样本库的
信息化建设

自生物样本库出现以来,针对生物样本的信息记录与管理就随之而生。而随着人们对生物样本库的认知和应用需求的不断深化,围绕生物样本库的信息管理也相应随之发生变化,生物样本库信息管理系统(biobank information management system, BIMS)在不同时期呈现出不同的内容、技术形态和系统功能特点。在内容方面,系统从早期的简单位置记录,经过面向样本生命周期的过程信息记录,发展到当前广泛倡议的集临床数据、样本及其管理数据、样本分析数据于一体的广谱数据资源[1];在技术形态方面,则是始于纸张记录,历经电子表格、单机数据库系统等,目前发展到网络化、模块化、集成化的专业化软件包;在操作功能方面,系统从最原始的样本位置登记功能,逐步发展为支持样本全生命周期管理、多维数据的集成与整合、数据可视化和大数据分析利用等。

7.1 临床生物样本库信息化建设的现状与问题

近些年来,随着转化医学、精准医学的快速兴起,建设临床生物样本库更加强调临床数据、样本数据、生物数据的整合与利用,BIMS 也因此得到空前的高度重视。但是一个 BIMS 应该做到什么程度、实现哪些功能、如何进行评价,目前仍然缺乏共识。为了解 BIMS 的应用和发展状况,国际生物和环境样本库协会(International Society for Biological and Environmental Repositories,ISBER)下属的信息化工作组(ISBER Informatics Working Group,IIWG)从 2010 年起面向协会成员单位进行了国际上首次生物样本库信息化应用摸底调查。此后,IIWG 根据专家反馈意见,又补充了部分调查内容,在 2012 年完成了第二轮调查工作。通过对这两次调查活动的数据分析,不仅让大家对临床生物样本库的信息化状况及用户的需求有了比较全面和系统的认识,同时也看到现有 BIMS 在满足临床生物样本库的建设、运营和应用需求方面存在的问题和挑战。在随后发布的调查报告中提到,"近 40% 的被调查者对在用的信息系统表达了一定程度地或非常地不满意","大多数受访者采用混合的信息管理模式,其中数据库系统、电子表格、纸张记录分别占 92%、34% 和 36%"[2],而在系统功能方面,"几乎所有的受访者对生物样本数据的共享与检索都表示不满意;44% 的受访者将 BIMS 与组织内其他部门或系统的数据交换列为极其重要的功能;93% 的受访者将信息系统列为重要或非常重要的需求"[2]。另外,值得注意的是,"75% 的受访者未强调 BIMS 的定制化能力,而只有 11% 的受访者对 BIMS 的定制化能力比较满意"[2],这也进一步说明 BIMS 领域需求的不稳定性,以及相关软件系统的不成熟。这也是很多行业信息化起步时遇到的共同问题。行业用户对信息化的认识有一个缓慢的过程,随着信息化与领域业务融合的不断深化,用户对于信息化管理的深层次需求会不断出现,而且每个行业也在不停地发展,这些因素无疑会给信息化带来巨大的挑战,也对信息专业团队的技术能力和持续服务能力提出了更高的要求。

自 20 世纪 90 年代以来,我国临床生物样本库开始出现并快速发展,信息管理系统的发展过程也大体与国际类似。关于国内 BIMS 的总体情况,虽然目前尚没有权威性的调查数据,但基于既往参与或接触的一些临床生物样本库的项目实践经验可以判断,我国 BIMS 的建设和应用还处于初级阶段。不少样本库还停留在依靠电子表格、纸张进行信息管理的阶段,即使有些机构已经开始使用专业软件系统,但在系统功能和信息内涵建设上仍然存在很大的不足。现对当前影响国内 BIMS 发展的主要问题浅析如下。

7.1.1 应用导向问题

这是很多临床生物样本库存在的共性问题。在建设之初,并没有真正想清楚为什么要建这样一个库,谁会是这个库的用户,这些用户需要什么样的样本和数据,如何为这些用户提供服务。对这些问题的回答会直接影响临床生物样本库的数据内容设计、操作流程管理、信息访问控制等。目前,国内比较流行的思路是先把临床样本收集起来,然后再通过病案回顾从医院信息系统(hospital information system,HIS)中补充患者的临床数据。但国际经验已经证明这种方法并不可行。在英国,早期 BIMS 所涉及的临床数据大多直接从国家医疗服务体系(National Health Service，NHS)中获取，但通过后来的 NHS 数据质量评估发现，由于缺乏医学数据标准和有效的数据质量控制，来自 NHS 的数据在完整性和一致性方面都存在极大的问题[3]，直接影响生物样本库的再利用价值。

7.1.2　组织定位问题

一般来说，临床生物样本库大多依附于医疗机构进行建设和管理。在临床工作繁重的医疗机构内，如何给予临床生物样本库以合理的定位，如何将临床样本的收集和管理工作融入医疗机构的运行体系，也是直接影响 BIMS 建设和使用的关键问题。目前，尽管不少医疗机构已经开始在组织内设置独立的部门或者依托病理科、实验室负责生物样本管理工作，但实际运行情况并不理想。在样本实体方面，过程化管理和环节质量控制体系都难以建立，样本质量难以保证；而在样本相关临床信息方面，问题更是突出，以一个部门之力基本无法解决医院数据割裂、难以整合的局面。

7.1.3　信息分工问题

临床生物样本库的信息内容涉及临床数据、样本数据及样本实验数据等内容，这些数据产生于不同的医疗场景，从保证数据质量出发，数据收集应尽可能保证即时性。因此，上述数据的收集工作原则上需要由不同的专业人员分别完成。而在实际工作中，关于生物样本相关数据收集的分工并不明确，除了生物样本实体管理人员之外，其他临床工作者、医技工作者对与样本相关联的临床数据收集并不关心，这一方面导致临床数据的大量缺失，另一方面也带来很多潜在的数据质量问题。

7.1.4　基础系统问题

近些年来，医疗机构信息化发展迅速，尤其是临床诊疗过程信息化程度不断提高。电子病历(electronic medical record，EMR)系统、计算机化医生医嘱录入(computerized physician order entry，CPOE)系统、实验室(检验科)信息系统(laboratory information system，LIS)、医学影像系统(picture archiving and communication system，PACS)、病理系统、手术麻醉系统、心电检查系统等在医疗机构内的应用日益普遍，通过这些系统已经可以记录患者的病史、病情、检验、检查、评估、诊断和治疗等临床数据。应该说这些基础信息系统为医学研究数据收集创造了有利的基础条件。但从实际运行情况来看，从临床数据转换到研究数据并不顺利，其主要原因在于当前的医疗软件系统更多侧重于医疗事务管理，侧重于诊疗流程的衔接，而医学数据层面并没有得到充分的重视，数据的完整性、真实性、一致性都存在不少问题，数据质量难以保证，这无疑给后续的数据利用带来极大的风险。

7.1.5 共享机制问题

正如之前所提到的，临床数据、生物样本、样本实验数据的收集需要多专业技术人员协作共同完成，那么由此产生的数据、样本所有权和使用权问题一直是影响临床生物样本库建设的另一个关键性问题。这个问题对 BIMS 最大的影响就在于它的数据访问权限控制体系。样本和数据的访问权应该由谁来控制？不同人员应该能够看到或使用哪些样本和数据资源？样本和数据的使用应该由谁来审批？建设一个有效运行的 BIMS 迫切需要关于这些问题的明确答案。

7.1.6 技术维护问题

由于多数临床生物样本库定位为样本实体管理部门，在专业人员配备上多以实验技师为主，在 IT 系统运行维护方面的能力非常欠缺。ISBER IIWG 的调查报告中也提到"近 93％的被调查者将内部 IT 支持列为非常重要或重要的因素"[2]，如何获得专业化的 IT 技术服务力量，保证 BIMS 相关网络、安全、服务器、应用软件系统的稳定运行，也是建设和运营 BIMS 需要考虑的重要问题。

7.2 临床生物样本库信息化建设的内涵与外延

目前，虽然大家对临床生物样本库的认识趋于统一，但对于临床生物样本库的信息化仍然缺乏足够的共识，不同的组织模式、技术条件、管理机制、应用方式都会对 BIMS 的形态产生影响。但从本质上来看，临床生物样本库实际上就是一个涵盖多种类型数据的综合数据库，因此，围绕样本和数据的发生、收集、传输、存储和应用这条主线探讨 BIMS 的内涵和外延还是一种比较合理的思路。在期刊 *Methods in Biobanking* 中，Jan-Eric Litton 将 BIMS 划分为 6 个子系统，包括样本管理、数据集成、数据采集、数据检索、数据分析和安全管理等[4]，应该是或者是基于人们当前对临床生物样本库的认知，比较准确地定义了 BIMS 的范围与构成。

下图以一个医疗机构的单中心临床生物样本库为例，对 BIMS 的构成和边界予以说明（见图 7-1）。

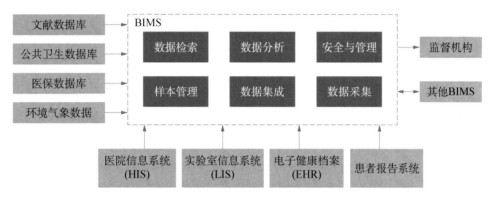

图 7-1 BIMS 系统构成

临床生物样本库通常依托医疗机构建设和管理，因此，BIMS 理应成为医疗机构信息系统的组成部分，而不应成为一个孤岛，尤其是在医疗机构诊疗业务广泛信息化的今天，医疗机构内的出入院登记系统、电子病历系统、电子医嘱系统、实验室信息系统、医学影像系统、心电检查系统、病理系统、手术麻醉系统等围绕患者每天都在产生大量的医学数据，而生物样本库所需要的数据大多会分布在这些系统之中，如患者、既往病史、现病史、检查检验结果、影像学、诊断、治疗记录等。通过数据集成方式直接从上述系统获取数据应该是 BIMS 非常重要的外延特性，它能够大幅度提高 BIMS 的数据采集效率和质量。除了机构内信息系统之外，还应考虑与一些机构外系统间的数据共享与整合。临床生物样本库的上级主管部门可能会要求按时上报样本库的运行情况；引入居民健康档案以及患者报告系统的有关数据，能够帮助研究者更加系统地观察了解疾病发生和发展过程；与其他临床生物样本库的协作往往也会要求双方能够彼此交换所持有的临床和样本信息，从而帮助研究者更加方便地获取足量的研究资源；而引入外部文献数据库、公共卫生数据库、医保数据库、环境气象数据也会进一步丰富 BIMS 的数据内容，为研究者提示新的思路。

在 BIMS 的内部，六大子系统分别承担支撑临床生物样本库有效运行的各项信息功能，也充分体现了 BIMS 的多层次技术特征。它既是一套研究资源生产系统，也是一套研究资源存储系统、数据分析应用系统和资源应用管控系统。

（1）样本管理系统。侧重于样本生产的全流程信息化管理，从原始标本采集、接收、处理，样本分装、入库、冻存到样本出库，基于唯一性标识追踪样本的流转和存储，并建立样本谱系。另外，样本管理系统还应整合SOP设计，记录可能影响样本质量的分析前变量，以加强样本质量管理。

（2）数据采集系统。基于统一的数据标准和术语体系，支持研究者进行采集方案设计、病例报告表（case report form，CRF）设计，并按照权限完成研究数据采集和数据质量控制工作。

（3）数据集成系统。基于既定的数据标准和交换协议，从其他系统获取数据，并按照研究对象个体进行数据整合，将这些数据系统地传接起来。

（4）数据检索系统。用于支持研究者灵活设置查询条件，并按照条件从数据库中查找满足条件的生物样本及其关联数据，查询结果可以保存或导出用于后续的数据分析工作。

（5）数据分析系统。它是数据利用的高级形式。系统不仅支持研究者基于研究方案描述模型，从数据库中获取满足其需要的研究对象及相关数据。更重要的是，系统提供先进的数据分析工具和算法模型，帮助研究者完成数据分析工作。

（6）数据安全与系统管理。在BIMS整合了多方数据来源之后，对象个体的数据特征更加丰富，隐私暴露的风险很大。系统应建立一套完善的数据访问授权体系，精确地定义和控制数据的所有权和访问权，以保护数据安全和隐私。另外，在系统管理中能够对影响系统的重要基础参数，如对象标识、项目信息等，进行集中维护。

7.3 临床生物样本库信息化建设的要素

临床生物样本库信息化是一项复杂的系统工程，其建设与发展受到人们关于生物样本库的认知、法规伦理、组织管理、流程、标准、质量控制、应用等诸多因素的影响，下面针对这些重要因素及其对信息化的影响逐一进行探讨。

7.3.1 发展趋势

临床生物样本库虽然在形式上不是一个新鲜事物，但在内容上却随着生命科学、医学、信息科学等相关领域的飞速发展呈现出鲜明的时代特色，新思想、新技术、新发现都在不断丰富着临床生物样本库的内涵和外延。从早期单纯的生物样本实体库，发展到现在的实体与数据并重、多维数据整合与利用，其实质内容和应用需求已经发生了巨大的改变，这无疑也给信息化工作带来巨大的挑战。回顾近十多年来临床生物样本库的发展历程，Daniel Simeon-Dubach 与 Peter Watson 将其划分为早期的 Biobank 1.0、当前的 Biobank 2.0 和期待中的 Biobank 3.0 三个阶段[5]。Biobank 1.0 更侧重于生物样本的数量积累，解决有无样本可用的问题，对样本及数据质量缺乏足够的认识和相应的保证手段。基于 Biobank 1.0 的很多研究也已经证明，因为样本和数据质量问题导致不少研究项目得出了错误的研究结论。因此，Biobank 2.0 阶段的焦点全部转移到样本及其关联数据的质量建设上，以解决科学研究最基本的可重复性问题。而在数据上，也更加强调对多维数据的整合，包括生物样本实体数据（如分析前变量）、样本实验数据、临床数据、人口统计学和社会经济数据等。同时，对临床生物样本库的完整性、经济性、安全性也提出了新的要求。Biobank 2.0 阶段对生物样本质量的追求也导致管理复杂性增加，运营成本大幅攀升，尤其是随着样本规模日益扩大，可持续性已经成为越来越多的临床生物样本库不得不考虑的重大问题。与 Biobank 1.0 和 Biobank 2.0 的产品导向模式不同，Biobank 3.0 强调用户导向，更加关注投资人、捐赠者、研究者的需求。Biobank 3.0 追求的不只是质量，更是一种弹性化的生物样本及关联数据的采集和管理能力，能够灵活地满足不同使用者关于临床生物样本的应用需求。在临床生物样本库的不同发展阶段，对信息化也相应提出不同的要求，具体如表 7-1 所示。

表 7-1　临床生物样本库发展与信息化需求

	Biobank 1.0	Biobank 2.0	Biobank 3.0
焦点	数量	质量	使用者
样本数量	+++++	+++	++
临床数据	++	+++	++++
样本数据	+	+++++	++++
使用者需求	+	+	+++++
可持续性	+	+	++++

（续表）

	Biobank 1.0	Biobank 2.0	Biobank 3.0
信息化要求	(1) 样本存储位置管理 (2) 简单的数据注释 (3) 简单的数据查询与检索	(1) 标准化数据 (2) 样本全生命周期管理 (3) 规范化临床数据采集与管理 (4) 多维数据集成 (5) 灵活数据查询与检索 (6) 运行统计与报告 (7) 数据交换与共享 (8) 数据安全与隐私保护	(1) 标准化数据 (2) 样本全生命周期管理 (3) 项目导向的 SOP 支持与控制 (4) 项目导向的临床数据采集与管理 (5) 多维数据集成 (6) 灵活数据查询与检索 (7) 运行统计与报告 (8) 数据交换与共享 (9) 数据安全与隐私保护

（表中数据来自参考文献[5]）

7.3.2 组织管理

生物样本及关联数据的收集和管理实质上是一项多专业协同的工作[6]，需要由医护、检验、病理、后勤、实验技师、管理等不同的专业人员分工合作完成。其中，临床医师负责选择合格的研究对象、知情同意和临床数据原始记录工作；而护理人员、检验技师、病理医师需要承担生物标本的采集工作；后勤人员负责标本实体的运输流转；实验技师要负责标本的处理、分装、冻存、实验分析等任务；管理者负责运行管控与评价。临床生物样本库的多专业协同特点对组织管理提出了非常高的要求，尤其是在当前很多临床生物样本库从属于某个医疗机构的情况下，医院临床诊疗工作繁忙，如何组织各专业资源，形成有效的协同工作体系是一个非常重要的问题。这个问题直接决定着信息化的范围与边界，影响着参与者的多少及信息权责。目前，国内比较普遍的现象是在医疗机构内成立一个孤立的生物样本管理机构，该机构具体负责标本的收集、处理、分装和入出库管理工作。应该说，这种方式还停留在原始的 Biobank 1.0 阶段，样本的质量、关联数据的完整性、真实性、准确性都难以保证。因此，从真正提高临床生物样本库的质量和价值出发，依托机构应该建立多专业协同的组织体系，并通过信息化手段支持不同专业岗位的信息管理以及岗位间的流程衔接与管控。而立足于此，也会看到临床生物样本库的更多利益相关者以及他们的信息化需求（见图7-2）。

临床生物样本库在医疗机构内的层级定位是影响其信息化的另一重要管理因素。一般来说，按照隶属关系，依托某一医疗机构的临床生物样本库可以分为企业级（面向

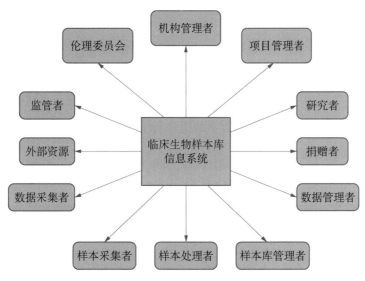

图 7-2 临床生物标本库关系人

机构所有科室)、部门级(面向科室)和个人级(专家主导)3 种形态,不同形态意味着不同的专业资源条件和技术基础条件。其中,企业级的临床生物样本库相对容易获得更多的专业资源支持,容易建立规范的样本采集与管理体系;部门级的临床生物样本库大多存在于一些机构内的优势科室,这些科室在专业资源获取上经常会受到一定程度的限制;个人级的临床生物样本库,在医疗机构内也大量存在,但往往难以形成规模效应,效率比较低,可以说是最不值得推荐的建设形态。不同形态的临床生物样本库在信息化方面也存在较大的差异性(见表 7-2)。

表 7-2 不同临床生物样本库信息化需求对比

	企业级	部门级	个人级
全流程协同	＋＋＋＋＋	＋＋＋	＋
数据获取方式	业务集成＋数据集成	数据集成＋人工誊抄	人工誊抄
个性化 SOP 支持	＋＋＋＋＋	＋＋＋	＋
多区域存储管理	＋＋＋＋＋	＋＋	＋
全面质量控制	＋＋＋＋＋	＋＋＋	＋
数据存储与管理	＋＋＋＋＋	＋＋	＋
数据检索与分析能力	＋＋＋＋＋	＋＋＋	＋
数据安全控制	＋＋＋＋＋	＋＋＋	＋
IT 系统运维能力	＋＋＋＋＋	＋＋	＋

除了机构内定位以及多专业协作之外,在组织形态上,现代临床生物样本库还面临着多中心协作的要求。不同机构需要遵循相同的标准收集样本和数据,基于统一的评价标准进行评估和管控,并按照研究需要进行生物样本调拨和数据联合检索。就多中心临床生物样本库信息化来说,有 3 种方案供选择:一是集中制,二是联邦制,三是混合制。混合制是集中制与联邦制两种方案的组合使用(见表 7-3)。具体采用哪种方式,只能依据项目具体情况确定。

表 7-3　多中心临床生物样本库实现方式

	集中制	联邦制
特点	(1) 软件系统集中部署; (2) 数据集中存储、检索; (3) 统一的操作平台	(1) 软件系统分布部署; (2) 数据分布存储、联合检索; (3) 分散的操作平台,统一的检索平台
硬件投入	低	高
复杂性	简单	复杂
统一数据标准	容易	困难
质量控制	容易	困难
数据存储规模	大	中等
网络依赖	依赖	不完全依赖
访问控制	简单	复杂
可靠性	中等	高
数据检索速度	快	慢

7.3.3　面向过程

临床生物样本库作为医药研究的重要基础材料,其质量的重要性(数据和标本)是毋庸置疑的。尤其是在经历了 Biobank 1.0 阶段的惨痛教训之后,质量保证(quality assurance,QA)和质量控制(quality control,QC)已经成为临床生物样本库建设工作的重中之重。而实现质量控制的有效途径就是过程化管理和精细化控制。国际标准化组织(ISO)针对生产和服务的质量保证标准体系 ISO 9000 系列,为临床生物样本库质量保证体系的建立提供了完善的技术框架(见图 7-3),对临床数据、生物样本采集、流转、利用过程的关键质量要素进行及时监测,并据此开展质量评估与持续改进,成为不断提高临床生物样本质量的重要手段。国际生物和环境样本库协会在 2009 年建立并持续发展的"标准分析前编码"(Standard PREanalytical Coding,SPREC)[7]充分阐述了行业领域关于质量控制的思考与行动,SPREC 用于记录不同种类的生物样本在分析前处理过程中的重要参数,其应用不仅有助于获得高质量的样本,而且为实验结果的准确性提供了保证[8]。

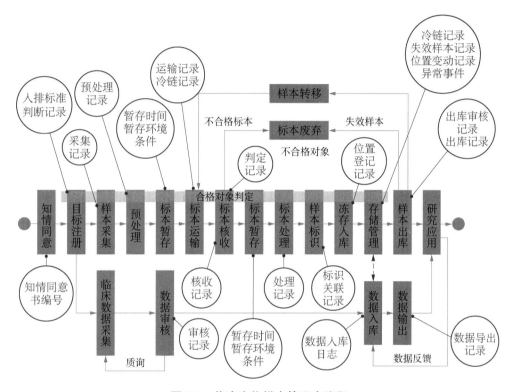

图 7-3　临床生物样本管理全流程

人们对临床生物样本库信息化过程及其指标的关注带来巨大的影响。过程化意味着基于流程的任务分解与协调,参与者的角色与信息职能被进一步明确,过程记录被进一步细化,关键环节控制也被进一步加强。通过过程化管理,将为每一份样本建立一套涵盖其生命周期的过程性档案,为评价其质量提供了重要的依据。这些因过程化而产生的新需求,成为推动临床生物样本库软件系统发展的重要动因。由此,临床 BIMS 从单机系统迈向网络化系统;样本实体管理也从简单的位置登记管理迈向复杂的全流程管理;相应的临床数据采集也由简单的数据录入转变为可追溯的管控式数据录入。

7.3.4 数据标准化

临床生物样本库的建立、发展与应用是一个日积月累的长期过程,与其有关的数据积累,包括临床数据、样本管理数据和生物数据等,迫切需要解决数据表达在时间、空间上的一致性问题,以支持不同时期、不同机构、不同人员所收集数据间的共享与利用,数据标准化正是保证数据一致性的重要方法。国际标准化组织(ISO)自 20 世纪 60 年代开始,分 3 个阶段开展数据标准化的标准制订工作,并于 1999 年完成了《ISO/IEC 11179-1:1999 信息技术 数据元的规范与标准化》。后来,ISO/IEC 11179 更名为《信息技术 元数据注册系统(MDR)》(见图 7-4),我国同步引进作为 GB/T 18391《信息技术 数据元的规范与标准化》,这套标准体系对各个行业的信息互联互通发挥了重要作用。在医药卫生信息化领域,ISO 11179 也同样产生了巨大的影响,一些著名的生物医学信息平台和数据标准就构建在它的基础之上,如美国 NCI 癌症生物医学信息网格(Cancer Biomedical Informatics Grid,caBIG)、美国国立神经疾病与卒中研究所(NINDS)公共数据元(https://commondataelements.ninds.nih.gov/#page=Default)、临床数据交换标准协会(Clinical Data Interchange Standards Consortium,

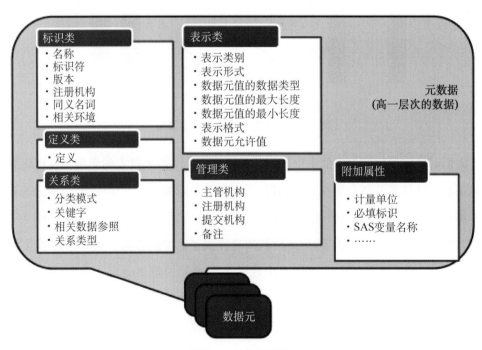

图 7-4 数据元描述

CDISC，http://www.cdisc.org/)标准等。中国卫生信息标准化委员会也在 ISO 11179
基础上，专门制定了一系列卫生信息化行业标准(WS/T 303～306，2009)[9-12]，成为推
动我国电子病历、电子健康档案数据标准化的重要指导文件。

ISO 11179、GB/T 18391 以及 WS/T 303～306 等系列标准的重要意义在于为如何
实现数据标准化建立了基准框架，特别是在生命科学与医疗卫生领域。随着信息技术、
新技术的快速应用，有关生命健康的数据实体日新月异，建立基于上述基础标准的数据
标准化管理体系，将为纷繁芜杂的海量医学数据提供一个规范有据的发展轨道。在这
样的标准框架下，所有领域的数据都会以数据元(data element，DE)的形式进行规范化
表达，数据元成为领域信息建模、数据库设计、软件开发、质量控制、数据交换的基础。
对于临床生物样本库信息化来说，需要进行标准化的数据项目包括但不限于样本数据
(编号、类型、数量、存储位置、温度、冻存介质、采集时间、冻存时间、采集人、来源机构
等)、临床数据(编号、人口统计学资料、个人史、既往史、手术史、现病史、检验检查、诊
断、治疗、随访等)、生物数据(DNA、RNA、蛋白质等)等内容。

7.3.5 临床数据采集

在临床生物样本库发展的早期，相对于生物样本实体收集来说，临床数据收集并没
有得到足够的重视，临床数据大多要通过回顾患者的诊疗记录进行二次摘录[13]。但由
于原始诊疗记录往往缺乏规划，来源于不同机构、不同人员的针对同种疾病的医疗记录
间普遍存在差异，医疗记录内容的完整性、结构化、规范性都存在不少问题，从中查找满
足条件的临床病例并摘录其数据无疑是一项耗时、耗力的艰苦工作，这种数据收集模式
很难用于支持大规模临床生物样本库的建设。随着转化医学、精准医学的兴起，医学研
究迫切需要大规模、高质量的临床生物样本资源，这也对临床数据采集工作提出了更高
的要求。基于研究目标的数据采集方案设计是临床生物样本库设计阶段需要完成的核
心任务之一。明确的数据规划对于合理选择数据采集手段、保证数据的完整性和一致
性具有重要作用。

7.3.5.1 电子数据采集

在很长一段时间内，纸张是人们记录数据的主要介质形式，但随着新技术、新思想、
新方法的引入，医学数据收集方式也在不断变化。从早期的纸张记录到电子表格，从单
机系统到网络化系统，从常规的 WEB 登记到专业化软件系统，从人工采集到自动化采

集,从孤立录入发展到数据整合。电子化、网络化成为现代医学数据收集的主要特征。

相对于传统的纸质记录,数据电子化带来的不仅是数据记录形式的改变,电子化数据的输入、修改、传播和存储特点都要求必须建立更加严密的数据管控系统,保证数据的可追溯性、易读性、及时性、原始性和准确性,而这些要求对科研数据采集软件的设计和开发也有非常重要的影响。为了确保电子化记录及电子签名在可信度方面等同于传统的纸张记录及签名,美国《联邦法规21章》第11款(21 CFR Part 11)对生产、使用和保存电子记录的系统提出了一系列的要求[14-16],包括:系统准确性、可靠性、稳定性的验证,识别无效数据和数据变更能力的验证,数据拷贝管理,数据保存与保护,用户授权访问控制,基于时间戳的数据审计,数据输入验证等。尽管该条款代表美国关于电子化记录的法律要求,但这并不妨碍我国借鉴。相信随着国内医学研究领域信息化的发展,我国围绕电子化记录有效性保证的有关法律、法规也会逐步完善。不管国内外法律条款形式有何差异,但围绕保证电子化数据准确、真实、可靠、安全的相关技术考虑和设计应该是趋同的。

随着研究数据电子化相关法规、制度的逐步健全,用于支持临床研究的软件系统日趋专业化。电子数据采集系统(简称 EDC 系统)是这个领域的代表性系统,其功能也从早期的单纯数据录入逐步向临床研究的全过程支持发展。当前,一个典型的 EDC 系统必须能够满足以下需求。

1) 研究方案编辑

方案是 EDC 系统的核心,系统应允许研究者定义研究日历,设计 CRF 模板,将 CRF 模板匹配到研究日历,建立研究者的用户、角色与权限,设置受试者入选和排除条件,建立数据质量控制规则、统计报告与数据分析计划等。

2) 登记、筛选与计划

研究者可以利用 EDC 系统登记用于筛选受试对象的入选条件和排除条件,并对受试对象的合格性进行判定。另外,EDC 系统也应具有与电子病历系统的数据交换能力,以便从既往病例中自动获取潜在的受试者信息,加快研究对象招募进程。对于最终入选的受试者,系统将按照研究日历以及事件窗口为其创建访视计划表,以便系统提醒研究者或受试者及时完成约定的研究任务。

3) 研究执行

通过 EDC 系统,研究者可以通过设定的条件对纳入研究的受试者进行分组管理;及时获取受试者研究计划的完成情况,按照研究计划完整、及时、准确地完成科研数据采集工作,跟踪、记录并处理受试者在研究过程中出现的不良事件;系统应该能够监控研究活动相对研究方案的偏离情况,并终止相应的研究活动。

4）报告与分析

EDC 系统应为研究管理者提供必要的报告和统计功能,从进度、质量、成本等多个维度加强整个研究过程的管理能力。这些统计报告会涉及研究过程的各主要断面,如受试者招募进度、受试者的人群分层、不合格受试者列表、不良事件报告、数据质量报告、异常退出受试者报告、受试者研究阶段分布报告等。除此之外,EDC 系统需要结合使用者的需求提供报告的定制化功能。EDC 系统还应该支持数据的批量转出和去标识化,并将这些数据转换成常用统计软件能够接受的数据格式,以完成后续的数据分析工作。

7.3.5.2　临床科研一体化采集

在具体实践中,临床生物样本库大多依托于医疗机构建设和运行。近十年来,医疗机构内以临床诊疗业务为主体的信息化系统得到快速发展,挂号系统、病历系统、医嘱系统、检验系统、医学影像系统、手术麻醉系统、重症监护系统、病理系统等每天都在以患者为单位产生大量的临床数据,被纳入临床生物样本库患者的很多临床数据事实上都已经以电子化的形式存在于医疗机构的各种业务信息系统之中,如果这些数据能够直接为临床生物样本库所用,将大大提高临床生物样本库的数据收集效率,减少因为数据誊抄所带来的错误风险。将电子健康档案(EHR)/电子病历(EMR)直接转换为服务医学研究的数据资源已经成为全球范围内的热点。

1）临床数据形态与研究适用性

广义的电子病历系统涵盖所有的临床工作系统(见表 7-4)。这些系统各自支撑着所在临床工作环节的业务操作和数据管理,不同类型的系统产生不同形态的数据,而这些数据的生产者可能是仪器设备,也可能是医护人员。对有关医疗机构常见临床信息系统所产生数据及数据生产者的情况分析如下表所示。

表 7-4　医院常见临床信息系统、数据类型与生产者

系统名称	数据	类型	生产者
出入院登记系统	出入院记录	结构化	人工
门诊病历系统	门诊病历	自由文本/结构化	人工
住院病历系统	首程/入院记录/查房记录/手术记录/出院记录/不良事件	自由文本/结构化	人工

（续表）

系统名称	数据	类型	生产者
医嘱系统	医嘱记录	结构化	人工
收费系统	收费记录	结构化	人工
检验系统	检验记录	结构化	设备
医学影像系统	影像记录	二进制数据	设备
	检查报告	自由文本/结构化	人工
病理系统	病理图片	二进制数据	设备
	检查报告	自由文本/结构化	人工
电生理系统	波形记录	二进制数据	设备
	测量数值	结构化	设备
	心电检查报告	自由文本/结构化	人工
手术麻醉系统	术前记录/麻醉记录/术中给药/麻醉小结/术后随访	结构化	人工
	术中监护	结构化	设备
ICU 系统	生命体征监护	结构化	设备
	物理/药物干预记录	结构化	设备
	病历记录/护理记录	自由文本	人工
发药系统	发药记录	结构化	人工
随访系统	随访记录	结构化	人工

　　由人工产生的数据，尤其是自由文本相对于仪器设备产生的数据往往具有很大的多变性。不同机构、不同专业、不同人员甚至一个人在不同的时点，对同类患者的疾病描述都会存在完整性和一致性方面的问题，这些问题给后续的科研应用带来很大的困惑。当前，应对这一问题的有效办法就是尽可能实现临床记录的结构化，并加以严格的质量控制，从而保证临床记录的质量水平。但即便如此，将临床数据用于临床研究仍然面临一些深层次的挑战。这些问题是由临床实践与医学研究过程的差异性所决定的，也正是这些问题决定了不能笼统地将电子病历系统用于所有的临床研究[17]。

　　（1）由仪器、设备产生的数据，既可以用于支持观察性研究，也可以用于支持临床试验。

　　（2）由临床医护人员产生的数据，如主观病历记录等，在前瞻性设计、预先结构化的前提下，适用于支持观察性研究。而对于临床试验来说，因为项目和方案的多样化，若将 CRF 表数据收集与病历记录混同在一起,必然会给临床工作带来困惑和不便。

2)完善临床信息系统,积累临床研究资源

通过前述分析,可以看到随着临床业务环节信息化水平的不断提高,越来越多的数据资源可以用于支持医学研究工作。不同于传统的随机对照试验(randomized controlled trial,RCT)研究,在临床实践过程中所收集的各种数据资料更加全面、真实地反映了真实世界中的疾病发生、发展过程以及相关医疗干预所带来的效果。这对于医药产品的长期安全和功效监测及不同医药产品之间的疗效比,以及推动医药产品的改进与发展,无疑具有巨大价值。2016 年,美国 FDA 发布了在前瞻性临床研究中应用电子病历数据的行业指南草案,对其中所涉及的主要问题进行了探讨和规定,也为临床科研一体化电子病历系统设计、开发与应用提出了相应的要求[18]。

(1)与 EDC 系统的互操作能力;

(2)应保证其产生的数据符合 ALCOA[可溯源(attributable)、易辨识(legible)、及时(contemporaneous)、原始(original)、正确(accurate)]要求;

(3)应建立完善的质量控制手段,保证数据的完整性、可靠性和安全性;

(4)只允许授权用户操作和访问;

(5)数据生产者的身份可明确辨识;

(6)应具备数据审计功能,能够跟踪、记录数据的所有变化;

(7)数据长期保存备查。

综合考虑前瞻性临床试验以及回顾性观察研究的数据获取需求,在医疗机构内建立临床科研一体化的电子病历系统,需要做好以下几个方面的工作。

(1)以病种为单位,从服务中长期研究目标出发,采用前瞻性观察队列研究设计,对临床数据的内容进行规划;

(2)按照数据标准化规则,对数据项进行标准化定义,完善数据元字典;

(3)结合临床业务特点,通过数据溯源分析,定位研究数据的最佳采集点;

(4)对于人工采集的主观病历记录,基于已开发的数据元字典,进行模板的结构化改造,将科研数据项以结构化元素的形式放入模板中,并建立相应的质量控制规则;

(5)完善主观病历记录质量控制能力,能够按照既定的规则对所有的科研数据项进行质量控制,并提示有问题的数据项;

(6)完善各种电子病历系统[包括电子病历系统、实验室(检验科)信息系统、医学影

像系统等]的数据审计功能,为每个数据建立完整的数据标识符("创建者"+"创建时间"+"受试者")以及数据修改痕迹链;

(7) 对于非人工采集的临床数据,可以通过交换接口,自动从相关系统中抽取所需数据;

(8) 将以上来自各个系统的数据记录先进行去标识处理,然后按照临床逻辑进行重组,为每位患者建立基于时间轴的诊疗队列数据;

(9) 为研究者提供数据查询检索接口,可以按照预设的条件输出满足条件患者的指定数据,并和统计系统对接;

(10) 能够对接电子数据采集系统,实现针对具体研究方案的数据利用。

7.3.6　访问与控制

建立临床生物样本库的目的不仅在于保存,更重要的是能够方便研究者快速找到所需要的临床研究样本[3],这是评价样本库管理水平的一个重要指标。一份样本能否为研究者所用,会受到很多方面因素的影响。基于这些影响因素的样本访问控制是生物样本库信息化管理必须要考虑的重要环节。通常,信息系统需要为研究者提供直观、简便的样本资源检索服务接口,允许研究者定义检索条件以筛选合格的病例及其样本。筛选条件可能包括不同的临床表型(phenotype)数据变量,如性别、年龄、诊断、合并疾病等。表面上系统一般会返回符合用户指定条件的资源列表,以便检索者进行下一步操作,但在系统内部远不是表面上看起来这么简单,在判断是否将一个病例及其样本返回给研究者之前,系统必须从以下几个方面考虑其是否可以被访问。

一是知情同意控制问题。如果捐赠者的知情同意仅限于某个具体的研究项目,其他研究项目可能就无法使用该捐赠者的样本和数据,除非获得该捐赠者的再次知情同意。信息管理系统应该能够辨别每份样本附带的知情同意类型,并提供不同的状态反馈。

二是样本所有权问题。国内生物样本及其数据的采集与保存往往是依托研究课题并通过医疗机构的专业技术人员完成的,这也意味着课题负责人或其所在部门拥有对样本及数据的控制权。信息管理系统应该给这些负责人提供针对所持有样本的访问策略定义能力,以决定哪些样本可以被访问,哪些样本被保护。系统根据研究者的检索条件进行检索时,原则上只能返回被允许访问的资源列表。

三是目标标记物问题。研究者在利用生物样本进行实验分析时,其实验目标应该是相对明确的,因此,研究者在筛选研究样本时,信息系统应该能够根据研究者的实验预期提供恰当的样本。不同的样本分析前过程往往会对研究结果产生重要影响。

四是数据复用问题。随着样本的研究使用,样本附带的生物数据会不断地反馈到数据库中,实体样本变成了数据化样本,信息系统在为研究者筛选研究样本时,应该优先考虑现有的数据化样本是否能够满足研究者的需求,避免重复性样本实验,提高样本利用效率。

7.3.7　互联与共享

针对复杂疾病、罕见疾病生物标志物的研究和验证需要大批量的临床生物样本资源,其规模需求往往超出一家样本库的供给能力,因此,多中心间的样本和数据资源交换和共享成为医学研究工作的迫切要求。研究者都希望能够有一个统一的检索接口用于快速查找符合其研究条件的生物样本和数据。这就要求不同的生物样本库机构能够将所持有的样本资源信息公布出来,并汇总形成一个公共的样本资源数据库供研究者查找研究样本。但因为涉及样本和数据权益,要求各机构将样本及其关联数据全部分享出来并不现实。通行的做法是建立一个能被普遍接受的资源摘要数据集,各个机构按照摘要数据集的要求提供相关信息。通过这些信息,研究者可以直观了解各种疾病资源的类型和分布情况,为进一步获取研究资源提供便利。国际上以泛欧洲生物样本库与生物分子资源研究设施(Biobanking and Biomolecular Resources Research Infrastructure,BBMRI)为代表,已经制定了生物样本库信息交换标准——生物样本库信息共享最小数据集(minimum information about biobank data sharing),即MIABIS[19],用以推动泛欧洲国家生物样本库之间的资源共享。一些国家级组织,如英国的国家肿瘤研究所(NCRI)肿瘤样本库联盟[20],也在此基础上进一步完善,继而形成自己的标准。相对而言,我国在临床生物样本资源共享标准开发方面还比较滞后,欧美发达国家的先行经验为我们提供了有益的借鉴。

7.3.8　隐私与安全

涉及生物样本及数据的隐私和安全保护不仅是医学伦理的要求,同时也是获得捐赠者支持的先决条件,用户隐私信息的泄漏会严重影响生物样本库的可持续性。当对捐赠者的生物样本和临床数据以数字化形式进行收集、保存和利用时,对隐私和数据安全的保护更为重要。因此,在信息管理系统的设计上务必要做好匿名化操作,尽可能去除涉及捐赠者隐私的有关数据或者进行加密处理。匿名化的基本过程如图7-5所示。

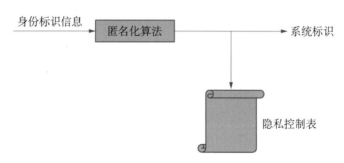

图 7-5　数据匿名化处理模式

其中,涉及捐赠者的隐私数据经过匿名化算法处理,将产生一个唯一的系统标识,这个标识主要用来串联捐赠者的所有数据记录。另外,在匿名化算法的选择上,开发者也可以根据研究方案的伦理要求,选择可逆或不可逆两种处理方式,在完成匿名化处理后,也可以将捐赠者的隐私信息与系统标识单纯保存到另外的隐私控制表中,以保证在需要时快速还原捐赠者的真实标识。当然,针对隐私控制表必须建立严格的保护措施,包括密码保护和加密存储等。在进行捐赠者身份匿名化处理之前,还有一个很重要的问题需要解决,那就是对隐私数据的定义。在这方面国际上还缺乏统一的标准,美国健康保险携带和责任法案(Health Insurance Portability and Accountability Act,HIPPA)罗列的18类受保护的健康信息(protected health information,PHI)[21],可以在开发信息系统时予以借鉴。

7.4　小结与展望

正如此前提到的,临床生物样本库不只是实体样本的存储库,更是一个大型的数据库。信息化已经成为生物样本库不可或缺的重要工具,并全面渗透到生物样本及相关数据的生产、质量控制、管理和利用的所有环节。因此,信息化也必然随着生物样本库的发展而不断调整。ISBER信息化工作组在2015年度报告中对生物样本库信息化的发展趋势提出了3个观点,即数据标准化、数据集成化和数据共享[22]。应该说,这些词语对于生物样本库的建设者和管理者来说并不陌生，都是已经谈论多年的话题。在这个时点之所以被再次提出，一方面说明生物样本库信息化建设在这几个方面的进展并不顺畅，另一方面也更能说明数据标准化、集成化、共享是大家深思熟虑的科学选择。我国临床生物样本库信息化仍然处于起步阶段，但具有后发优势，医院信息化水平发展迅猛，再加上巨大的病例资源优势，这些都奠定了建设国际一流临床生物样本资源平台，并借以抢占精准医学制高点的基础优势。我国卫生、科技主管部门以及一批有远见卓识的专家，已经对临床生物样本库信息化提出了一些非常具体的技术要求：

（1）以专科疾病为切入点，推动临床数据项目和医疗记录内容的标准化工作，从根源上解决医学数据采集混乱、难以共享的问题。

（2）临床数据和生物样本要统筹设计、同步收集。充分利用医院信息化技术条件，完善临床业务内容和质量，无须人工二次采集，通过集成整合方式，将临床业务数据直接转换为研究资源数据。通过信息化手段，实现临床实践与临床科研有机衔接，形成以研究为依据，以临床为实践的学习型闭环医疗服务体系。

（3）以信息化促进过程化和精细化管理，建立持续改进的质量保证体系，满足医学研究对生物样本与相关数据的质量要求。

（4）打破小而散的被动局面，借助国家级、区域级医学研究网络平台，推动医学数据标准普及以及网络内数据和样本资源的共享，更进一步发挥临床资源规模优势。

（5）建立数据驱动的新型医学研究模式，以海量数据、大数据技术为基础，加快科学发现和临床验证工作，提高重大疾病防治能力，带动医药产业发展。

汇聚来自政府、科研机构、产业等不同层面专家的见解，同时结合临床生物样本库信息化的具体实践，可以看到统筹规划临床数据与生物样本资源、发展专科疾病数据标准、多维数据集成与整合、全面质量管理、资源交换与共享、创新数据应用模式等已经成为临床生物样本库信息化的重要发展方向。

参考文献

［1］ OECD Organization for Economic Cooperation and Development. OECD guidelines on human biobanks and genetic research databases[J]. Eur J Health Law，2010，17(2)：191-204.

［2］ Fearn P，Michels C，Meagher K，et al. 2012 International Society for Biological and Environmental Repositories Informatics Working Group：survey results and conclusions［J］. Biopreserv Biobank，2013，11(1)：64-66.

［3］ Quinlan P R, Groves M, Jordan L B, et al. The informatics challenges facing biobanks: a perspective from a United Kingdom biobanking network ［J］. Biopreserv Biobank, 2015,13(5): 363-370.

［4］ Litton J E. Biobank informatics: connecting genotypes and phenotypes ［J］. Methods Mol Biol, 2011,675:343-361.

［5］ Simeon-Dubach D, Watson P. Biobanking 3.0: evidence based and customer focused biobanking ［J］. Clin Biochem, 2014,47(4-5):300-308.

［6］ Yamada K A, Patel A Y, Ewald G A, et al. How to build an integrated biobank: the Washington University Translational Cardiovascular Biobank & Repository experience ［J］. Clin Transl Sci, 2013,6(3):226-231.

［7］ Nanni U, Betsou F, Riondino S, et al. SPRECware: software tools for Standard PREanalytical Code (SPREC) labeling-effective exchange and search of stored biospecimens ［J］. Int J Biol Markers, 2012,27(3):e272-e279.

［8］ 马蓓颖,陈畅,郭爱华,等. 样本分析前变量在生物样本库中的应用探讨［J］. 转化医学杂志,2015, 4(5):270-272.

［9］ 中国人民解放军总医院. WS/T 303—2009 卫生信息数据元标准化规则［S］. 北京:中国标准出版社,2009.

［10］ 中国人民解放军总医院. WS/T 304—2009 卫生信息数据模式描述指南［S］. 北京:中国标准出版社,2009.

［11］ 中国人民解放军总医院. WS/T 305—2009 卫生信息数据集元数据规范［S］. 北京:中国标准出版社,2009.

［12］ 中国人民解放军总医院. WS/T 306—2009 卫生信息数据集分类与编码规则［S］. 北京:中国标准出版社,2009.

［13］ Tukacs E, Korotil A, Maros-Szabo Z, et al. Model requirements for Biobank Software Systems ［J］. Bioinformation, 2012,8(6):290-292.

［14］ U.S. Food and Drug Administration. CFR-Code of Federal Regulations Title 21［EB/OL］. http://www.accessdata.fda.gov/scripts/cdrh/cfdocs/cfcfr/CFRSearch.cfm? fr=11.1.

［15］ U.S. Depatment of Health and Human Services, U.S. Food and Drug Administration, U.S. Center for Drug Evaluation and Research, et al. Guidance for Industry Part 11, Electronic Records: Electromic Signatures—Scope and Application ［EB/OL］. http://www.fda.gov/downloads/regulatoryinformation/guidances/ucm125125.pdf.

［16］ U.S. Department of Health and Human Services, U.S. Food and Drug Administration, U.S. Office of the Commissioner. Guidance for Industry Computerized Systems Used in Clinical Investigations［EB/OL］. http://www.fda.gov/OHRMS/DOCKETS/98fr/04d-0440-gdl0002.pdf.

［17］ Brown S M. Clinical Research Informatics ［M］. London: Springer, 2012:137-146.

［18］ U.S. Department of Health and Human Services, U.S. Food and Drug Administration, U.S. Center for Drug Evaluation and Research, et al. Use of Electronic Health Record Data in Clinical Investigations［EB/OL］. http://www.fda.gov/downloads/Drugs/GuidanceComplianceRegulatory Information/Guidances/UCM501068.pdf.

［19］ MIABIS: Minimum Information About BIobank data Sharing ［EB/OL］. https://github.com/MIABIS/miabis/wiki.

［20］ Quinlan P R, Mistry G, Bullbeck H, et al. A data standard for sourcing fit-for-purpose biological samples in an integrated virtual network of biobanks ［J］. Biopreserv Biobank, 2014,12(3):184-191.

［21］ Health Insurance Portability and Accountability Act（HIPAA）［EB/OL］. http：//dshs. texas. gov/hipaa/default. shtm.

［22］ International Society for Biological and Environmental Repositories Informatics Working Group. Current topics in biobanking informatics：standards，security and other discussions［EB/OL］. http：//www. isber. org.

8

临床生物样本库的
质量控制体系

　　质量控制(quality control，QC)是质量管理不可或缺的组成部分，应贯穿于临床生物样本库整个运行过程。GB/T 19000 - ISO 9000 族标准对质量控制的诠释是致力于满足质量要求。美国病理学家协会(College of American Pathologist，CAP)在其生物样本库认可程序(biorepository accreditation program，BAP)中对于"生物样本库质量控制"的解读是：质量控制是由分析过程中用于检测、减少和纠正缺陷的程序和技术组成，是一个监视过程，此过程系统定期地对人员的活动、设备和材料的性能进行观察，当性能不符合生物样本库制定的标准时，可对性能符合性和所采取的措施进行记录；是旨在监控测试方法和结果，以确保测试系统性能的一套程序。总之，质量控制是一个技术性操作系统，临床生物样本库的质量控制是为达到和保持生物样本质量而进行控制的技术措施和管理措施方面的活动，即通过监视生物样本的采集、处理、储存、运输、分发、检测、分析等全过程，消除过程中引起样本质量不合格或不满意效果的因素而采取的操作技术和相关活动，从而使质量达到要求。本章系统阐述了临床生物样本库各种样本类型如固体、液体、细胞和核酸样本现有的质量控制方法，介绍了国际生物和环境样本库协会(International Society for Biological and Environmental Repositories，ISBER)生物样本科学工作组目前已汇总确定了的生物样本分子质量控制工具及质量控制范围、标准分析前编码(Standard PREanalytical Coding，SPREC)，同时阐明了临床生物样本库应建立质量控制团队和全过程质量控制体系，详解了临床生物样本库的质量控制体系需满足的要求及生物样本库认证认可的国内外概况，以期为临床生物样本库工作人员提供参考。

8.1 临床生物样本库的质量控制现状

8.1.1 概述

临床样本的质量控制,既可以用于判断上游样本收集、处理和/或储存情况,也可用于预测下游使用样本进行分析的可行性和/或有效性。临床生物样本库需确定质量控制标志物并根据一定的标准,采取一定的科学技术方法,对采集、处理、储存、运输过程中的样本进行检测分析和质量评估,从而判断下一步应采取的措施以保证样本的质量。

无论是用于预测下游方法的可行性和可靠性[如使用保存的石蜡包埋(FFPE)组织提取 DNA 进行甲基化检测是否可行? 由此得出的结果是否可靠?]还是对于上游临床生物样本的处理(如组织固定时间),目前,很少有适当的质量控制工具。

规定并标准化检测方法以评估临床采集生物样本的分子完整性是至关重要的。用于评估生物样本分子性能的质量控制标志物或工具在文献上没有达到共识。例如,评估 RNA 完整性的标准方法,如核糖体 RNA 测定和 RNA 完整值(RNA integrity number,RIN),对评估下游基因表达分析的潜在偏倚既不敏感,也不够特异[1]。所以,目前选择什么标志物? 采用什么最合适的检测方法进行生物样本的质量评估? 生物样本室间质量评估的标准方法是什么? 诸如此类的问题悬而未决。

8.1.2 质量控制方法

目前,国内外临床生物样本库根据特定的样本类型(固体、液体、细胞、DNA/RNA样本)初步建立了相应的质量控制方法(见图 8-1)。

对于固体组织样本而言,ISBER 的《生物样本库最佳实践 2012 科研用生物资源的采集、贮存、检索及分发》要求用于研究的组织样本的质量控制应符合研究方案。组织样本的质量控制可以由病理学家或细胞生物学家,或者完成相关培训的个人来完成,包括对特定组织的显微镜检查,对核酸和蛋白质等特殊分子的质量控制。最高的质量控制措施涉及丰富的宏观或微观解剖,即将病变组织制备成冷冻切片,对组织大体、微小结构进行分析,当然后续也可对潜在的分子表达进行分析。

临床来源的液体生物样本(如血清、血浆、尿液、唾液、脑脊液等),在某些情况下需

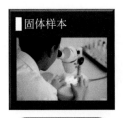
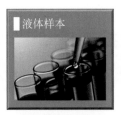
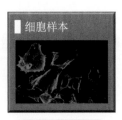
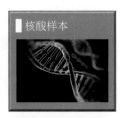

■固体样本

※由病理学、细胞学或训练有素的专业人员将组织切片后在大体结构、微小结构、分子水平分析

■液体样本

※对液体中特定物质进行检测,评估其完整性

※依靠已有的参照物和最终的分析手段

■细胞样本

※细胞活力评估

※细胞悬液的浓度

※DNA指纹用于鉴定细胞系

■核酸样本

※DNA/RNA的完整性、相对分子质量、RIN值

※DNA/RNA的浓度和纯度

※评估DNA的连锁缺失、甲基化状态

图 8-1 特定样本类型的质量控制方法

检测特定的分析物进行完整性评估,而在更多情况下,质量控制只能根据样本的最终用途依靠已有参照样本进行分析。

对于原代细胞培养或细胞株而言,需进行细菌、真菌、支原体和病毒的污染控制。冷冻、解冻后可对细胞活力和/或细胞悬浮液的纯度进行评估。DNA 指纹分析方法也可用于鉴定细胞系的建立[2]。

DNA 通常用分光光度法测量,如用 Nanodrop 公司的分光光度计判断 DNA 的量和纯度。DNA 纯度的测量标准是用分光光度法测量得到的 260 nm 和 280 nm 吸光度的比值(A_{260}/A_{280}),大于 1.8 表明 DNA 的纯度是可接受的,小于 1.6 表明有蛋白质污染或降解,大于 2.0 表示有 RNA 污染或降解[3]。为了评估 DNA 的质量,管家基因(如 β-球蛋白)的几套引物可用来扩增不同长度的 DNA 片段,最大扩增片段的大小与 DNA 的质量成正相关。最近,安捷伦科技公司开发的仪器 TapeStation 提供了一步法评估 DNA 的数量和质量[4]。

RNA 的测量也一样,抽提的总 RNA 应进行分光光度计检测和变性琼脂糖凝胶电泳检测。用分光光度计测量得到的 260 nm 和 280 nm 吸光度的比值(A_{260}/A_{280})应大于 2,大于 1.8 表示 RNA 的纯度可接受[4]。完整的 RNA 进行琼脂糖凝胶电泳有两个明显的条带,分别对应于 28S 和 18S 核糖体 RNA (rRNA)。RNA 完整度可以通过测量 28S 和 18S 核糖体 RNA 含量比值获得。28S/18S≥2 被认为是高质量的 RNA,而通常 28S/18S>1.0 时, RNA 可被视为质量好[5]。由于这种方法主观且依赖于凝胶图像判读等不足,新开发的自动化 RNA 质量测量设备,即 RNA 完整值(RIN)检测得到了广泛的应用[6,7]。

总之,可用不同的质量控制检测方法描述活性和非活性的生物样本。对活性样本而言,通过显微镜观察、流式细胞仪或免疫酶标技术检测评估其活性和功能性(如多能性、抗原反应性和运动力)。对没有活性的样本而言,一般通过免疫酶标技术、电泳、分子生物学检测评估分子完整性(如蛋白磷酸化状态、表位构象、rRNA 降解、脱氧核糖核酸的交联度)。

8.1.3 质量控制工具

研究已确认,分析前变量(如热或冷缺血时间,或处理的延迟)对生物分子的完整性会产生影响[7]。所以,对样本进行质量控制也可以用特殊的分子标志物评估分析前变量。ISBER 工作组基于全面的文献总结得出:最适用的质量控制工具是已知分析前变量的阈值和质量控制分析物的参考范围。目前,只有几个有意义的标志物被确定符合这些标准,如使用人可溶性白细胞分化抗原 40 配体(sCD40L)作为血清质量控制标志物评估血清在室温中的暴露,用血管内皮生长因子(vascular endothelial growth factor,VEGF)评估血清冻融等。由此可见,为了充分评估生物样本的质量,采用多个质量控制标志物是必要的,同时为待研究生物样本确定关键生物标志物对预测样本的完整性和质量是至关重要的[8]。

基于文献,ISBER 生物样本科学工作组汇总了目前已确定的生物样本分子质量控制工具及质量控制范围[9](见表 8-1)。

表 8-1 确定的生物样本质量控制工具及质量控制范围

质量控制工具	分析物类型	样本类型	质量控制范围
转铁蛋白受体	蛋白质	血清	离心前延迟
维生素 C	维生素	血清,EDTA 血浆	离心前延迟,储存条件
钾离子	离子	血清	4℃下离心前延迟
粒-巨噬细胞集落刺激因子,白细胞介素-1α,粒细胞集落刺激因子	蛋白质	EDTA 血浆 ± 蛋白酶抑制剂	离心前延迟
C3F 肽,纤维蛋白肽 A	多肽	血清,血浆	离心前延迟
促肾上腺皮质激素	激素	EDTA 血浆,血清	离心前延迟
可溶性 CD40 配体	蛋白质	血清	暴露于室温
维生素 E	维生素	EDTA 血浆	储存条件

（续表）

质量控制工具	分析物类型	样本类型	质量控制范围
基质金属蛋白酶-9	蛋白质	柠檬酸钠血浆	储存条件
血管内皮生长因子	蛋白质	血清	冻融,储存条件
白细胞介素-1β,白细胞介素-10,白细胞介素-15	蛋白质	肝素血浆	储存条件
基质金属蛋白酶-7	蛋白质	血清	冻融
白细胞介素-15,白细胞介素-17,γ干扰素	蛋白质	肝素血浆	冻融
细胞间黏附分子-1,溶质载体家族7成员5	RNA	EDTA 外周血单个核细胞	室温下离心前延迟
腺苷 A2a 受体,T 细胞受体 α 位点,T54 蛋白,肿瘤坏死因子受体超家族成员 14 淋巴细胞 G0/G1 开关基因,DNA 抑制剂 1 显性负调控螺旋-环-螺旋蛋白,白喉毒素受体	RNA	柠檬酸-葡萄糖外周血单个核细胞	室温下离心前延迟
核受体亚家族 4,A 组,成员 2,双调蛋白///LOC653193,肌腱膜纤维肉瘤癌基因同源物 F	RNA	柠檬酸-葡萄糖外周血单个核细胞	室温下离心前延迟
肿瘤坏死因子-α	蛋白质	尿液	处理前延迟
肾上腺素,多巴胺	复合物	尿液	储存条件
α1-抗胰蛋白酶	蛋白质	尿液	冻融
缩短的胱抑素-C	蛋白质	脑脊液	储存条件
T 细胞释放 γ 干扰素反应	蛋白质	活性外周血单个核细胞	储存条件
双重特异性磷酸酶 1 表达	RNA	新鲜前列腺组织	热缺血时间
双重特异性磷酸酶 1、1a,早期生长反应基因 1,碱性螺旋-环-螺旋家族成员 E40(别名 bHLHb2),蛋白磷酸酶 1 的调节亚基 15A(别名 Gadd34、Myd116),溶质载体家族成员 25,B 细胞易位基因 2,趋化因子	RNA	冷冻组织	冷缺血时间
对酪氨酸,原癌基因人类表皮生长因子受体 2(别名 HER2、Neu)-酪氨酸 1248,局部粘着斑激酶	蛋白质	乳腺组织	冷缺血时间
肌球蛋白重链,平滑肌亚型	蛋白质	前列腺组织	冷缺血时间

(表中数据来自参考文献[9])

8.1.4 标准分析前编码

控制分析前变量是一个特别具有挑战性且复杂的问题，因为通过分析分子数据获得样本分子质量的影响因素不仅取决于被分析的生物分子的种类（DNA、RNA、蛋白质、代谢物），也取决于分析方法的类型（多重与单一，定性与定量）、特异性和敏感性。

对所选择特定分析前变量方法稳定性的要求是，临床生物样本库方法的验证既要能控制分析前变量，又要确定这些因素不影响对科研样本质量的鉴定。

为了有效地管理和追溯影响生物样本分析前质量的参数，需要在不同的生物样本库之间提供一套有效的、具有沟通性和相互可操作性的标准化代码。ISBER 组织了生物样本科学工作组于 2009 年开发了标准分析前编码（Standard PREanalytical Coding，SPREC），用于帮助对临床上不同种类液体、固体样本及其衍生物的主要影响分析前质量的参数进行区分记录，实现了生物样本库间的沟通，随后进行了不断的补充完善（见图 8-2）。

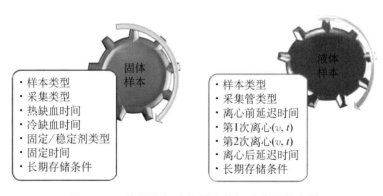

图 8-2　固体样本与液体样本的标准分析前变量

在美国、欧洲、韩国和澳大利亚有多个生物样本库（生物样本网络）及几个商业生物样本库的实验室信息管理系统已经推行了 SPREC。SPREC 被收纳在由瑞典生物样本库与生物分子资源研究设施（BBMRI. se）提出的"用最少的数据实现生物样本、信息和数据的共享"的理念中。SPREC 也已经成为瑞典生物样本库与生物分子资源研究设施旗下的卫生保健中心和研究机构的国家级标准。另外，在美国病理学组织的生物样本库认可清单中也多次提到了 SPREC。推行 SPREC 有望在临床生物样本库的环境下，促进和巩固国际多中心的生物标志物识别研究和生物样本研究。在中国，热衷于生物样本库事业的同行们成立了志愿者队伍,对 SPREC 进行了汉化和推广,并开发了专门的工具 SPRECer 与样本库管理软件对接,便于对样本标准分析前变量的查询、批量导入和解析。这将有利于中国生物样本库提高质量,开展各项多中心合作,实现样本资源共享。

为了达到控制分析前变量这一目标,两种主要的方法可用于生物样本库。第 1 种方法是优化生物样本质量从而直接减少和/或控制分析前的偏倚。但是,大多数临床机构控制影响生物分子完整性分析前变量的能力有限,如手术或热缺血时间。因此,在临床上必须应用第 2 种方法,即回顾性应用适当的测试以准确地评估每个生物样本生物分子的完整性状态。这个过程对下游实施高通量定量检测进行临床分子诊断至关重要。

8.2 临床生物样本库质量控制体系的建立

临床生物样本库应建立致力于满足样本质量要求的全过程质量控制体系。在样本的采集、处理、运输、储存等各个环节采用质量测量、数据统计等方法分析影响样本质量的原因,从而消除各质量环节上所有阶段引起不合格或不满意质量的因素,控制样本的质量,使之符合质量要求。

临床生物样本库的质量控制体系需满足以下要求[10]。

(1) 建立和实施确认程序,对新的或者有变化的过程、程序、设备、软件、试剂或者其他关键物料进行系统检查。

(2) 建立和实施临床样本质量投诉的处理程序,指定质量控制实验室或质量管理人员负责,并对投诉进行调查处理及详细记录。

(3) 建立和实施不合格品控制程序,对不符合要求的临床样本和物料等采取控制措施,包括发现、标识、报告、隔离、评价和处置。

(4) 对纠正措施和预防措施的实施及其效果进行验证记录。

(5) 质量责任人应定期对临床生物样本库的活动过程进行过程检查,过程检查应涉及体系覆盖的所有部门、场所。

(6) 按规定/计划开展日常质量控制,重视和建立科研人员对样本质量的反馈机制并定期发布样本的质量控制信息。

① 建立质量抽检程序,规定样本、原辅材料、关键设备、工艺卫生、检测试剂的抽检频率和抽检量。

② 制订和实施临床样本质量抽检操作规程,并按规定频率进行抽检。

③ 制订和实施工艺卫生质量抽检操作规程,如净化台尘埃粒子、噪声、风速检测每季度一次,紫外灯强度监控每半年一次。

④鼓励参加第三方机构的室间质量评估活动。

8.3　临床生物样本库质量控制团队的建立

临床生物样本库应设立质量部或规定专人负责临床生物样本库质量管理工作体系的建立、保持与持续改进,负责内审、协助管理评审和外审的实施。对出现的质量问题,组织有关部门分析原因,提出处理意见。

建立一支素质较高的质量控制技术队伍,明确岗位职责,做好质量控制人员的培训与考核,形成全员参与的良好氛围,为提升临床样本质量打下坚实的基础并提供有力的保障。

8.4　临床生物样本库的全过程质量控制

质量控制应贯穿于整个临床生物样本库的运作过程中。就生物样本的生命周期而言,全过程质量控制应当关注的因素可分为分析/检测前、分析/检测中和分析/检测后质量控制,每个过程都有各自的质量控制关键因素(见图8-3)。

临床生物样本库应着重关注分析前因素,减少或避免对质量影响的同时,还应关注分析及分析后因素,建立样本信息反馈机制,了解并收集研究者在使用样本后对样本质量的评价信息。实现临床样本全过程质量控制的关键是建立并遵循标准,对方法学进行验证,严格执行标准操作程序(standard operating procedure,SOP)并完整记录,通过内审、管理评审等进行质量督查。

为避免分析因素影响质量,临床生物样本库也应当按照美国 CLIA'88 能力比对检验的分析质量要求的规定,质量控制的范畴应涵盖设施和环境、检测方法、仪器和外部供应品、操作手册等。建立仪器性能的确认方法、检测系统的功能维护、检定、校准和校

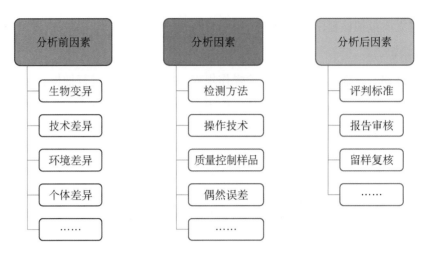

图 8-3　生物样本全过程质量控制因素

分析前/检测前因素:在进行样本质量评估前,影响并决定样本质量的多种因素统称为分析前因素或变量。分析/检测因素:主要是在分析过程中采用对照、标准化等措施尽可能减少分析因素造成的影响,尽量反映样本的真实情况,它也决定了最终的分析结果。分析后/检测后因素:主要是报告签发程序(标准、审核、发放、疑问复核)

准验证,开展室内质量控制,参加室间质量评价,制定纠正措施并记录质量控制结果。

8.5　临床生物样本库的室内质量控制

临床生物样本库应建立覆盖样本全过程的室内质量控制(internal quality control, IQC)程序(抽检样本),可通过内部人员比对、方法比对、仪器比对等进行复现性检测、质量控制样品检测等。有关临床样本内部质量检测应关注的细节参见中国医药生物技术协会组织生物样本库分会制定的《生物样本库质量达标检查手册》[11]。样本质量检测内容如表 8-2 所示。

表 8-2　生物样本质量检测

建立质量控制检测程序文件及操作过程	建立库内样本和外来样本的质量控制检测程序文件,并按规定的频次进行样本质量检测 (1) 质量检测程序文件覆盖检测前、检测中、检测后整个过程 (2) 程序文件和标准操作规程的项目至少包括待检样本管理、试剂的管理、样本检测技术及方法、质量控制、检测结果分析与记录、检测报告 (3) 标准操作规程内容完整,格式规范化,应包括目的,职责,适用范围,原理,所需设备、材料或试剂,检测环境条件,步骤与方法,结果的判断、分析和报告,质量控制,记录和支持性文件

（续表）

样本检测前过程管理	（1）建立和实施样本送检程序，对样本质检前的准备，样本标识、采集、登记和保存过程实施有效控制，确保样本及标识的一一对应 （2）建立和实施质检样本接收和处理程序，包括样本的质量要求，固体样本、液体样本分别按 SPREC 要求收集各变量，核对样本标识和信息，有样本接收和处理记录 （3）外来送检样本应明确受检者身份的唯一性标识、检测委托方的标识与联系方式、样本类型、各变量的值、申请检测项目、检测结果送达地点
样本检测过程管理	（1）样本的处理及检测方法应符合相关规定 （2）固体样本、液体样本及其相关衍生物的处理、检测程序必须是经过确认的 （3）严格遵从所确认的检测程序，确保检测条件、人员、操作、设备运行、结果判读以及数据传输等符合既定要求 （4）建立和实施生物样本库室内质量控制程序，包括：①质量控制品的技术要求；②质量控制品常规使用前的确认；③实施质量控制频次；④质量控制品检测数据的分析方法；⑤质量控制规则的选定；⑥试验有效性判断的标准；⑦失控的判读标准、调查分析、处理和记录 （5）建立检测过程异常情况的应急预案，并应有记录
样本检测后管理	（1）建立和实施样本质量检测报告签发管理程序，规定检测报告的责任人及其职责、检测结果分析和检测结论判定标准、报告时间、方式和内容，所需采取的纠正和预防措施 （2）检测结果的分析和判定应由经过培训和评估可以胜任并得到授权的技术人员进行，由授权人员对报告进行最后的审核和签发 （3）检测报告应完整、明晰。报告内容至少包括样本信息、送检项目、日期 （4）检测后的样本及相关切片、图像等应进行适当保留，以便有疑问时进行复核；样本销毁记录应包括销毁的数量、方式和相应责任人

8.6 临床生物样本库的室间质量评价

8.6.1 概况

国际上开展室间质量评价（external quality assessment，EQA）最初起源于 20 世纪 30 年代，我国是 80 年代在全国范围内组织开展了临床化学室间质量评价。由于中国生物样本库的建设起步较迟，针对生物样本库的国家层面室间质量评价尚未建立。目前，先进的国家如法国、美国已经建立了生物样本库国家层面的室间质量评价。2011 年，

ISBER 授权卢森堡联合生物样本库(Integrated Biobank of Luxembourg，IBBL)在国际上开展了生物样本实验室能力比对验证(proficiency testing，PT)项目。

为评估生物样本库质量控制试验的准确性和生物样本的特征，识别生物样本质量控制试验中存在的问题(这些问题可能涉及个别员工的能力或仪器的校准)，在生物样本库开展室间质量评价，与其他生物样本库实验室的结果进行比对势在必行。我国已有一些医院的临床生物样本库十分重视生物样本质量，并先后参加了国际的室间质量评价活动(ISBER PT)。

8.6.2　第三方质量控制机构

8.6.2.1　目的与意义

独立第三方质量控制属于外部质量控制，即通过聘请或招标形式，请独立第三方作为受托方对项目的整体质量和进度进行把控。在项目中设置独立第三方质量控制是为了确保项目设计与规划合理，实施规范，运行合规，临床研究数据真实可靠，临床信息和标本信息实现良好对接，以及相关信息的及时发布，并为委托方评估临床课题研究提供实时参考依据，及对项目运行状况提供实时的报告。

8.6.2.2　质量控制角度

独立第三方的质量控制，是从对委托方负责的角度，以项目质量保证的方式开展，通过对重要质量指标和重大时间节点的监测，为项目提供质量与进度控制。通过项目监查，一方面可以确定项目进度、质量综合评价指标体系和评分标准，并以此为依据，为即将开展的样本库研究建立评价标准；另一方面，可以建立项目的预警机制，制定问题整改跟踪方案。

8.6.2.3　监查方法与原则

整体上，采用德尔菲法(Delphi)和现场监查访视相结合的方法进行核查。

吸取和借鉴国内外经验，和委托方及各建库单位共同起草建库标准和 SOP；按照建库标准和 SOP 建立权重和评分标准，形成具体的核查细则；主要考核各个模块的质量控制体系是否完善，SOP 管理文件是否完善、执行是否到位，操作记录和质量管理记录是否充分，以及相关任务是否按照时间节点完成。

现场核查专项方面包括以下内容：规章制度，组织体系，伦理学建设，SOP 体系文件，存储空间及配套设施，临床数据管理，标本信息管理，信息管理与软件开发，共享机制,成果产出和标本质量检测。

8.6.2.4   第三方的作用

从第三方角度保证质量,在资源运营与共享方面将促进和协助推动院际合作,多方面扩大影响力。对于疾病库建设的每一个环节[采集-运输-存储-使用(样本信息和临床信息)-销毁],从科学的设计到伦理的保障,都进行标准化和质量控制,从第三方角度保证质量,促进和国际接轨,促进多中心质量控制管理,保证疾病信息和样本库的良性运行,从而使临床生物样本库在重大疾病研究方面起到巨大推动作用。

8.7   临床生物样本库的认证与认可

8.7.1   国内外概况

临床生物样本库适用于认可还是认证? 目前,国际上做法不一。国际上尚未建立公认的专门针对临床生物样本库建设的 ISO 质量管理体系,但是欧美发达国家已在国家层面和行业层面推进该项工作,根据自身开展工作特点有的选择采用 ISO 15189 或 ISO 17025 的认可,而有的则选择 ISO 9001 认证。例如,瑞典卡罗林斯卡生物样本库通过了 ISO 17025 的认可,英国和新加坡生物样本库通过了 ISO 9001(质量管理体系)的认证,美国模式培养物集存库(American Type Culture Collection,ATCC)生物样本库通过了 ISO Guide34 认可,法国结合经济合作与发展组织(Organization for Economic Co-operation and Development,OECD)与 ISO 9001 建立了国家级的生物样本质量管理体系(NFS 96-900),法国国内已有 80 多家生物样本库参与该认证;美国病理学家协会(College of American Pathologists,CAP)于 2012 年在本土开展了生物样本库认可项目(Biorepository Accreditation Program,BAP)。近年来,ISBER 与卢森堡联合生物样本库合作,在全球推广生物样本库 ISO/IEC 17025 认可(实验室检测和校准质量管理体系)。国际生物技术标准化技术委员会(ISO/TC 276)下设 5 个工作组,分别负责术语与定义、生物样本库与生物资源、方法学验证、样本处理和数据处理五个方面标准的起草,正在启动关于生物样本库认可的国际标准的制订(新工作项目提案,New Work Item Proposal,NWIP),欧洲标准化委员会的 CEN/TC140 技术委员会下设的 WG3 工作组(CEN/TC140/WG3)也计划制订相应的欧洲标准。

在国内,生物芯片上海国家工程研究中心生物样本库于 2014 年率先通过了 ISO 9001 认证。之后,首都医科大学附属北京儿童医院等临床数据的样本资源库也相继通过了 ISO 9001 认证。在行业层面上,中国医药生物技术协会组织生物样本库分会继发布行业标准后,成立了生物样本库质量检查与达标论证专家组,编制了《生物样本库质量达标检查手册》,从行业协会层面积极推动生物样本库的质量检查;2015 年,成立了全国生物样本标准化技术委员会,生物芯片上海国家工程研究中心作为秘书处承担单位,正积极组织行业团队制订国家层面的标准,并与中国合格评定国家认可委员会(CNAS)多次磋商,努力探讨临床生物样本库认可/认证程序。

8.7.2 美国病理学家协会开展的生物样本库认可项目

8.7.2.1 概况

美国病理学家协会(CAP),有 50 年的认可经验,具备完善详尽的检查表(checklist),被业界视为"金标准"。在世界范围内有约 7 000 家实验室通过了 CAP 的认可,其中有许多实验室承担了生物样本的处理工作。

当前,在人们对科研保健、分子诊断、精准医疗及预后管理等各方面需求不断提升的背景下,对临床生物样本库建设以及临床样本的质量提出了更高的要求。为了建立一个有组织的全国通用的临床生物样本库评估体系,确保样本质量,验证生物样本库实践,建立持续监控的程序,提升患者及客户对生物样本库的信任度,确立样本库竞争优势,促进样本库发展,2012 年,CAP 整合了严密的最佳指南与最佳实践(ISBER、NCI、BBRB 和 OECD 的最佳实践)与 ISBER 合作在美国本土开展了生物样本库认可项目,当年美国有 13 家机构接受了 CAP 的检查,6 家完成了认可的程序。至今,美国通过 CAP-BAP 认可的机构为 42 家,覆盖美国的 34 个城市,其中包括大学、研究机构、医院、专科协会的样本库和独立的样本库。

8.7.2.2 美国病理学家协会认证的流程

CAP-BAP 采取三年一个周期的认可模式,认可程序如图 8-4 所示。具体的步骤如下。

(1) 生物样本库接收 CAP 申请材料;

(2) 现场检查;

(3) 检查结果报告至 CAP;

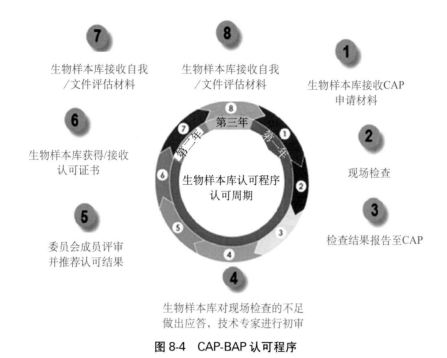

图 8-4　CAP-BAP 认可程序

（4）生物样本库对现场检查的不足做出应答，技术专家进行初审；

（5）委员会成员评审并推荐认可结果；

（6）生物样本库获得/接收认可证书。

第 1 年完成第 1～6 个步骤，获得认可证书后，第 2 年、第 3 年主要是接收自我评估和文件评估。

8.7.2.3　美国病理学家协会认证的模式及价值

CAP-BAP 采取了基于同行检查的模式，由临床生物样本库的病理医生、技术专家等同行经过规定的培训后进行现场检查。基于同行检查的生物样本库认可模式提供了一个独立的措施，可以客观评价生物样本库的优点和缺点，使接收认可的生物样本库在获得持续监测的情况下能获得第一手专业知识和建设性的反馈意见，同时获得专业人士所拥有的科学资源和生物样本库相关新技术、新方法等方面的信息。认可过程中通过与同行专家的互动，相关工作人员的知识面得到了提升并开阔了视野、增强了洞察力，从而改善了生物样本库的运营，确保了质量。

8.7.2.4　美国病理学家协会认证的检查方式

《CAP-BAP 检查员指南》中涉及的检查方式主要包括以下几种。①查阅（read）：主要是抽查相关文件(制度、程序等)和记录(测量、评估、内部质量控制等)。②观察现场(observe):主要是观察样本库过程涉及的相关活动、操作、试剂、污染控制、质量评估等。③提问(ask):主要是询问如何确保过程和文件规定相一致?如何保持与过程相关的关键控制点?特殊情况如何应对等?④发现问题(discover):追踪某个流程以发现其中的不足和缺陷,直至所采取的纠正、预防措施。

8.7.2.5 CAP-BAP 检查表主要内容

CAP - BAP 检查表主要内容如表 8-3 所示。

表 8-3　CAP-BAP 检查表主要内容(2015 版)

分支	内容	分支	内容
生物样本库通用	质量管理	样本储存	细胞分离
样本收集/采集	样本处理		细胞和组织培养
样本分发与协议	DNA/RNA 抽提/扩增		组织学
样本信息学	数据图像捕获		信息技术系统
核酸抽提	组织芯片		资源和赞助机构
通用样本处理	激光捕获显微切割		知情同意和机构审查委员会
			分发政策和协议

8.7.3　国际标准化组织制定的国际认证标准

ISO 9000 族标准是 ISO 于 1994 年提出的概念,是指由国际标准化组织质量管理和质量保证技术委员会(ISO/TC 176)制定的国际标准。

ISO 9001 是 ISO 制定的认证标准。ISO 是一个世界范围的国家标准联合机构,总部设在瑞士的日内瓦。该组织成立于 1946 年,并制订出关于制造、贸易及通信机构的一系列标准[2]。

(1) ISO 9001:2000 质量管理体系——是体系标准而非产品标准。其主旨是给机构提供国际化认可的质量管理体系操作模式。质量管理体系要求机构能够提供满足客户和业内需求的产品。ISO 9001:2008 标准是根据世界上 170 个国家大约 100 万个通过 ISO 9000 认证组织的 8 年实践,更清晰、明确地表达 ISO 9001:2000 的要求,于 2009 年 3 月 1 日起实施。

(2) ISO/IEC 17025:2005 实验室检测和校准质量管理体系——为标准品的生产

商提供测试和/或校准及取样的一般要求。ISO/IEC 17025 包括标准方法、非标准方法和实验室开发的方法。本标准采用了 ISO 9001：2000 的关键要求。

（3）ISO/IEC 15189：2007 医学实验室标准管理体系——包括质量和能力的特殊要求，特别是对医学实验室质量和能力的要求。

（4）ISO 指南 34：2000（《标准样品生产者能力的通用要求》）——提供标准品生产的总体要求，如果要作为样本库的主要标准品生产者，需要标准品生产资质证明。以 ISO/IEC 17025 标准作为规范性文件[2]。

8.8　小结与展望

随着生物医学分析技术的不断发展与进步，如高通量测序技术的革新以及大数据分析工具的出现，生物样本库作为基础研究成果向临床应用转化的平台，在疾病诊断、新药研发、疾病相关基因检测及流行病学研究中发挥着重要的作用。生物样本库的发展正朝着自动化、标准化、网络化方向发展。特别是随着精准医疗时代的到来，生物样本这一宝贵资源的基石作用尤为凸显，提供高质量的样本、数据和服务成为生物样本库的核心和关键。临床生物样本库应针对现状，采取必要的手段，建立完善的质量控制体系，对全过程进行监督和控制，以满足生物样本库利益相关方对质量的要求。中国医药生物技术协会组织生物样本库分会于 2017 年在全国开展了生物样本库室间比对与第三方质量控制服务项目，相信这一举措将增强临床生物样本库对样本质量的重视，对建立质量控制体系、提升样本质量具有重大促进作用。2018 年，中国研究型医院学会临床数据与样本资源库专业委员会正式成立，该专业委员会以医院临床数据和样本资源相关专业领域中，从事临床、教学、管理、研发、生产等人员为主体，相信未来会对临床生物样本库领域质量控制体系的建立与完善产生深远的影响，从而推动临床资源的整合与分享，促进信息共享和成果转化。

参考文献

[1] Opitz L，Salinas-Riester G，Grade M，et al. Impact of RNA degradation on gene expression profiling[J]. BMC Med Genomics，2010，3：36.

[2] ISBER. 2012 best practices for repositories collection，storage，retrieval，and distribution of biological materials for research international society for biological and environmental repositories

［J］. Biopreserv Biobank，2012,10(2):79-161.

［3］ Clinical and Laboratory Standards Institute. Procedures for the Handling and Processing of Blood Specimens for Common Laboratory Tests: Approved Guideline Fourth Edition［M］. 4th ed. Wayne: Clinical and Laboratory Standards Institute，2010.

［4］ Guettouche T，Sylvester Cancer Center，Oncogenomics Core Facility，et al. Genomic DNA analysis with the Agilent 2200 TapeStation System and Agilent Genomic DNA ScreenTape［EB/OL］. http://www. agilent. con/cs/library/applications/5991-3427EN. pdf.

［5］ Imbeaud S，Graudens E，Boulanger V，et al. Towards standardization of RNA quality assessment using user-independent classifiers of microcapillary electrophoresis traces ［J］. Nucleic Acids Res，2005,33(6)：e56.

［6］ Schroeder A，Mueller O，Stocker S，et al. The RIN: an RNA integrity number for assigning integrity values to RNA measurements ［J］. BMC Mol Biol，2006,7:3.

［7］ Hostetter G，Collins E，Varlan P，et al. Veterinary and human biobanking practices: enhancing molecular sample integrity［J］. Vet Pathol，2014,51(1):270-280.

［8］ Moore H M，Compton C C，Lim M D，et al. 2009 Biospecimen Research Network Symposium: advancing cancer research through biospecimen science ［J］. Cancer Res，2009, 69 (17): 6770-6772.

［9］ Betsou F，Barnes R，Burke T，et al. Human biospecimen research: experimental protocol and quality control tools［J］. Cancer Epidemiol，Biomarkers Prev，2009,18(4):1017-1025.

［10］ Betsou F，Gunter E，Clements J，et al. Identification of evidence-based biospecimen quality-control tools: a report of the International Society for Biological and Environmental Repositories (ISBER) Biospecimen Science Working Group ［J］. J Mol Diagn，2013,15(1):3-16.

［11］ 中国医药生物技术协会组织生物样本库分会. 生物样本库质量达标检查手册［EB/OL］. https://max. book118. com/html/2015/0923/26049088. shtm.

9 临床生物样本库标准体系的建设与应用

标准体系(standardized system)是一定范围内的标准按其内在联系形成的科学的有机整体。它规定了质量方针、目标、职责和程序,并通过建立相关体系进行质量控制、质量保证和质量改进。临床生物样本库标准体系建设是一项系统工程,凡是临床生物样本库范围内的活动、技术和运营管理的标准化对象都应制定标准,并纳入临床样本库标准体系,它包括技术标准体系、管理标准体系和工作标准体系的建设。本章阐述了临床生物样本库标准体系构建的迫切性以及国际国内临床生物样本库标准体系的建设现状,重点介绍了建立临床生物样本库标准体系的原则与内容,探讨了临床生物样本库标准体系的应用实施和持续改进,旨在为临床生物样本库体系的建立与应用提供理论参考。

9.1 临床生物样本库标准体系构建的必要性

21 世纪以来,随着核酸分析及高通量技术的发展、转化医学理念的推进,临床生物样本库发展迅速。临床生物样本的应用和数据分析成为推动转化医学的关键环节。临床生物样本库是众多重要科研成果快速产业化,应用到临床实现"转化医学"的重要基础平台和保证,成为转化医学的支撑和源泉[1]。然而,临床生物样本库的迅速发展让人们充分认识到生物样本库的建设仍存在管理无序、分散而不集中、封闭而不开放、治疗与随访等临床资料残缺不全、伦理学与法律不健全、低水平重复建设等问题。临床生物样本库缺乏保障生物样本安全的设施与设备,缺乏生物样本生命周期全过程建设各阶段的标准化流程以及有效的样本质量控制体系,缺乏规范的生物样本运输过程管理以及生物样本信息管理等,因而导致资源及人力和物力的严重浪费。

现今,日益发展的临床生物样本库正向自动化、智能化、网络化方向发展,国内与国际的合作与交流越发密切,临床生物样本库如何做到管理上规模化、信息化,成本上集约化,流程上标准化,保障临床样本的质量和安全,实现临床样本与数据共享是我们面临的重要问题。建立临床生物样本库标准体系,可消除生物样本库现存的诸多乱象,促进临床生物样本库的规范有序发展和生物样本的广泛应用,为基础与临床研究领域提供高质量的生物样本及信息,对促进我国转化医学的发展具有重大战略意义。目前,由于临床生物样本库标准的缺乏,直接影响了临床生物样本库的质量建设及其研究的科学性,极其珍贵的生物样本资源丧失了其应用价值,被大量变为废物。因而,临床生物样本库标准体系的建设刻不容缓[2,3]。

9.2 临床生物样本库的标准体系建设现状

9.2.1 国际现状

美国组织生物样本库协会(AATB)于 1976 年成立,1984 年 AATB 公布了生物样本库建设的指南,并于 1986 年和 1988 年分别对加入该协会的机构和个人成员进行资格认证。AATB 制定的指南已成为后续世界各地各类组织生物样本库建设的行为准则。除了 AATB,目前国际上还有 ISBER 权威组织、美国联合人类组织样本库网络(CHTN)、生物样本库和生物样本研究办公室(BBRB)、欧洲生物样本库协会(EATB)、泛欧洲生物样本库与生物分子资源研究设施(BBMRI)等行业管理机构,它们也制定了其生物样本库的指南及最佳实践;美国病理学家协会(College of American Pathologists,CAP)针对生物样本库于 2012 年底启动 CAP-BAP 认可项目。

现今,国际上仅法国出台了《生物样本库国家标准(NFS 96-900)》,由法国国家医学与健康研究院(INSERM)和法国标准协会(AFNOR)依据 ISO 9001 和经济合作与发展组织(Organization for Economic Co-operation and Development,OECD)[4]的最佳实践制定并联合发布了法国国家生物样本库质量管理体系,并在法国生物样本库中开展NFS 96-900 标准的认证工作。

国际标准化组织(ISO)于 2013 年 2 月成立了 TC 276 生物技术标准化技术委员会,

TC 276 现有 22 个 P 成员国,13 个 O 成员国,主要负责生物术语与定义、生物样本库与生物资源、生物分析方法、生物工艺过程、生物数据处理及整合等方面的标准研制工作。中国确认作为 P 成员加入该技术委员会。2015 年,ISO/TC 276 年会在深圳成功召开。这次会议是中国首次举办的生物技术领域国际标准化年会,华大基因专家作为"生物样本与生物资源工作组"联合牵头人,在会上提出了"人类遗传资源采集、处理与保存标准"、"动物种质资源采集、处理与保存标准"以及"高通量测序质量控制标准"3 项国际标准,得到了专家的高度认可与广泛支持,会议决议表示会继续加快推进这 3 项标准的制、修订进度。中国专家在会上提出了国际标准新提案和拓展新工作领域的建议,得到了专家的广泛支持和认可。国际生物技术标准化技术委员会/"生物样本库和生物资源"工作组(ISO/TC 276-WG2)致力于在生物样本库领域建立包括人类、动物、植物和微生物资源的研究标准,目前正在进行前期调研、资料收集与汇总及草案制订工作。

9.2.2 国内现状

中国医药生物技术协会组织生物样本库分会于 2011 年组织全国专家制定了《生物样本库行业标准(试行)》。随后,地方标准也应运而生,如深圳市市场监督管理局于 2014 年发布了深圳市标准化指导性技术文件《人类样本库建设与管理规范》(SZDB/Z 91—2014)和《生物基因信息数据库建设与管理规范》(SZDB/Z 92—2014)。

《中华人民共和国标准化法》规定:标准制订应当发挥行业协会、科学研究和学术团体的作用,制订标准的部门应当组织由专家组成的标准化技术委员会,负责标准的草拟,参加标准草案的审查[5]。2015 年 6 月 10 日,国家标准化委员会成立全国生物样本标准化技术委员会。全国生物样本标准化技术委员会(National Technical Committee 559 on Biospecimen of Standardization Administration of China,SAC/TC 559),主要负责生物样本的采集、处理、存储、管理、分发、应用所涉及的相关技术、方法和产品领域在全国范围内统一要求的国家标准的制、修订工作。

生物样本库国家标准的制订程序共划分为 9 个阶段,分别是:①预阶段,提出新工作项目建议;②立项阶段,提出新工作项目;③起草阶段,提出草案征求意见稿;④征求意见阶段,提出标准草案送审稿;⑤审查阶段,提出标准草案报批稿;⑥批准阶段,提供标准出版稿;⑦出版阶段,提供标准出版物;⑧复审阶段,定期复审;⑨废止阶段。目前,生物样本库的部分标准处于立项和起草阶段,未来还有很长的路要走。

9.3 临床生物样本库的标准

9.3.1 定义与分类

标准是指在一定范围内获得最佳秩序,经协商一致制定并由公认机构批准,共同使用和重复使用的一种规范性文件。标准产生的基础是科技和经验的综合成果,它有一套规定的格式和制订颁发程序,GB/T 1.1《标准的结构和编写》是我国指导标准编写的基础性标准,需按照其规定的标准结构、起草表述规则和编排格式进行。标准宜以科学、技术和经验的综合成果为基础,以促进最佳的共同效益为目的。生物样本库的标准实质上是对生物样本库的活动、生物样本及其数据信息等规定共同和重复使用的规则,核心目的是对生物样本库重复性活动、生物样本和相关信息做出统一规定,要求具有统一性、科学性、广泛性和可操作性。生物样本库的标准是现代科技成果与生物样本库实践活动相结合的产物。

生物样本库的标准通常按 3 种方法分类如下:一是层级分类法,分为国际标准、区域标准、国家标准、行业标准、地方标准;二是对象分类法,分为基础标准、产品标准(生物样本、衍生物、细胞制剂及其相关信息等)、方法标准等;三是属性分类法,分为技术标准、管理标准、工作标准。

9.3.2 建立临床生物样本库标准的原则

建立临床生物样本库标准应遵循如下几条原则。一是目标明确,建立临床生物样本库标准的目标是规定明确且无歧义的条款,促进合作与交流,所界定的目标范围要力求完整、清晰和准确。要着眼于现实,充分考虑最新技术水平,避免落后于产业发展的需求。近年来,临床生物样本库行业迅猛发展,新技术、新设备、新方法、新试剂和新耗材不断涌现,临床生物样本库标准体系的建立只有做到与时俱进,才能更好地适应未来技术发展的要求,并利于新技术的发展和推广。二是遵循规范,遵守标准的制订程序,按照 GB/T 1.1—2009 规定的规则进行,其主要目的如下。①确保统一,系列相关的标准体系内部要做到结构统一,类似的条款应使用类似的措辞表述,即做到文体的统一,对于同一概念应使用同一术语,避免使用同义词且每一个术语应尽可能只有唯一的含义从而达到术语的统一。如样本的"储存""贮存""存储",应做到统一。②相互协调,临床生物样本库标准的编写需遵守现行基础通用标准的有关条款,需与现行标准相协调,如标准化原理和方法,标准化术语,术语的原则和方法,量、单位及其符号等。③便于施行,所建立临床生物样本库标准的内容适用性强,要便于实施,即条款具有可操作性,并易被其他标准和文件所引用。④保持一致,临床生物样本库相关标准如是采用国际或先进国家的标准,应以相应的国际文件为基础,尽可能保持一致。其一致性程度从等同、修改到非等效,应符合 GB/T 1.1—2009、GB/T 20000.2—2009 的规定[6,7]。

9.3.3 临床生物样本库标准的建设内容

9.3.3.1 基础标准

基础标准包括标准化工作指南与导则、通用的术语及定义、量和单位、符号与标志以及分类与编码等标准。

9.3.3.2 技术标准

技术标准是对标准化领域中需要协调统一的技术事项所制定的标准,是临床生物样本库技术范围内的标准按其内在联系形成的科学的有机整体,临床生物样本库技术标准包括如下内容:①采集、处理、储存标准;②包装、运输、标志标准;③采购技术标准;④测量、检验和试验方法标准;⑤测量、检验和试验设备标准;⑥分发交付标准;⑦服务标准;⑧能源标准;⑨安全与应急标准;⑩职业卫生标准;⑪环境保护标准;⑫信息技术标准。

9.3.3.3 管理标准

临床生物样本库管理标准是运用系统科学化的观点及系统分析的方法,对临床生物样本库管理范围内全部需要管理的事项通过运用标准化原则处理后制定的标准,并形成体系,具有较强的系统性和规范性。管理标准有别于管理制度,管理制度是针对管理工作的一般程序、要求和问题做出的规定,缺乏系统性,两者在可操作性和可考核性上也存在差异。

从某种意义上讲,临床生物样本库的管理过程实际上是不断总结经验和逐步走向规范化的过程,不可能有统一的、定型的模式,而是一个不断提高科学管理水平的过程。

临床生物样本库管理事项主要是指在管理活动中所涉及的与技术标准相关的重复

性事物和概念,它包括如下范围:一是综合管理标准,包括样本库运营、设计开发与创新等;二是质量管理标准,包括质量保证与质量控制,如肿瘤样本质量控制、核酸样本质量控制、固体样本质量控制、液体样本质量控制、样本衍生物质量控制、细胞样本质量控制、微生物样本质量控制等;三是设备与基础设施管理标准,包括储存与运输设备、温度监控系统、环境监控系统、安全监控系统等;四是采购管理标准,包括物料管理中的冷冻保存容器、生物样本标识、试剂等;五是安全管理标准,包括样本安全、数据安全和人身安全等;六是职业健康管理标准;七是环境管理标准;八是信息管理标准,包括样本源信息、样本信息、定位与追踪、标识、交互操作、检索服务、数据溯源、访问授权和隐私保护等;九是操作标准,包括样本采集标准、样本处理标准、样本储存位置与编码规则标准、样本分发标准、包装与运输、使用与销毁、伦理审查等。

9.3.3.4 工作标准

针对临床生物样本库标准化领域中需要协调统一的工作事项制定的标准叫临床生物样本库工作标准。临床生物样本库工作事项是指执行相应管理标准和技术标准时,明确工作岗位的职责、岗位人员基本技能、工作内容、要求与方法、检查与考核以及相关记录表格等有关的重复性事物和概念。临床生物样本库构建工作标准的目的是通过责、权、利的一致以及岗位工作规范化保证技术标准和管理标准的有效实施。

临床生物样本库构建工作标准是为了明确各岗位人员,如最高决策者、管理人员、一般工作人员、特殊工序操作人员等在生物样本库运营活动中所承担的工作目标、职责、权限、岗位资格要求、工作内容与要求,使得各有侧重,保证了效率、服务、质量等,避免交叉,明确接口,相互支持。

9.4　临床生物样本库的标准体系

临床生物样本库标准体系是指在一定范围内的标准,按其内在联系形成科学的有机整体。临床生物样本库标准体系的覆盖范围是整个临床生物样本库,凡是临床生物样本库范围内的活动、技术和运营管理的标准化对象都应制定标准,并纳入临床样本库标准体系。一定范围标准体系内的标准按一定形式排列起来的图表称为标准体系表[8]。生物样本库标准体系表如图9-1所示。

临床生物样本库标准体系建设是一项系统工程,包括技术标准体系、管理标准体系

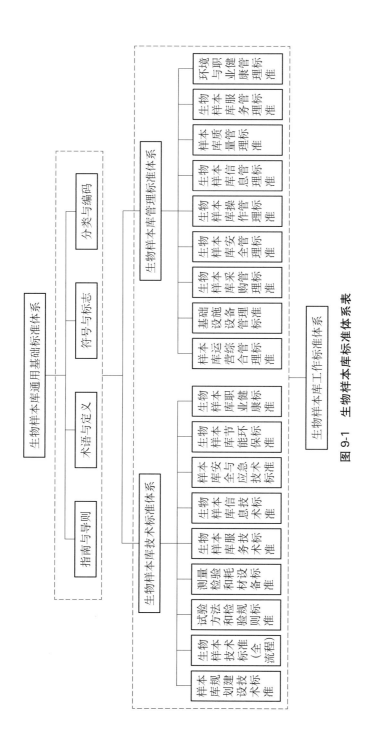

图 9-1　生物样本库标准体系表

和工作标准体系的建设。这些标准都是在通用基础标准体系及相关的法律、法规、指南、导则指导下形成的。标准体系的建设与国家有关法律法规协调一致,如临床生物样本库的安全标准、卫生标准和环境保护标准须遵循我国强制性标准,同时要根据我国资源和客观实际情况,考虑到现有基础,构建切实可行的技术和管理要求,满足临床生物样本库共性的需要和利益的需求。同时,临床生物样本库各标准之间相互连接、相互依存且相互制约,只有相互协调一致,才能发挥体系的整体功能,获得最佳效益。

临床生物样本库标准体系应以技术标准体系为主体,与管理标准体系和工作标准体系相配套。管理标准体系应能保证技术标准体系的实施;工作标准体系应能保证技术标准体系和管理标准体系的实施。

9.5 临床生物样本库标准体系的应用

9.5.1 临床生物样本库标准体系应用的重要性

衡量标准的水平和质量,唯一的标准是实践,即应用的效果。标准只有应用到实际工作中才能体现其作用和效果,临床生物样本库标准规定的相关技术内容和指标水平是否先进、合理,只有将这些标准贯彻实施到临床生物样本库的采集、处理、质检等技术活动中才能得以验证,才能真正衡量、评价标准的质量和水平;同时标准也只能通过实施才能不断由低级向高级发展[8]。

9.5.2 临床生物样本库标准体系的实施

9.5.2.1 临床生物样本库标准化人员

临床生物样本库的标准要在实践中得以实施,首先是要培养标准化人员。标准化人员是指在样本库专职或兼职从事标准化工作的技术人员和管理人员。标准化人员除了要具备其他生物样本库技术人员或管理人员的基本素质外,还应该符合从事标准化工作所应具备的基本要求,具体如下[9,10]:一是熟悉并能认真执行国家有关标准化的方针、政策和法律、法规、规章;二是具备从事标准化工作所需要的标准化知识、专业知识和工作技能,经过标准化行政主管部门认定的培训机构培训并取得上岗资格;三是熟悉本生物样本库的操作、技术和管理现状,具备一定的样本库管理知识;四是具有一定的组织协调能力、计算机应用及文字表达能力和外语水平。

9.5.2.2 临床生物样本库标准化培训

临床生物样本库标准的动态性决定了标准化培训是标准化工作的一项重要内容，是贯彻标准化制度、法律、法规和实施标准的重要环节。

临床生物样本库各级管理层，要通过标准化培训熟悉国家有关临床生物样本库标准化管理、法律、法规、方针和政策，了解临床生物样本库标准化的基本知识，熟练掌握管辖范围内的技术标准、管理标准和工作标准，并能贯彻和运用。

专职标准化人员经过培训需达到规定的要求。一般管理人员与现场工作人员的标准化工作任务主要是实施有关标准，对他们的基本要求是熟悉并能够熟练运用与本职工作有关的标准。

9.5.2.3 临床生物样本库标准化建设应全员参与并注重实效

为确保临床生物样本库标准体系内的每个标准得到有效的实施，建立实施标准体系，重点应放在如何结合实际、如何注重实施，重在过程、重在结果、重在有效性。

9.5.3 临床生物样本库标准体系的持续改进

临床生物样本库应通过监视和测量、不合格品的控制、数据分析等方法，持续不断改进并制定纠正和预防措施，即 PDCA 循环（P，策划；D，执行；C，检查；A，行动/处理）的管理方法，从而使得标准体系持续改进。

9.6 小结与展望

我国标准化事业快速发展，标准体系初步形成，应用范围不断扩大，水平持续提升，国际影响力显著增强，全社会标准化意识普遍提高。在我国制定了《国家标准化体系建设发展规划（2016—2020 年）》的大环境下，临床生物样本库标准体系的建设不断深入推进；ISO/TC 276 生物技术标准化技术委员会也在加速推动国际生物样本库标准体系建设，且初见成效。中国的专家也加入了生物样本库国际标准体系建设的行列，有望通过国际标准化工作的交流与合作，形成国际化的标准化发展环境，从而将中国的标准化纳入国际标准化体系之中。学习国外和工业发达国家的经验，能够提高中国临床生物样本库的标准化工作水平，并使中国的标准化在国际标准化中发挥作用，未来真正成为国际标准化的组成部分。

参考文献

［1］陆怡. 转化医学与生物样本库现状［J］. 生命的化学，2012,12(3)：287-293.

［2］肖筱华，杨佳泓，范锦立，等. 临床生物样本库技术标准体系探讨［J］. 信息技术与标准化，2014(10)：36-38,60.

［3］刘少辉，欧阳昭连，池慧. 关于建设我国生物样本库标准化体系框架的构想［J］. 医学信息学杂志，2015，36(6)：48-51.

［4］OECD. OECD Best Practice Guidelines for Biological Resource Centres［EB/OL］. http://www.oecd.org/sti/biotech/oecdbestpracticeguidelinesforbiologicalresourcecentres.htm.

［5］中华人民共和国全国人民代表大会. 中华人民共和国标准化法［EB/OL］. https://wenku.baidu.com/view/99c110188762caaedd33d4ed.html.

［6］中国标准化研究院，中国电子技术标准化研究所，中国标准出版社，等. GB/T 1.1—2009 标准化工作导则［S］. 北京：中国标准出版社，2009.

［7］白殿一. 标准的编写［M］. 北京：中国标准出版社，2009.

［8］李春田.《标准化概论》第四版导读［J］. 世界标准化与质量管理，2005 (8)：22-23.

［9］上海市标准化研究院，中国标准化协会，上海信星认证培训中心. 标准化实用教程［M］. 北京：中国标准出版社，2011.

［10］上海市标准化协会. 上海市标准化工程师培训教材［M］. 北京：中国标准出版社，2014.

10 临床生物样本库标准评估体系的建设与应用

目前,国际上尚无公认的专门针对临床生物样本库建设的国际标准化组织(ISO)质量管理体系。一些发达国家已经在国家和行业层面重视建立质量管理体系,如 ISBER 在全球推广生物样本库 ISO 17025 实验室检测和校准质量管理体系,法国经济合作与发展组织以 ISO 9001 标准建立了国家级的生物样本质量管理体系 NFS 96-900[1]。

而在国内,中国医药生物技术协会组织生物样本库分会已于 2013 年 5 月获得总会常委会批准开展生物样本库质量达标检查工作,生物芯片上海国家工程研究中心为牵头单位。以分会既定标准为模板,评估医院现有生物样本库的建设情况,并对合格者授予中国医药生物技术协会组织生物样本库分会的证书[2]。

目前,行业内还没有形成统一的标准用于规范和评估临床资源数据和样本资源信息共同建设的临床生物样本库。因此,临床生物样本库标准评估体系是以现行适用标准、规范等为依据,贯穿整个临床数据和生物样本信息的建设与发展过程,重点强调以应用为导向,客观评价而独立存在的全方位、多层次评估体系。

10.1 临床生物样本库标准评估体系的建设

10.1.1 临床生物样本库标准评估体系的构建目的

临床生物样本库应建立质量管理体系,如制定质量手册,验证技术方法并追踪审查,样本入库前预分析变量以及对临床生物样本库中不同类型样本进行质量控制[3]。临床数据信息采集需符合伦理学要求,并且进入样本库的样本所涉及的临床信息和院内临床病例数据可以溯源，原则上须符合药物临床试验质量管理规范（Good Clinical Practice，GCP）和人用药物注册技术要求国际协调会议-药物临床试验质量管理规范。

临床生物样本库标准评估体系的建立，主要是对如上质量管理体系提出预警和更好把控，目的是促进和推动临床生物样本库的建设、发展与持续改进，防止和警惕建成"死库""貔貅库"等因样本盲目存储而无法使用的库。

10.1.2 临床生物样本库标准评估体系的构建依据

现就通过借鉴国际上一些发达国家建设中的生物样本库所建立的ISO系列质量管理标准、ISBER的最佳实践及前期探索工作中的总结和实践经验，整理出临床生物样本库标准评估体系的构建方法，以供同仁参考。

10.1.3 临床生物样本库标准评估体系的团队组成

从评估内容的角度来看，临床生物样本库标准评估体系的团队主要分成临床生物样本库标准评估的技术团队和管理团队。

技术团队主要负责评估临床生物样本库规划建设、生物样本全流程、试验方法和检验规则、临床生物样本库信息技术、临床生物样本库安全与应急技术等方面是否按照标准及现行规范制定和操作实施。

管理团队主要负责评估临床生物样本库运营综合管理、临床生物样本库基础设施设备管理、操作管理、信息管理及质量管理等方面是否按照标准及现行规范制定和操作实施。

10.1.4 临床生物样本库标准评估体系的主体角度

以独立第三方的形式，从对委托方负责的角度，以项目质量保证的方式开展工作，通过对重要质量指标和重大时间节点的监测，为项目提供质量与进度控制。通过项目监查评估，一方面可以确定项目进度、质量综合评价指标体系和评分标准，并以此为依据，为所开展的临床生物样本库建立评价标准。另一方面，可以建立项目的预警机制，制定问题整改与跟踪方案。

10.1.5 临床生物样本库标准评估体系的指标

10.1.5.1 评估形式

临床生物样本库标准评估体系通过设置评分权重来评估考核发展中的不同级别。

10.1.5.2　一级指标

临床生物样本库标准评估体系的一级指标主要涵盖顶层设计、规章制度、组织体系、硬件设施、伦理、信息、临床数据与样本数据建设，以及共享与使用。

10.1.5.3　二级指标

临床生物样本库标准评估体系的二级指标主要涵盖设计方案、制度/规范性文件，人员，场地、设备，伦理批件，《知情同意书》，全流程信息化管理，业务集成情况（院内系统的对接、临床数据与样本数据的系统对接等），临床生物样本库的建设规模（数量、类型），成果，以及国内外合作等。

10.2　临床生物样本库标准评估体系的应用

10.2.1　临床生物样本库标准评估体系的运行机制

在建立临床生物样本库标准评估体系过程中，应考虑人、机、料、法、环[4]五大质量管理要素，同时通过 PDCA 循环（P，策划；D，执行；C，检查；A，行动/处理）的管理方法进行运作戴明环。质量管理与控制的评估应贯穿于临床生物样本库的运行全过程，从方案的设计到样本的采集、运输、存储及使用等环节。临床生物样本库标准评估体系的应用环节如图 10-1 所示。

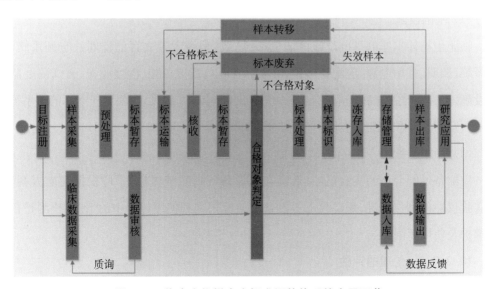

图 10-1　临床生物样本库标准评估体系的应用环节

10.2.2 临床生物样本库标准评估体系的可量化项目

10.2.2.1 规章制度文件的评估

标准操作文件应包括标题、编号、日期、版本号、所属部门、目的、适用范围、设备、耗材、操作步骤、操作程序和参考文献等。

(1) 一层文件:质量手册(制定方针、目标)。

(2) 二层文件:程序文件(流程文件)。

(3) 三层文件:作业指导书(标准操作程序文件)。

(4) 四层文件:记录与表格(表单和外来文件)。

10.2.2.2 人员职责及组织体系架构的评估

(1) 临床生物样本库设置以下岗位:总负责人、临床生物样本库管理人员、协调人;临床人员;技术负责人、实验员、运输人员;质量负责人、质量监督员、内审员;综合管理组负责人、数据(临床数据、样本数据)管理员、试剂耗材管理员、仪器设备管理员、文档管理员、卫生安全管理员、咨询专员等。

(2) 人员履历培训与考核、人员变动。

(3) 临床生物样本库设置以下部门:伦理委员会、科学专家委员会、临床生物样本库管理委员会、临床生物样本库执行团队(技术组、质量控制组、综合管理组)等。

10.2.2.3 基础设施与硬件设备建设的评估

(1) 基础设施。

临床生物样本库的基础设施评估包括:场地(是否为独立存储空间)、空调系统、通风系统、照明、备用电源,应配备防盗、防火、防断电、温度监控、湿度监控、氧气浓度监测等设施(实验室的供电系统应符合 GB 50052 和 GB 19489 的规定;临床样本库消防系统的规划和设计应考虑到临床样本库的特殊要求,并符合 GB 50016 和 GB 50140 的规定)。

(2) 硬件设备。

应配备足够合格的实验仪器、低温存储设备(冰箱、液氮罐)。应根据建库方案,确定实验仪器的到位情况,跟踪仪器等设备的招标采购到使用过程中的情况,检测是否定期维护及使用年限。

10.2.2.4 伦理的评估

依据《赫尔辛基宣言》所有开展的项目均应通过伦理委员会的审批,每份样本都可追踪到临床,查找到相应患者签署的《知情同意书》。

10.2.2.5　临床数据的评估

药物临床试验质量管理规范是临床试验全过程的标准规定,包括方案设计、组织实施、监查、稽查、记录、分析总结和报告[5]。其中组织实施过程涉及的重要文件包括:患者《知情同意书》的签署;门诊/住院患者的就诊/病历信息;依托课题的入选/排除标准、病例报告表/调查问卷的设计及其内容的完整性;随访患者的依从性、随访数据信息的完整性。

10.2.2.6　信息化建设的评估

主要涵盖以下内容。

(1)临床生物样本库管理系统的需求与开发。

主要包括软件系统开发设计方案、院内系统接口对接方案、库内允许使用的审批文件、信息安全与保密协议等。

(2)临床生物样本库操作管理系统的应用。

主要包括日常操作人员培训、熟知各模块领域的应用范围及功能、操作流程中问题汇总等。

(3)临床生物样本库系统软件的升级。

主要包括升级前系统内容的备份、系统升级前后数据的对接与整合等。

(4)服务器出现的突发状况。

主要包括制定相关应急措施与维护(包括但不限于断电、水淹、系统崩溃等)。

10.2.2.7　样本数据信息的质量控制—标准操作流程序的评估

具体包括以下内容:

(1)标本采集操作规程[6];

(2)标本运输操作规程;

(3)标本核收操作规程;

(4)标本处理操作规程;

(5)样本分装操作规程;

(6)样本存储操作规程;

(7)样本出库操作规程;

(8)样本销毁操作规程。

10.2.2.8 样本质量的评估

依据临床生物样本库自身的运行体系,在依托相应研究课题的前提下,产生特定的样本类型(固体、液体、细胞、DNA/RNA 样本等),评估其质量是否符合相应的方法学研究。

10.2.2.9 共享合作与使用的评估

(1) 多中心建设:包括多中心合作协议的签署、多中心人员的培训、多中心启动情况、多中心进度情况、多中心 SOP 文件应与组长单位的临床生物样本库同步、多中心收集临床数据和样本信息的质量评估。

(2) 共享机制:包括与国内/外合作项目的协议、使用/转化结果(如发表文章数量、影响因子、专利和研发的临床试剂盒)、利益归属、分配等。

10.2.3 临床生物样本的全流程评估

10.2.3.1 顶层设计

评估临床生物样本库的整体设计方案、收集样本所依托的课题方案,直至最终是否获得审批的文件。

10.2.3.2 《知情同意书》

《知情同意书》的评估内容包括:

(1)《知情同意书》签署流程(SOP);

(2)《知情同意书》是否通过了伦理审查;

(3) 结构化/扫描件(包括编号、课题名称);

(4) 知情是否充分,如是否明确说明了研究目的、过程、受试者的风险及受益等;

(5) 研究者和受试者的信息是否齐全,包括联系方式、是否有研究对象或监护人签字及签字时间;

(6)《知情同意书》是否双方各保存一份。

10.2.3.3 研究对象撤出

研究对象撤出(要求销毁参与者所有的信息和样本)的评估内容包括:

(1) 参与者撤出流程(SOP);

(2) 参与者撤出申请单:是否有参与者或监护人签字及签字时间;

(3) 参与者撤出审核单:是否有审核结果、审核人签字及签字时间。

10.2.3.4　是否符合入选/排除标准,进行病例入组信息登记

评估内容包括:

(1) 所依托课题研究对象的入组标准;

(2) 入组标准是否设定;

(3) 已入组研究对象是否符合入组标准;

(4) 所依托课题研究对象的排除标准;

(5) 排除标准是否设定;

(6) 是否对研究对象按照排除标准进行了排除。

10.2.3.5　临床信息的采集

临床信息采集的评估内容包括:

(1) 是否根据研究课题制定了所需的采集数据方案(基本信息、病史、历次临床信息、临床诊断、病理诊断、病理申请单、病理报告单、生活方式、住院情况、出院情况等);

(2) 实际采集临床数据信息是否完整、精确;

(3) 采集的临床数据性质(纸质、电子)以及临床信息的可溯源性;

(4) 随访信息的完整性。

10.2.3.6　临床样本的流转

临床样本流转的评估内容包括:

(1) 标本采集(采集记录);

(2) 预处理(预处理记录);

(3) 标本暂存(暂存的时间与环境条件记录);

(4) 标本运输(运输记录/冷链记录);

(5) 标本核收(合格样本核收记录、不合格样本销毁记录);

(6) 标本暂存(暂存的时间与环境条件记录);

(7) 标本处理(处理记录)-标本标识(标识关联记录)-样本分装(分装记录);

(8) 样本入库(入库记录)-存储管理(冷链记录、失效样本记录、位置变动记录等异常事件记录);

(9) 样本出库(出库审批记录和出库记录);

(10) 研究应用(数据登记)-数据反馈,关注各环节质量控制点的操作记录是否齐全。

10.2.4　临床生物样本库标准评估体系的应用促进转化医学的发展

10.2.4.1　临床生物样本库标准评估体系的应用推动临床样本的应用

目前,国内外都在追赶建库的热潮,国内无论是科室级别还是医院级别的生物样本库都在积极投入建设之中。然而,大部分生物样本库都是以大规模、存储数量多为主,出库、使用很少,俨然成为因存而存的"死库"。

回顾幽门螺杆菌发现的历史,可以看出评估体系的应用推动临床样本的使用。1981 年,消化科临床医生 Marshall 与 Warren 合作,他们以 100 例接受胃镜检查及活检的胃病患者为对象进行研究,证明这种细菌的存在确实与胃炎相关。此外,他们还发现,这种细菌还存在于所有十二指肠溃疡患者、大多数胃溃疡患者和约一半胃癌患者的胃黏膜中。基于这些结果,Marshall 和 Warren 提出幽门螺杆菌涉及胃炎和消化性溃疡的病因学。1984 年 4 月 5 日,他们的成果发表于世界权威医学期刊《柳叶刀》(Lancet)上。成果一经发表,立刻在国际消化病学界引起了轰动,掀起了全世界的研究热潮。世界各大药厂陆续投入巨资开发相关药物,专业刊物《螺杆菌》杂志应运而生,世界螺杆菌大会定期召开,有关螺杆菌的研究论文不计其数。通过人体试验、抗生素治疗和流行病学等研究,幽门螺杆菌在胃炎和胃溃疡等疾病中所起的作用逐渐清晰,科学家对该病菌致病机制的认识也不断深入。

现今,评估样本使用率情况的结果寥寥。所以,评估体系的应用可以从外部角度助力,评估其体系是否标准化、规范化的同时,推动生物样本库向自身运营的方向发展。

10.2.4.2　临床生物样本库标准评估体系的应用鼓励临床样本的出库

近年来,由于蛋白质组学、基因组学、神经影像等新技术、新方法的不断引入,生物标志物的应用范围由疾病的早期诊断拓展到病程的监控及药物疗效的评价。生物标志物是指一些可供客观测定和评价的普通生理、病理或治疗过程中的特征性指标。例如,经典的阿尔茨海默病(Alzheimer's disease, AD)的生物标志物如 Aβ 和磷酸化 tau 蛋白已被广泛用于阿尔茨海默病患者的临床诊断[7]。

目前,临床上普遍使用 NINCDS‐ADRDA 标准诊断阿尔茨海默病,即通过临床体检、辅助临床检查和神经心理测试排除其他可以引起痴呆的疾病。NINCDS‐ADRDA 标准是基于临床出现的症状诊断阿尔茨海默病,其准确性达 80%~90%[8]。然而,阿尔茨海默病的病理改变早在症状出现前 20~30 年就已产生[9]。因此,现在急需找到一种能用于患者早期诊断的方法。生物标志物不仅可以从分子水平探讨发病机制,而且还能准确、敏感地对疾病进行早期诊断,很大程度上为临床诊断提供辅助依据,成为研究人员和临床医师的关注焦点[7]。

通过不同类型样本的实验,如在血液中及在观察蛋白质表达的情况下,发现了很多存在以及候选的生物标志物。

所以,评估体系的应用可以从临床医师关注的焦点问题引入到生物样本库实体内部,从而促进实验-课题研究珠联璧合地开展,直至文章成果的发表,达到双方共赢。

10.3　小结与展望

目前,国内生物样本库如火如荼地建设,应用却很少。尤其与国内外以项目形式开展的合作甚微,不能把"建设"与"使用"相结合,不免造成存储资源的浪费。

通过评估体系考核中评分权重的划分,对临床生物样本库内样本存储的时限、条件、用途等方面进行把控,给出了临床生物样本库自身体系运行缺陷和不足的反馈,有利刺激了临床生物样本库人员"走出院内,另有天地"的想法。

通过临床生物样本库标准评估体系的建设和应用,判定各库的管理体系和技术体系是否逐步趋向标准化,协助确认其是否符合标准规定的原则及要求,并适时发掘问题,采取纠正与预防措施,为各库被评估的部门/人员提供了改进的机会,以确保临床生物样本库的标准体系得到持续不断的改进和完善。

参考文献

[1] Betsou F, Luzergues A, Carter P, et al. Towards norms for accreditation of biobanks for human health and medical research: compilation of existing guidelines into an ISO certification/accreditation norm-eompatible format[J]. Qual Assur J,2007,11(3/4):221-294.
[2] 郜恒骏. 中国生物样本库向标准化迈进[J]. 中国医药生物技术,2015,10(6):481-483.
[3] 张勇. 人类样本库建设与管理规范[EB/OL]. http://www.szmqs.gov.cn/xxgk/qt/ztlm/szbz/szsdfbz_szbz/201412/t20141202_2716882.htm.
[4] 李采荣. 浅谈人机料法环在项目管理中的应用[J]. 经营者,2014(3):26.
[5] 田少雷,邵庆翔. 药物临床试验与GCP实用指南[M]. 2版. 北京:北京大学医学出版社,2010:40.
[6] 中华人民共和国卫生部医政司. 全国临床检验操作规程[M]. 3版. 北京:人民卫生出版社,1993:44-46.

［7］荣先芳，王晓良. 阿尔茨海默病生物标记物的研究进展［J］. 药学学报，2012(5):551-557.

［8］Galasko D，Hansen L A，Katzman R，et al. Clinical-neuropathological correlations in Alzheimer's disease and related dementias［J］. Arch Neurol，1994，51(9):888-895.

［9］Britschgi M，Rufibach K，Huang S L，et al. Modeling of pathological traits in Alzheimer's disease based on systemic extracellular signaling proteome［J］. Mol Cell Proteomics，2011，10 (10):M111. 008862.

11

临床生物样本库
建设中的伦理问题

临床生物样本库可以提供临床和生活方式的大样本信息，并帮助研究定位致病基因，提供了一种从源头上预防、治疗甚至消灭疾病的途径。随着生物技术的高速发展，各类疾病的医学研究对生物样本资源都有了更为迫切的需求。临床生物样本库的建设也在世界各地兴起。建设临床生物样本库就要考虑样本从哪里来、如何采集、如何储存、如何开发和应用、如何共享等问题。这些都不可避免地涉及伦理问题。本章首先概述了伦理渊源与发展历史，其次介绍了临床生物样本库遵循法律法规，并从临床生物样本库建设时遵循的基本原则和准则、伦理委员会的建设、样本采集的知情同意获得等整体原则和具体实操方面进行了详细说明，最后剖析了未来临床生物样本库标准化体系建设的核心要素和方向以及临床生物样本库法律与伦理建设，希望为相关人员提供参考。

11.1　概述

11.1.1　医学伦理学定义

伦理主要指人们处理相互关系时应该遵循的具体行为准则。

伦理学是关于道德的科学，又称道德学、道德哲学，是以道德现象作为研究的客体，即研究有关道德和伦理问题的学科，包括道德和伦理问题的理论和实践。

医学伦理学是运用一般伦理学原则解决医疗卫生实践和医学发展过程中的医学道德问题和医学道德现象的学科。它是医学的一个重要组成部分，又是伦理学的一个分支。

11.1.2　医学伦理学形成与发展的历史

医学伦理学作为一门独立的、完整的学科,应该是在第二次世界大战以后确立的。第二次世界大战以后,人类反思了法西斯用活人体进行残忍试验的暴行,传统的医学伦理原则受到法西斯主义的粗暴践踏,其反人道的罪行令世界震惊。美、苏、英、法四国在德国纽伦堡对纳粹医师进行审判,发表了著名的《纽伦堡法典》。它是1946年审判纳粹罪犯的纽伦堡军事法庭决议的一个重要部分,涉及人体实验的10点声明。此文件的精髓后来成为1964年世界第十八届卫生大会通过的《赫尔辛基宣言》的主要内容,一直作为生命科学研究中人体实验的指导方针。汲取沉痛的历史教训,医学和医学伦理学界深切感到建立系统的现代医学伦理学的必要。此后,医学伦理学的深入研究使其日臻成熟,而且成为医务人员和生命科学工作者的一门必修课。

11.1.3　当代医学伦理学:生命伦理学

1971年,范·潘瑟勒·波特(Van Panselar Potter)在他所著的《生命伦理学:通往未来的桥梁》一书中,再次使用了"生命伦理学"一词。从此,生命伦理学作为一门新兴的交叉学科,在医学伦理学的基础上,在短短的40年内迅速扩展,成为世界上备受关注的学科,这在人类历史和科学发展史上是十分罕见的。

生命伦理学是对生命诸多问题的道德哲学注释,是对人类生存过程中生命科学技术和卫生保健政策以及医疗活动中道德问题、道德现象以及道德关系的伦理学研究,是有关人和其他生命体生存状态和生命终极问题的学科。

随着医学的发展,医学科研工作者越来越重视人类样本的收集和储存。目前,在国内外人类健康或者医学研究界,将临床生物样本库默认为来自人类的样本库。现在广泛被认可的概念是:临床生物样本库主要是指标准化收集、处理、储存和应用健康与疾病生物体的生物大分子、细胞、组织和器官等样本[包括人体器官组织、全血、血浆、血清、生物体液或处理过的临床样本(DNA、RNA、蛋白质等)]以及与这些临床样本相关的临床、病理、治疗、随访、《知情同意书》等资料及其质量控制、信息管理与应用系统。临床生物样本库的收集、储存和应用过程都涉及伦理。

11.2 临床生物样本库遵循相关法律法规的基本原则和准则

　　临床生物样本库的主要职责是收集、储存、管理和利用人类组织样本,同时配置相关信息管理数据库,给基础研究者提供疾病发病原因、发生发展机制的实验材料,或为临床医师进行疾病分期、药物筛选、个体化治疗、疗效评估、预后随访等提供相应的支持。临床生物样本库作为医学研究的重要资源,在基础研究和临床研究间架起了一座桥梁,是转化医学发展的基石。高质量的临床生物样本库对于探索新的治疗途径、开拓新的诊治手段、优化医药研发的资源配置等具有极其重要的价值。

　　临床生物样本库是提高生物医学研究质量,探索更有效、更安全医疗方法的基础。人类遗传资源是人类基因组研究不可或缺的基础性资源。随着生命科学和生物技术快速发展,围绕功能基因及其产物知识产权和生物产业发展的国际竞争日趋激烈,获得和掌握人类遗传资源尤为重要。我国有 56 个民族、13 亿多人口,病种多、样本多,孕育了极其丰富的民族遗传资源、家系遗传资源和典型疾病遗传资源,是人类遗传资源最丰富的国家。依法加强对我国人类遗传资源的保护、管理和研究利用,对于增强我国生物和医药科技的研究开发能力,保障人民身体健康具有重要的意义。1998 年,我国科学技术部、卫生部颁布了《人类遗传资源管理暂行办法》,规定凡是从事涉及我国人类遗传资源的采集、收集等一系列活动,必须遵守本办法;人类遗传资源及有关信息、资料,属于国家科学技术秘密,必须遵守《科学技术保密规定》。

　　近年来,国外一些机构和企业对我国人类遗传资源的非法收集和攫取行为仍时有发生。对人类遗传资源的攫取形式也由自行收集,扩大为通过与国内机构或专家合作,由国内机构或专家收集后输出境外;出境途径也由携带基因样本出境转变为通过互联网将基因数据发往国外,手段更为隐秘。为规范我国遗传资源保护和利用,2012 年10 月 31 日,中国政府网公布了《人类遗传资源管理条例(征求意见稿)》,明确规定了从事人类遗传资源材料收集的单位应具备的条件、申请、研究开发、出入境活动、法律责任等内容。因此,参照《人类遗传资源管理条例》,制定我国临床生物样本库应遵循法律法规的基本原则和准则,对进一步加强我国人类遗传资源的保护和利用大有裨益。

11.2.1　遵循知情同意的原则

知情同意作为最根本的临床伦理原则，是指在人体试验中，医务人员秉承"对患者负责"的伦理原则，向受试者告知有关临床试验或治疗的各方面情况（如所需技术手段、诊治方法、预期益处、潜在危险等）后，受试者在权衡利弊的基础上，自愿同意参加该项人体试验的全过程。为防止不适当的影响、诱导或胁迫，研究者应使用合适的方式和语言向潜在的受试者充分告知研究目的、方法、潜在的风险、受益等内容；世界各国的伦理准则和法律规定，以书面方式表达同意[1]，即签署《知情同意书》。

在将受试者的实验数据纳入临床数据库和临床样本库时，必须充分告知并取得受试者的同意，研究者与受试者共同签署《知情同意书》。根据《民法通则》的规定：限制民事行为能力的人，包括 10 周岁以上的未成年人及不能完全辨认自己行为的精神病病人；无民事行为能力的人，包括不满 10 周岁的未成年人及不能辨认自己行为的精神病病人。只有在该研究给限制或无行为能力者（包括未成年人）带来直接利益，并且风险最小时，才可从伦理和法律上得到辩护，才能考虑让未成年人及其他限制行为能力者参与研究。当临床生物样本库存储了来自未成年人可识别身份的样本和数据，当该未成年人达到法定年龄可以对一项研究表示同意时，应考虑重新获得其知情同意。当限制行为能力者或无行为能力者成为完全行为能力者时，也应考虑获得其知情同意[2]。

11.2.2　遵循保护隐私的原则

根据试验需要，对于受试者必须公开的资料和实验数据将有明确、清晰的规定。除必须公开的内容外，所有采集、整理临床生物样本的医务人员都应保护受试者个人不愿公开的资料、数据，不泄露给他人，保护受试者的隐私。

11.2.3　遵守伦理审查和伦理监督的原则

为缓解医学研究中各方的利益冲突，加强对受试者的保护，有效规范临床生物样本库的伦理标准，减少出现临床生物样本库伦理方面的新情况、新问题，明确并遵守伦理十分必要。开展临床生物样本库收集、保藏、研究开发、国际合作等活动的单位应当设立伦理委员会，对本单位开展的开发利用人类遗传资源的活动进行审查和监督。

11.2.4　国际上遵循惠益共享原则，限制违法跨境流动

国际合作遵循相互尊重、平等互利、诚实信用、共同参与、惠益共享的原则，限制人类遗传资源违法违规的跨境流动。临床生物样本库不是简单地收集样本，而是通过建库赋予其特定的知识价值，以产生相应的科研价值、临床价值及人类健康价值。人类遗传资源是研究生命规律，开展医学科学研究，控制重大疾病，推动新药创新，提升人民健康水平的重要资源。为了更好地保护和利用人类遗传资源，政府鼓励开展合法的国际合作，促进资源共享。但是对于人类遗传资源违法违规出境，坚决杜绝。《人类遗传资源管理暂行办法》规定：未经批准，任何组织和个人不得以任何形式将在中国境内采集的中国人类遗传资源输出境；为了科学研究目的将在境外收集的人类遗传资源输入境的，应报国务院科学技术行政主管部门备案。

11.2.5　遵守禁止危及国家安全和社会公共安全的原则

临床生物样本库的建设过程中禁止利用人类遗传资源从事可能危及国家安全和社会公共安全的活动。任何组织和个人不得从事可能产生歧视后果的人类遗传资源研究开发活动，任何组织和个人不得买卖或者变相买卖人类遗传资源材料。违反《人类遗传资源管理暂行办法》构成犯罪的，依法追究刑事责任。

11.2.6　遵循分层管理原则

国务院科学技术行政主管部门负责全国临床生物样本库管理工作；国务院其他有关部门在各自的职责范围内，负责有关的临床生物样本库管理工作；各省、自治区、直辖市科学技术行政主管部门负责本地区的临床生物样本库管理工作；县级以上地方各级人民政府及其他有关部门在各自的职责范围内，负责有关的临床生物样本库管理工作。

11.3　临床生物样本库相关伦理建设遵循的基本原则和准则

伦理审查的基本原则应当就研究的科学性、伦理的合理性进行审查，以保障该研究尊重人、不伤害/有益于人和公正，确保受试者的健康权益高于科学和社会的利益。《纽伦堡法典》和《赫尔辛基宣言》为人体试验确立了世界各国应普遍遵循的道德原则，也成

为每位研究者做医学研究应当遵守的伦理指南。

1946 年出台了《纽伦堡法典》,提出了知情同意必要性、对社会的公益性等原则。《纽伦堡法典》包括以下内容:①受试者必须绝对自愿同意;②实验应该收到对社会有利和富有成效的结果;③实验应该立足于动物实验取得结果,实验将证实原来的实验是正确的;④实验必须避免受试者肉体和精神上的痛苦和创伤;⑤不得进行可能会发生死亡或残障的实验;⑥实验的危险性不能超过实验所解决的问题;⑦必须排除受试者发生创伤、残障和死亡的可能性;⑧实验只能由合格的专业人士进行;⑨受试者完全有停止实验的自由;⑩受试者出现创伤、残障和死亡的时候,实验必须中断[3]。

世界医学会于 1964 年发布的《赫尔辛基宣言》,是继《纽伦堡法典》后第二个国际上涉及人体的医学研究道德原则和相关要求,也是第一个有实际操作意义的国际性伦理原则文件,确定了进行人体临床研究的基本原则和依据。这部宣言中第一次规定了应该由一个独立的伦理委员会批准研究方案[4]。

2008 年,世界医学会修订了《赫尔辛基宣言》。2013 年,第 64 届世界医学会联合大会通过了《赫尔辛基宣言》的第九次修订。2013 版的《赫尔辛基宣言》在结构上进行了调整与细化,将 37 个条款划分为十二个部分:前言,一般原则,风险、负担和获益,弱势群体和个人,科学要求和研究方案,研究伦理委员会,隐私和保密,知情同意,安慰剂使用,试验后条款,研究注册、出版和结果发布,以及临床实践中未经证明的干预措施[5]。

通过临床样本开展人体医学研究,必须遵循《赫尔辛基宣言》《纽伦堡法典》以及我国相关临床试验研究的规范、规定。研究者应取得受试者的知情同意,考虑受试者承担的风险性,对受试者信息严格保密、尊重个人隐私,防止受试者因检测结果受到歧视或者伤害。

《上海重大疾病临床生物样本库伦理管理指南》[6]由上海医药临床研究中心独立伦理委员会起草,分为七章,共计 43 条,内容包括:总则、知情同意、限制或完全无行为能力者临床样本的使用、隐私和保密、临床样本库和数据的应用、知识产权和资源共享、利益冲突。该指南指出伦理委员会奉行循善、自主、不伤害和公正原则。伦理审查过程应当独立、客观、公正、透明。临床样本库的建设要遵循公开透明原则,相关政策应为公众所知晓。总则制定了样本的采集、处理、保存,寻求参与者、参与者退出等内容。

《涉及人的生物医学研究伦理审查办法》(中华人民共和国国家卫生和计划生育委员会令第 11 号,自 2016 年 12 月 1 日起施行)中指出:

第四条 伦理审查应当遵守国家法律法规规定,在研究中尊重受试者的自主意愿,同时遵守有益、不伤害以及公正的原则。

第十八条 涉及人的生物医学研究应当符合以下伦理原则。

(一)知情同意原则。尊重和保障受试者是否参加研究的自主决定权,严格履行知情同意程序,防止使用欺骗、利诱、胁迫等手段使受试者同意参加研究,允许受试者在任何阶段无条件退出研究。

(二)控制风险原则。首先将受试者人身安全、健康权益放在优先地位,其次才是科学和社会利益,研究风险与受益比例应当合理,力求使受试者尽可能避免伤害。

(三)免费和补偿原则。应当公平、合理地选择受试者,对受试者参加研究不得收取任何费用,对于受试者在受试过程中支出的合理费用还应当给予适当补偿。

(四)保护隐私原则。切实保护受试者的隐私,如实将受试者个人信息的储存、使用及保密措施情况告知受试者,未经授权不得将受试者个人信息向第三方透露。

(五)依法赔偿原则。受试者参加研究受到损害时,应当得到及时、免费治疗,并依据法律法规及双方约定得到赔偿。

(六)特殊保护原则。对儿童、孕妇、智力低下者、精神障碍患者等特殊人群的受试者,应当予以特别保护。

11.4 临床生物样本库伦理委员会的建设

11.4.1 伦理委员会的设立

伦理委员会设立之前,应先根据基本国际伦理准则与规范,按照《赫尔辛基宣言》的精神和药物临床试验质量管理规范(GCP)的要求,建立伦理委员会的各种规章制度,并且形成书面规范文件,以提高伦理委员会运行的规范性。伦理委员会建设应成体系:首先,应设立不同级别的伦理委员会;其次,加强对伦理委员会工作的评价和监管;再次,加强专门人才教育和培训[7]。

我国的医学伦理委员会主要有三类:一是建立在政府或国际、国内医学组织中承担政策决策咨询工作的伦理专家委员会;二是建立在科研机构或医院中的负责科研审查的伦理委员会;三是建立在医院中主要承担医院管理的伦理委员会。

《涉及人的生物医学研究伦理审查办法》(中华人民共和国国家卫生和计划生育委员会令第 11 号,自 2016 年 12 月 1 日起施行)中指出:

国家卫生计生委负责全国涉及人的生物医学研究伦理审查工作的监督管理,成立国家医学伦理专家委员会。国家中医药管理局负责中医药研究伦理审查工作的监督管理,成立国家中医药伦理专家委员会。省级卫生计生行政部门成立省级医学伦理专家委员会。县级以上地方卫生计生行政部门负责本行政区域涉及人的生物医学研究伦理审查工作的监督管理。

国家医学伦理专家委员会、国家中医药伦理专家委员会(以下称"国家医学伦理专家委员会")负责对涉及人的生物医学研究中的重大伦理问题进行研究,提供政策咨询意见,指导省级医学伦理专家委员会的伦理审查相关工作。

省级医学伦理专家委员会协助推动本行政区域涉及人的生物医学研究伦理审查工作的制度化、规范化,指导、检查、评估本行政区域从事涉及人的生物医学研究的医疗卫生机构伦理委员会的工作,开展相关培训、咨询等工作。

第八条　伦理委员会的职责是保护受试者合法权益,维护受试者尊严,促进生物医学研究规范开展;对本机构开展涉及人的生物医学研究项目进行伦理审查,包括初始审查、跟踪审查和复审等;在本机构组织开展相关伦理审查培训。

11.4.2　伦理审查委员会的制度建设

伦理审查委员会的制度建设包括如下内容[8]:

(1) 完善机构伦理审查委员会的备案评估检查制度;

(2) 积极构建多元、素质较高、规模合理的伦理审查委员会队伍;

(3) 由权威部门牵头,制定统一的伦理审查操作规程;

(4) 借鉴国际先进理论,制定统一、科学的评审程序;

(5) 积极开展伦理审查委员会委员的培训,夯实伦理审查基础;

(6) 充分利用互联网等媒介开展信息公开与监督反馈。

设置伦理审查委员会机构的条件包括:一,具有一批医学研究专家队伍和生物医学研究、医学高新技术应用的能力;二,具有开展生物医学研究、实施医学高新技术的设备条件;三,已经或正在准备开展一些生物医学研究、医学高新技术研究等。如果不具备上述条件,可以在省、自治区、直辖市人民政府卫生行政部门的协调下,由多家机构联合或在卫生行政部门、医学社会团体内设立伦理审查委员会[9]。

11.4.3　伦理委员会的委员组成要求

伦理委员会的组成和能力应满足和适应审查研究的数量和性质[6]。

（1）至少有 7 个委员；

（2）必须有不同性别的委员；

（3）必须有不同背景的委员，覆盖伦理、自然科学和社会科学等不同层面；

（4）必须有非科学或非专业人士；

（5）应有社区代表参加；

（6）必须有委员的任职规定，包括任职条件和任期，以及资格取消、辞职和替换程序。

伦理审查委员会可由至少 7 人组成，根据任务不同其内部可设专业组，也可以不设专业组。其成员应包括不同性别和年龄的医学专家、药理学家、伦理学家、管理学家、社会工作者、法律工作者以及社区代表等。多学科、机构内外、专业人员与非专业人员的参与，可以避免伦理审查判断的偏倚。工作的主要目的是协调医院、医师与患者及患者亲属之间的关系，审查生物医学研究项目，保护受试者的权益和安全。伦理委员会最大限度地保护受试者，为在科学与伦理方面达到高质量的生物医学研究做出贡献。伦理委员会还具有相对独立性，具有教育、咨询、监督和审查的功能[9]。

11.4.4　伦理委员会的职责

医院伦理委员会既要承担医院全体医务人员的医德医风教育、培训和监督工作，还要对涉及人体的生物医学研究、药品临床试验、医疗器械临床试验、人类辅助生殖技术、人胚胎干细胞研究、人体器官移植技术、医疗新技术的临床应用等活动进行伦理审查等[10]。

中国大陆的医院伦理委员会职能主要有：伦理审查监督；教育培训；伦理咨询；政策研究。加强伦理委员会建设，对于规范医疗行为、培养职业精神和建立良好的医患关系具有积极作用[8]。规范的机构伦理审查是根据国家相关部门的要求，依据《赫尔辛基宣言》和国家有关部委制定的伦理原则进行伦理审查。审查的重点是方案的科学性和受试者的权益。科学性包括实验者的资格、相关部门的审批文件、入选和排除标准、受益和风险等。受试者的权益主要包括对受试者的补偿机制、保密、自主性和知情同意等。

《知情同意书》是审查的重点,主要针对告知是否充分,受试者的权利和利益是否得到充分保障,是否真正的自主等[11]。受试者的权利包括:①生命健康权;②自主参与权;③知情同意权;④隐私权;⑤及时救治权;⑥补偿权和诉讼赔偿权[8]。

伦理审查委员会通过对涉及人的生物医学研究项目的伦理审查和实施监督,履行两方面的职责:一是保护受试者的权利,包括知情同意权、隐私保密权和公正权等;二是保护受试者的利益,即使受试者受益最大化、风险最低化,并且相对预期利益而言其风险是合理的。同时,也考虑到生物医学研究人员的利益、需求以及社会的公共利益[9]。建立健全伦理审查制度包括三个方面的内容:一,建立论证项目指定委员(相关专业)重点审查制度;二,严格执行回避及自由投票制度;三,坚持独立审查制度。

11.4.5　伦理委员会的权限

《涉及人的生物医学研究伦理审查办法》(中华人民共和国国家卫生和计划生育委员会令第 11 号,自 2016 年 12 月 1 日起施行)中指出[8],伦理委员会批准研究项目的基本标准是:

(一) 坚持生命伦理的社会价值;

(二) 研究方案科学;

(三) 公平选择受试者;

(四) 合理的风险与受益比例;

(五) 《知情同意书》规范;

(六) 尊重受试者权利;

(七) 遵守科研诚信规范。

第二十三条　伦理委员会应当对审查的研究项目做出批准、不批准、修改后批准、修改后再审、暂停或者终止研究的决定,并说明理由。伦理委员会做出决定应当得到伦理委员会全体委员二分之一以上同意。伦理审查时应当通过会议审查方式,充分讨论达成一致意见。

第二十四条　经伦理委员会批准的研究项目需要修改研究方案时,研究项目负责人应当将修改后的研究方案再报伦理委员会审查;研究项目未获得伦理委员会审查批准的,不得开展项目研究工作。对已批准研究项目的研究方案做较小修改且不影响研究的风险受益比的研究项目和研究风险不大于最小风险的研究项目可以申请简易审查程序。

简易审查程序可以由伦理委员会主任委员或者由其指定的一个或者几个委员进行审查。审查结果和理由应当及时报告伦理委员会。

第二十五条　经伦理委员会批准的研究项目在实施前,研究项目负责人应当将该研究项目的主要内容、伦理审查决定在医学研究登记备案信息系统进行登记。

第二十六条　在项目研究过程中,项目研究者应当将发生的严重不良反应或者严重不良事件及时向伦理委员会报告;伦理委员会应当及时审查并采取相应措施,以保护受试者的人身安全与健康权益。

第二十七条　对已批准实施的研究项目,伦理委员会应当指定委员进行跟踪审查。跟踪审查包括以下内容:

(一)是否按照已通过伦理审查的研究方案进行试验;

(二)研究过程中是否擅自变更项目研究内容;

(三)是否发生严重不良反应或者不良事件;

(四)是否需要暂停或者提前终止研究项目;

(五)其他需要审查的内容。

跟踪审查的委员不得少于 2 人,在跟踪审查时应当及时将审查情况报告伦理委员会。

第二十八条　对风险较大或者比较特殊的涉及人的生物医学研究伦理审查项目,伦理委员会可以根据需要申请省级医学伦理专家委员会协助提供咨询意见。

第二十九条　多中心研究可以建立协作审查机制,确保各项目研究机构遵循一致性和及时性原则。

牵头机构的伦理委员会负责项目审查,并对参与机构的伦理审查结果进行确认。

参与机构的伦理委员会应当及时对本机构参与的研究进行伦理审查,并对牵头机构反馈审查意见。

为了保护受试者的人身安全,各机构均有权暂停或者终止本机构的项目研究。

第三十条　境外机构或者个人与国内医疗卫生机构合作开展涉及人的生物医学研究的,应当向国内合作机构的伦理委员会申请研究项目伦理审查。

第三十一条　在学术期刊发表涉及人的生物医学研究成果的项目研究者,应当出具该研究项目经过伦理审查批准的证明文件。

第三十二条 伦理审查工作具有独立性,任何单位和个人不得干预伦理委员会的伦理审查过程及审查决定。

简言之,伦理委员会的权限包括:

(1) 要求研究人员提供《知情同意书》,或者根据研究人员的请求,批准免除知情同意程序;

(2) 要求研究人员修改研究方案;

(3) 要求研究人员中止或结束研究活动;

(4) 对研究方案做出批准、不批准或者修改后再审查的决定。

11.5 临床样本《知情同意书》的基本形式要求

项目研究者开展研究,应当获得受试者自愿签署的《知情同意书》;受试者不能以书面方式表示同意时,项目研究者应当获得其口头知情同意,并提交过程记录和证明材料。对无行为能力、限制行为能力的受试者,项目研究者应当获得其监护人或者法定代理人的书面知情同意。《知情同意书》应当含有必要、完整的信息,并以受试者能够理解的语言文字表达。

11.5.1 样本采集前应告知样本提供者的事项

样本库采集新鲜临床样本进行研究,应告知样本提供者下列事项,并取得其同意。

(1) 样本采集的目的、可能使用范围与使用期限;

(2) 样本采集的方法、种类、数量及采集部位;

(3) 样本采集可能发生的并发症与危险;

(4) 样本提供者的权益与样本使用者、保管者的义务;

(5) 研究的重要性;

(6) 被选为参与者的原因;

(7) 预期的研究成果;

(8) 合理范围内可预见的风险或不便;

(9) 保障样本提供者个人隐私的机制;

(10) 样本提供者可以拒绝参与研究,并可随时退出研究及退出其程序。样本提供

者的拒绝或退出,不影响其应有的医疗照顾;

(11) 研究样本所得信息对样本提供者及其亲属可能造成的影响;

(12) 样本保管者和样本使用者;

(13) 样本是否有提供、让与或授权国内或国外其他人使用的情形;

(14) 剩余样本的处理方式;

(15) 研究经费来源及所有参与研究的机构;

(16) 其他与样本采集、病历信息检阅、追踪检查或病情信息相关的重要事项。

11.5.2　其他情况告知

(1) 临床生物样本库采集样本提供者检测剩余样本进行研究,应告知样本提供者除 11.5.1 中(2)和(3)以外的所有事项。

(2) 如临床样本提供者无完全行为能力,需将相关信息告知其法定代理人,并征求其同意;尸体样本的采集应征求其直系亲属的同意或遵照本人生前意愿的文本。

11.6　临床样本《知情同意书》模板

版本号:　　　　　日期:

×××(临床生物样本库名称)

知情同意书

样本库名称:

项目来源:

项目编号:

方案版本号:××,×年×月×日

本项目由×××(项目负责单位)负责,项目负责人是×××教授,您所在的参研单位是×××,项目负责人是×××。采集和保存用于科学研究的临床样本和信息,已经×××(伦理委员会名称)审查批准。本《知情同意书》为您提供该研究的目的、步骤、获益、风险等信息,您可以与家人、朋友及您的研究医师讨论后决定是否参加此项研究,请您务必仔细阅读。当您有疑惑时,可以随时向该项目的研究者提问并让他/她为您做出解释。

一、研究的任务

收集并保存您在×××(项目负责单位)就诊期间或以后(包括门诊、住院、急诊、随访等)的健康相关信息和常规诊疗过程中产生的×××(临床样本名称)(以下简称样本)。

二、信息和样本的用途及意义

您的健康相关信息和样本将来可能会被用于各种疾病的发生、发展机制、遗传学方面的研究。这些信息和样本的保存将是长期的,将使用至样本用完或您撤回知情同意时。

信息和样本可能提供给×××(项目负责单位)以外的机构使用,任何使用均须经过×××(伦理委员会名称)的审查程序来保障您的权益,保障"公平、公正"。

收集并保存您的健康相关信息和样本,在今后的医学研究中使用,有助于提高相关疾病的预防和诊治水平,可能帮助到包括您在内的所有人群,促进医学发展,提高人民健康水平。

三、研究具体步骤

研究的具体步骤如下:

第1周:×××检查

第×周:……

四、参加该研究对受试者日常生活的影响

当您决定是否参加本研究时,请仔细考虑上述检查和随访对您的日常工作、家庭生活可能的影响,包括时间及交通等问题。

研究期间需要禁止服用的药物有:

……

考虑到您自身的安全及研究结果的有效性,在该研究期间您不能再参加其他任何有关药物和医疗器械的临床研究。如果您因为何种疾病需要到医院就诊或住院治疗,请告知您的就诊医师您正在参加此项研究,以便就诊医师更好地了解您的病情及诊断。

五、可能发生的不良反应、风险及风险防范措施

采集的组织和血液样本都来自手术或检测中必须剥离、切除的×××组织和用于配型后剩余的血液。样本的采集不会给您带来任何额外不适。

其他风险：可能会出现一些目前无法预知的风险、不适。

收集的健康相关信息以及您被采集的临床样本的所有信息均属保密信息；您的隐私会得到保护。

六、可能的受益

您不会因参加本研究而获得任何酬劳。

您可能不会从本研究中获得直接的医疗收益，我们希望从您参与的这项研究中得到的信息在将来能够为您或与您病情相同/相似的患者提示新的治疗方法，给您及与您患有相似疾病的其他患者带来益处。

七、如不参加该研究，对受试者常规治疗的影响

对于常规治疗没有影响。

八、发生研究相关伤害的处理办法

当您的健康状况在参加本研究期间受到伤害时，请告知××部门，联系人×××，联系电话×××，我们会根据我国相关法律法规，经相关部门鉴定，由本研究的承办单位（×××）做出相应的赔偿。

九、隐私保护措施

我们会在法律规定的范围内保护您的个人隐私。您的健康信息和标本将以数字编码替代您的姓名。可以识别您身份的信息将不会透露给研究小组以外的成员，除非获得您的许可。所有的研究成员都被要求对您的身份保密。

您的档案将保存在有锁的档案柜中，仅供研究人员查阅。为确保研究按照规定进行，必要时，政府管理部门或伦理审查委员会的成员可以在×××（项目负责单位）查阅您的个人资料。

这项研究结果发表时，将不会披露您个人的任何资料。

十、参加原则

您参加本研究完全是自愿的。您可以选择参加或不参加此项研究，也可以现在同意参加而将来要求退出或要求撤回之前的同意。您退出或撤回同意的决定可以随时提出，且无须说明理由。

如您要求退出，研究不会继续收集您的健康相关信息和样本。如您要求撤回同意，研究会按照您的要求立即销毁尚存留的样本和信息，不再继续使用。

您的任何决定都不会遭到歧视或报复，您的医疗待遇与权益也不会受到影响。

十一、研究结果

由于目前还不知道您的信息或样本会用于何种研究,因此也无法预知研究所得的结果是否会对您或您的家属或族群的健康造成任何影响。研究结果若有任何与您及您家属的健康有关的重大信息,我们将尊重您的选择而决定是否将此信息提供给您本人和/或您的家属。

研究可能会发现新的治疗手段、新的药物或其他结果,若这些研究结果衍生出任何专利权或商业利益时,所有权益将与您无关。

十二、受试者参加研究前准备工作

提供准确的既往病史和现病史

告诉研究者在研究期间服用提供的药物、保健品

记录×××信息

遵循研究者(医师)的指导

不要参加其他医学研究

其他

十三、联系方式

如您对本研究仍有疑问,可以咨询×××医师,联系方式为×××。

如您有与受试者自身权益相关的问题,可与×××伦理委员会取得联系,联系电话×××。

知情同意声明

1. 我已经阅读并理解了本《知情同意书》的全部内容。

2. 我有机会提问而且所有问题均已得到解答。

3. 我理解参加本活动完全是自愿的。我也可以选择在任何时候退出这一活动,我的任何医疗待遇与权益不会因此而受到影响。

4. 我知道签名并不意味着可以免去任何费用与应尽责的事项。

5. 我 □希望 □不希望知道任何与我的健康有重大关联的研究结果。

6. 我清楚签署以后还有疑问可以咨询×××(伦理委员会名称)的工作人员(电话:×××)。

我同意捐赠本人的样本和信息以供未来科学研究使用,并授权×××(伦理委员会

名称)审核使用本人样本和信息的适当性。

患者签名：　　　联系电话：　　　日期：　　年　月　日

(注:如果捐赠者无行为能力/限制行为能力时,则需法定代理人签名和签署日期)

法定代理人签字:(与患者关系)

联系电话：　　　日期：　　年　月　日

我已告知受试者"××××××"研究的目的、步骤、获益、风险等信息,给予他/她足够的时间阅读《知情同意书》、与他人讨论,并解答了其有关研究的问题;我已告知该受试者当遇到问题时的联系方式;我已告知该受试者(他/她)可以在研究期间的任何时候无须任何理由退出本研究。

研究者签名：　　　联系电话：　　　日期：　　年　月　日

伦理委员会的联系人以及联系方式:

11.7　关于免除知情同意的申请

国家卫生计生委《涉及人的生物医学研究伦理审查办法》规定:

第三十九条　以下情形经伦理委员会审查批准后,可以免除签署《知情同意书》:

(一) 利用可识别身份信息的人体材料或者数据进行研究,已无法找到该受试者,且研究项目不涉及个人隐私和商业利益的;

(二) 临床生物样本捐献者已经签署了《知情同意书》,同意所捐献样本及相关信息可用于所有医学研究的。

(1) 样本库收集样本提供者检测剩余样本时,可以在符合下述情形时,提交免除知情同意的申请:

① 研究对受试者几乎没有风险或低于最小风险(所谓风险应包括生理、心理、社会、经济、法律等)。

② 样本提供者身份难以辨认。

③ 由于无法追踪或联络等客观原因,难以重新取得样本提供者同意。

④ 样本已经进行了编码、加密、去链接的匿名化处理,确认样本提供者隐私权受到完善的保障,样本及个人数据的记录方式,不会使样本提供者直接或间接被识别。

(2) 已经获得样本提供者同意将其信息和样本用于今后所有的医学研究,样本的再次使用可以向伦理委员会提交免除知情同意的申请。

（3）需要注意的是,如研究涉及有关样本提供者个人行为较敏感的部分或特定弱势群体的研究,如儿童、孕妇等样本提供者,违法行为、性行为、酗酒、DNA 与基因研究等研究,仍须获得样本提供者的知情同意。

11.8 未来临床生物样本库标准化体系建设的核心要素和方向

临床生物样本库在精准医学中发挥着重大作用,通过不断创新和卓越追求,与精准医学、转化医学共同推动我国临床生物样本库标准化建设及其在生命科学、生物医药领域转化医学中的应用进入一个崭新的时期。临床生物样本库来源于医学,又服务于医学研究,需要与多个学科合作才能实现规范化的构建目标。

临床生物样本库将科研成果快速产业化并投入临床应用,是开展“转化医学”的物质基础,欧美发达国家以及国际卫生组织都投入了大量资金建立大型临床样本库。许多发达国家如美国、法国、加拿大、英国等已建立了各种类型的、标准化的临床样本库,并已形成信息化和网络化管理。

11.8.1 未来临床生物样本库标准化体系建设的核心要素

根据经济合作与发展组织(OECD)的定义,生物样本库(biobank)是一种集中保存各种人类生物材料,用于疾病临床治疗和生命科学研究的生物应用系统。生物样本库一般包含 3 个要素:①生物源资料,即可以从中提取到 DNA 的人体组织或血液等人类生物资料;②遗传信息系统,从个人的生物资料中提取 DNA,将描述人体基因型(genotype)独有特性的信息存储在电子数据库中;③表型信息,来自体检、问卷调查或者个人健康记录的信息。因为 DNA 不能完整反映基因与环境对疾病的作用,所以研究人员需要将个人的 DNA 信息与其表型信息进行对照。表型信息可以帮助生物样本库的研究人员探索基因多态性和表型之间的关联。

中国样本条件独特,但标准化相对滞后,制定临床生物样本库国家标准规范,深入推进标准化进程,提高标准化国际水平,建立中国临床生物样本库标准品牌势在必行,任重道远。《“第七届中国生物样本库标准化建设与应用研讨会暨第二届中国生物样本库院长高峰论坛·首届中美临床转化医学论坛"会议纪要》中强调,临床生物样本库要标准、规范、合作、共享,注入科技创新活力的生物样本库将为生物医药的蓬勃发展做出巨大贡献。我们应该充分发挥我国的地域优势和人口众多的特点,利用我国大量的医学资源,通过多学科、多研究中心的合作和交流,建设标准化、规范化、高质量的样本库,有效、合理地发挥资源优势,协助开展肿瘤等疾病的基础及转化研究,督促样本的使用和产出。根据人类临床生物样本库的特点以及法律和伦理普遍原则,临床样本的采集必须在相应医疗机构内的伦理委员会监督下进行,以保证不违反相关法规和伦理原则,保证各方的合法权益不受侵害,应正确面对临床生物样本库建库中遇到的各种伦理问题,制定切合我国国情的临床生物样本的相关伦理准则及法规,以便高效合理地利用和保护人类资源。

在《"十二五"生物技术发展规划》中,明确要求要建设国家生物信息科技基础设施,包括国家生物技术管理信息库,基因组、蛋白质组、代谢组等生物信息库,大型生物样本、标本、病例资源和人类遗传资源库以及共享服务体系。

建立临床生物样本库应该遵照严格的审批制度和伦理认证制度,充分利用临床学科的特色优势、临床样本的稳定来源和较好的临床诊断与病理诊断条件,配备从事该项工作的场地、相关设备、软件系统及相关信息服务系统和专职队伍,制定标准化的操作流程和技术标准,并对相关人员进行定期培训,建立宣传推广制度以推进该项目的持续运行和健康发展,最终实现临床生物样本库信息化支撑、标准化引领、规模化扩大、产业化服务、实体库分散、备份库独立、全球化推进的长远目标。

为实现临床生物样本库可持续发展,合理利用我国人类资源,促进疾病预防、诊疗水平的提高,建议建立大型可持续发展的临床生物样本库。在规模上、在储存样本数量和样本种类上与国际一流临床生物样本库接轨。在完备的法规指南、监管机制以及标准的指引下,通过大规模的临床样本采集、处理和储存、管理建设完备的基础设施,通过临床数据资源的整合与利用以及安全稳定的信息系统等手段建设高质量的临床生物样本库,并且合理高效利用样本资源,实现资源共享,促进转化医学的发展,为下一步实现商业化和集中化运作打下良好基础。

11.8.2 未来临床生物样本库标准化体系建设的方向

临床生物样本库的建设是一个系统化工程,既涉及硬件如场地、设备的完善,也对规范标准、伦理建设、信息化系统、人才队伍和合作共享等提出更高的要求。针对我国临床生物样本库存在建设无序化、缺乏标准规范、质量参差不齐、知情同意程序不规范、难以资源共享等问题,部分单位尚存在场地不足、人员培训不到位等问题,提出如下发展方向。

1) 做好顶层设计,加大政府投入

临床生物样本库的重要性已经得到越来越广泛的共识,这对推动我国临床生物样本库建设有很好的促进作用。但目前也有一种趋势,部分基础条件和科研能力一般的医院并未真正了解建设临床生物样本库的成本和预期效益,盲目跟风地建设临床生物样本库,导致建设的无序化。临床生物样本库从建设到运行需要不断地投入经费支持,如此无序化建设有可能造成资源的极大浪费,建议从国家层面或省市层面,做好顶层设计,指导临床生物样本库建设。临床生物样本库建设涉及样本收集、处理、存储和使用,需要完备的硬件设施、先进的技术手段及安全稳定的信息系统等作保障,需要大量的人力、物力和财力的支持,呼吁政府加大投入,保障临床生物样本库的良性发展。

2) 建立规范标准,推进协作共享

长期以来,临床生物样本的搜集和利用存在各自为政的现象,导致临床生物样本库建设过程中行业规范的缺失,也造成样本质量参差不齐。因此,亟须制定一套临床生物样本采集、保存、流通和利用的技术规范。通过协作网络渠道,获得质量相同、来源稳定的临床样本,是未来我国临床生物样本库资源开放共享、国际合作的前提条件之一。通过引入第三方协调机构,制定中立客观的利益共享合作机制,以提供协调、沟通等公共服务的方式解决样本搜集者和样本使用者之间的利益冲突和不同诉求。在协调解决矛盾、保障各方利益的基础上,降低参与单位的沟通成本,推动其更多地关注提高临床样本利用率,开展高水平科研合作。

3) 完善法律法规,加强伦理建设

人类临床样本资源的保护和利用是一个世界性课题,其中最为敏感的问题包括捐献者的个人隐私保护、捐献者社会和经济利益保护、研究内容的伦理法律准入以及临床样本资源的商业性利用等。在临床生物样本库的建设过程中大规模搜集、保存和利用人的遗传资源,需要密切关注这一过程中的有关伦理法律问题以及可能产生的社会影响。应尽快识别和解决在建库过程中将会碰到的伦理和管理问题,制定切合我国国情的人类研究伦理准则和审查细则,高效合理地保护和利用人类遗传资源。

4）加大信息化建设和投入

作为转化医学研究的重要资源,我国临床生物样本库的建设面临高质量、大规模的临床样本需求问题。临床样本收集地主要是医院,而医院信息化建设的完善与否又直接影响着临床样本库建设的好坏。因为临床样本的相关临床信息对于研究来说也是必不可少的部分,现在很多医院还需要医务人员二次录入临床样本的相关临床信息,工作量相当大,很容易导致临床样本数据收集不及时,或者缺少相关信息。加强样本收集单位的信息化建设是提高工作效率和质量的关键。

11.9   临床生物样本库的法律与伦理建设

临床生物样本库要有完备的法规和指南以及系统的监管机制和明确的分工,同时要强调对伦理问题的重视,真正做到有法可依,有章可循。例如,英国制定的《伦理与管理框架》,为英国生物样本库(UK Biobank)在志愿者招募、保密以及数据信息安全方面做出规定。根据国家卫生计生委发布的《涉及人的生物医学研究伦理审查办法》、国家食品药品监督管理局发布的《伦理委员会药物临床试验伦理审查工作指导原则》以及世界医学会颁布的《赫尔辛基宣言》、联合国教科文组织颁布的《世界人类基因组与人权宣言》《国际人类基因数据宣言》等国际规范,伦理委员会奉行循善、自主、不伤害和公正原则,伦理审查过程应当独立、客观、公正和透明。

11.9.1   临床生物样本库的标准法规建设

我国在临床样本资源和数据信息管理方面出台了一些相关的法规和措施。例如,《人类遗传资源管理暂行办法》,由国家科学技术部和卫生部于1998年联合颁布,旨在加强人类基因的研究与开发,有效保护和合理利用我国的人类遗传资源,促进平等互利的国际合作和交流。2007年,由国家卫生部颁布的《涉及人的生物医学研究伦理审查办法(试行)》,旨在规范涉及人的生物医学研究和相关技术的应用。《涉及人的生物医学研究伦理审查办法》已于2016年9月30日经国家卫生计生委主任会议讨论通过,自2016年12月1日起施行,法律效力提升了。另外,还有科学技术保密规定、实验室生物安全通用要求等。一些涉及人类遗传资源的项目也建立了各自的规范和准则,如中华民族健康与疾病遗传资源共享平台制定了相关的平台制度;该平台还制定了各种技术规范,如《中华民族健康遗传资源收集标准》《血液样本采集、处理、保存技术规程》等。目前,不同的临床生物样本库在建设过程中没有设立统一的标准,在建设内容、运行模式以及管理水平上存在较大差别,同国外相比也存在差距。现有的相关管理规范和法律伦理已经不能满足医学研究发展的需要,亟须完善和改进。

(1) 建立完善的法规指南、监管机制以及国家标准。临床生物样本库和信息的管理应当依据并遵循现实有效的中国法律、法规、规章以及相应的国家和行业标准,应具有权威性与很强的操作性和指导性,并且能够适应当前医学发展的需要。建立统一的临床生物样本库建设指南和操作标准,为临床生物样本库建库和运行提供依据。针对不同临床样本的特性,制定相应的操作标准。明确的监管机制是统一协调各机构、各部门监管工作的保证。应尽快建立临床生物样本库的审批制度、定期评估机制、内部质量控制体系以及临床生物样本库建设和管理的国家标准。

(2) 重视医学伦理建设。医学伦理保护的缺失必然会影响医学研究的发展和国际化的进程。在开展临床生物样本库建设的国家中,各界争议一直围绕着知情同意的方式、基因隐私的保护、商业介入引发利益倾斜等伦理问题展开。通过加强伦理审查能力建设,制定全国性伦理准则和规章,加强对机构伦理委员会的管理以及加强伦理教育和培训等措施完善医学伦理建设。

(3) 促进转化医学。建立临床生物样本库的最终目的是为了系统利用样本资源评估临床疗效及完成高质量科研。随着医学研究的不断深入,研究者们逐渐认识到高质量的临床生物样本是决定转化医学研究的重要因素。相比国外,我国是一个多民族的人口大国,具有丰富的临床生物样本资源,更应该抓住发展的机遇,发挥自身优势,实现资源共享,促进国际交流。

(4) 建立临床生物样本库资源管理信息系统。为了便于有效管理生物样本和相关信息所建立的具有搜集、保存、检索和分析功能的信息系统,该系统应包括追踪捐赠者的问卷和知情同意,管理临床样本采集、处理、储存和运输,管理质量保证/质量控制程序和文件,捐赠者临床数据电子采集,数据安全保护,报告管理(库存、采集、使用、质量管理等报告),临床和实验数据挖掘等功能。通过标识(如条形码)将实物样本关联到信息系统中的相关数据,方便医师对患者跟踪观察,掌握第一手资料,进行统计分析、积累经验,保证随访的有效性,有利于科研工作的开展和业务水平的提高,更好地为患者服务。

11.9.2　临床生物样本库的伦理建设

临床生物样本库涉及遗传样本或信息的采集、处理、使用和保存,在建立临床生物样本库的各个环节上都存在伦理问题。主要伦理问题有:①采集样本时是否获得样本提供者的知情同意;②在不知道个人信息用于未来什么研究的情况下将怎样给出知情同意;③将采取什么措施确保个人的医疗和基因型信息的安全,如果安全被破坏了将采取什么补救措施;④收集的样本将用于什么类型的研究,谁将涉及政策的制定;⑤样本采集和使用是否会对样本提供者产生影响和风险;⑥怎样能预防保险公司、雇主和其他第三方滥用这种信息;⑦将怎样管理这些收集样本的商业使用;⑧获得的组织样本和数据如何使更多的人共享和受益;⑨是否应该告知捐赠者源于收集样本的研究发现。

因此,制定正式的伦理指南,规范人类遗传资源的收集、保存、使用和共享,使之既符合国际公认的伦理准则,又符合我国国情,成为十分重要和紧迫的任务。它既是临床生物样本库建设的基础支撑,也是有助于实践者更好地处理人类遗传资源以及生物制药领域知识产权保护等问题的公共规范。

11.9.3　人类遗传资源国际合作的伦理规范建设

在现有国际法律文件中,人类遗传资源被界定为全人类共同的财富与遗产,但这种界定是在象征意义上的。人类遗传资源是一种特殊的资源,对于国家和个人都具有非常重要的意义。人类遗传资源是人类繁衍和发展最基本的物质基础,是地球最宝贵的财富,保护人类社会赖以生存的遗传资源是实施可持续发展战略、构建和谐社会的重要内容之一,也是推动生命科学研究不断进展的重要基础。

但是,由于人类遗传资源的获取非常简单,同时其蕴涵的价值具有一次性转移的特点,并且遗传资源所有者与研究者处于信息极不对称、经济地位极不平等的状态之中,对它的保护是一件难度非常大的事情。我国为有效保护和合理利用人类遗传资源,科技部和卫生部联合制定了《人类遗传资源管理暂行办法》,并经国务院办公厅批准于1998年6月10日发布施行。根据《人类遗传资源管理暂行办法》的规定,1999年9月科技部和卫生部联合成立了中国人类遗传资源管理办公室,同年12月中国人类遗传资源管理办公室发出实施通知,中国人类遗传资源管理工作进入实施阶段。

目前,世界上已经建立并具有全球影响力的大型生物样本库组织主要包括:泛欧洲生物样本库和生物分子资源研究设施（Biobanking and Biomolecular Resources Research Infrastructure，BBMRI）、ISBER、美国国家癌症研究所（National Cancer Institute，NCI）生物样本库和生物样本研究办公室（Office of Biorepositories and Biospecimen Research，OBBR）和英国生物样本库等。

总的来说，我国的临床生物样本库建设起步较晚，但近年在国际医学研究发展趋势的影响下，我国大规模的、以人群为基础的生物样本库建设开始推进。中国人类遗传资源平台（National Infrastructure of Chinese Genetic Resources，NICGR）是根据《国家中长期科学和技术发展规划纲要》，于2003年7月启动建设的一个全国性生物样本资源保护项目。其设定的总体目标是到2010年建立起与人类遗传资源收集、保存、整合和共享要求相适应的，跨部门、跨地区、跨领域，布局合理、功能齐全、动态发展、技术先进，并与国际接轨的中国人类遗传资源平台。

近年来，伴随着遗传科学与生物技术的发展，人类遗传资源的价值，尤其是它在生物制药以及解读人类生存密码方面的价值，已经越来越为世界各国所认识。很多国家和地区都已对人类遗传资源进行大规模的商业性开发利用，这使得生物制药产业成为全球经济发展的一个新的增长点。而生物制药产业的资源依赖性与信息化的特点决定了在生物技术时代，谁掌握了尽可能多的人类遗传资源，谁就能够在生物经济的发展中取得主动，从而成为新的财富拥有者。

由于人类遗传资源分布及其技术开发与应用存在着明显的国际差异，资源相对贫乏的西方发达国家及其支持的跨国公司利用其在经济和技术上的优势，采取合作研究、出资购买甚至偷窃的方式，大肆掠夺和控制资源相对丰富的发展中国家的人类遗传资源。它们利用先进技术，开发出新的药品或作物品种，再申请专利保护，并将成果以专利技术和专利产品的形式高价向发展中国家兜售，获取高额利润。在这种情况下，遗传资源的获取与惠益分享问题逐渐成为一个在发展中国家和发达国家间存在尖锐矛盾的重要问题，成为新时期南北关系的一个焦点问题。

由于人类遗传资源的获取和利用关涉一国对其自然资源主权的维护，如何有效管制好人类遗传资源的获取和利用，协调好发展中国家与发达国家在此问题上的利益冲突，就逐渐发展成为一个重要的国际法律、伦理议题，引起了国际社会的广泛关注。国际合作具有很强的互补性，可以发挥我方人员和技术方面的优势以参与国际竞争。但将样本送出去分析研究，不是唯一加快研究进程、提高研究开发水平的方法，还可以请外方专家来中国讨论和复核,这样可以使更多的年轻人有获得学习和提高的机会。通过国际合作,借助国外的设备发展我国的研究体系。中国的人类基因组计划应该参与国际合作,如仅限于在国内自行研究,会丧失时机。通过国际合作,可以使我国在高起点上开展工作,有利于在功能基因组研究中大规模基因表达谱工作的起步。国际合作应该遵循"相互尊重、平等互利、诚实信用、共同参与、惠益分享"的原则,限制人类遗传资源违法违规的跨境流动,开展积极和高效的国际合作,是尽快提高我国基因研究效率和水平的有效途径。

11.10　小结与展望

早在 1994 年,我国第一个样本库——中华民族永生细胞库成立。近 30 年来,随着学界对转化医学的重视,国内各类生物样本库的建设迅猛发展。中国人类遗传资源平台、北京重大疾病临床数据和样本资源库、中国医药生物技术协会组织生物样本库等各类临床生物样本库相继建立。

我国的临床生物样本库,不仅实现了规模上的发展,更在精准医学和标准化建设中取得了突破性进展。我国在肿瘤领域的预防与治疗水平已进入世界先进行列,更于2010 年启动了中国癌症基因组计划。在临床生物样本库信息共享服务平台建设方面,我国也有所建树。2003 年,我国便成立了国家生物信息中心,建设包含信息库、蛋白质组、代谢组、基因组,以及大型生物样本、病例资源和人类遗传资源库以及共享服务体系。

与临床生物样本库共同成长发展的还有我国的伦理建设。从最初的伦理委员会建设到伦理监管体系建立,我国临床生物样本库的伦理体系逐步完善规范。2014 年,《上海重大疾病临床生物样本库伦理管理指南》刊出。2017 年,《生物样本库样本/数据共享伦理指南》发布。

未来,临床生物样本库的开发应用与共享将与伦理建设并行,合理利用我国人类生物样本资源,共同促进疾病诊断、治疗和预防水平的提高,为实现人类的健康贡献力量。

参考文献

[1] 翟晓梅. 国际重要伦理学文献简介(一)[J]. 中华医学信息导报,2004,19(9):8.

［2］曹宗富，曹彦荣，马立广，等. 中国人类遗传资源共享利用的标准化研究［J］. 遗传，2008，30
（1）：51-58.

［3］蒙霞. 论生命伦理学视野中转基因技术的研究与应用［D］. 南宁：广西大学，2004.

［4］滕永直. 生态与环境保护：生命伦理的重要研究向度［J］. 医学与哲学，2014（17）：36-38.

［5］张育军，叶磊，高芳芳，等. 生物样本库建设是临床医学研究的基石［J］. 转化医学杂志，2014，
3（6）：347-351.

［6］上海医药临床研究中心独立伦理委员会. 上海重大疾病临床生物样本库伦理管理指南［J］. 医
学与哲学，2014（5）：84-86.

［7］伍斌. 人体基因的民法保护问题研究［D］. 珠海：广东财经大学，2014.

［8］尚爻，刘芳，李义庭，等. 医学人体试验中受试者权益保护问题探微——对《赫尔辛基宣言》修
订的几点思考［J］. 医学与哲学，2014（5）：87-89.

［9］张新庆，樊春良. 关于中国人类遗传数据库建设的伦理、管理与政策法规问题探讨［J］. 科学文
化评论，2007，4（3）：5-14.

［10］张军伟. 生物技术知识产权法律保护的研究［D］. 北京：中国政法大学，2004.

［11］中华人民共和国科学技术进步法［EB/OL］. http://www. most. gov. cn/fl/200801/t20080108_
58302. htm.

12 临床生物样本库建设的法律法规——人类遗传资源获取管理与实施

人类遗传资源是指来自人体的任何含有遗传功能单位的、具有实际或潜在价值的遗传材料和信息，是指含有人体基因组、基因及其产物的器官、组织、细胞、体液、排泄物、核酸、核酸制品等资源材料及基于前述资源材料所产生的有关人类基因组、基因的数据等信息资料，是开展生命科学研究的重要物质和信息基础，是认知和掌握疾病的发生、发展和分布规律的基础资料，是推动疾病预防、干预和控制策略开发的重要保障，已成为公众健康和生命安全的战略性、公益性、基础性资源。

我国 56 个民族、13 亿多人口具有极其丰富的民族遗传资源、家系遗传资源和典型疾病遗传资源，是人类遗传资源丰富的国家。依法加强对我国人类遗传资源的保护、管理和研究利用，对于保障我国的生物安全，保障人民的身体健康，增强我国生物和医药科技的研究开发能力具有重要意义。

12.1 人类遗传资源的定义

12.1.1 国际公约对"人类遗传资源"的定义

人类遗传资源是生物资源的重要组成部分。《生物多样性公约》第 2 条明确定义，"生物资源"是指对人类具有实际或潜在用途或价值的遗传资源、生物体或其部分、生物群体或生态系统中任何其他生物组成部分，"遗传材料"是指来自植物、动物、微生物或其他来源的任何含有遗传功能单位的材料，"遗传资源"是指具有实际或潜在价值的遗传材料。与之相呼应，欧盟于 1998 年 7 月发布的《关于生物技术发明的法律保护指令》

指出,"生物材料"指含有基因信息且能自我复制或在生物学系统中进行复制的任何材料。

据此可以推断,人类遗传资源是指来自人体的任何含有遗传功能单位的、具有实际或潜在价值的遗传材料和信息,是指含有人体基因组、基因及其产物的器官、组织、细胞、体液、排泄物、核酸、核酸制品等资源材料及基于前述资源材料所产生的有关人类基因组、基因的数据等信息资料。

12.1.2 国际上对"人类遗传资源"的定义

目前,国际上尚未有与《生物多样性公约》相对应的"人类遗传资源(human genetic resources)"的统一定义,与之相类似、定义较多的概念是"人类生物材料(human biological material)"。其中,又以印度和巴西的管理定义较为典型。1997 年,印度卫生和家庭福利部发布《用于生物医学研究的人类生物材料交换指导原则》,该指导原则中定义的人类遗传材料包括器官和器官的各个部分、细胞和组织、亚细胞结构和细胞产物、血液、配子(精子和卵子)、胚胎和胎儿组织、废物(尿液、粪便、汗液、头发、上皮、指甲、唾液、胎盘、羊水等)以及人体组织的细胞系。2011 年,巴西卫生部发布《用于研究的人类生物材料生物储藏库和生物样本库指导原则》,认为遗传材料包含器官、组织和体液等。秘鲁《临床试验生物样品指导原则》指出带有遗传信息的人类生物材料包括血液及血液制品、组织、器官和从临床试验中获取的相关材料。

在美国和英国等发达国家,对于人体样本或人体组织有明确的定义,如美国 2013 年修订的美国《联邦法规 21 章》中认定人体样本包括血液和其他相关组织,英国国会 2004 年发布的《人体组织法案》将人体组织定义为来自人体且包含细胞的任何材料,包括血液、头发、指甲等但不包含配子和胚胎。可以看出,无论是英国还是美国的定义,其范围限于物质材料,不包括与之相关的信息资源。由此可见,国际上已有的定义,仍然以"人类生物材料"为重点。

12.1.3 我国对"人类遗传资源"的定义

1998 年 6 月 10 日,经国务院同意,国务院办公厅转发施行《人类遗传资源管理暂行办法》(以下简称《办法》)。《办法》第 2 条规定"本办法所称人类遗传资源是指含有人体基因组、基因及其产物的器官、组织、细胞、血液、制备物、重组脱氧核糖核酸(DNA)构建体等遗传材料及相关的信息资料"。2012年10月30日,国务院法制办公室就《人类遗传资源管理条例(送审稿)》[以下简称《条例(送审稿)》]公开征求意见,《条例(送审稿)》第2条规定"本条例所称人类遗传资源是指含有人体基因组、基因及其产物的器官、组织、细胞、核酸、核酸制品等资源材料及其产生的信息资料"。由此可见,无论是《办法》还是《条例(送审稿)》中对于人类遗传资源的定义,均与《生物多样性公约》的定义相一致。

12.1.4　人类遗传资源的界定

从人类遗传资源的定义可以看出,人类遗传资源可以分为实物样本和数据信息两大类。实物样本是指含有人体基因组、基因及其产物的器官、组织、细胞、核酸、核酸制品等的遗传材料,其范围仅限于物质材料,不包括与之相关的信息资源。值得一提的是,印度卫生和家庭福利部发布的《用于生物医学研究的人类生物材料交换指导原则》将人体组织排泄废物,包括尿液、粪便、汗液、头发、上皮、指甲、唾液、胎盘、羊水等,也纳入了人类遗传资源的物质资源材料范畴。

人类遗传资源的另一大类是数据信息,是指基于上述实物遗传材料所产生的有关人类基因组、基因的数据等信息资料。虽然在人类与其他物种比较时,全人类共有一套基本上相同的基因组,但是同时人类存在个体差异。人类基因的定义有两层含义,即全人类的遗传基础和个人的遗传信息。这个概念也成为分析人类遗传资源相关问题的法律基础:人类基因组序列作为人类的共同遗产应当由全人类免费共享,而个人遗传信息应当基于人的隐私权进行保密。因此,个人遗传材料携带有特有的遗传信息,可供科学研究和开发使用,便具备了资源的特性。

作为人类遗传资源重要组成部分的"信息资料"包括几部分。①特定基因的异常信息。特定基因的异常信息包括两方面的含义:一是基因突变;二是基因的异常表达。基因突变是指组成基因的碱基本身的改变(如A变成T)或者是碱基排列顺序的变化。基因的表达异常是指基因改变了正常的表达模式。正是由于这两方面或者是其中一方面的原因才导致了异常表型(遗传病)的出现。而研究人员对遗传材料进行研究的目的正是为了得到这两方面的信息,进而通过和正常个体的数据进行对比分析得出异常表型(遗传病)出现的原因,从而开发出相应的治疗手段或药物。②遗传相关人(具有血缘关系的亲属或同一土著地区具有相同遗传表型且有利害关联的人)资料中蕴涵的代际之间或同代个体之间的遗传信息资料对于研究来讲是必不可少的,也是遗传资源的重要组成部分。因为想搞清楚特定基因的遗传以及表达模式,仅有无重复的、无群体信息支撑的单个样本是做不到的,必须参照整个家系或族群的信息才能找到合理的答案。比如长期生活在封闭环境中的家族或少数民族、多个患有共同疾病的数代人构成的家族谱系资料,其中蕴涵的信息可以帮助研究人员得出特定基因的遗传模式并为搞清楚该基因的表达模式提供参考。由此可见,遗传资源不仅是遗传材料本身,还应当包括遗传相关人资料中蕴涵的代与代之间或同代个体之间的相关信息。

12.2 人类遗传资源的特点

与其他自然资源相比,人类遗传资源作为一种遗传资源,具有延续性、不可再生性和地域性等特征:其中,延续性是遗传资源的重要特征,也是"遗传"二字的具体体现。从表面上看,延续性是指时间的延续与种群的延续,但就本质而言,人类遗传资源的延续性是指人类基因信息的延续,DNA 序列或其片段排列顺序的延续。

不可再生性是由于人类遗传资源的形成相当复杂,需要经过长时间的演变、进化过程,且受到地理环境、气候条件、生态系统等多种因素的制约,一旦被破坏或滥用,就会很快在地球上消失、彻底灭绝。

地域性也称分布不均衡性,是指人类遗传资源的分布极不均衡,许多资源只存在于某个国家的某个地区。某些国家人口众多,可利用的资源丰富,且工业不发达,对资源的破坏程度较轻,使得许多具有原始生态环境的资源得以保存;另外一些国家人们的生活习惯、居住状况决定了人类遗传资源的多样性,为人类遗传资源特殊性和多样性的形成提供了有利的条件。这使得一些国家或地区人类遗传资源丰富而在另一些国家或地区遗传资源分布较少,造成分布的不均衡。

12.3 人类遗传资源管理的重点

12.3.1 管理措施

对人类遗传资源的管理措施主要包括获取管理、出入境管理、信息管理、知识产权管理 4 个方面。

在获取管理方面,在采集、处理、使用和保存人类基因数据和人类蛋白质组数据以及评估其管理上,尤其是在开展群体基因研究时,各国应努力促使社会广泛参与各种政策的决策。同时,《国际人类基因数据宣言》中规定,如果采集、处理、使用和保存人类基因数据、人类蛋白质组数据或生物标本是在两个或两个以上的国家进行,则应在必要时征求各有关国家伦理委员会的意见,而且应依据本宣言所阐述的各项原则以及有关国家通过的伦理和法律准则在有关的范围内研究这些问题。

人类遗传资源的出入境管理是人类遗传资源保护与管理体系中至关重要的环节,是指国家出入境主管行政执法机构依照国家出入境管理的法律、法规和相关规定,对进出口的人类遗传资源及其衍生制品实施查验、检验、检疫、鉴定、认证、申报和监督管理。对人类遗传资源出入境管理的模式多样,从理论和实践来看,目前主要存在公法管制、私法调整和自律管制 3 种不同的模式。而决定一国采取何种管制模式的,是该国在遗传资源获取与惠益分享领域的基本国情,即该国遗传资源的丰富程度、遗传资源交流中的地位以及是否存在生物剽窃问题。如果一个国家人类遗传资源比较丰富,在遗传资源的交流中主要处于资源提供者的地位,实践中出现了针对本国资源的生物剽窃事件,则该国通常会选择公法管制模式,强调国家与政府在遗传资源获取与惠益分享活动中的主导作用。例如,法国要求公民数据受保护,所有涉及出入境的人类遗传资源必须进行电子申报;德国根据公共或个人要求,采取的保护策略不一,但都必须符合《联邦数据保护法》,并设有"联邦数据保护与信息自由专员",出境者必须向其申报。如果一个国家人类遗传资源不够丰富,在遗传资源的交流中主要处于资源利用者的地位,本国的生物技术公司积极利用他国的遗传资源,则该国通常会选择私法模式,反对政府在遗传资源获取与惠益分享中的过多介入。例如,美国主要采用以书面合同或协议安排为核心的私法模式,其最大的优点在于灵活性和高效性,利益相关者之间相对自由地缔约,可以使获取与惠益分享安排更加符合双方的实际需要,并能简化交易程序,降低交易成本。同时,具有市场经济传统的国家会鼓励利益相关者通过制定自愿指南和行为守则进行自我约束。

在信息管理方面,由于对遗传资源形成的原因及其价值认识不够,当前的一些法规将遗传资源仅理解为"遗传材料"本身。但是,如果没有遗传材料中蕴涵的其他信息以及家系资料中的信息,遗传物质本身的价值不大,而且很难进行挖掘利用。当前,国际人类遗传资源的相关信息管理主要以法律或规范(指导原则)的形式体现,但以法规形式体现得较少。国际人类遗传资源的相关信息管理多从遗传信息的法律或规范(指导原则)的角度出发,进行生物资源相关信息的管理,但单独以"人类遗传资源的相关信息"为内容的法律、法规还较少见,较为著名的法律包括以色列的《遗传信息法》(Genetic Information Law)以及美国的《遗传信息非歧视法》(Genetic Information Nondiscrimination Act)。在欧洲,设立专门管理人类遗传资源相关信息转移的监管实体已十分常见,如法国的公民信息和自由委员会、西班牙的国家数据保护局等。通过实现机构自身的信息中心化,并与生物样本库协同合作,共同实现对人类遗传资源的有效管理。

在知识产权管理方面,"遗传资源知识产权"是对生物资源加以研究利用而形成的专利产品或者方法,其本质上表现为一种智力信息,属于信息产品的范畴。自然信息的价值最终通过智力加工的方式融入知识产权中。从理论上说,在现有的知识产权体系下,仅作为人类遗传资源的提供方事实上是无法成为相关知识产权权利人的。只有在双方都对研发做出实质性贡献的时候才可以共享知识产权。但是在实践中为了进行合理的利益分享,知识产权共享也成为利益分享的一种重要方式,如遗传资源的提供者和使用者以契约合同的方式约定双方的权利义务范围。知识产权管理的重点在于明确包括专利权在内的相关知识产权的权利人。人类遗传资源的价值在研究过程中一次性转移,其进一步发挥效用的关键在于研究成果的开发和使用。待研究成果出来以后,如果专利只授予了研究方,那遗传材料提供者将为成果的使用付出巨大的代价,所以遗传资源的保护工作必须在研究以前完成,事后则于事无补。由于人类遗传资源的这种特点,探讨人类遗传资源的所有者能否分享专利权的问题就显得格外重要。

12.3.2 管理原则

无论采取哪一种管理策略,在人类生物材料的采集、保存和使用时,遵循知情同意、可追溯、惠益共享的原则都已成为人类遗传资源管理的基本共识。

然而,具体到各个国家的管理细则而言,这些管理规定又有所差别。例如,有的国家要求在提供给外部机构材料或是使用外部机构提供的材料时,都必须遵守材料提供者或其代理人的知情同意,而部分国家对于知情同意的规定则主要集中于材料采集环节。再如,在对相关信息的细节管理方面,日本《人类基因组/遗传基因解析研究相关的伦理指南》要求被研究者个人信息的保存及使用单位还必须从组织层面、人员层面、物理层面以及技术层面采取相应的安全管理措施，以防止个人信息的泄露、消失或者损坏，但很多国家的管理规定中未细化至上述 4 个层面。

12.3.2.1　知情同意原则

事先知情同意（prior informed consent，PIC），是指在人类遗传资源采集等过程中，须事先得到遗传资源提供者自愿签署的书面《知情同意书》后，方可开始人类遗传资源的采集等后续活动。

知情同意制度是生命伦理学的核心制度之一，主要有两层含义：一是对于受试者人权的尊重，在研究开始前，事先得到受试者的知情同意；二是跨国进行遗传资源的获取，或是从事相关科研工作时，得到该主权国家的知情同意。

（1）个人知情同意，包括知情和同意两个密切相关和充满辩证思想的过程，知情同意权是知情和同意的有机结合，是不可分割的。知情是同意的基础，知情主要是指实验研究成员充分地向受试者提供有关实验的信息和资料，并帮助他们理解这些信息，使受试者真正了解研究的内容，并决定自己是否参加该实验。这些信息一般包括研究的背景、意义、性质、内容、步骤等，并明确评估研究过程中可能的风险，如由于技术的不成熟可能带来的伤害，这项研究可能给受试者带来的影响，获取检验结果的时间，以及受试者可以得到怎样的经济补偿或优先使用研究成果的权利。由于有不同的国籍和不同的教育程度，人们在认知的偏爱和价值取向方面也有所不同，因此在面对知情同意的伦理问题时显得更加复杂。对于无行为能力、限制行为能力和无法自己做出决定的受试者，必须得到其监护人或者法定代理人的书面知情同意。中国深受儒家文化的影响，整个社会非常强调家族观念，因此进行遗传实验时除征求本人同意外，还必须征得家庭同意，并且严格保密。而在美国，只要受试者具备一定的行为能力，那么在《知情同意书》上签字的都应该是受试者本人，无须征求他人同意。因此，在知情同意的统一标准下，如何具体对待不同文化背景下所形成的伦理观念是需要考量的，牵涉到种族、文化传统对伦理问题的差异性影响。

（2）国家知情同意：最早的跨国遗传资源获取的"知情同意"制度起源于 1989 年的《控制危险废物越境转移及其处置巴塞尔公约》。1992 年，《生物多样性公约》将此制度引入了生物遗传资源保护领域。《关于获取遗传资源和公正公平地分享通过其利用所产生惠益的波恩准则》（以下简称《波恩准则》）第 15 条中提到："遗传资源的取得须经提供这种资源的缔约国事先知情同意,除非该缔约国另有决定"。国际社会开始重视遗传资源的国家权属问题,各国都致力于保护本国的遗传资源多样性及科学研究规范。不同国家的法律规定要获取的研究信息范围并不一样,如哥斯达黎加需要申请者陈述所有申请表中信息及相关技术信息,而有的国家如巴西的法律中并未对知情的信息提供做出定义。细节不同,但主要目的大致相同,即申请者必须让遗传资源所在国主管当局了解其资源获取的背景、意义、目的和可能产生的获利及损害,使其行使国家主权。这些信息也关系到后续的专利问题及惠益分享的协定。这些信息包括如下内容:申请者信息、所在国的相关国际法规、活动区域及起始日期、采集的人类遗传资源类型和数量、采集方式、科研方法、环境影响评估、惠益分享协议、承诺使用信息的及时反馈、可能的第三方参与等。知情同意在国家层面不只是人类遗传资源研究获取和使用的原则之一,它适用于所有生物遗传资源的跨国研究。

在人类遗传资源管理方面,2001 年的《波恩准则》第 24 条规定,根据《生物多样性公约》第 15 条规定,在承认各国对其自然资源拥有主权的同时,《生物多样性公约》每一缔约方都应努力创造条件,以便帮助其他缔约方为无害于环境的用途获取遗传资源,并且公允而平等地分享来自这些用途的惠益。根据《生物多样性公约》第 15 条第 5 款,在获取遗传资源时应获得提供这些资源的缔约方的事先知情同意,除非该缔约方另有规定。

目前,国际上就事先知情同意制度的使用方问题还存在明显分歧。2009 年举行的遗传资源获取与惠益分享特设工作组第七次会议上,以欧盟为代表的发达国家强调:促进获取是国家义务,不希望对获取设置太多的障碍,要求对用于研究的遗传资源获取采取简化程序或者不适用事先知情同意程序。而以生物多样性大国集团为代表的发展中国家则强调:事先知情同意适用于所有遗传资源、衍生物和相关传统知识的获取,包括对用于研究的遗传资源获取。

适用范围在国外立法上也有明显差别。巴西 2001 年的《保护生物多样性和遗传资源暂行条例》第 16 条规定:"当物种局限于特定的地域或濒临灭绝时,遗传资源成分标本的获取和传播许可应依赖于主管机构的事先知情同意"。第 17 条规定:"如果获取和传播行为与公共利益相关,则对其进入公共或私人区域获得遗传资源成分标本的行为,不要求事先取得该资源所有人的许可"。印度 2002 年的《生物多样性法》中规定,以任何目的获取生物遗传资源或相关知识都应申请事先知情同意,且经批准的生物资源或相关知识再行转让仍须获得批准。

12.3.2.2 惠益分享原则

在惠益分享原则方面,2000 年,国际人类基因组组织伦理委员会在 1998 年联合国教科文组织发布的《世界人类基因组与人权宣言》基础上,发布了《关于利益分享的声明》(以下简称《声明》)。该《声明》强调了公正在基因合作研究中的核心地位,认为遗传资源的惠益分享应当实现"补偿公正"(做出贡献的个人、人群或社区应该得到回报)、"程序公正"(做出补偿和分配决定的程序应该是不偏不倚和包括一切的)、"分配公正"(资源和好处的公平分配和获得);并指出"即使研究没有成果和利润,所有参加者最低限度应该得到有关遗传研究结果的信息和感谢。如果能够获得利润,盈利的组织应提供一定百分比(如 1%~3%)的年净利润用于医疗卫生基础设施建设或进行人道主义援助。"

在遗传资源获取与惠益分享领域,遗传资源的利用者通常为发达国家及其跨国公司,而遗传资源的提供者则通常是发展中国家及当地社区甚至是个人。前者与后者相比对要获取和利用的遗传资源的重要性、潜在用途、相关活动、经济价值等掌握了更丰富的信息。《生物多样性公约》第 15 条第 4 款规定,(遗传资源的取得)经批准后,应按照共同商定的条件进行。第 6 款规定,使用其他缔约国提供的遗传资源从事开发和研究应力求提供国参与。第 7 款还要求各国采取立法或行政措施,以期与提供国分享成果和利益。因此,作为提供国应立法明确规定:参与开发、研究的方式和条件;成果分享和利益分配;资料信息提供与分享;项目地点及人员、经费、设备的提供与处理;产品释放的生物安全措施等。

此外,国际人类基因组组织伦理委员会在 1996 年发布的《关于遗传研究正当行为的声明》确认了两项与惠益分享有关的重要原则:人类基因组是人类共同遗产的一部分;通过向单独的参与者、家庭或群体给予补偿而做出的不正当引诱应当受到禁止,但该禁止不包括与个人、家庭、团体、社区或群体所达成的就技术转让、当地培训、合资企业、医疗保健或信息的提供、基础设施建设、费用补偿、为人道主义目的对一定比例许可使用费的可能使用进行了预先安排的协议。

2003 年公布的《人类遗传数据国际宣言》第 19 条规定:"根据国内法或政策以及国际协定,因利用为医学和科学研究所收集的人类遗传数据、人类蛋白质组数据或生物标本所产生的惠益应当与整个社会和国际社会分享"。根据本规定,惠益分享采取的形式有:对参与研究的个人和群体给予特别帮助;获取医疗服务;提供自科研所得的新的诊断方法、新的治疗设备或药品；支持卫生事业；加强研究方面的能力建设；考虑到发展中国家的具体问题，开发和加强其收集和处理人类遗传数据的能力；符合本宣言原则的其他任何形式。

此外，关于获取遗传资源并公正和公平分享通过其利用所产生的惠益的《波恩准则》也确立了遗传资源获取与惠益分享制度，以事先知情同意程序、共同商定条件、惠益分享以及国家能力建设等4个方面保证公平公正的分享惠益。

12.3.2.3　可追溯性原则

可追溯性的设立是为了确保人类遗传资源在采集、收集（保藏）过程甚至在临床应用之后的实践中能被识别，有效追踪到其来源。可追溯性要求成员国建立一个捐赠者识别系统，为每项捐赠和相关产品制定唯一代码。同时，所有组织和细胞必须使用标签进行识别。标签应包含相关信息，具体包括组织及细胞获取程序和收集，组织和细胞制备过程，组织和细胞加工、储存和分配等信息。

《欧洲议会和欧盟理事会2004/23/EC指令》第8条第1款规定，成员国应确保在其境内获取、加工、储存或分配的所有组织和细胞可从捐赠者追溯到接受者，反之亦然。可追溯性要求适用于与这些组织和细胞接触的产品和材料相关的所有数据。同时，该条第4款也限定了可追溯性所需数据在临床应用后至少保留30年。形式也可采用电子表格形式。另外，西班牙《生物医学研究法》（2007）第5条也规定在生物医学研究中必须按西班牙15/2000法，保证个人数据的可追溯性和安全性。

12.4　国际人类遗传资源管理的现状

12.4.1　国际主要管理策略

目前，国际现行人类遗传资源管理策略，主要包括以下4个方面。

一是制定人类遗传材料相关的法律、法规和指导原则，从国家战略角度加强对人类遗传资源采集、收集、保藏、出口、出境及研究开发活动的监督和管理。例如，由英国国会出台的《人体组织法》[1]和《人体组织（人体应用质量和安全）条例》[2]是英国对人体细胞、组织以及器官等人类遗传资源材料进行管理的主要法律依据。2011年5月，巴西国家卫生委员会出台了441/11号决议[3]，对用于科研的人体生物材料的保藏和使用进行规范,制定了有关知情同意、研究数据反馈以及样本采集、管理、使用和废弃等方面的准则;还针对国际合作研究,专门出台了 292/99 号决议[4],对与国外协作开展的研究项目以及涉及生物材料出境的项目进行管理和监督。

二是设立特定的机构进行监管。根据《人体组织法》的相关内容,英国于 2005 年成立了人体组织管理局,专门依法从事对医疗、科研、尸检、教育等活动中人体材料收集、保藏和利用行为的监督和管理,以确保人体组织使用的安全性并符合伦理及知情同意原则的相关要求。加拿大于 2001 年成立研究伦理跨机构咨询委员会,该委员会由加拿大三大研究资助机构——加拿大卫生研究院、自然科学与工程研究理事会和社会科学与人文学科研究理事会共同成立,其主要职责是推动和促进《三大研究理事会政策宣言》[5]中有关人类遗传资源管理政策的实施、修订和完善,对特殊伦理问题提供解释和公开咨询。

三是加强人类遗传资源相关的基础设施建设,在夯实管理的前提下加强资源共享、开发和利用。英国在 2000 年建立了国家级的战略性项目——DNA 银行网络[6]。该网络属于英国国家基础科学研究平台,其核心工作是负责收集和保存人类遗传资源样品及相关信息数据,并通过代理机构(英国曼彻斯特大学基因组医学综合研究中心)对外提供服务。加拿大公共人群基因组项目通过融合基因组学、流行病学、社会科学和信息技术,以及专家和平台网络等建立生物样本资源相关的大型基础设施,行使协调管理、标准制定、信息共享、伦理法律和教育培训等职能。

四是利用材料转移协议等方式加以管理。美国国立卫生研究院专门出台了标准生物材料转移协议[7],对科研项目中人体遗传样本的转移行为进行规范和管理。印度医学研究理事会出台的《涉及人类的生物医学研究的伦理指南》[8]规定,所有人体生物材料的国际转移需经机构伦理委员会审查,并附双方的谅解备忘录及材料转移协议。

目前,全球至少 60 个国家和地区通过制定法律、法规或指导原则,对人类遗传资源相关采集、收集和利用行为进行管理规定。总体看来,现有的管理策略主要有 3 个特点:一是针对人体组织、细胞等实物材料的监管较多,但对于人类遗传信息的管理还有待跟进;二是发达国家侧重于人类遗传资源的利用管理,而发展中国家则更侧重于人类遗传资源的保护管理;三是在人类遗传资源的出入境管理和国际研究合作管理方面,目前尚未形成国际公认的准则。

12.4.2 国际典型管理措施

《生物多样性公约》第15条规定遗传资源的获取应该遵循事先知情同意制度。另外，《生物多样性公约》第4条指出人类基因数据具有特殊的地位，规定应充分重视人类基因数据的敏感性，并制定相应的措施保护这些数据和生物标本。除此之外，《生物多样性公约》第6条规定按照伦理的要求，采集、处理、使用和保存人类基因数据和人类蛋白质组数据应依照透明的和符合伦理的程序进行。在采集、处理、使用和保存人类基因数据和人类蛋白质组数据以及评估其管理工作方面，尤其是在开展群体基因研究时，各国应努力促使社会广泛参与各种政策的决策。

12.4.2.1 采集管理

在国家层面上，各国对人类遗传资源的采集管理也有相关的规定。《欧洲议会和欧盟理事会2004/23/EC指令》第1条规定确保遗传资源的质量和安全；第2条、第6条分别规定了适用于供人类使用的人体组织的捐赠、采集、检测、保鲜、储存和运输以及相关的许可、指定、监管和认证的过程；第10、11和14条规定了采集过程须执行知情同意的原则。法国在《法国公共卫生法》第2条规定了采集过程执行知情同意的原则；第3、4条规定，转让、转移所收集的人体生物材料必须向法国科研部进行申报。同样的，西班牙以及英国分别在《生物医学研究法》第4条和《人体组织法案》第2、3、5、6、7条规定了采集过程执行知情同意的原则。

12.4.2.2 收集(保藏)管理

在收集管理方面，各国也有相应的法律、法规规定。欧盟在《欧洲议会和欧盟理事会2004/23/EC指令》第9条规定了采集来的遗传资源必须确保其可追溯性；同时，第17、18、19、21和28条共同规定了采集、收集的建立和执行技术标准。另外，法国在《法国公共卫生法》第L 1243-3条和第L 1243-4条规定人类遗传资源的转移、转让必须向监管部门申报。除此之外，美国在其《关于存储数据和样本在研究使用中的若干问题(1997)》第1条规定了组织样本收集的流程。英国也在其《人体组织法案》第48条中提出了确保遗传资源保藏质量的规定。还有，巴西国家卫生委员会(the National Health Council)于2011年5月出台的441/11号决议第5、6条规定了生物样本库以及生物知识库的收集和储存以及相关规定。

12.4.2.3　人类遗传资源的出入境管理

具体到人类生物材料的出入境管理规范来看,各国对人类生物材料的出入境管理有不同的模式。其中美国主要采用书面合同或协议式的私法模式。欧盟中的各国则在欧盟政策基础上细化其出入境管理,但成员国的具体做法有所不同。例如,英国出入境须经过英国人体组织监管局授权许可(其中也有无须许可的例外),并且伦理委员会须对出口样本研究进行伦理审批;而比利时则要求国际交换必须出具完整的合同,合同内说明转移规则、目的地、交接地址等完整信息;保加利亚等国家则未在国家层面做出详细的规定。俄罗斯曾短期内禁止所有人体生物材料(毛发、血液、组织等)出境。日本主要按照政府颁布的《出口贸易管理令》进行管理。印度依据出口贸易的管理政策进行管理。乌干达等非洲国家主要依据材料转移协议进行管理,或无管理。

日本主要按照政府颁布的《出口贸易管理令》进行管理。根据该法令的要求,法令附表 1 中的货物在出口到相应地区时必须按照规定的手续向经济产业省申请许可,附表 2 中的货物在出口到相应地区时必须按照规定的手续获得经济产业大臣的批准。目前,该法令附表 1 和附表 2 中与人类遗传资源可能有关的货物仅有两项,分别为:①用于制造生物高分子的细胞株或包含制造生物催化剂必要遗传信息的细胞株;②血液制品。因此,普通的人体样本并不在该法令附表 1 和附表 2 的范畴内,在出口、出境时不需要获取专门的许可或审批。

12.5　国内人类遗传资源管理的现状、挑战和趋势

12.5.1　国内人类遗传资源管理的现状

目前,我国人类遗传资源获取主要的管理依据是《人类遗传资源管理暂行办法》(以下简称《暂行办法》)。我国对重要遗传家系和特定地区遗传资源实行申报制度,搜集我国境内人类遗传资源并进行整合、规定、发现和持有重要遗传家系和特定地区遗传资源的单位或个人,应及时向有关部门报告。

我国科技部专门设立了人类遗传资源管理办公室,负责行政审批日常工作。科技部聘请有关专家组成人类遗传资源管理专家组,对人类遗传资源采集、收集、国际合作和出境项目进行有关的技术评估。

2016 年 2 月,国务院法制办将《人类遗传资源管理条例(送审稿)》〔以下简称《条例(送审稿)》〕列入一档立法计划,并将《条例(送审稿)》及其说明在中国政府法制信息网上全文公布,向社会征求意见。《条例(送审稿)》专门对人类遗传资源的收集和保藏列出一章,对从事人类遗传资源材料收集与保藏单位的资质、条件、申请材料、违反情形、申请程序、原则以及监督机构的职责进行了明确规定。同时,明确了对人类遗传资源的收集和保藏违反规定时应负的法律责任。另外,还专门建立了行政审批制度,加强对人类遗传资源的采集、收集、买卖、出口、出境等的管理。在我国,上述针对人类遗传资源的行为都需要经过相关部门的许可和审批,不得私自采集、收集、买卖等。

在管理原则方面,《暂行办法》规定,在我国进行人类遗传资源的采集、买卖、出口、出境等需要遵循知情同意、惠益分享的人类遗传资源管理基本共识。办理涉及我国人类遗传资源国际合作项目的报批手续,须填写申请书,并提交人类遗传资源材料提供者及其亲属的知情同意证明材料。《暂行办法》对于需要告知的内容并没有做出详细的规定。在实践中,有学者建议应该确定告知的内容和范围。为确保同意者的知情,这些信息还必须以合理的形式或方式进行。

除此之外,《暂行办法》还规定了重要遗传家系和特定地区遗传资源的申报登记制度和保密制度。但《暂行办法》存在操作上的缺陷,条文仅规定了如果人类遗传资源属于国家科学技术秘密的,当事人应当遵守保密原则,当发现者和持有者违反保密原则出现瞒报、少报、迟报等行为时是否应承担法律责任,又应当承担何种程度的法律责任,在《暂行办法》中并没有明确规定。因此,在《条例(送审稿)》中,对实现知情同意作了更细致的规定,对同意的主体、同意的形式、知情的内容等都有了明确的规定。

在惠益分享方面,《暂行办法》中规定:"中外机构就我国人类遗传资源进行合作研究开发,其知识产权按下列原则处理:合作研究开发成果属于专利保护范围的,应由双方共同申请专利,专利权归双方共有,双方可根据协议共同实施或分别在本国境内实施该项专利,但向第三方转让或者许可第三方实施,必须经过双方同意,所获利益按双方贡献大小分享以及合作研究开发产生的其他科技成果,其使用权、转让权和利益分享办法由双方通过合作协议约定,协议没有约定的,双方都有使用的权利,但向第三方转让须经双方同意,所获利益按双方贡献大小分享。"《暂行办法》规定了人类遗传资源利益分享的方式,这是我国对人类遗传资源惠益分享方式的明确规定。

而在《条例(送审稿)》中明确规定"国际合作研究活动在研究过程中需要更改合作

主体、研究目的、研究范围、合作期限、知识产权归属或者共享惠益方案的,应当按照原申请程序重新办理审批手续。"

12.5.2 国内人类遗传资源管理的挑战

尽管我国的人类遗传资源管理取得了长足的进步,但是在庞大的人口基数、丰富的遗传多样性、快速发展的生物技术和信息技术、日益扩大的国际合作面前,需要更好地保证中方合作单位及研究人员的权益。我国的人类遗传资源管理面临三大挑战:

一是合理利用开发不足。作为一个多民族的人口大国,我国的人类遗传资源丰富,许多科研机构、医疗机构、大专院校等收集和保存了大量的血液、组织标本、病理切片等实物样本资源以及相关信息资源,但在人类遗传资源采集、收集、保藏、出口、出境、开发利用等相关活动中,知情同意和惠益分享原则需要进一步贯彻落实。

二是有效保护不够。随着基因测序技术和信息技术的快速发展,非法采集、收集和攫取的人类遗传资源已由传统的人体组织、细胞等实物样本转向人类基因序列等遗传信息,出境途径也由携带基因样本出境转变为通过互联网将基因数据发往国外。另外,在信息资源的利用渠道方面,我国生命科学研究人员高度依赖国际生物信息数据库机构所提供的服务,我国人类遗传资源的相关信息管理思路和措施需要进一步强化和调整。

三是共享机制不健全。在资源的采集、收集、保藏、开发利用等方面尚缺乏标准,在共享资源、开放合作等方面缺少科学实践的指导,制约了我国人类遗传资源的整体保护和利用水平的提升。

12.5.3 国内人类遗传资源管理的趋势

人类遗传资源是我国的基础资源,有效保护和合理利用这一资源,将为我国医学科学及生物医药产业的未来发展提供重要支撑。目前,我国人类遗传资源的管理趋势主要体现在三个方面:

第一,我国有关人类遗传资源保护与管理的法律法规尚不完善。1998年6月10日,国务院办公厅转发施行《人类遗传资源管理暂行办法》[9](以下简称《暂行办法》),对我国人类遗传资源的管理体制、利用,我国人类遗传资源开展国际科技合作以及我国人类遗传资源出境的审批程序等做出了规定,对有效保护和合理利用我国人类遗传资源、加强我国人类遗传科学研究、促进平等互利的国际科技合作和交流发挥了积极作用。近年来,生命科学和生物技术、医学研究和临床实践快速发展,国内外对遗传资源的认知等也发生了很大变化。《暂行办法》规定对人类遗传资源样品出口、出境的审批制度还需进一步细化,明确在我国人类遗传资源收集、保藏等活动中的管理措施。同时,《暂行办法》要与现行的《中华人民共和国行政许可法》(以下简称《行政许可法》)等相关法律更好地衔接与协调,进一步明确参与者的法律责任,从源头上加强对我国人类遗传资源的管理和保护。

第二,我国正加快推进人类遗传资源保护相关法律法规的立法进程。2015 年 7 月2 日,依据《行政许可法》等相关规定,科技部在完成《人类遗传资源采集、收集、买卖、出口、出境审批行政许可事项服务指南》[10]的编制后,将其向社会公布。这意味着"实行分级管理、统一审批制度"的监管制度进一步得到了推动。另外,在认真总结《暂行办法》实施的成功经验、积极借鉴国际规则和国外管理经验、加强对口管理衔接、增强法律规定的针对性和可操作性的基础上,科技部起草了《人类遗传资源管理条例(送审稿)》[11],配合国务院法制办公室推进《人类遗传资源管理条例》制订工作。

第三,我国正积极加强人类遗传资源的基础设施建设。在科技部"生物安全关键技术研发"重点专项支持下,投入 4 000 余万元建设统一标准与规范的人类遗传资源样本库、共享网络与信息化平台,研究相应的标准规范、质量控制体系等,研究人类遗传资源信息分析、挖掘与利用技术,研究海量人类遗传资源信息表述、索引、储存、集成与可视化技术,旨在实现我国人类遗传资源样本的可管、可控和可溯源。

12.6 我国人类遗传资源管理的有关建议

从合理保护和利用我国人类遗传资源,放、管结合的角度,提出以下建议。

首先,规范人类遗传资源的采集、收集、国际合作、出境等活动。为了切实保护我国人类遗传资源,促进我国人类遗传资源的开发利用,对我国人类遗传资源的采集、收集、国际合作、出境中的核心环节设立相关技术和管理规范,对人类遗传资源研究开发活动中的非核心环节加强事中事后监管,引进市场竞争机制,推动行业自律。

其次,明确人类遗传资源的监管机构与监管职责。尽管《暂行办法》对我国人类遗传资源的管理机构做出了初步规定,但由于人类遗传资源的管理链条长,涉及范围广,应进一步明确各个部门的具体分工,以免出现工作内容交叉、重复和遗漏等问题。

再次,统筹管理国家人类遗传资源样本和相关信息资源。加强对中国人群涉及的人类遗传资源采集、收集、保藏等活动信息的监测和备案,健全人类遗传资源样本以及相关信息的共享机制。

最后,强化我国人类遗传资源采集、保藏的技术规范和标准建设。出台各类技术和数据标准及最佳实践指南,结合人类遗传资源相关法规的宣传、贯彻和培训加以推广和应用。

12.7　小结与展望

目前,国际上现有的人类遗传资源管理体系,仍然侧重于组织、细胞、体液等实体材料的管理,对于人类遗传信息资料的管理仍然处于探索阶段。总结当前各国(地区)的人类遗传资源管理策略,主要包括四个方面:一是制定人类遗传材料相关的法律、法规和指导原则,从国家战略发展角度加强对人类遗传资源采集、收集、交易、保藏、出口、出境及研究开发活动的监督和管理;二是设立特定的机构进行监管;三是加强人类遗传资源相关的基础设施建设,在夯实管理的前提下加强资源共享、开发和利用;四是利用材料转移协议等私法的方式加以管理。而与人类遗传信息资料相关的法律较少,在生物技术快速发展的背景下,人类遗传信息资料更易流失,以人类遗传资源为核心的生物技术被谬用的风险日益加大,人类遗传信息资料的管理复杂度和难度均得到了提升,人类遗传资源的管理模式需要动态地调整和发展。

参考文献

[1] Human Tissue Act 2004 [EB/OL]. http://www. legislation. gov. uk/ukpga/2004/30/contents.

[2] The human tissue (quality and safety for human application)regulations 2007 [EB/OL]. http://www. legislation. gov. uk/uksi/2007/1523/pdfs/uksi_20071523_en. pdf.

[3] Garrafa V. Resolução CNS n°441, de 12 de maio de 2011-Biobancos[J]. Revista Brasileira de Bioética, 2012, 7(1-4): 107-113.

[4] National Health Council. Regulation of resolution CNS 292/99 on researches with foreign cooperation [EB/OL]. http://conselho. saude. gov. br/web_comissoes/conep/aquivos/resolucoes/regulation_res_292_english. doc.

[5] Natural Sciences and Engineering Research Council of Canada, Social Sciences and Humanities Research Council of Canada. Tri-council policy statement: ethical conduct for research involving

humans[M]. Abingdon:Taylor&Francis , 1998.

［6］胡志宇. 英国人类遗传资源的管理与利用[J]. 全球科技经济瞭望，2013,28(2):16-20.

［7］NIH. Material transfer agreement-human［EB/OL］. https://techtransferagreements. nih. gov/ Documents/NIH％20HM-MTA％20Sample％20Template. pdf.

［8］Bhattacharya S K，Sur D. Ethical guidelines for biomedical research on human participants［J］. Indian J Med Res，2007，126(6):587-589.

［9］中华人民共和国科学技术部. 人类遗传资源管理暂行办法［EB/OL］. http://www. most. gov. cn/bszn/new/rlyc/wjxz/200512/t20051226_55327. htm.

［10］中华人民共和国科技部. 关于发布《人类遗传资源采集、收集、买卖、出口、出境审批行政许可事项服务指南》的通知［EB/OL］. http://www. most. gov. cn/tztg/201507/t20150703_120547. htm.

［11］国务院法制办公室关于《人类遗传资源管理条例(送审稿)》公开征求意见的通知［EB/OL］. http://www. most. gov. cn/tztg/201602/t20160204_123997. htm.

13 临床生物样本库应用组学信息的建设、管理与应用

在临床生物样本库的基础建设完成后,在应用于临床之前,组学信息的建设起着至关重要的作用,特别是在生物技术(biology technology,BT)和信息技术(information technology,IT)高速发展和融合的时代,组学信息建设是必不可少的环节。通过高通量测序等方法获得生物样本的分子信息后,科研工作者基于生物信息学对分子信息进行数据分析和挖掘,从单细胞、单碱基等维度进行分子层面的解读、编辑甚至合成,实现精准医疗和精准预防等。因此,组学信息的建设是临床生物样本库从"宏观"样本队列到"微观"分子数据的转化。将生物样本转化为生物大数据,实现个体化和智能化是未来医学的重要方法和理念。本章从组学信息的定义、技术发展和具体的信息收集、储存和管理等应用方面展开,供相关人员参考。

13.1 组学信息概述

13.1.1 组学信息的定义

组学来源于英文"omics",它的词根"- ome"的含义是进行生物学研究时对个体某类系统的信息集合。组学是生物分子的表征和定量信息的结合,这里的生物分子主要指构成或转化成生物体的结构、功能和生命活动的生物大分子和小分子等。

一般来说,组学主要包括基因组学(genomics)、蛋白质组学(proteomics)、代谢组学(metabolomics)、转录组学(transcriptomics)和免疫组学(immunomics)等。

为了简单实用,本章中的组学主要讨论基于高通量测序下的基因组学信息,这也是

目前应用最广泛、最成熟的组学信息,其他组学信息的处理方法与之类似。从经典的孟德尔遗传学角度看,基因组是指一个生物体所有基因的总和;基因是指"含特定遗传信息的核苷酸序列,遗传的最小功能单位"[1]。从现在信息学角度来看,基因组是指一个生物体所有遗传信息的总和[2]。人类基因组,即人的基因组,由 23 对染色体组成,其中包括 22 对常染色体、1 条 X 染色体和 1 条 X 或 Y 染色体。人类基因组含有约 30 亿个碱基对,碱基对是以氢键相结合的两个含氮碱基,以胸腺嘧啶(T)、腺嘌呤(A)、胞嘧啶(C)和鸟嘌呤(G)4 种碱基排列成碱基序列,其中 A 与 T 之间由 2 个氢键连接,G 与 C 之间由 3 个氢键连接,碱基对的排列在 DNA 中也只能是 A - T, G - C。其中一部分碱基对组成了 20 000 到 25 000 个基因。其中的外显子,也就是能够制造蛋白质的编码序列,只占总长度的 1.5%。

组学,在本质上主要是集合生命遗传信息传递过程中直接或间接产生的信息。这种传递过程主要基于"中心法则"(见图 13-1)[3],即遗传信息从 DNA 传递给 RNA,再从 RNA 传递给蛋白质,也就是完成遗传信息的转录和翻译过程。也可以从 DNA 传递给 DNA,即完成 DNA 的复制过程。这是所有有细胞结构的生物所遵循的法则。在某些病毒中的 RNA 自我复制(如烟草花叶病毒等)和在某些病毒中能以 RNA 为模板反转录成 DNA 的过程(如某些致癌病毒)是对中心法则的补充。从这个角度来看,基因和环境共同决定生命体的表型。比如,80%的罕见病是由遗传因素引起的,绝大多数癌症是由基因突变引起的。

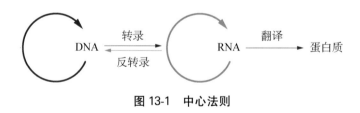

图 13-1 中心法则

13.1.2 临床样本与组学信息的关系

从遗传学角度来看,临床样本包含的信息即是表型(组)的范畴;从数据角度来看,当代临床诊断技术是把临床所有信息数字化,并建立与基因组信息的联系[2]。因此,临床样本与组学信息是密不可分的。

结合当前的精准医疗技术,精准医疗是在分子层面对疾病进行更加精准的分型,并在正确的时间,给予患者正确的治疗[4],从而服务临床。组学信息正是包含了分子水平的信息,这些信息数字化后通过生物信息学数据分析,最后为临床提供预防、诊断、治疗、预后和康复依据。从这个层面来看,临床样本与组学信息将会更加有机、有效地结合,组成生命科学大数据体系的一部分(此外的部分还应包括环境数据等)。

基于临床样本的组学信息应用主要包括先天性遗传病筛查和诊断(婚前、孕前、产前、胚胎植入前等基因检测)、肿瘤分子诊断和筛查(伴随诊断、预后监测、肿瘤易感性筛查等)等。这部分内容在相关章节中会详细讨论。

13.1.3　组学信息建设的内容

这里的组学信息主要讨论基于高通量测序技术的基因组信息。组学信息的建设主要是指建立基因和表型(临床样本信息)对应的信息库或者大数据库,从而实现下列功能:

(1) 存储临床样本表型信息以及对应的基因信息;

(2) 实现快速检索相关的表型信息和基因信息;

(3) 通过相关公共数据库和本地数据库信息,快速获取样本相关的基因功能信息、基因与疾病信息、信号通路信息及文献信息等;

(4) 基于基因信息和表型信息,通过使用生物信息软件和工具,辅助临床诊断、治疗和数据挖掘;

(5) 结果的可视化;

(6) 安全、可控的信息共享;

(7) 连接其他数据库的兼容性接口。

13.2　组学信息的发展

13.2.1　基因组学的发展

1953 年,DNA 双螺旋结构的发现者詹姆斯·沃森(James Watson)和弗朗西斯·克里克(Francis Crick)提出"碱基的精确序列是携带遗传信息的密码",即生命的遗传信息储存在 DNA 的核苷酸序列里,后来的科学家称之为"生命是序列的"[5]。

1985 年,美国科学家在美国能源部(DOE)的一次会议上讨论酝酿出人类基因组计划(Human Genome Project，HGP)。诺贝尔奖获得者雷纳托·杜尔贝科(Renato Dulbecco)于 1986 年在《科学》(*Science*)杂志上发表文章率先公开提出，人类基因组计划旨在绘制人类基因组图谱，破译人类遗传信息。1990 年，美国、英国、法国、德国、日本和中国科学家共同参与了这一计划，旨在揭开组成人体约 2.5 万个基因的 30 亿个碱基对的遗传奥秘。人类基因组计划与曼哈顿原子弹计划和阿波罗登月计划并称为三大科学计划，拟在 15 年内投入 30 亿美元，计划在 2005 年完成人类基因组全部序列的测定。2000 年 6 月 26 日，参加人类基因组计划的 6 国科学家共同宣布，人类基因组草图的绘制工作已经完成。2003 年 4 月 15 日，人类基因组测序国际联盟的领导人、美国国家人类基因组研究所主任弗朗西斯·柯林斯(Francis Collins)博士隆重宣布，人类基因组序列图绘制成功，准确性比预期高 10 倍。人类基因组计划的所有目标全部实现。这样，由美国、英国、日本、法国、德国和中国科学家经过 13 年努力共同绘制完成了人类基因组序列图，旨在揭示人类生命奥秘[6]。

"基因组学"这一新的学科，是随着"人类基因组计划"的启动而发展起来的，生物学家第一次从整个基因组的规模去认识、研究一个物种的全部基因信息，而不是按照之前的方式研究单独的一个个基因。这是基因组学与遗传学的主要区别之一。因为基因组学的数据量庞大，加上高性能计算和大数据挖掘技术，催生了科学研究的颠覆性突破和大规模转化应用[7]。

同时，发现 DNA 双螺旋结构的詹姆斯·沃森(James Watson)和弗朗西斯·克里克(Francis Crick)(见图 13-2)于 1953 年提出："碱基的精准序列是携带遗传信息的密码"

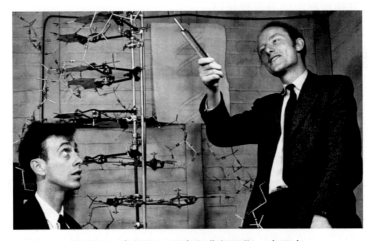

图 13-2　詹姆斯·沃森和弗朗西斯·克里克

("the precise sequence of the bases is the code which carries the genetical information")[5]。DNA 测序仪,特别是二代高通量测序仪的飞速发展,将 DNA 碱基转化为一维的基因序列,并提供使用大型计算机解读遗传信息的可能性[7]。

英国 Sanger 研究所创始人、2002 年诺贝尔生理学或医学奖获得者约翰·萨尔斯顿 (John Sulston)在 2002 年的文章中提到,"代代相传的生命指令是数据的,而不是模拟的" ("the instruction for making a life from one generation to the next is digital,not analogue")[8]。随着人类基因组计划发展起来的生物信息学,基于测序仪或基因芯片等得到的 DNA 序列文本,建立数学模型,将复杂的遗传信息定量化,预测序列变化带来的蛋白质功能的影响,继而对疾病健康研究、诊断及治疗提供线索。而近年来,互联网和数据等资源共享机制云平台的发展,以及人工智能技术提供大数据挖掘智能化的可能,将序列化、数字化的组学信息推到一个新的阶段(详见 13.2.3)。

13.2.2　高通量测序等技术对组学的推动

对组学信息量化的主流技术包括质谱法、基因芯片以及测序等。

13.2.2.1　质谱法

质谱是带电原子、分子或分子碎片按质量的大小顺序排列的图像。质谱法(mass spectrometry,MS)是用电场和磁场将运动的离子按照其质荷比分离后进行检测的方法。质谱仪主要由分析系统、电学系统和真空系统组成。其基本原理是通过对被测样品离子质荷比的测定进行分析。被分析的样品首先要离子化,然后利用不同离子在电场或磁场中的运动行为不同,把离子按质荷比分开而得到质量图谱,通过样品的质量图谱和相关信息,可以得到样品的定性定量结果。

质谱法主要用于蛋白质组研究,通过精准的质量分析器测定蛋白质的准确分子量或检测肽质量指纹图等。

13.2.2.2　基因芯片技术

基因芯片(gene chip)的原型是 20 世纪 80 年代中期提出的。基因芯片的测序原理是杂交测序方法,即通过与一组已知序列的寡核苷酸探针杂交进行核酸序列测定的方法。如图 13-3 所示,在一块基片表面固定了序列已知的寡核苷酸探针。当溶液中带有荧光标记的核酸序列与基因芯片上对应位置的寡核苷酸探针产生互补匹配时,通过确定荧光强度最强的探针位置,可获得一组序列完全互补的探针序列,据此可重组出靶核

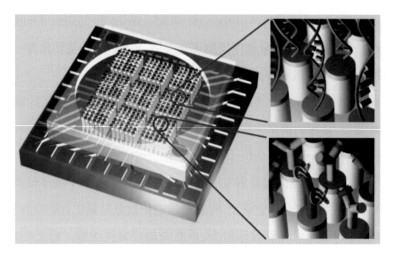

图 13-3　基因芯片

酸的序列。

13.2.2.3　PCR 技术

1983 年,穆利斯(Mullis)发明聚合酶链反应(polymerase chain reaction,PCR)技术[9]。因为传统 PCR 技术存在不能准确定量、容易发生交叉污染产生假阳性结果等缺点,直到近年来荧光共振能量转移(fluorescence resonance energy transfer,FRET)技术用于 PCR 定量后,上述问题才得到较好解决[10]。实时荧光定量 PCR(real-time fluorescence quantitative PCR,qPCR)是在 PCR 定性技术基础上发展起来的核酸定量技术。它是一种在 PCR 反应体系中加入荧光基团,利用荧光信号积累实时监测整个 PCR 进程,最后通过标准曲线对未知模板进行定量分析的方法。该技术不仅实现了对 DNA 模板的定量,而且具有灵敏度高、特异性和可靠性强、能实现多重反应、自动化程度高、无污染性、具有实时性和准确性等特点,目前已广泛用于组学、分子生物学研究和医学研究等领域[11]。

13.2.2.4　测序技术

测序,主要包括以 Sanger 测序为代表的一代测序(Sanger sequencing)、以 Illumina、Thermo Scientific 等公司为代表的二代测序(next generation sequencing,NGS),以及以 PacBio 和 Nanopore 等公司为代表的三代测序(the third generation sequencing),目前应用较为广泛的是二代测序。

1977 年,英国生物化学家弗雷德里克·桑格(Frederick Sanger)发现,如果在 DNA 复制过程中掺入 ddNTP,就会产生一系列末端终止的 DNA 链,并能通过电泳按长度进行分辨。1980 年,他与美国生物化学家沃特·吉尔伯特(Walter Gilbert)因为建立了 DNA 测序技术获得诺贝尔化学奖,由此诞生了以 Sanger 命名的测序原理即双脱氧链终止法测序原理。目前,测序仪从一代测序(Sanger 测序)、二代测序发展到三代测序。其中目前较为广泛使用的二代测序主要是基于边合成边测序(SBS)技术演变而来。对待测的模板 DNA 进行测序,每次只检测一个碱基,并标记荧光基团,再利用相应的激光激发荧光基团,捕获激发光,从而读取碱基信息(见图 13-4)。

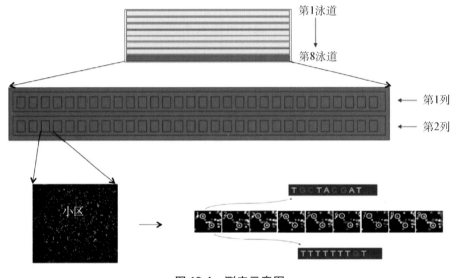

图 13-4　测序示意图

13.2.3　云平台、人工智能对组学信息的整合

13.2.3.1　云计算对组学信息库建设的推动

云是一种便捷的、按需、按量收费的网络访问模式,通过网络,无时间和空间限制,使用可配置的共享计算资源,包括网络、服务器、存储、应用软件、服务等[美国国家标准与技术研究院(NIST)定义]。简言之,云是一种通过网络获取计算资源的模式(见表 13-1)。

表 13-1　云计算的特点

特点	描　　述
容易获取	所有的计算资源部署在云端,用户可以随时随地通过连接普通互联网使用
按需使用	用户根据需求自定义选择资源,设置好后,系统自动配置。资源在期限内使用完后自动释放

（续表）

特点	描述
资源池化	通过多租户模型（共用实例，用户之间既有隔离又有共享），多个设备的计算资源形成资源池，通过动态分配快捷享用
计费量化	资源使用量化，按使用量付费，资源使用得以监控、控制和报告
弹性扩展	根据运行负载，在线动态启动或者停止实例数量，增加资源有效利用率

云包括架构（infrastructure）、平台（platform）和应用（application），在用户层面即为存储、传输、计算、展示、开发等。用户通过可接入互联网设备（电子计算机、手机、便携式计算机、传感器等）可以享用云的资源（见图 13-5）。

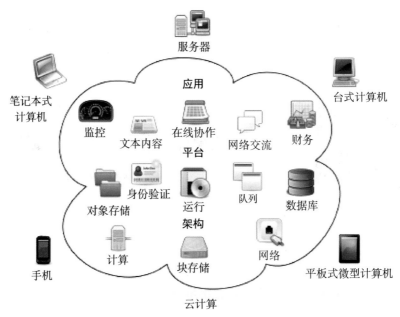

图 13-5　云计算示意图

（图片修改自基因慧编译维基百科网站图片）

云和传统计算服务都依赖于服务器硬件、软件和网络。

云计算模式基于服务器构建大规模计算集群，通过设计提供四个层面的云端服务，即 IaaS、PaaS、SaaS 以及最新的模式 BPaaS。按照服务模式，云平台主要分为私有云、公有云和混合云，有时也会划分出社区云这一类型。

在样本信息和组学信息管理上，结合样本信息和组学信息，"云"提供应用程序（APP）开发环境和界面，提供已有 APP 及 API 接口（接入用户的 APP），一键式标准化分析流程或用户定制化流程。云计算在样本信息库建设中主要应用在以下方面(见表 13-2)。

表 13-2   云计算对组学信息的管理

数据管理	数据交付	数据管理	数据交付
集成数据库	数据压缩	项目管理	可视化
建立知识库	高速传输	资源共享	数据中心

13.2.3.2　人工智能对组学信息库建设的推动

人工智能是计算机科学的一个分支。通常的人工智能,主要目标在于研究用机器模拟和执行人脑的某些智力功能,并开发相关理论和技术。人工智能包括机器感知、机器思维、机器学习、机器行为四个层面;目前已经研发出来的人工智能技术包括计算机视觉、机器学习、自然语言处理、机器人技术、语音识别、决策系统、自动计划和调度等。

首先简要回顾一下人工智能的发展历史。1936 年,英国数学家图灵创立图灵机模型,奠定人工智能的理论基础;1943 年,美国神经生理学家麦卡洛克和皮茨研制出第一个人工神经网络模型(MP),之后人工神经网络成为人工智能实现的最有效理论模型之一;1956 年,在 Dartmomh 学会上麦肯锡等人提出人工智能(artificial intelligence,AI);1997 年,IBM 开发的"深蓝"(Deep Blue)计算机战胜世界排名第一的国际象棋棋手加里·卡斯帕罗夫;2014 年,谷歌(Google)公司收购神经网络公司 DeepMind Technologies、图片搜索方案提供商 Jetpac、自然语言处理公司 Dark Blue Labs、深度学习和视觉识别公司 Vision Factory,在 2015 年开发针对药物研发的大规模多任务网络,在 2016 年开发的"阿尔法狗"(AlphaGo)首次战胜人类围棋世界冠军李世石。

在计算机和人工神经网络基础上,人工智能应运而生。在大数据、云计算和互联网等催化下,人工智能近年掀起新的浪潮。将数据转化为信息,积累知识,实现辅助应用和自我学习。在医疗信息化应用领域,人工智能基于电子医疗数据和影像建立高维度病理模型[12],机器学习自动识别病理切片,根据字幕和音频搜索视频的每帧影像,用于手术视频分析等应用。2015 年,Babak Alipanahi 等人基于多组学数据,包括核苷酸序列结合转录因子和 RNA 结合蛋白的数据等,利用 DeepBind 预测新序列的结合位点,以及新突变的打分,预测 DNA/RNA 结合蛋白的序列特异性[13]。

在样本信息库建设上,人工智能组学信息在数据管理基础上进行数据挖掘和数学建模,以便更好地将数据转换为信息,将信息转换为知识和价值。

13.2.4　组学信息的展望

组学信息本质上是大数据信息。随着数据获取的成本越来越低,数据积累的体量逐渐增大,目前已达到艾字节(exabyte,EB)($1EB=2^{60}B$)级别,从数据大(体量)到大数据(信息),重点是数据挖掘和应用。

基于DNA组学信息,随着越来越多物种的代表性个体基因组被测序,描绘所有物种亲缘关系的"生命之树"将会重新绘制;基于物种中的亚种、亚群体与品系(株系)的群体基因组分析对基因组比较和演化研究提供重要素材;基于个体基因组的健康管理将逐渐普及;基因组学、蛋白质组学、代谢组学、表观组学和其他"组学"相互结合的"跨组学"分析将在新技术和平台上更多融合,从多维度分析生命科学背后的信息,应用到疾病诊疗和健康管理中[2]。

13.3　临床生物样本库的组学信息建设、管理与应用

将组学信息结合临床样本信息,应用到临床诊疗和预防,需要经历组学信息收集、存储和数据管理3个基本过程。组学信息收集是对血液、组织等样本提取DNA、RNA等信息,然后序列化和数字化后编码成数据,对其进行分析、解读;组学信息存储通常是在组学信息收集后通过大型计算机服务器对组学信息数据进行存储;组学信息的管理旨在对初步分析后的信息进行数据挖掘、结果的可视化处理、查询以及和其他系统及信息的兼容。

13.3.1　组学信息的收集

组学信息收集是对血液、组织等样本提取DNA、RNA、蛋白质等信息,然后通过测序、基因芯片、数字PCR等技术数字化后,整合成生命组学的数据(各项技术的介绍见13.2.2)。

13.3.1.1　DNA的采集

在二代高通量基因测序应用中:

（1）常用的测序材料包括：①新鲜血液（抽取后储存 3 天内）中的有核细胞；②组织培养物的细胞；③特殊材料，包括单细胞或痕量 DNA、石蜡包埋材料、古 DNA 样本、META 样本（含多种微生物基因组 DNA 的混合样本）等。

（2）储存条件包括：①新鲜血液建议储存在室温；②提取后的 DNA 建议储存在 −20℃ 的冰箱；③提取后的 RNA 建议储存在 −80℃ 的冰箱。

在临床上，以无创产前基因检测为例，从孕妇静脉抽取 5～10 ml 全血或 2 ml 血浆（仅供参考，具体视情况而定）；胚胎植入前染色体异常检测，需活检细胞（囊胚期取样，提取约 $2\mu g$ DNA）。

对于健康人群体检，目前较通用的 DNA 测序材料取样方法是唾液取样，采用唾液采集器，可以由用户自行采集（见图 13-6）。

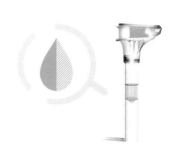

图 13-6　常见的唾液采集器

对于血液样本，通常用盐析法提取 DNA；对于植物组织、真菌类样本，通常用 CTAB 法提取 DNA。DNA 的定性和质量控制，一般采用凝胶电泳法。

13.3.1.2　DNA 测序

在测序之前，需要制备测序文库（library），即用于测序的 DNA 模板分析的集合。

一般的 DNA 建库需要 4 个主要步骤：随机打断 DNA；DNA 片段的末端修复；DNA 片段的两端加上接头（adapter）；应用 PCR 方法进行扩增；对于大片段（目的片段＞2 kb），需要对选择的 DNA 片段进行环化反应和二次打断。

制备好的文库经过质量检验后，在测序仪上进行测序。整体流程如图 13-7 所示[14]。

测序技术的发展，经历从前读法（pre-direct reading）、SBC 直读法（以化学试剂特异性地直接降解 DNA 分析）、SBS 直读法（基于 DNA 合成反应，又称 Sanger 法或双脱氧链终止法等）发展到大规模并行高通量（massively parallel high-throughput，MPH）测序，又称二代测序、新一代或下一代测序。

在 MPH 测序中，包括焦磷酸测序（如 454）、半导体测序（如 Ion Torrent PGM）、边合成边测序（Illumina，于 2006 年收购 Solexa）、边连接边测序（SOLiD）等。

目前发展到三代测序，主要包括单分子测序（以 HeliScope 和 PacBio 为代表）、纳米孔测序［以“DNA 晶体管”（DNA transistor）为代表的物理纳米孔和以 MinION 为代表

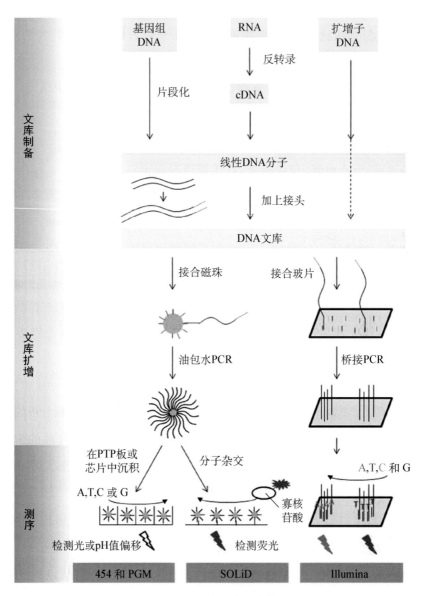

图 13-7 DNA 测序步骤

PTP 板：一种叫作"Pico TiterPlate"的平板

的生物纳米孔]、杂交测序和显微测序等。

在不同测序策略中，综合考虑成本、准确率、高通量和适用范围，目前二代测序应用最为广泛。在二代测序中，针对不同检测疾病对象和成本，一般有 4 种测序策略（见表 13-3）。

表 13-3　二代测序策略

测序类型	基因数	数据大小	相对优势	相对劣势
单个基因检测	1 个	视具体情况定	分析简单	通量小,成本较高,无法检测嵌合体
二代组合测序	通常数个到百个数量级	视具体情况定	成本低,周期短	只能检测已知基因突变
二代全外显子组测序	3 万个基因的编码区	约 40 MB	覆盖所有基因编码区	忽略了非编码的基因序列
二代全基因组测序	约 3 万个基因	约 3.2 GB	覆盖全基因组	成本高,周期长

应用不同的测序策略应考虑如下因素:

(1) 考虑周期和成本,选择不同的测序策略(包括测序平台、测序深度等);

(2) 通过测序和生物信息分析发现候选基因突变位点后,需通过遗传咨询进行诊断;

(3) 根据不同病情和测序基因数目,基因诊断价格在百元到千元数量级不等。

(4) 人的全基因组约有 2.5 万个基因,按照对灵敏度、成本和周期等的考量,也可以选择外显子(占人类基因组 1%),或者基因组合(几个到几十个基因不等)。

测序数据 FASTQ 文件

组学的全部详细信息存储在测序原始数据中。

FASTQ 是一种文本格式,保存 DNA 等生物序列的测序信息、序列、测序质量信息。序列以及质量信息都是使用一个 ASCII 字符标示,目前已经成为高通量测序数据结果的标准格式(见图 13-8)[15,16]。

```
@B819B9ABXX:7:1101:1175:2095#ACANNNNN/2
NCTTCTGAAACTATTCCAAACAACAGAAAAAGAGGGACTCCTCCCTAACTCATTTTAT
+
BXUUUXVUVXccccccccc_cZXXccaccXUUUY_c_ccccccccXX_c_c_c\__ccX
```

图 13-8　基因测序原始数据 FASTQ 格式

FASTQ 文件中每个序列通常有 4 行:

第 1 行是序列标识以及相关的描述信息,以"@"开头;

第 2 行是序列；

第 3 行以"＋"开头，紧接着是序列标识符、描述信息，或者不添加任何信息；

第 4 行是质量信息，和第 2 行的序列在位置上一一对应，序列上每一个单位都有一个质量评分，根据评分体系不同，每个字符的含义表示的数字也不相同。

其中，质量编码格式 FASTQ 是基于文本的，保存生物序列（通常是核酸序列）和其测序质量信息的标准格式。其序列以及质量信息都是使用一个 ASCII 字符标示，最初由 Sanger 开发，目的是将 FASTA 序列与质量数据放到一起，目前已经成为高通量测序结果的事实标准。

关于质量编码格式，质量评分指的是碱基测序准确率的量化评估，最初在 Phred 软件中定义并使用，后来在行业中逐渐推广使用。分数和错误率的对应关系，按照 Phred 质量得分换算标准如下式所示。

$$Q = -10 \lg P$$

除了 Phred 质量得分换算标准，还有早期的 Solexa 标准，Illumina 1.3＋、Illumina 1.5＋、Illumina 1.8＋等标准。质量得分与错误率的对应关系如表 13-4 所示。

表 13-4 质量得分与错误率的对应关系

分　　数	错误碱基比例	准　确　率
10	1/10	90％
20	1/100	99％
30	1/1 000	99.9％
40	1/10 000	99.99％
50	1/100 000	99.999％

基因序列变异结果 VCF 文件格式

而经过数据分析，对照患者表型得到的候选相关基因变异位点信息储存在序列变异文件里。

VCF 起源于"千人基因组计划"项目[17]，是一种文本文件格式（一般以压缩的方式存储），主要用来存储点突变（SNV）、插入缺失（InDel）、拷贝数变异（CNV）和结构变异（SV）等基因突变的序列信息。它包含元信息（meta-information）行、标题行，每个数据行包含基因组中的位置信息。VCF 文件格式如图 13-9 所示。

```
##fileformat=VCFv4.0
##fileDate=20090805
##source=myImputationProgramV3.1
##reference=1000GenomesPilot-NCBI36
##phasing=partial
##INFO=<ID=NS,Number=1,Type=Integer,Description="Number of Samples With Data">
##INFO=<ID=DP,Number=1,Type=Integer,Description="Total Depth">
##INFO=<ID=AF,Number=.,Type=Float,Description="Allele Frequency">
##INFO=<ID=AA,Number=1,Type=String,Description="Ancestral Allele">
##INFO=<ID=DB,Number=0,Type=Flag,Description="dbSNP membership, build 129">
##INFO=<ID=H2,Number=0,Type=Flag,Description="HapMap2 membership">
##FILTER=<ID=q10,Description="Quality below 10">
##FILTER=<ID=s50,Description="Less than 50% of samples have data">
##FORMAT=<ID=GT,Number=1,Type=String,Description="Genotype">
##FORMAT=<ID=GQ,Number=1,Type=Integer,Description="Genotype Quality">
##FORMAT=<ID=DP,Number=1,Type=Integer,Description="Read Depth">
##FORMAT=<ID=HQ,Number=2,Type=Integer,Description="Haplotype Quality">
#CHROM POS     ID       REF ALT    QUAL FILTER INFO                    FORMAT     N
A00001         NA00002       NA00003
20      14370   rs6054257 G       A      29    PASS   NS=3;DP=14;AF=0.5;DB;H2        GT:GQ:DP:
HQ 0|0:48:1:51,51 1|0:48:8:51,51 1/1:43:5:.,.
20      17330   .       T       A      3     q10    NS=3;DP=11;AF=0.017           GT:GQ:DP:
HQ 0|0:49:3:58,50 0|1:3:5:65,3   0/0:41:3
20      1110696 rs6040355 A       G,T    67    PASS   NS=2;DP=10;AF=0.333,0.667;AA=T;DB GT:GQ:DP:
HQ 1|2:21:6:23,27 2|1:2:0:18,2   2/2:35:4
20      1230237 .       T       .      47    PASS   NS=3;DP=13;AA=T               GT:GQ:DP:
HQ 0|0:54:7:56,60 0|0:48:4:51,51 0/0:61:2
20      1234567 microsat1 GTCT    G,GTACT 50   PASS   NS=3;DP=9;AA=G                GT:GQ:DP
   0/1:35:4       0/2:17:2       1/1:40:3
```

图 13-9　VCF 文件格式示例

VCF 主要包含两部分：

1）标头部分（header）

标头部分是文件的起始部分，为主体部分提供了元信息的描述，起到标注和说明的作用。标头部分一般以 ＃ 号起始，特殊的关键字以 ＃＃ 起始。关键字选择性地以特殊编码形式描述了主体部分的某些字段，如 INFO、FILTER 和 FORMAT 等。

2）主体部分（body）

主体部分紧跟着标头部分，常规分为若干个字段，每个字段用制表符（tab）分割，如表 13-5 所示。

表 13-5　VCF 主体部分字段说明

字段名（举例）	简　　介
CHROM	序列名称（一般为染色体名或号）
POS	变异的位置（以 1 为起始的第一个位置）
ID	变异的标识符，如 dbSNP 或 rs 码
REF	参考基因的碱基
ALT	在这个位置上变异的碱基

（续表）

字段名(举例)	简　介
QUAL	相应等位基因的测序质量
FILTER	变异筛选系统的标志
INFO	一个扩展列表,该列表用来描述该变异的特点
FORMAT	(可选)另一描述变异特点的列表
AA	祖辈等位基因
AC	基因型的等位基因数
AF	每个突变的等位基因的频率
AN	检测到的基因型中等位基因的数量
BQ	在该位点的碱基测序质量
CIGAR	CIGAR 字符串(同 BAM 文件)
DB	dbSNP 的数据库码
DP	该样本该位点的比对深度,如 DP=154
END	该变异的最末端的位置
FT	筛选通过
GQ	基因型的质量
GL	基因型似然
H2	hapmap2 号
H3	hapmap3 号
HQ	单倍型的质量
MQ	比对映射质量,如 MQ=52
MQ0	映射质量为 0 的读段的数量
NS	样本数量
SB	该位点 DNA 链的偏倚
……	

13.3.1.3　生物信息分析

以一个人的基因组为例,全基因组测序后得到数据(通常为 FASTQ 格式)的原始数据约为 100 GB(按照测序乘数为 30 来计算,简单理解为测 30 遍)。这些原始数据反映的是 DNA 一维结构上的序列信息,其中包括测序错误的信息和描述性信息,在过滤无效信息(如低质量、测序错误等信息)后,结合分子生物学理论、统计学方法,通过计算机编程语言处理原始数据,即得到候选的基因变异、基因表达等结果,然后和数据库比对后,对相关基因的通路、功能、结构等加以注释,将序列信息上的变化映射到蛋白质功能的影响。这就是基因测序数据生物信息分析的基本过程。

对于 100 GB 的测序原始数据,生物信息分析过程的整体数据会达到 1～2 TB(注:1 TB＝1 024 GB)大小。那么这些信息包含哪些内容呢?

对于从未测序的物种,需要对基因组进行组装(*de novo* assembly),主要包括数据过滤、纠错、kmer 分析和 denovo 组装。组装的一般原理是由读段(read)集合构建重叠群(contig)集合,由重叠群集合构建超级重叠群(supercontig)集合;再由超级重叠群集合构建整个基因组,把拼接的问题转化为 de Bruijn 图中的欧拉路径问题,不断迭代得到尽可能长的序列。

对于已测序物种的测序,称为重测序(resequencing),测序后得到的序列信息与参考序列(reference sequence)进行对比,从而分析差异。

1) 数据过滤

由于测序设备的精度(测序错误率一般在 0.1%～10% 不等)、局限性(有的碱基无法测出)以及测序实验环节影响,在正式分析数据之前,需要对数据进行处理,主要是过滤低质量、短片段和其他异常情况得到的无效序列。这个步骤对后续的分析有非常重要的作用。

2) 比对到参考基因组

测序得到的数据文件(一般是 FASTQ 格式)通过与参考基因组序列比对,得到初步的比对结果文件。

常见参考基因序列数据库(reference sequence databases)用于人类基因组组装及相关信息,包括基因组坐标、转录本版本、外显子边界等。常见的参考基因组数据库如下。

- RefSeq（National Center for Biotechnology Information Reference Sequence database，https：//www. ncbi. nlm. nih. gov/RefSeq/）

- Ensembl（http：//www. ensembl. org/index. html）

- Locus Reference Genomic（https：//www. lrg-sequence. org）

3) 序列变异检测

测序序列比对到基因组后,对于不同的样本对象(如孟德尔遗传病或者肿瘤样本)及分析目的,通过生物信息软件将测序序列比对到特定的参考数据库。例如,癌症基因组分析中常用的参考数据库如表 13-6 所示。

表 13-6　癌症基因组分析中常用的胚系突变参考数据库

功能	数据库	网址
群体数据库	千人基因组计划	http://browser.1000genomes.org
	外显子组变异数据库	http://evs.gs.washington.edu/EVS
	单核苷酸多态性数据库	http://www.ncbi.nlm.nih.gov/snp
	人类基因组结构变异数据库	http://www.ncbi.nlm.nih.gov/dbvar
	外显子组聚集联盟数据库	http://exac.broadinstitute.org
癌症特异性变异数据库	癌症体细胞突变目录	http://cancer.sanger.ac.uk/cosmic
	我的癌症基因组	http://www.mycancergenome.org
	安德森癌症中心肿瘤个体化治疗知识库	https://pct.mdanderson.org
	纪念斯隆·凯特林癌症中心 cBioPortal 数据库	http://www.cbioportal.org
	IntOGen 平台	https://www.intogen.org/search
	临床研究数据库	https://clinicaltrials.gov
	国际癌症研究机构 TP53 突变数据库	http://p53.iarc.fr
	儿科癌症基因组计划数据库(华盛顿大学圣裘德儿童研究医院)	http://explorepcgp.org
	国际癌症基因组联盟数据库	https://dcc.icgc.org
参考基因组数据库	美国生物技术信息中心基因组数据库	http://www.ncbi.nlm.nih.gov/genome
	RefSeq 基因参考基因组数据库	http://www.ncbi.nlm.nih.gov/refseq/rsg
	Locus 参考基因组数据库	http://www.lrg-sequence.org
	加州大学圣克鲁兹分校浏览器数据库	https://genome.ucsc.edu/cgi-bin/hgTables
	Ensembl BioMart 数据库	http://useast.ensembl.org/biomart/martview
其他癌症基因数据解读数据库	ClinVar 数据库	http://www.ncbi.nlm.nih.gov/clinvar
	人类基因突变数据库	http://www.hgmd.org
	Leiden 开放式变异数据库	http://www.lovd.nl
	dbNSFP 数据库(非同义 SNP 组装的注释数据库)	https://sites.google.com/site/jpopgen/dbNSFP
	Ensembl 变异效应预测数据库	http://www.ensembl.org/info/docs/tools/vep/index.html

最后用于结果呈现的序列变异文件（通常是 VCF 格式）一般在 KB 和 MB 的级别数据大小（注：1 GB＝1 024 MB，1 MB＝1 024 KB）。

4）序列变异检测和注释

接下来对基因序列的突变进行鉴定（或者发现）以及功能注释。目前有较为成熟的基因突变检测和注释软件工具。临床实验室需注意软件工具的局限性，对测序深度、等位基因频率等信息需加以考虑。目前较为通行的注释文件格式为 VCF 格式，可从中分析相关信息。基因序列变异检测常用软件如表 13-7 所示。

表 13-7　基因序列变异检测常用软件

变异检测工具	下载网址
MuTect v1.1.5	https：//www.broadinstitute.org/cancer/cga/mutect
GATK-MuTect v2	https：//www.broadinstitute.org/gatk/guide/tooldocs/org_broadinstitute_gatk_tools_walkers_cancer_m2_MuTect2.php
VarScan 2	http：//dkoboldt.github.io/varscan/
VarDict	https：//github.com/AstraZeneca-NGS/VarDict
Sterlka	https：//sites.google.com/site/strelkasomaticvariantcaller/
FreeBayes	https：//github.com/ekg/freebayes
Scalpel	http：//scalpel.sourceforge.net/
Pindel	http：//gmt.genome.wustl.edu/packages/pindel/
SAMtools	http：//samtools.sourceforge.net/
Torrent Suite Variant Caller	https：//github.com/iontorrent/TS
SomaticSniper	http：//gmt.genome.wustl.edu/packages/somatic-sniper/

13.3.1.4　基因数据的解读

1）基因型和表型的结合

通过数据分析得到候选靶点基因后，需要与采集到的表型信息进行对应，最后为临床诊断和治疗做出辅助决策。由于临床医学经过了很长时间、不同模式的演变，造成疾病的命名和分类复杂多样；很多疾病存在临床变异性；临床工作者对于疾病的描述也存在差异。模糊的表型信息成为一直以来的难题。有了基因数据后，细分的表型特征和特定基因或某几个基因有相应的对应关系，收录在 HPO、OMIM 等数据库。通过样本的基因数据分析得到候选相关基因后，与表型进行匹配筛选。这里也可以借用一些工具。

■ Orphanet（http：//www. orpha. net/）

通过输入症状，后台数据库会根据打分系统将可能的疾病按照得分排序，判断对应的疾病，然后根据疾病，再选择候选基因。

■ Phenolyzer 在线分析工具（http：//phenolyzer. usc. edu/）

Phenolyzer 在线分析工具是根据临床表型或疾病名称筛选候选基因的工具，该方法发表在权威杂志 *Nature Methods*（doi：10. 1038/nmeth. 3484）。输入临床表型、疾病名称或 OMIM 编号，可获得相关基因列表；也可以从候选基因列表中筛选关联基因，在 Gene Selection 中勾选"yes"，并粘贴候选基因列表。

■ Phenomizer（http：//compbio. charite. de/phenomizer/）

Phenomizer 软件是耶比欧企业管理咨询公司（HPO）推荐的表型分析工具，根据功能（features）、疾病（diseases）和本体（ontology）3 个标签分类选择相应的临床表型，然后根据后台打分系统进行排序，判断可能的疾病。

■ Findzebra（http：//findzebra. compute. dtu. dk/）

基于 OMIM、ORPHANET、GHR 和 NCBI 等网站信息，针对罕见病，根据输入的症状寻找可能的疾病，可下载相关的基因列表。

2）序列变异解读

基因序列变异是基于统计学和算法获得，应用于临床诊疗之前需要对序列变异结果进行筛选和解读，主要是结合表型和基因型对应关系和证据（数据库、文献等）进行遗传咨询。除了技术层面，遗传咨询涵盖伦理学、心理学、社会学等范畴带来的影响。

基于二代测序技术的基因检测已经越来越多地应用于临床实验室中，但目前在不同实验室间存在检测方法、报告内容等方面的差异，这对遗传检测的解读以及普及应用造成了一定的影响。在不同实验室间建立统一的分子检测结果解读、报告规范以及解读标准，是亟须解决的问题。

美国医学遗传学与基因组学学会（ACMG）联合分子病理学学会（AMP）在 2015 年 5 月的 *Genetics in Medicine* 上发布了《基因变异的解读标准及指导原则》，用来确定患者的遗传变异是否与疾病相关以及变异分级。其主要内容是针对高通量测序检测孟德尔遗传病致病基因，将序列变异分为 5 类："致病的"、"可能致病的"、"致病性不明确的"、"可能良性的"和"良性的"。针对每一个序列变异，整合已有的研究证据，如数据库、文献等进行分级。

在 2015 年春天美国专门成立了一个以临床实验室为核心的工作组,其成员包括 AMP、ACMG、美国临床肿瘤学会(ASCO)与美国病理学家协会(CAP)的一线专家,该工作组的主要工作为对肿瘤及疑似肿瘤相关的序列变异检测建立检测标准并在行业内达成共识。2017 年 1 月,该检测标准发表在 *The Journal of Molecular Diagnostics* 上[18]。

13.3.2 组学信息的存储和管理

13.3.2.1 信息存储

广义的信息存储包括两层含义:一是将所收集的信息按照一定规则记录在信息载体上;二是将这些载体按照一定的特征和内容组织成有序的、可供检索的系统。信息存储技术包含 4 个方面:信息内容、载体材料、记录符号和记录方式。在发展计算机通信等现代技术的时代,利用现代的信息存储技术如云存储等,也是非常重要的因素。

对于组学信息,本书讨论的范围是一维的核苷酸序列信息,将核苷酸的种类和排列顺序以字母等文本为符号记录在数据文件里。数据文件存储于计算机信息存储体系,该体系一般包含以下部分。

- 硬件:大容量的辅助存储器、高性能输入/输出(I/O)控制器和传输带宽
- 软件:支持自动标引、词表管理、匹配的应用软件以及必要的数据库管理系统(DBMS)
- 数据库
- 数据仓库:数据仓库是一个面向主题的、集成的、相对稳定的、随时间变化的数据集合,不同于传统意义上的数据库。数据仓库面向分析型数据管理,用于支持管理决策,并面对多个异构的数据源进行主题重组,其中的数据一般不再修改。数据仓库体系上应该包括数据源、存储管理、联机分析处理服务器和前端工具集(报表、查询、分析、挖掘等)

13.3.2.2 云存储和云计算

云计算应用到组学领域后,通过弹性计算云以及简单存储服务等多种云服务,使得用户通过互联网即可按需获取计算和存储资源,有效解决了组学信息对计算资源的弹性需求以及对数据管理的需求。按照 13.2.3.1 所述,云和传统计算服务都依赖于服务器硬件、软件和网络。云需要把服务器连成大规模计算集群,通过设计,提供 4 个层面的云端服务,即 IaaS、PaaS、SaaS、BPaaS 等结构形式的服务。

在计算层面，MapReduce 框架将数据处理任务的过程划分成 Map 和 Reduce 两个阶段：Map 阶段将输入的数据切割(split)成数据分块，以键值对的形式分配到计算节点上的 Map 函数并进行分析处理，Map 函数的输出同样以键值对的形式保存在各自的计算节点上；Reduce 阶段负责将所有的中间结果根据键值进行合并，然后生成最终结果。MapReduce 框架简化了分布式计算的编程模型[19]。

13.3.3 组学信息的数据挖掘

除了根据已有的先验知识分析组学信息，指导疾病诊疗和健康管理之外，作为大数据的组学信息，可以利用机器学习工具，结合组学信息、药物信息和临床样本信息进行数据挖掘，建模，从数据层面指导药物研发、药物耐受性研究、疾病发展研究等。

Ramsundar 等基于 259 个生物实验、1.6 万个化合物、37.8 万个数据点，采用 ECFP4 进行小分子特征提取，通过 5 倍交叉验证(5-fold cross-validation)、多任务神经网络，更加准确地进行化合物虚拟筛选[20]，思路如图 13-10 所示。

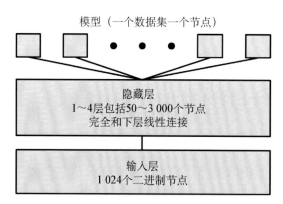

图 13-10　多任务神经网络

Menden 等人基于 608 株细胞系和基因组信息、111 种药物(www.cancerrxgene.org/)，利用 PaDEL-Descriptor (http://padel. nus. edu. sg/software/padeldescriptor/)进行特征提取；然后通过 Encog 机器学习框架(v3.0.1)进行机器学习，通过基因组和化学特征预测癌细胞对药物的敏感性[12]。思路如图 13-11 所示。

Alipanahi 等人基于 650 000 个基因变异位点和疾病信息构建变异驱动的剪接图谱及其疾病谱，建立剪接模型，输入突变信息后，预测出孤独症、癌症等相关突变[13]。思路如图 13-12 所示。

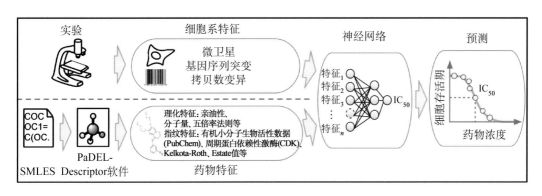

图 13-11　基于基因组和化学特征预测癌细胞对药物的敏感性
SMILES,简化分子线性输入规范

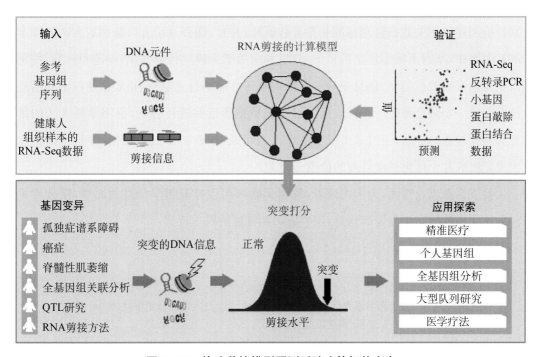

图 13-12　构建剪接模型预测孤独症等相关突变

13.4　小结与展望

　　本章从组学定义讲起,主要讨论基于高通量测序的基因组学信息范围。组学信息的建设,主要是建立基因和临床表型对应的信息库或大数据库,帮助医患人员快速检索和获取样本及其相关的基因功能信息、基因与疾病和信号通路信息等,同时基于生物信息软件和工具,可以进行临床辅助分析以及数据挖掘,实现结果的可视化、安全可控的信息共享和大数据平台建设等。从1953年发现DNA双螺旋结构以来,组学信息科学经历了60余年的发展,随着质谱、基因芯片和PCR等技术,特别是高通量测序技术的发展带来测序成本的降低,云计算的发展和融合给组学大数据提供了更加可及的存储和计算平台,人工智能的模型优化使得组学信息可以不依赖参考集进行数据建模及挖掘。本章还详细介绍了以高通量测序为主的组学信息收集、存储以及基于生物信息方法的数据分析和管理、数据库和相关应用案例等。

展望未来,随着上游测序仪等生产设备的快速迭代,组学信息的获取成本快速下降,未来成本有望忽略不计。随之而来的是,大量积累的组学数据需要规范化存储,特别是亟须建立相关数据管理标准和参考数据库;并且,随着基于人口级别的大队列样本的基因测序,基因等组学信息的采集、分析和应用亟须建立行业共识、规范和标准,特别需要加速推动数据隐私、信息安全和数据共享等方面的行业监管,拓展生物技术和信息技术的进一步融合和应用;另外,组学信息的数据解读和遗传咨询,仍需学科人才的培养和继续教育的推动,使得未来组学信息人人可及时,数据不仅是数据,而是可以转化为攻克疾病和个体化健康管理的价值。

希望本章以点带面,为广大读者,特别是临床医生掀开组学信息的面纱,使读者关注分子层面的数字生命健康信息,探索更广阔维度的医学世界。

参考文献

[1] 朱正威,赵占良. 普通高中课程标准实验教科书[M]. 北京:人民教育出版社,2004:57.

[2] 杨焕明. 基因组学[M]. 北京:科学出版社,2016.

[3] 中心法则[EB/OL]. https://en.wikipedia.org/wiki/Central_dogma_of_molecular_biology.

[4] 精准医疗[EB/OL]. https://www.whitehouse.gov/precision-medicine.

[5] Watson J, Crick F. Genetic implications of the structure of deoxyribonucleic acid [J]. Nature, 1953,171(4361):964-967.

[6] 陈竺,黄薇,傅刚,等. 人类基因组计划现状与展望[J]. 自然杂志,2000,22(3):125-133.

[7] 杨焕明. 人类基因组计划及其意义——规模化、序列化、信息化与产业化、医学化、人文化[J]. 科技与法律,2000,16(3):32-33.

[8] Ferry G, Sulston J. The Common Thread:A Story of Science, Politics, Ethics, and the Human Genome [M]. Washington, D. C. :Joseph Henry Press, 2002.

[9] Bartlett J M, Stirling D. A short history of the polymerase chain reaction[J]. Methods Mol Biol, 2003,226:3-6.

[10] Clegg R M. Fluorescence resonance energy transfer [J]. Curr Opin Biotech, 1995,6(1):

103-110.

［11］ Kubista M，Andrade J M，Bengtsson M，et al. The real-time polymerase chain reaction［J］. Mol Aspects Med，2006,27(2-3):95-125.

［12］ Menden M P，Iorio F，Garnett M，et al. Machine learning prediction of cancer cell sensitivity to drugs based on genomic and chemical properties［J］. PLoS One，2013,8(4):e61318.

［13］ Alipanahi B，Delong A，Weirauch M T，et al. Predicting the sequence specificities of DNA-and RNA-binding proteins by deep learning［J］. Nat Biotechnol，2015,33(8):831-838.

［14］ Knief C. Analysis of plant microbe interactions in the era of next generation sequencing technologies［J］. Front Plant Sci，2014,5(3):216.

［15］ FASTQ format［EB/OL］. http://en. wikipedia. org/wiki/FASTQ_format.

［16］ Cock P J，Fields C J，Goto N，et al. The Sanger FASTQ file format for sequences with quality scores，and the Solexa/Illumina FASTQ variants［J］. Nucleic Acids Res，2010,38(6):1767-1771.

［17］ 1000 Genomes Project Consortium，Auton A，Brooks L D，et al. A global reference for human genetic variation［J］. Nature，2015,526(7571):68-74.

［18］ Li M M，Datto M，Duncavage E J，et al. Standards and Guidelines for the Interpretation and Reporting of Sequence Variants in Cancer：A Joint Consensus Recommendation of the Association for Molecular Pathology，American Society of Clinical Oncology，and College of American Pathologists［J］. J Mol Diagn，2017,19(1):4-23.

［19］ 杨帅. 面向组学大数据的生物信息学研究［D］. 北京：中国人民解放军军事医学科学院，2016.

［20］ Ramsundar B，Kearnes S，Riley P，et al. Massively multitask networks for drug discovery［EB/OL］.［2015－02－06］. http://cn. arxiv. org/abs/1502. 02072.

14

临床数据与生物信息
数据的整合、挖掘与分析

医学研究离不开以患者为中心的临床生物样本数据体系的建设。面对临床生物样本数据体系这样一个庞大的开放性系统,医学研究者需要将目前已有的可认知、可获取的数据进行汇集、整合、挖掘和利用。数据体系的建立基于临床医学研究对象,既要按照既定体系进行组织,也要按照体系进行数据认知获取能力的扩展,从而形成更广泛、更有价值的研究资源。同时,需要基于便于利用的数据,面向具体问题构建挖掘分析模型。研究者可以利用传统分析方法与模型,也可以运用机器学习等新技术开展有效的分析利用。本章主要介绍了医学研究与数据的关系、数据类型和属性、临床生物样本数据的来源、整合相关的信息技术与方法、挖掘分析主要针对的问题等内容,最后强调了实现整合挖掘分析目标所需要的信息化建设基础、面向数据的服务能力以及在机构内建立起面向数据分析解决问题的文化的必要性。

14.1　概述

医学是以诊断、治疗和预防生理和心理疾病与提高人体自身素质为目的的应用科学[1]。医学的科学面是应用基础医学的理论与发现,如生物化学、生理学、微生物学、解剖学、病理学、药理学、统计学、流行病学等,治疗疾病与促进健康[2]。基础医学是研究人的生命和疾病现象的本质及其规律的自然科学。它所研究的关于人体健康与疾病的本质及其规律为其他所有应用医学所遵循[3]。临床医学是研究疾病的病因、诊断、治疗和预后,提高临床治疗水平,促进人体健康的科学。它根据患者的临床表现,从整体出发探究疾病的病因、发病机制和病理过程,进而确定诊断,通过预防和治疗在最大限度上减弱疾病、减轻患者痛苦、恢复患者健康、保护劳动力。临床医学是直接面对疾病和患者,对患者直接实施治疗的科学。基础医学和临床医学都有认识人体(主要是健康人,也包括患者)生命活动、发现其中规律的使命,而临床医学是发现疾病的唯一途径,为医学发展提供了丰富的研究材料[4]。

医学研究离不开基础医学与临床医学的融合,并基于此逐渐拓展到社会医学与人文医学方面。无论其内涵如何拓展都离不开对数据的整合、挖掘与分析。临床医学本身就是通过患者与医务工作者协作,发现并获取与疾病相关的数据,根据所积累的知识与经验对疾病进行干预并反复观察、评估、验证的过程。这一过程就是不断发现数据、积累数据、产生数据的过程。

医学以及医学研究所需要的数据主要由临床数据与生物信息数据两大类构成。临床数据由基于个体的数据、基于群体的数据以及外部环境数据三大部分构成。基于个体的数据由主观表述、客观观察、评估评价、治疗干预、卫生经济等数据构成,其中的客观观察与治疗干预类数据通过生物样本建立了临床数据与生物信息数据的关联。基于群体的数据通常包括血缘家族数据、接触人群数据以及地缘人群数据,这些数据通过遗传相关数据、外源性生物数据,以及地缘相关数据将不同的个体联系在一起。外部环境数据包括与个体相关的地理数据、外源性生物数据、与地理相关的环境数据。这些纷繁的数据之间互相连接,存在内在与逻辑上的相关性,需要通过相关信息技术表达、描述并建立关系。

由于各类不同数据之间需要建立联系,所以临床数据与生物信息数据之间的整合成为进行数据挖掘与分析的基础。本章将对已了解的数据信息类型、来源、数据整合模式、挖掘与分析方法、应用建立与支撑体系进行简单的阐述。

14.2　数据

临床数据与生物信息数据是构成临床运用、医学研究的重要组成部分。临床数据来源非常广泛,从广义上来讲,生物信息数据也是临床数据的重要组成部分,但这里将临床数据与生物信息数据进行一定的区分,针对个体采样后通过使用基础医学相关的各类检测方法所获得的数据称为生物信息数据,而临床数据则更多地指通过患者与医务工作者互动协作所能直接获取的数据。

医学研究的首先是个体,患者个体的数据按照基础医学的划分将人逐步分为部位、系统、器官、组织(包括组织间、腔隙间)、细胞、细胞器、蛋白质(蛋白质大分子、肽)、氨基酸、基因等层级。通过生物化学、生理学机制等关系组织在一起对独立的生命体进行充分的数据表达。每个患者个体的全量数据,理论上是指以患者个体为中心,从出生到死亡,最大限度所能获得的与生命、健康、医疗相关的数据。每个患者个体的数据,无论是个人采集获取的数据还是每次在医疗服务机构产生的数据,无论是检验检查数据,还是症状、体征、用药记录,都需要按照时间顺序汇聚在一起,组成可分析以及可用以对比的断面,再做详细分析,从而去剖析与疾病发生发展相伴的各类生理病理变化规律,并为后续临床诊疗提供参考。

目前,无论是临床数据还是生物信息数据都呈现出多样性的发展趋势,人们对自身、外源性生物及环境方面的认知也越来越丰富。临床数据的多样性是促进医学研究与相关性分析的资源基础。临床数据、生物样本都是国家重要的生物资源,通过临床样本资源库形成大样本、大数据,利用大数据技术分析、预测特定人群、特定疾病的发生、发展、干预与转归成为医疗领域的大数据应用趋势。

14.2.1 临床数据

临床数据通常包括患者自述、自测及医务人员观测、调查、评估及取样、干预等方面的数据。临床数据由基于个体的数据、基于群体的数据以及外部环境数据三大部分构成。临床数据的类别与组织方式远较样本生物信息数据复杂,所以需要按照不同的建设需求方式进行建设模式的选择。

1) 基于个体的数据

基于个体的数据由主观表述、客观观察、评估评价、治疗干预、社会经济等数据构成。

主观表述、客观观察与评估评价反映为症状、体征、主诉、现病史、既往病史、系统评估以及专科评估量表等形式。患者个体数据中部位、系统、器官等大体层级所反映出的表现、观测数据属于本章定义的临床数据。这些数据大多由患者自述,或者由临床专家观察评估产生。

表型(phenotype),又称表现型,对于一个生物而言,表示其某一特定的物理外观或成分。一个人是否有耳珠、植物的高度、人的血型、蛾的颜色等,都是表型的例子。表型主要受生物的基因型和环境影响,表型可分为连续变异或不连续变异。前者较易受环境因素影响,基因型上则会受多个等位基因影响,如体重、智力和身高;后者仅受几个等位基因影响,而且很少会被环境改变,如血型、眼睛颜色和卷舌的能力[5]。表型数据是临床数据的重要组成部分,大部分症状、体征、观察(特定的试验如灌注试验、术中操作过程所见、大体描述等)、体格检查以及影像学检查所表现与描述的数据均为表型数据。

临床数据与生物信息数据之间存在着非常重要的联系,而这些联系的剖析过程就是临床诊疗、医学研究过程中的重点环节。当对个体研究深入到组织、细胞以下层次时,通常需要借助相应的技术进行观察、表现与描述,而这些数据都被逐渐纳入到生物信息数据之中,它们反映出个体更为微观环境下的信息与数据。

表观数据、主观表述数据通过医务人员(观察者)进行综合处理带来了大量的评估评价数据,这些数据可能是因为主观评价需要或者研究分析目的而设定,它们的稳定性相较于前面的数据差,可能随着时间的推移或者对临床或生物学问题的认知而发生变化调整。但是这些数据也是不同时期临床数据的重要组成部分。它们代表了不同专业认知与判断在医学上的表达,如功能评分、心理评价、程度分级、VAS疼痛评分等内容。

针对各类疾病与临床问题,医务人员会按照临床诊疗指南、经验或者尝试性采取一定的治疗干预措施,包括一些为了进一步明确诊断而采取的观察、检测手段以及有创情况下的干预措施。对这些治疗干预措施通常通过诊疗计划、医嘱下达记录、检验申请、检查申请、医嘱执行记录、操作手术记录、不良反应记录等方式进行数据的采集与记录,从而产生大量的治疗干预数据。现阶段越来越倾向于将基于个体数据的临床数据采集延伸到患者端。

医学的发展使临床问题不仅局限在生物学与环境学范畴,随着心理学、人文社会学、卫生经济学的发展,伴随临床数据而生的是与临床数据相伴的大量的社会经济方面的数据。这部分数据对分析和了解临床与社会相关的疾病时发挥着非常重要的作用。

2)基于群体的数据

每一个病例个体都不是独立存在的,首先要与周围的其他个体发生关系,从血缘家族、接触人群到同一地缘的由不同的相关性组成的一组组病例群体。这些群体间的临床数据存在一定的共性与相关性,它们通过基因遗传数据、外源性生物数据、环境数据构建起相关的数据联系。另外,地缘相关的群体还会在社会学以及人文方面(如每个个体的生存发展过程、经济环境条件、环境特点等)建立数据之间的联系。

3）外部环境数据

外部环境数据包括环境地理数据如空气温度、湿度，水，土壤相关数据，地缘相关的外源性生物数据如传染源、感染源、细菌、真菌、衣原体、病毒等，居家环境数据、饮食相关环境数据。外部数据还包括影响人群行为的节假日等。远一点还可以与天文相关数据建立相关性联系。

14.2.2　生物样本

生物样本分为生物个体与采样标本两大类，生物个体通常帮助人们获得表观、电生理、医学影像类数据，而采样标本则能够帮助人们观察表达出更为丰富的生物信息数据。

在各大疾病样本资源库建设过程中，针对生物个体与采样标本积累大量类型的生物样本。大致可以分为以下一些类型。

外源性生物样本：包括病原学样本、传播媒介、宿主，如细菌、病毒、真菌、立克次体、支原体、衣原体、螺旋体以及寄生虫等，以及由样本衍生的病原微生物菌种、分枝杆菌病原菌、结核分枝杆菌临床分离株。

自源性生物样本：遗体、组织样本（手术组织样本、活检组织样本、人体组织样本、肿瘤组织样本、新鲜的肿瘤组织、病灶组织、结核组织样本、皮肤成纤维细胞样本、脑组织样本、肺组织、骨髓、毛发、配对正常组织）、病理样本、血液样本（全血、血清、血浆、白细胞、淋巴细胞、外周血单个核细胞、外周血、外周血中的游离核酸）、尿液样本（尿上清液、尿沉渣、尿液及尿液蛋白膜、晨尿、24 h尿）、排泄排遗样本（粪便、汗液、痰等）、其他体液（胸腔积液、心包积液、脑脊液、胆汁、唾液）、骨结核的脓液、分泌提取物（肺泡灌洗液、漱口液、咽拭子、鼻拭子、鼻咽或气管抽取物）。

基于上述生物样本可以进一步加工获得其他更微观的生物样本，如白细胞和病灶组织主要用于后续的 DNA、RNA 检测分析（DNA 可以来源于患者外周血白细胞，也可以来源于更加特化的外周血单个核细胞），或者用于分析端粒长度、T 细胞受体删除环（TREC）丰度以反映免疫水平差异；从血清和血浆中发现生物标志物，微小 RNA，肽指纹图谱，甚至是一些特异的代谢产物，α-突触核蛋白（SNCA）的单体、寡聚体、磷酸化程度、硝基化程度，外周血淋巴细胞 RNA。血清、血浆等体液用于各种检测和化验。

同时，按照疾病发生发展过程以及人群间相互的差异性比较，还需要收集来自不同人群、不同病变部位、不同患病阶段、合并不同疾病的患者的生物样本，从外周到中枢、从体液到组织、从生前到死后的全方位样本。

这里要特别提及的是生物标本采样部分、加工部分、检测部分对生成获取可用可靠的生物信息数据有着至关重要的影响。

14.2.3 生物信息数据

生物信息数据指人们通过各种技术手段针对生物各层次样本，从表观、微观层面观察与检测所获得的数据。按照器官、组织（包括组织间、腔隙间）、细胞、细胞器、蛋白质（蛋白质大分子、肽）、氨基酸、基因的分层方式分别对应不同层次的生物信息数据。其中获得的生物个体、生物标本的过程描述数据、观察描述数据、生物标本状态与表观的数据已经归类在临床数据之中。生物信息数据与生物个体、生物标本数据相关性联系由生物样本标识构建。通过生物标本产生并获取的对生物信息观测描述的结果性数据归类为生物信息数据。

生物信息数据的产生与获取取决于生物样本不同阶段反映出的各类特性，有的信息数据需要在一定时效内完成获取与采集，而有的信息数据可以通过生物样本的长期保存在未来提供潜在的新的可获取的信息与数据。生物样本反映的每一个个体的不可再生性使生物样本成为稀缺的资源，采集的样本后期进行研究的内容或方向是不确定的，所以通过生物样本获取生物信息数据需要均衡其保存量与检测需求。

1）生物信息数据的颗粒度

生物信息数据来源可按照观察与检测对象划分为生物个体与生物样本两大类。生物信息数据包括通过个体（活体、遗体）、部位、系统、器官、组织（包括组织间、腔隙间）、体液、细胞、细胞器、蛋白质（蛋白质大分子、肽）、氨基酸、基因分别提供的各层次的生物信息数据。

生物个体能够采集获取的数据主要为医学影像及电生理类的生物信息数据。形成基于个体的各类影像库、临床影像样本库、脑影像库、内镜视频影像库、超声影像库、电生理库等。

生物样本在器官、组织层次能够采集获取的数据主要为医学影像、病理、物理、生化、免疫类特性数据。组织间、腔隙间、体液、细胞、细胞器、蛋白质（蛋白质大分子、肽）、氨基酸、基因则从更为微观的层面反映生物特性，提供生物信息数据。

生物信息数据目前最热门的当属基因型数据。基因型（genotype）指的是一个生物体内的 DNA 所包含的基因，也就是说该生物的细胞内所包含的、它所特有的那组基因。"基因型"这个概念是 1909 年丹麦遗传学家威廉·约翰逊引入的。一个细胞的基因信息的总和被称为个体基因型。两个生物只要有一个基因座不同，那么它们的基因型就不相同，因此基因型指的是一个个体的所有等位基因的所有基因座上的所有组合。与基因型相对的是表现型，表现型是一个生物体的实际外表特征如大小、重量、颜色等。基因型对一个生物的发展有极大的影响，但是它不是唯一的因素。一般来说，即使基因型相同的生物也会表现出不同的外显性。这个现象的机制是表观遗传学。同样的基因在不同的生物体中可能有不同的表达。一个日常的例子是同卵双胞胎。同卵双胞胎拥有相同的基因型，尽管他们的表现型非常相似，但是总是有稍微不同。虽然外人会觉得他们无法区分，但是父母和好朋友总是能够区分出同卵双胞胎。此外，同卵双胞胎的指纹也不同[6]。

2）生物信息数据的连续性

除了通过生物样本静态固化下来的数据以外，生物信息数据还应包括动态过程类数据。这些生物信息数据反映各项特性数据之间的连续性及相关性。由时间相关性组成的连续数据表达的生物信息数据包括电生理数据等；由相同性质的一组生物信息数据相关性形成"组学"（omics）。组学通常指生物学中对各类研究对象（一般为生物分子）的集合所进行的系统性研究[7]。

分子生物学中，组学主要包括基因组学（genomics）、蛋白质组学（proteomics）、代谢组学（metabolomics）、转录组学（transcriptomics）、脂类组学（lipidomics）、免疫组学（immunomics）、糖组学（glycomics）和信号组学等。omics 是组学的英文称谓，它的词根"-ome"在英文中是指一些种类个体的系统集合，如 genome（基因组）是构成生物体所有基因的组合，基因组学这门学科就是研究这些基因以及这些基因间的关系[8]。

不同层级、不同状态、相同或不同特性、不同疾病阶段、不同时间断面依附着大量生物信息数据，这些都将成为医学研究分析的影响因子，这些将逐步构建出每个个体的生物信息数据图谱。

3）生物信息数据的获取与组织方法

目前生物信息数据的获取手段已日益丰富，不同层次的生物信息数据可以通过各种不同的技术手段获取，如：序列非依赖的单引物扩增（sequence independent single primer amplification，SISPA）；随机 PCR（random PCR）技术；基于 PCR 的扩增技术，包括代表性差异分析（representational difference analysis，RDA）技术；基于保守序列的聚合酶链反应（consensus sequence based PCR）；组织样本、血液样本提取衍生分子样本的技术；基因表达谱、miRNA 表达谱分析技术，高通量测序，全基因组关联分析（genome-wide association study，GWAS）及全基因组测序（whole-genome sequencing，WGS）。通过这些技术手段可以获得或组织成不同的生物信息数据，如临床标志物、临床生物标志物、线粒体变异、临床病理分型和分子分型、分子分型全基因序列、基因片段序列、表达 cDNA 文库、各种基因缺陷等。

14.2.4　数据的主客观性

医学数据因其生成与获得方式不同可以进行数据主客观的划分，生物信息数据通常由客观的技术手段获得，属于客观类数据。临床数据可以按照主客观性进行四阶划分：客观可量化可测量，如生化、量化表观数据；表现客观可记录未量化，如影像图像数据；观测者观测描述即评估评价，如术中所见；被观察者主观表达，如心理描述、疼痛评分等。

14.2.5　数据标准的定义

无论是临床数据还是生物信息数据，无论是客观数据还是主观数据，这些数据在整合、挖掘分析之前有一个非常重要的工作就是标准化。数据标准化工作是建立数据间联系，构建数据可整合性、可比性的基础工作。将数据构建在标准化数据元基础之上，保证数据之间在对象类、特性类与表示类的一致性，即实现数据语义的一致，进而构建数据的可整合性与可比性。关于数据元标准化的相关工作在本书的其他章节有详细的阐述。

另外，通过标准化数据元工作积累数据元概念域、对象类形成本体网络，可以为未来数据进一步丰富的应用建立知识库基础，从而使数据构建基于本体的可转义能力，提高数据的可复用性，激发更多的数据价值。

14.2.6　数据的质量控制

丰富与完善的临床、生物信息数据是资源财富，需要对它们的产生与采集过程建立完善的数据质量控制体系，否则将使其成为贫矿，更有甚者变成垃圾。而完善的数据质量控制体系的建立由三个阶段构成。第 1 个阶段位于数据的发生产生采集阶段，通常在业务信息系统之中构建时，通过对数据类型、数据元值域控制、自动化、数据间逻辑校验等方法提升临床数据的生成质量。第 2 个阶段位于数据利用之前，需要将整合的数据进行必要的清洗，或者在二次录入过程中通过数据元值域控制、逻辑校验、双盲录入等方法提升数据质量。第 3 个阶段位于经过整合后的数据利用阶段，分析加工后的数据通过保留分析挖掘数据过程的算子数据进行构成分析，通过数据来源追溯，发现数据质量发生的临床过程环节或数据生产采集环节问题，为后续数据录入质量的控制提供依据。

14.3　数据来源

随着信息技术的发展，越来越多的业务系统构建、互联网应用、传感器物联网技术、生物检测技术使采集、产生临床数据与生物信息数据的来源越来越多样化。从涉及医疗服务机构的业务应用系统、专科系统到涉及生物信息数据获取的生物信息检测系统，还有患者端通过移动应用获得的数据以及借助传感器物联网技术获得的数据。这些数据分别被不同专业领域设计的信息系统获取采集，分别分散在各个信息系统的数据库中。

14.3.1　数据来源系统分类

从生物信息数据获取来源看，有存在于医疗服务机构内的检验系统、检查系统（电生理、专业医技系统）、病理系统、医学影像系统、生物实验室系统；有存在于体检中心、检验检查机构、研究机构内的生物检测信息系统，如第三方检验医学影像中心、基因检测机构等。

从临床数据获取来源看，有存在于医疗服务机构内的患者注册登记系统、就诊预约登记系统、住院登记系统、医嘱系统、医嘱执行系统、检验采样系统、护理信息系统、手术麻醉系统、重症监护系统、电子病历系统、介入治疗系统、科研电子数据采集（electronic data capture，EDC）系统、流行病调查系统、生物样本数据与登记系统等；有存在于社区卫生服务机构的登记数据、健康档案、免疫记录、慢病管理记录等；有存在于体检机构内的体检数据等。

除了专业的医疗相关服务机构外，现阶段越来越多的患者通过互联网平台或第三方传感器物联网企业构建的移动应用为自己提供临床数据的收集与管理。而且随着患者端采集健康数据（patient-generated health data，PGHD）[9]概念的推出，通过患者端采集生成临床数据也越来越被患者、医疗机构、医务工作者所认知与认可。借助大量互联网应用，患者端能识别、测量、采集的数据日益丰富，即使是相对专业的临床数据，患者也可以在知识库的引导下逐步完成数据采集，为未来将这些数据整合到电子病历中提供了基础。

除在终端生产与获取各类数据的业务系统外，在医疗机构内逐步开始建设与部署医院信息集成平台、临床数据中心、生物样本数据资源库等院级的数据整合系统。以项目为中心的课题病例登记系统也开始出现多中心、多课题病例资源的整合平台。

同时，在不同行政区域范围建设有社区卫生信息系统、远程医学信息平台、分级诊疗平台以及基于电子健康档案的区域卫生信息平台。这些区域级系统与平台也生产并获取了大量可以服务于医疗健康的数据。

14.3.2 数据来源系统拓展

随着利用日益丰富的临床数据、生物信息数据所带来的对临床医学发展的推动作用，数据的重要性与价值凸显。这进一步促进了采集生产更多样化的临床数据的需求，促进了非结构化数据的结构化需求，由此衍生出更多新的临床业务模式、新的检查、新的生物样本检测技术。通过构建新的业务系统、新的生物信息数据采集系统，以及对其来源业务系统的适应性改造，对电子病历系统、患者临床数据注册登记系统、随访系统中的结构化数据采集模板或表单内容进行改造和补充，数据来源将得到不断迭代与拓展。

临床与生物信息数据的丰富与规模扩展，必然导致在各个不同专业领域按照各自学科与专科需求对数据进行分层、细化、深化，推动专科信息化需求不断深入与演化，并且愈演愈烈。每个专科按照对病种特点与认知程度的不同会有所侧重，从表观数据、生物样本、生物信息数据进行细分领域类扩展，从而促使新认知的临床数据、生物信息数据在专科化信息系统的构建过程中不断涌现。

临床数据与生物信息数据来源的多样性必然带来一个新的问题，当这些数据分散在各个业务系统、数据库、移动应用、互联网云端之中时，整合成为了提升数据应用价值的最为重要的手段。整合是数据挖掘与分析的重要前提,整合范围越大,数据的可利用价值也必将更高。

14.4 数据的整合

临床医学研究是从单个个体的数据开始,通过对相似群体的研究分析,最终解决针对每个病例个体的疾病问题。即使是面向人群特点的研究项目如解决公共卫生类、传染性疾病类问题时,也需要通过掌握群体中每个病例的数据,才能建立群体特征数据之间广泛的联系。这就需要医师全面掌握与了解每一个患者的数据,而且还要以这个患者的数据为中心扩展群体个案中与此患者相关的临床数据、外部环境的影响因素数据。

然而这些数据由于各个业务系统覆盖业务范围差异而分散在不同的业务系统之中,医务工作者往往无法借助某一个业务系统全面掌握一个患者病例的全面数据。业务系统在设计之初的工作重点是保障每个业务场景下数据生产与获取的可获得性与其质量,系统内数据的完整性是其保障的重点,而不是跨业务系统的全量患者数据。

跨系统的数据整合工作不仅局限在一个机构内,还包括对区域内不同医疗机构间数据、社区卫生医疗服务机构数据、第三方检验检查机构数据、生物信息数据检测分析机构数据、互联网上患者端采集的健康数据、各类登记系统中的患者登记数据等的整合。只要数据具备整合的可能性都应该将其整合起来,并标注其数据的来源系统。

为实现对患者全量数据的了解与掌握,开展高价值的临床数据分析,跨系统数据的整合工作成为提升数据分析应用价值的重要手段。这就需要构建一个专门用于整合、全方位展示每个患者病例个案的全量数据并对其进行分析挖掘的独立系统。全面整合全量的患者病例数据要实现多维的整合。

14.4.1 数据信息的多维整合

1) 个体数据的三维整合

每个个体在某一特定时刻或时间段内,其三维数据是相对静态的。所有的表观数据、症状、体征、生物影像数据、生物信息数据都在个体范围内向内对应到面向部位的三维空间之中。通过数据元标准化的知识库基础,可以明确各项数据与个体部位的关系,建立各个数据项在部位空间上的关联关系,这里除了大体部位之间的关联关系还包括不同微观层级之间的关联关系,如系统与器官、组织与细胞、蛋白质与基因等。三维数据的关联整合通过部位层次关系、个体与样本之间的标识关系建立整合模型,包括检查、干预、采样等的临床过程都与个体部位的三维空间有密切的关联关系。

大体部位的三维整合:大体部位通常指人类视力识别能力范围内的部分,大量的表观数据都在部位、器官、组织层级实现三维整合。

微观层级的三维整合:微观层级通常指人类视力识别能力范围外的部分,通常需要借助相应的物化技术才能实现对其的观察与描述。小部分生物影像数据和大量的生物信息数据都在组织、体液、细胞、细胞器、蛋白质、大分子、基因层面实现三维整合。

2) 时间维度的纵向整合

临床数据在时间维度上的纵向整合主要有 4 条线:患者个体生长发育过程;疾病或健康问题的发生发展过程;患者就医行为过程;观察评估及干预过程。个体的生长发育反映了机体的基本情况,包括免疫史、疾病史、个人史方面的各种情况以及非疾病期的健康、生活习惯等方面的数据。疾病的发生发展过程包括其自然发展与干预后的康复过程,体现疾病发病进展与症状体征的变化。患者就医行为过程,包括院前抢救、急救转运、门急诊、住院、手术、康复等,以及在疾病发生发展及就医行为过程中的观察、评估、干预过程。临床数据由各个不同机构产生、获取并分散在各个不同的信息系统中,数据按照不同的设计进行着不同的表达和存储。在对这些过程数据进行基于时间轴的整合时,主要有两种整合方式。一种按照临床数据发生或采集的时间点以绝对时间进行序列化组织,同时将三维整合内容关联在一起,称之为绝对时间整合。另一种则按照临床数据发生的相对时间进行逻辑时序的序列化组织,在可能的情况下与关键性的绝对时间戳相连在一起,称为相对时间整合或者断面时间整合。第二种方式针对病史记录型、评估型数据尤为适用,这些依赖病患或者家属记忆的主观类数据通常无法准确地表达它们准确的绝对时间。

由于时间维度的纵向整合有两种方式存在,对于连续性监测数据在时间维度进行纵向整合时需要根据数据具体发生和获取的情况决定选择某一种或两种并存的方式进行整合。例如,连续 24 h 尿蛋白定量、口服葡萄糖耐量试验(OGTT)、24 h 心电监护等需要定位到某一天或某一天的某个时间段,它们的绝对时间精度无法达到绝对时间戳的精度要求。连续型数据在断面内的整合、病史数据断面数据整合、评估评价数据的断面整合都属于相对时间维度的整合,其时间精度更为模糊,如入院前、去年、3月中旬等基于时间的表达方式。通常它们需要一组临床数据元进行组合性的数据表达才能还原并整合到时间轴上。但是不同阶段和相对时间类的数据仍然需要人们进行精心采集、整理并整合在一起。就像各阶段、生命周期、疾病周期的生物样本数据也需要按照时间断面进行保留并采集,基于断面描述的病史数据、评估数据也是临床数据在时间维度上的一种综合表达方式。

临床全量数据的四维整合要求以个体为中心,不论需要整合的数据的对象类处在其表达的哪个层次上,都要求有对应的唯一标识指向相同的对象类个体。不准确或未经细化的对象类使该数据在被数据元利用时其可转义的能力受到限制。全量数据是一个相对的概念,最大范围的全量数据是指在目前医学领域所有可认知、可采集的全部数据,这个范畴将随着人类对自身与医学的认知增加不断扩大。在某个时期内总会存在某个范围的全量数据,能够采集获取并整合它们是我们的终极目标,这项工作永远在路上。

以个体为中心的临床数据中必然会包含一些与个体相关的群体数据或者与该个体相关的某些其他个体的临床数据,如冶游史,传染源接触史,配偶、子女、家族成员的数据描述等。

3) 群体数据的横向整合

完成每个个体各部分数据在空间与时间四维数据的全量整合后,对临床数据的关注就开始由个体转向群体。无论是由于随机分组形成的样本组还是由全样本构成的群体,都需要开始将相同的个体样本横向联系在一起并组织起来。

横向组织的方式有:将某段时间内发生相同医疗行为的患者进行整合;将不同区域尽可能多的患者进行整合;将相同疾病分型的患者进行整合;将不同课题覆盖的尽可能多的患者进行整合;将不同机构内覆盖的尽可能多的患者进行整合;将不同移动互联应用中的患者进行整合。

在这些群体数据整合到一起的时候,虽然他们每一个个体的全量数据不尽相同,但是他们都具备一个公约数集合的临床数据范围。这些数据在这些群体样本中是可以相互比较的。群体中的每一个个体应该事先在其个体维度完成四维数据的整合。

群体整合的实现会根据样本量出现病种人群、泛人群的概念。这里所说的泛人群是指没有特定临床研究目的，从管理维度、临床维度划分的人群。按照门诊、住院、手术就医行为进行划分，如门诊患者人群、住院患者人群和手术患者人群。按照临床情况进行划分，如产妇、新生儿。在全量数据基础上进行泛人群的建立对临床数据资源的梳理和主要构成分析是很重要的。而进入临床领域，人群可以按照临床状态进行划分，如孕产妇还可以分为高危孕产妇、早产风险人群等；人群划分到这个程度，称为病种人群。这个划分程度的病种人群，对临床医务人员来说还比较粗，普通患众也都能够理解。病种人群和泛人群两者的边界不是很严格。再细分就需要按照临床专业的诊断、术式、标志物等进行更专业的划分，通常可以细致到诊断分类病种或亚病种，称为分组人群，如肌萎缩侧索硬化、前置胎盘植入患者，通常需要具备医疗专业知识才能理解[10]。临床医学研究通常按照上述的 3 类（泛人群、病种人群、分组人群）划分方式建立人群。

4）内外整合

医疗上，在解决疾患问题时，除了要掌握和整合疾病发生发展过程中医患双方产生与收集的数据、相关群体的数据以外，还需要考虑与这些个体和群体相关的复杂的地域因素、气候因素、环境因素、经济因素等外部影响因子。这样才能在生物学、心理学、环境学、社会人文学科等更大范畴内发现决定性的影响因子，从而找到预防、干预疾病与健康问题的方法。

现阶段，人们对健康、疾病问题的认识形成了大量的规范指南，这些知识对于分析与支撑临床过程也将发挥重要的作用。实现内部数据与外部数据整合、规则知识与业务数据整合将丰富整个数据资源利用的内涵。

14.4.2　既往的传统整合方法

在信息化手段介入临床工作之前，临床医学研究采用临床注册登记表的模式进行数据的整合，临床数据与生物信息数据通过各种纸张单据粘贴在医疗机构的病历夹中。每份病历数据通过人工转录方式誊抄在临床注册登记表中。临床注册登记表需要根据特定的研究目的进行详细的设计，病历中缺失的数据与流行病学调查数据通过门诊随访、上门随访、电话随访的方式重新补充到临床随访登记表中，最后再通过转录到表格中完成统计分析工作。

在信息化建设的开始阶段，出现了电子化的临床数据登记表，这时临床各个业务系统的信息化建设尚未开始，也没有电子病历。但数据库的出现使临床数据登记有了有利的登记分析工具，其中最知名的是 EpiData。EpiData 是一个既可以用于创建数据结构文档，也可以用于数据定量分析的一组应用工具的集合。EpiData 协会于 1999 年在丹麦成立[11]。EpiData 软件也受到了世界卫生组织的推荐，虽然其单机系统的特点使联机协作不能实现，但是不发达地区由于网络连接的限制反而使其成为当地数据录入的重要工具。随之，也出现很多基于互联网的 EDC 系统，这些 EDC 系统帮助医务工作者进行临床病例数据的注册登记，并实现了基于互联网的数据登记协作模式。

随着医院信息系统的初步建立，逐步出现机构内统一共享的信息系统，因此出现了基于院内系统整合的病例注册登记系统，由院内系统提供患者的基本信息，然后通过 EDC 系统实现临床病例数据的注册登记。而随着电子病历的出现，大量的基线信息在电子病历中已经得以实现。临床病例注册登记系统主要扮演数据补充、流行病学调查与随访的功能，逐步演化出专门的随访系统。这时候的临床病例注册登记系统可以采用多种病例入组模式，如人工模式、半自动模式、自动模式，数据获取需求向导的入组模式与临床病例资源分析利用向导的入组模式。在课题研究方式下，出现设计好的追踪病例终点事件(可以是失访、死亡，也可以是出现特定的临床事件)即终止对临床个案数据采集。而形成资源中心模式以后(即数据整合的第三阶段)，终点事件通常只有失访和死亡两类。

目前，临床医学研究的数据整合仍多采用第二阶段实现方法，部分医院已经开始构建第三阶段的整合模式，而基于数据中心、资源库的整合模式将成为新阶段和未来一段时间主流的整合方式。

14.4.3 数据中心的整合方法

在临床业务信息系统越来越完善，越来越专业化、专科化的基础上，大量需要后续采用病例数据注册登记方式获得的数据，数据的生产与采集已经越来越多地被现有的业务系统完成，数据采集已经不是临床数据利用的重点问题。如何实现数据的有效整合并进行分析利用成为新的重点。这样，具备整合能力的临床数据中心或者临床病例资源库建设就成为新阶段的建设目标。

临床数据中心应当集中统一本机构或涉及范围的各个机构内所有患者在诊疗活动中获取与产生的所有临床过程、临床结果类数据以及由此所产生的费用数据，包括结构化、半结构化、非结构化数据；所集中的各项数据应当及时有效；并能进行整合与统一的展示；支持面向病例以及面向人群的临床数据分析应用。

综合上述内容，临床数据中心应具备下列五大特点。

1）集中式数据存储和管理

临床数据中心不是医院信息系统（hospital information system，HIS）、电子病历系统、实际业务系统的数据库，也不是存储在多个临床业务信息系统中的数据在信息集成平台上交换的持久化数据，而是上述业务数据的集合，并且还包括业务系统内部完成临床过程的数据。临床数据中心的数据具有集中统一的特点。

2）重点关注各类临床数据

从患者的基本信息，到疾病周期中所表现出来的症状体征、观察评估、主诉病史、干预措施、检验检查的所有临床数据，以及这些行为过程所反映出来的数据，如医嘱的计划、开立、预备、执行过程，及至伴随诊疗行为过程所产生的费用数据都应统一存储在一起。围绕非临床业务所产生的其他数据如账户变动、预交金变化等可以不包含在临床数据中心中。

3）各类数据具备实时性

临床数据反映疾病的发生发展，反映各类干预措施所带来的影响，这些数据的变化应当及时跟踪并处理。这也要求临床数据中心能够实时地反映出这些临床数据的变化，以方便医务人员准确及时地掌握这些变化的数据。

4）各类数据具备长期性

患者的疾病数据通常是长期性的，某些疾病周期伴随终身，所以临床数据中心的数据应当覆盖该患者在机构范围内所有时间产生的数据，而临床数据也将随着时间的推移不断增加并发生变化，这些数据需要持续地整合到临床数据中心之中。

5）围绕个体患者组织

临床数据来源于患者，以患者为主体进行数据获取。分析比较不同病例的数据前，首先需要把单个病例按照比较数据的定义进行转换，才具备可比性，才能进行群体性的划分与对比。同时，以患者为中心的临床数据组织，更加方便以病例为中心的临床数据计算与转化，为分析数据的可扩展性提供了保障。

临床数据中心应具备下列5类重要能力：汇、化、集、算、用。汇即将各个不同业务系统中的各类不同的数据集中整合到统一的物理或虚拟存储系统中。化即不同来源的数据需要进行标准化转化，使不同系统间的数据实现同义，互相之间的数据能识别和理解,统一实现主数据的映射与转化,完成不同系统间相同数据项数据元之间的值域映射。集即汇聚、标准化之后的数据,要能准确地按照时序、业务逻辑关系、各项主数据的交叉索引进行组织,提高后加工处理能力与计算效率。算即按照临床分析逻辑,能对已有的临床数据进行再加工,从而衍生并扩展临床数据的范围,进而提升数据利用能力与价值。用即临床数据中心应当能支持各类临床医务人员对临床数据进行综合、智能、有效地应用。

1) 汇:基于集成引擎的数据整合

临床数据中心需要面对纷繁复杂的来源业务系统,而且伴随着临床数据分析需求的不断深入,临床工作人员会不断地要求新加入各种各样的外部数据,这些数据可能有独立的系统支撑,或者存在于独立的文件系统中,甚至保存在相应的纸质文档中。除纸质文档保存的数据外(这些数据可能需要设计对应的业务系统或数据录入系统实现数据的获取),其他对应的电子数据均需要完成与临床数据的对接。前提是这些电子化的数据具备一定的可辨识度,如与患者唯一相关标识、病例号、申请单号、报告单号、业务时间戳等的连接能力,如果仅有姓名、性别、出生日期数据将造成数据的整合困难。

这些数据整合需求使临床数据中心的数据集成功能不亚于一个保障全院整体业务流程协同的信息集成平台的功能,只是临床数据中心的集成引擎,而无须考虑流程协同与服务总线的相关功能。临床数据中心需要提供两类对接外部业务系统数据的能力:系统间业务系统实时交换数据的获取能力(基于信息的集成),业务系统中内部业务交换数据的获取能力(基于数据的集成)。

电子数据交换(electronic data interchange,EDI)[12]实现与医院信息集成平台进行信息对接,以及以 ETL 方式从未能提供业务协同信息的系统中获取业务数据的能力,从而成为临床数据中心实现"汇"功能的关键组成部分。基于信息的集成实现了临床数据中心的实时性要求,其他各种各样的数据集成能力体现为 EDI 完整全面整合数据的能力。临床数据中心的 EDI 是医院信息集成平台最重要的数据提供方和数据消费方。一个完整的临床数据中心既可以作为独立存在的系统,也可以与信息集成平台一起构建医院信息平台。

2) 化:临床数据标准化与映射

通过 EDI 整合进入临床数据中心的各项数据应保持与其来源系统原始数据的一致。通过对原始状态的保留,方便后续进行来源系统数据一致性的核对,以及对规范化、标准化后数据的追溯，避免出现数据不一致问题后的数据核对困难。各个系统提供的原始数据在汇集整合前，需要完成必要的转化，通常需要完成规范化、标准化两个重要的步骤。

规范化是对原始数据进行整合前的必需步骤。这个步骤对数据的可辨识度、可转化度、可利用度有非常大的影响。规范化主要是针对原始数据的完整性、主数据的可辨识性进行规范化检查，在这个过程中通过映射配置、人工干预等方法提高原始数据的可辨识度。

标准化主要是针对业务系统提供的原始数据项进行标准化数据元映射、值域字典的标准化映射。来源系统提供的数据已经完成标准化后即可以自动识别。标准化包括支持外部标准化与内部标准化。支持外部标准化包括国家制定的相关数据集数据元标准、对象标识符（object identifier，OID）标准、数据元编码标准、值域标准化编码等。值域标准化包括字典、词汇、术语等内容，如常见的国际疾病分类（International Classification of Diseases，ICD）标准、逻辑观察结果标识符名称和代码系统（Logical Observation Identifiers Names and Codes，LOINC）标准以及国家标准相关的分类标准等。支持内部标准化指对于没有相关国家标准或国际标准的，需要在系统内按照相关企业标准完成基于OID的编码与标准化映射。

元数据、数据元及标准映射服务作为临床数据中心最基础性的标准化支撑，所有的规范化与标准化工作都与其密不可分。临床数据中心需要提供一个进行数据集、数据组、数据元、临床事件模型、值域词汇基础标准化的构件库，从而方便其与接入系统的数据格式完成临床数据元、值域词汇字典的标准化映射与转化工作。

3）集：临床数据中心的数据存储

由于不同业务系统供应商对自身产品的设计要求不同，十多个系统的数据分别以关系型数据库、文本文件、二进制文件、可扩展标记语言（Extensible Markup Language，XML）文件等多种方式存在，而在临床数据中心将统一转化为符合 HL7 RIM 模型[13]的数据结构进行标准化存储。标准化后的临床数据通过以临床事件时序为轴，以患者为中心，以主数据交叉索引体系为支撑的组织形式进行索引化存储。

（1）结构化数据的组织与存储。涉及窗口业务的大量临床数据均存储于关系型数据库中，其按照产品涉及对象划分，分别将临床过程中的相关事件数据集中存储在同一条数据记录中，如挂号记录、挂号计费记录、医嘱申请、医嘱生成、医嘱执行等，或者根据事件所涉及的大量相关参与者分别进行存储,如套餐数据、明细数据。

临床数据中心在适配器中将源系统数据完整整合到数据中心后,按照各个表记录的结构化数据进行标准参考信息模型(reference information model,RIM)适配,完成RIM模型的标准化转化,同时参照业务逻辑进行术语的标准化映射与转化,建立参与者与主数据之间的映射。

(2)文档数据的组织与存储。电子病历系统、护理系统、手术麻醉系统中存在大量基于文档的数据,各个不同系统分别采用了文本文件、XML文件、临床文档架构(clinical document architecture,CDA)文件或关系型数据库进行文档的存储,如病程记录、手术记录、护理记录等。并且,在各个业务系统中存在大量不同使用场景下产生的文档,涉及文档类型达60~70种之多。

临床数据中心在文档数据整合过程中按照HL7 CDA的标准[14],根据来源系统的实际情况按照不同级别进行CDA文档转换,进行文档标准化处理,实际过程中二进制文件被转换为CDA Level 1,文本文件被转化为CDA Level 2,而XML文件和符合CDA规范的文档按照CDA Level 3标准化后进行存储。同样需要建立参与者和主数据之间的映射。

(3)非结构化数据的存储。来自放射影像信息系统(radiology information system,RIS)和医学影像系统(picture archiving and communication system,PACS)、实验室(检验科)信息系统(laboratory information system,LIS)的部分数据存在图像化的非结构化数据,其对应的报告数据完成结构化、文档化存储后,将建立报告文档数据与其非结构化数据之间的映射存储。

(4)主数据、参与者及交叉索引服务。主数据是指在计算机系统之间分享的数据。在医院信息系统中,主数据指患者基本信息、医务从业人员、药品、医嘱、材料、设备、检验检查项目等内容。它们是构成临床业务行为的最重要的"参与者"。按照HL7标准中RIM模型的表述,主数据指那些被定义为实体(entity)的对象。

交叉索引是指在不同临床业务数据之间主数据间标识信息的关联,交叉索引的准确性维护了整个临床数据中心业务数据的显性相关性。这些索引可能不完整或者不准确,但是交叉索引的完整性成为临床数据中心保障数据可用性的非常重要的服务,如在检验申请单上的医嘱编码、申请单号、患者ID与检验报告单上的申请单号、患者ID、样本号、报告医师等信息。其中只要几项索引数据能够完成关联,这些数据就能准确地以患者为中心被组织起来。

4）算：临床数据中心面向应用的指标分析引擎

在"集"中临床业务数据按照交叉索引进行了组织与关联，但是业务系统中的数据由于系统本身建设发展的原因总是会存在这样或者那样的逻辑不一致性和交叉索引的不完整性。为了弥补规范化、标准化后仍然未能提升的数据可用度，可以采用数据驱动的方法了解非规范数据的特征，辅助一些分型、分层分析。通过非规范数据，可发现更多有意义的临床数据，反映临床业务的特点。

面向过程的临床各项应用，无论是临床过程质量分析、科研数据分析、特定事件的监测分析、临床分析决策辅助，还是精细化运营分析，都需要将临床行为过程进行指标分析，也都需要将各类主观或客观的临床数据进行加工计算。这些指标主要分为客观数据指标与过程分析指标两类。客观数据指标对临床各个业务系统是否能够提供基础性、标准化的数据提出了挑战；而过程分析指标则要求基于既有的各项客观记录数据进行分析与计算，每一项指标的分步计算分析过程记录了所依赖的客观数据、参与者数据、事件数据，这些过程产生数据将帮助建立复杂的数据证据链条供用户进行分析计算的追踪溯源，同时也将为后续对临床分析指标进行相关性逻辑推导提供大量的相关因子。

针对某种疾病的发生、干预的临床过程行为与诊疗质量开展数据分析，需要进行几百甚至上千项数据的复合计算，病例间横向对比还需要同时对相关的上万份病例分析计算出指标结果，这些都对数据分析计算引擎提出了考验。而基于分布式的大数据分析技术的出现，在支持大量复杂的分析计算的速度与效率上都为数据应用的效果提供了充足的动力。

5）用：临床数据中心面向应用的数据接口服务

积累了大量数据的临床数据中心，是一座丰富的数据金矿。如何发挥数据的价值，如何进行数据分析与数据挖掘支撑医务人员的判断与决策才是进行临床数据中心建设的初衷。医疗行业本身就是一个信息处理密集型的行业，医师从患者方获得各种各样的信息与数据，然后分析研判，再采集、再分析，最后进行干预，以期达到最佳的效果。整个过程与临床数据中心大致相同。

临床数据中心将各个系统中的业务数据以患者为中心，以临床事件时序相关性进行队列化组织，这种组织形式天然满足了临床工作人员对临床数据进行整合查看的需求。所以临床数据中心需要提高临床数据整体、各个视角的临床数据查看能力。同时，由于临床数据非常丰富，有必要提供相应的检索与定位功能，帮助临床医务人员快速地查看需要的数据。然而，简单的数据查看不能解决临床数据丰富多样所带来的临床数据复杂性问题，因此，多种多样的主数据之间的交叉索引关系使了解临床数据的逻辑关系成为数据应用的重要一环。

（1）临床数据中心数据浏览服务。临床数据中心数据浏览服务是提供以患者为中心、以时序为组织的临床数据查看功能的基础性服务，将患者在机构内的数据以及获取的机构外的数据通过整体、分类的方式提供给临床医务人员以及临床数据中心维护人员。

（2）临床数据中心数据服务接口。基于临床数据中心的应用是丰富多样的，某一个供应商很难涵盖所有临床所需的临床数据分析应用，因而要求临床数据中心具备向第三方供应商提供开发应用数据访问接口的能力。这样就要求临床数据中心提供的数据是标准的，服务是开放的，访问是安全的。

在此基础上，一个临床数据中心是否具有开放式临床数据中心理念是检验其是否可用的重要一环。临床数据中心供应商除了自身能提供一定的临床数据分析应用外，还需要支持第三方开发相应的临床分析应用。

14.4.4 系统整合建设模式

基于数据中心进行整合的方法目前有几种主流的系统整合建设模式，选择哪种建设模式一般与资金投入的方式有关，主要是以机构为中心的建设模式和以专科病种长期研究队列为中心的建设模式。

1）以专科专病患者为中心的系统整合建设模式

在单个的医疗机构内以重点学科为中心构建专病的资源库，这种建设模式多采取与院内系统整合的 EDC、随访系统以及科室级的生物样本库管理系统整合在一起的建设模式，一般整体临床样本资源的数据有限。

2）以医疗机构患者为中心的系统整合建设模式

以临床数据中心与院级生物样本库整合为基础构建临床病例样本资源中心。以医院或医疗机构投资为主，院内的各大系统实现整合，然后进行专科专病病例资源的划分，进行数据的综合利用和挖掘分析。医学院校的附属医院多采用这种建设模式。

3）医疗集团构建的以患者为中心的系统整合建设模式

医疗集团拥有多个医院或院区，它们拥有各自独立的信息系统，从集团层面实现系统整合，对数据中心与样本库进行集中建设，将样本库进行多院区部署，构建以患者为中心的系统整合建设模式。目前，医疗集团级数据中心整合后主要用于病例资源综合利用和分析挖掘较少，多以运营分析、质量分析、客户服务为主要的应用目的。

4）医联体整合建设模式

医联体是指区域医疗联合体，是将同一个区域内的医疗资源整合在一起，通常由一个区域内的三级医院与二级医院、社区医院、村医院组成。医联体的建设模式通常是以牵头单位为主体，整合医联体内各个机构内的医疗临床数据。美国也有类似的医联体组织，如健康管理组织（healthcare management organization，HMO）[15]和责任制健康组织（accountable care organization，ACO）[16]等，但在组织形式和管理模式上有差异。

5）以研究队列患者为中心的系统整合建设模式

以国家级临床疾病研究中心或者辐射范围较广的疾病研究网络为中心，建立面向全国或区域化的专病患者研究队列。将这些专病患者按照长期队列研究要求整合到一个平台或数据中心之中，并关联其在各个分中心的生物样本数据，整合组织生物信息数据。

6）以区域卫生信息平台为中心的系统整合建设模式

自2010年以来，各级卫生行政部门牵头构建了以区域为中心的卫生信息平台，将区域内的患者数据集中整合到区域卫生信息平台之中，形成了以区域为中心的系统整合建设模式。但是这种模式多服务于区域卫生行政管理方面的需求，针对病例的医学应用相对较少。

无论采取哪种整合建设模式，基于患者个案的全量数据整合与基于人群的广覆盖是主要的目标，数据的产生、采集、存储、整合、分享、挖掘分析与应用合为一体才能使数据发挥最大的价值。

14.5　数据的挖掘与分析

大量的临床数据整合形成临床数据资源后，除了能够全面地了解和查看患者的数据以外，为了让数据发挥更大的价值就需要进行数据的挖掘与分析，包括加工、计算、转化、对比。医疗临床数据的挖掘与分析有其自身的特点，不是完成采集就能满足临床专家的要求，还需要进一步挖掘与分析。临床专家对临床数据的采集需求与分析需求是大相径庭的，虽然都有相关联系，但是总是需要进行面向过程的加工处理才能满足临床专家的实际分析需求。临床专家在进行需求沟通过程中会将数据获取需求、数据表达需求与数据分析需求一起提出来，这时候需要进行咨询、分析、甄别，将需求归类到其正确的位置才能最终满足临床提出的实际需求。

14.5.1 数据的挖掘分析方法

医疗临床数据要进行挖掘分析需要经过数据时间断面化、多维数据指标化、个人数据群组化 3 个过程，建立可比较的病例数据队列后再进行统计分析。挖掘分析方法构建在人群、病种、断面、数据、指标这样的层次迭代模型之上。

所有医疗临床数据都具备时间属性，无论是绝对时间、相对时间还是已经定义好的时间断面，有些数据的时间属性依附在对该数据进行采集的表单或者文档之上。将不同绝对时间轴上的数据转换到相对时间断面之上才能使数据在时间维度具备可比性。可以将同一个个案不同断面间的数据进行对比，只要这些对比数据的对象类、特性类、标示类具备可比性；而在不同的个案病例中不同时间断面的数据不具备可比性，如不能拿甲患者的术前数据与乙患者的术后数据进行对比。

在对疾病发生、发展、干预等过程进行挖掘分析时，需要构建各种断面以方便数据的归集与分析，具体包括：医疗就诊与干预行为相关的断面，如就诊、住院断面；疾病发展阶段相关的断面，如发病前、体温恢复正常后；与干预措施相关的断面，如手术前、手术后、治疗前、治疗后等。断面的设定与分析指标的配置也紧密相关。分析断面模型也因病种差异（如外科疾病、急症、慢病、新发突发疾病）而不同。

医疗临床数据是基于个案四维全量数据的，每一个数据直接从四维空间中取出进行分析有一定困难，需要将数据进行指标化和扁平化才能进一步转换成二维数据进行统计分析。临床数据的指标化过程要将四维空间中的数据通过相对时间的时间断面或基于三维空间上不同层次间的数据进行转化，将每一个个案的数据转化到同一行中使数据具有可比性。

挖掘分析还可以划分为面向个案的过程分析与面向人群的比较分析。当个体数据经过充分的扁平化具备可比性后，需要构建面向人群的分析。在人群基础上可以增加更有目的性的指标体系。人群的构建有两个阶段,第一阶段使用简单数据构建人群(按照区域、时间、就诊情况),第二阶段再依据专病的相关指标构建病种人群,根据不同疾病的异质性构建不同的病种人群。

当前数据资源日益丰富,针对数据资源分析利用的手段也丰富多样,除了荟萃分析(数据特征)、相关性分析等形式外,更高级的分析形式也逐步进入应用阶段,如基于人工神经网络、机器学习、深度学习、人工智能级别的信息技术进行数据的挖掘与分析。

在完成四维全量数据全样本覆盖后,大量数据集中到一起,来源数据的质量无论是受控还是非受控、清洗与否,数据中必然会出现异常与垃圾数据。通常,垃圾数据带来的是垃圾数据的产出。但是建议换一种思维方式面对异常与垃圾数据,因为异常与垃圾数据的产生也会有其规律和特点。如果建立好异常与垃圾数据的分析与整理模型,也能从异常与垃圾数据中分析出其产生的原因,甚至是意想不到的分析内容,如错误数据发生的集中度、异常数据的行为模式等,就像很多案件的侦破就在那一堆垃圾之中一样。

14.5.2 面向医学临床问题

1) 临床数据的科研分析

基于整合的临床数据资源,开展疾病或健康问题的发生发展特点研究,进行疾病的分型,发现各类临床数据之间的关联关系。研究各种临床数据用于疾病评估的方法、临床过程质量的影响因素、变化趋势;研究疾病不同预后的风险与影响因子,各类预防、干预、治疗、康复措施的有效性和适用性。充分利用临床数据资源回顾性研究分析结果,进行更有效的前瞻性研究设计,补充并完善临床数据采集需求,持续为研究提供临床数据资源,可为对病因、药物、治疗康复方法、卫生经济学进行研究分析提供支持。

2) 临床决策辅助工具

通过研究分析可发现临床业务处置过程中的规范性、辅助性过程与流程,总结临床诊疗路径;通过分析用药种类,进行用药量数据监测,不断优化、得出更合理的用药组合和用药量。对现有的临床业务系统进行专科智能化改进,使其在专病处理过程中能够享受到基于知识驱动、数据驱动"双驱模式"打造的具有高级智能辅助的临床业务系统。

总结出规则库、知识库、分析逻辑等,并将这些分析内容用于临床工作当中,可对医师的临床行为进行决策辅助,提供有效的工具,尤其是针对诊疗经验不足的年轻医生、二三线城市医疗水平相对落后地区医疗机构的医师起到快速指导作用。

帮助业务信息系统建立智能的分析能力与决策辅助能力。通过数据特征分析发现其规律后,建立智能分析监测控制信息系统。通过新建系统的监测分析预警功能改进医疗质量,保障患者的安全。

3)服务于临床规范、质量安全

面向过程的分析研究成果,能够帮助进行有效的临床质量安全监测。完善的临床数据中心更能帮助人们发现临床规范的依从性、质量与安全指标的实际情况,从而制定相应的质量与安全改进措施,通过提高诊疗水平、质量安全指标可提升患者在接受医疗过程中的满意度。总结不同病种临床数据的挖掘与分析结果,可改进或制定相关疾病的规范指南并丰富支持临床决策辅助功能的知识库。

4)个体化医疗与精准医疗

通过整合临床数据与生物信息数据,开展蛋白质组学、代谢组学、基因组学等多种组学数据的分析挖掘,从生物标志物水平、药物相关基因等不同层面获得对疾病过程、细胞生理和生化过程以及调控网络广泛而完整的认识,揭示疾病发生、发展、治疗及预后的评估机制,服务于疾病相关诊断试剂盒的开发促进早期诊断,服务于新药创制进行新药靶点的筛选与验证,服务于预后判断、个体化治疗指导等方面,建立精准靶向治疗和个体化防治多维组学特征谱,逐步开展并实施精准医疗、面向个体的个体化医疗[17]。

5)智能监测实时分析

智能监测实时分析类应用是最典型的对临床数据中心实时性要求的应用。如果临床数据中心不能提供实时变化的临床数据,那么监测分析的结果或者预警信息就不能及时地传递给临床医务人员,如药物不良反应的监测、临床不良事件发生的预警与监测、院感事件的预警与监控、传染病的预警与监控等。

事中监控与事后分析是对上述不同事件进行监测分析的两个阶段。面向过程的事中智能实时监测分析,通过预警或高级的预测模型进行,而历史数据的分析和预警模型的建立也非常重要。

事中监控是指将疑似监控条件进行拆分后,建立监测规则,在临床业务系统中挂接监控的触发机制,如报告卡监控、诊断监控、疑似条件监控、定性结果监测等。只要满足相应的条件事件发生,就进行后台记录,待符合预警规则后进行提示。事中监测是临床决策辅助的一种类型。

事后分析是指事件确定发生后进行过程数据的收集与分析，寻找群体的数据特征，积累数据并总结知识，抽提出规律与规则，进行知识库的丰富，并对不良事件进行临床质量过程分析，提供数据与报表。

14.5.3　面向医疗卫生问题

1）服务于医疗联合分级诊疗

建立分级分类管理模式，打造一体化医疗服务体系，推进医院分类管理，通过资源整合，形成医疗、康复、护理有序衔接的新型医疗服务模式，大幅缩短大医院平均住院时间，提高优质资源利用效率和医院收治住院患者的能力。推动三级医院与区域医疗中心、基层医疗卫生机构开展对口支援和信息共享，探索建立三级医院与二级医院、基层医疗卫生机构一体化分工合作的区域医疗共同体，形成分级医疗、双向转诊、有序就医的新格局，以患者为中心，探索不同体制、机制下的医疗机构在疾病连续诊疗服务、重大疾病系统化干预等方面的协作。

2）服务于医改、政府决策支持

通过对医疗活动质量、卫生经济学因素进行分析，为药品的合理使用、医疗行为的合理性以及医保费用的合理使用提供支持，避免过度医疗，避免医疗资源浪费。对医改政策、行为进行分析报告与建议。

3）服务于疾病管理信息发布

根据对数据的趋势性分析提供趋势、结果、预测等疾病信息发布内容，以及疾病相关的诊断、干预、预后等方面的规范指南及知识库发布内容。

14.6　数据整合应用的支撑

实现临床数据与生物信息数据的整合、挖掘与分析，数据积累的力度、厚度与广度是关键。通过整合数据资源开展数据的挖掘分析，需要建设者所在机构达到一定的信息化水平。数据的综合利用本身也是一门科学，除了数据以外，还需要有正确的研究分析方法，有科学的设定目标。同时，需要构建丰富数据来源、重视数据质量、善于利用数据、服务决策改进的整体团队文化氛围。

14.6.1 基础

医疗机构开展临床数据中心建设是一项庞大的长期系统工程，这也有赖于其基础业务信息系统的建设完善。如果临床相关的业务信息系统建设缺少一些核心业务系统的建设，那么临床数据中心的数据完整性、可利用度将大打折扣。这就需要承建方、建设方、应用方一起在项目启动之初就对其是否具备相应的建设基础条件进行评估。

1) 业务系统完整程度评估

目前，国内医疗机构信息化建设比较完善的已有核心业务系统如下。

医院管理信息系统（hospital management information system，HMIS）：包括患者注册发卡系统、门诊挂号收费系统、入院-出院-转院管理系统（admit discharge transfer，ADT）、计费信息系统（billing information system，BIS）、计算机化医生医嘱录入（computerized physician order entry，CPOE）系统、药房系统、医技医嘱执行系统等。

电子病历系统：包括计算机化医生医嘱录入系统、电子病历编辑器、电子病历质量管理系统、临床路径信息系统（clinical pathway system，CPS）。

护理信息系统（nursing information system，NIS）：包括护士医嘱执行系统、护理管理信息系统。

实验室（检验科）信息系统：包括检验采样系统、检验联机系统、检验报告系统。

放射影像信息系统：包括放射影像系统、超声信息系统（ultrasound information system，UIS）、病理信息系统（pathology information system，PIS）。

手术麻醉信息系统（operation information system，OIS）：包括手术申请系统、手术排班系统、麻醉监护系统、手术计费系统、手术物资请领系统。

临床信息系统：包括重症监护信息系统、介入管理信息系统。

其他系统：包括病历归档系统、随访信息系统（follow-up information system，FIS）、EDC 系统、医院资源统一预约系统（appointment information system，AIS）。

建议开展临床数据中心建设的机构应至少已经完成上述 60% 的系统建设，其中HMIS（简称 HIS）、实验室（检验科）信息系统、放射影像信息系统、电子病历系统是必须建设的系统。

另外，在评估阶段也不能忽略已存在的各个专科自建的信息采集系统或专科特检系统的整合与纳入。其中检查类相关的信息系统由于其数据以影像与报告两类核心数据为主,可以先期完成这些数据在放射影像信息系统层面上的整合,再整体接入临床数据中心。

2)业务数据时间跨度与多源评估

医疗机构的信息系统建设最早开始于 20 世纪 80 年代末,大面积的信息化建设开始于 2000 年以后。由于不同业务系统的建设时间不同,其业务数据涉及的时间跨度也各不相同。各个不同时期的业务系统为了响应不同的业务需求变化,保存了不同的数据格式,或者由于各种原因引起的系统供应商更换,导致出现相同业务的异构系统及不同时期的异构系统,从而导致更为复杂的多源性。这些都要求研究人员要有针对性地进行逐个系统的评估。

3)业务数据标准程度评估

针对每个独立源系统,为了保证后续的规范化、标准化转换,还需要针对系统内主数据的情况、数据字典的标准化情况,对每个业务的系统表、数据项、接口数据项等进行评估,包括对这些业务系统中业务数据的过程完整性,以及不同系统间的主数据标识情况进行评估,如对门急诊、住院、申请单的连续性进行评估。

4)综合应用需求程度评估

除临床医务人员对临床数据的整合与使用有非常迫切的需求外,其他医务人员如职能处室的管理人员、临床一线工作的医务人员、临床科室的管理人员、院级领导等对数据利用的需求程度与分析方向各不相同。充分调研实际用户的综合应用需求,并且按照不同层次的分析应用需求规划各自目标的分析应用主题,是项目建设成功的重要基石。需求调研报告将对整个项目推进过程的有序规划提供依据。

14.6.2 服务

实现整合挖掘分析的目标是一个庞大的系统工程,围绕数据一体化需要信息整合咨询服务,围绕数据标准化需要标准建设咨询服务,围绕数据指标化需要指标体系咨询服务。整合过程涉及几十到几百个系统的整合,数据记录、文档、数据元的基本类型都是成千上万,很难有人能独自全面地掌握如此庞大的数据基础内容。而且,不同数据之间需要不同的主数据进行支撑,关键数据之间需要建立相互关联,如此庞大的工程非一日之工,需要持续进行服务的投入。而要满足临床数据应用人员的需求更要跟随医务工作者,挖掘分析他们提出的需求与整合挖掘分析的相关性,才能获得有价值的分析结果，开展有意义的基于数据的应用。

14.6.3　文化

随着临床数据中心、医院信息平台的建成，可利用的临床数据资源逐步形成、日臻完善并日益丰富。医疗机构相关的临床工作人员、数据利用人员将逐步构建基于临床数据综合智能应用的数据利用的医院文化体系。如何使用数据，采用什么样的方法，不同类型用户如何利用好现有的数据资源，数据资源的生产，数据资源利用的授权与管理，将构成医疗机构新的文化体系[18]。

基于临床大量数据的综合分析与传统基于业务系统报表的数据分析方式发生了巨大的变化。在保障基础数据准确的前提下，新的数据应用分析更多的是面向过程进行相关性分析，观察整体或者特定群体的特征、趋势、变化和影响因素分析，这需要有全局性的数据分析思路与眼界。而医院内部需要构建相应的组织机构以适应新的变化，这也将是医疗机构自身面临的一项新挑战。数据资源将成为一类新的可利用资源，支撑临床医疗工作。

数据可利用度的大幅提升将促进不同的临床业务工作系统发生变化，不断扩大可获取的临床数据资源。过渡性的数据登记获取系统也将不断出现并逐步融入或产生新的业务信息系统。临床病例数据资源与临床生物样本资源不断整合，临床生物样本资源也将不断地转化为临床病例数据资源。病例资源、生物资源、物资资源、医师资源最终都将以数据资源的形态整合到临床数据中心之中发挥巨大的资源红利作用。

医疗行业从信息技术(IT)时代向数据技术(DT)时代转变[19]，医疗机构需要首席数据科学家(chief data officer，CDO)[20]指导文化体系的建设、智能部门的建设。这些都需要研究人员在以下方面做出相应的努力：规划临床数据资源，补充业务系统数据，分析利用数据体系，构建专职分析团队。

14.7　小结与展望

未来随着人们对人体不同层次构成、运行机制以及影响人体生命健康的外部环境、外部生物等因素认知的不断深入，随着人们借助信息化手段获取客观可量化数据能力的不断提升，人们将能从每个个体积累更多的临床生物样本数据资源。随着面向数据的分析方法、分析工具、算法算力及人工智能分析方法不断演进，人们必将迎来一个更高效的临床研究新时代。临床生物样本数据资源将为临床医学研究、基础医学研究、精准医学研究提供更丰沃的土壤。

参考文献

［1］ Definition of medicine in Oxford English Dictionary［EB/OL］. https：//en. oxforddictionaries. com/definition/medicine.

［2］ 医学［EB/OL］. https：//zh. wikipedia. org/wiki/%E5%8C%BB%E5%AD%A6.

［3］ 基础医学［EB/OL］. https：//zh. wikipedia. org/wiki/%E5%9F%BA%E7%A1%80%E5%8C%BB%E5%AD%A6.

［4］ 临床医学［EB/OL］. http：//baike. baidu. com/subview/6989/13211994. htm.

［5］ 表型［EB/OL］. https：//zh. wikipedia. org/wiki/%E8%A1%A8%E5%9E%8B.

［6］ 基因型［EB/OL］. https：//zh. wikipedia. org/wiki/%E5%9F%BA%E5%9B%A0%E5%9E%8B.

［7］ 组学［EB/OL］. https：//zh. wikipedia. org/wiki/%E7%BB%84%E5%AD%A6.

［8］ 基因组学［EB/OL］. https：//zh. wikipedia. org/wiki/%E5%9F%BA%E5%9B%A0%E7%B5%84%E5%AD%B8.

［9］ Patient-Generated Health Data［EB/OL］. http：//www. healthit. gov/policy-researchers-implementers/patient-generated-health-data.

［10］ 临床数据怎么用系列（一）：从单个患者的全量数据分析入手［EB/OL］. http：//mp. weixin. qq. com/s? __biz=MzA4Njk3OTY0MA==&mid=2650906883&idx=1&sn=2bc02999845abbe02599dd8e6ef13dd0&chksm=84356454b342ed42fbe3f53e7027419cc3e0e356b0c76dc6b1b3fbe54a591 4b66dc44b78471c&mpshare=1&scene=23&srcid=1209VbCzbBYyph0EjIXa82ef♯"rd".

［11］ Epidata［EB/OL］. https：//zh. wikipedia. org/wiki/Epidata.

［12］ 电子数据交换［EB/OL］. https：//zh. wikipedia. org/zh/%E7%94%B5%E5%AD%90%E6%95%B0%E6%8D%AE%E4%BA%A4%E6%8D%A2.

［13］ ISO/HL7 21731：2006（HL7 RIM R1‐2003）Health informatics—HL7 version 3—Reference information model—Release 1［EB/OL］. https：//www. iso. org/standard/40399. html.

［14］ ISO/HL7 27932：2009 Data Exchange Standards— HL7 Clinical Document Architecture，Release 2［EB/OL］. https：//www. iso. org/standard/44429. html.

［15］ Dorsey J L. The Health Maintenance Organization Act of 1973（P. L. 93-222）and prepaid group practice plans［J］. Medical Care，1975，13(1)：1-9.

［16］ Centers for Medicare & Medicaid Services. Medicare accountable care organizations：shared savings program—new Section 1899 of Title XVIII，preliminary questions and answers. 2011［EB/OL］. https：//www. aace. com/files/cmspremlimqa. pdf.

［17］ Predictive Medicine［EB/OL］. https：//en. wikipedia. org/wiki/Predictive_medicine.

［18］ 林琳，白波，王韬，等. 临床数据中心的构建与应用［J］. 中国数字医学，2016，11(8)：31-33.

［19］ 中国正迎来从 IT 时代到 DT 时代的变革［EB/OL］. http：//zqb. cyol. com/html/2015-05/27/nw. D110000zgqnb_20150527_6-05. htm.

［20］ Piatetsky-Shapiro G. Exclusive Interview with Usama Fayyad，Yahoo Chief Data Officer［EB/OL］. http：//www. kdnuggets. com/news/2005/n20/3i. html.

第三篇　临床生物样本库各论

15

脑血管病样本库

脑血管病是严重威胁我国人民群众健康和阻碍社会经济发展的重大公共卫生问题。据统计,脑血管病已经超越恶性肿瘤成为我国居民死亡的首位病因,每年新发脑血管病患者约 240 万人,现存脑血管病患者超过 1 000 万人。围绕脑血管病高危人群或患者在社区和/或医院医疗服务过程中产生庞大的医学数据和样本资源,这成为国家基础性战略资源——健康医疗大数据的重要组成部分,其应用和发展将带来健康医疗模式的深刻变化。然而我国目前的临床医疗大数据面临着数据本身缺乏统一的标准,生物样本资源库缺乏有效的集成,互联互通性差,资源利用率低,医疗数据挖掘分析技术缺乏等问题。为此,本章以规范化脑血管病临床研究生物样本库平台建设为目标,建立脑血管病患者血清、血浆、组织等生物标本及相关信息采集标准,探索大数据平台安全、高效运行与数据共享机制。

15.1 概述

15.1.1 脑血管病的定义

脑血管病(cerebrovascular diseases,CVD),又称"脑卒中"或"脑血管意外",俗称"中风",是指由于脑部血管出现动脉粥样硬化、血栓形成、狭窄或闭塞以及血管破裂等引起的以脑部缺血性或出血性损伤症状为主要临床表现的一组疾病。

15.1.2 脑血管病的流行病学现状

脑血管病主要包括脑梗死、脑出血和蛛网膜下腔出血等,具有发病率高、致残率高、病死率高和复发率高的"四高"特点,给社会和家庭造成了巨大的经济负担和精神压力。

中国流行病学调查结果显示,40 岁以上人口脑血管病患病率(2013 年)超过 2.37%,全国约有 1 346 万脑卒中患者。目前,我国脑血管病发病率约为(250～350)/10 万,预计每年新发脑血管病患者为 380 万人,并以每年 8.7% 的速度增长。中国国家卒中登记研究(Chinese National Stroke Registry,CNSR)显示,脑梗死病例的 3 个月复发率为 12.3%,一年复发率为 17.9%,脑出血病例的 3 个月复发率为 10.4%,1 年复发率为 19.4%。2013 年,脑梗死患者的平均住院费用为 8 434.6 元人民币,而脑出血患者的平均住院费用达到 15 171.8 元人民币。每年脑血管病给我国居民带来的直接医疗费用负担逾百亿元。综上,作为一个重要的公共卫生问题,脑血管病已成为我国人民第一位的死亡与致残原因,将严重影响经济的发展、社会的进步,急需开发有效的诊断治疗方法,以减轻家庭及社会的负担。

15.1.3 脑血管病样本库的建库目的

通过建立符合脑血管病研究需求的标准临床数据库和临床样本资源库,能够为多中心、前瞻性研究提供基础平台,从而加速转化医学前进的步伐,缩短与国际先进转化医学研究的差距;为脑血管病相关医药创新保存高质量、原始性、创新性、不可再生资源。此外,通过探索我国脑血管病资源的有效整合、科学管理和高效共享,搭建国际交流的合作平台,还可为其他复杂疾病资源库的建立和应用提供标准化参考方案。

15.2 脑血管病样本库的国内外发展现状

目前,许多国家都在卒中登记的基础上,建立了临床样本库。比如,美国心脏病协会的"卒中——跟着指南走"项目,加拿大疾病预防控制中心的"加拿大疾病预防控制中心国家急性卒中登记"研究以及美国国立神经疾病与卒中研究所(National Institute of Neurological Disorders and Stroke,NINDS)的"急性卒中专项转化型研究"项目(Specialized Programs of Translational Research in Acute Stroke,SPOTRIAS),已经或者正在建立各自的临床数据库以及影像中央数据库。在国内,北京大学基于缺血性卒中分型系统——急性卒中治疗 ORG 10172 试验(Trial of ORG 10172 in Acute Stroke Treatment,TOAST)分型在房山社区建立了卒中登记研究队列。由于国家登记为多中心登记,如何将临床信息、临床样本信息以及影像学信息通过标准化的规则进行收集与保存成为各国建立临床样本库时共同面临的挑战。以往国内外疾病资源库主要存在以下不足:

1) 人群的异质性

脑血管病是一种受诸多因素影响的综合征,因此对缺血性脑卒中进行正确的分型是指导规范化治疗的基础。既往许多此类研究均因未考虑不同缺血性脑卒中发病机制分型的异质性特征,造成研究结果不稳定。

2) 缺乏临床和科研信息统一的数据收集系统

之前的研究大多采用为科研量身定做的数据库系统。这种做法的弊端,一是收集的信息不够全面,使得获得的数据库缺少进行进一步科学研究的价值;二是仅为科研而使用专门的人力和物力收集数据,使得收集数据的难度增加、成本加大,也使得数据无法自然增长。如果能利用临床病例系统整合收集科研数据的方法,不仅可以使科研数据收集很容易在临床病例的常规收录工作中实现,更重要的是为科研病例提供了最详细的临床诊断过程、治疗过程、随访过程等宝贵资料,使得最终的数据库价值大大增加。

3) 缺乏将临床信息、临床样本信息与影像信息整合的统一数据库

目前,无论是加拿大的"加拿大疾病预防与控制中心国家急性卒中登记",还是北京大学的房山登记项目,由于种种原因,都未能将临床信息、临床样本信息与影像学信息有机整合,因此,在研究中缺乏进行进一步高水平研究的资料,如无法将各种临床表型和相应的标本资料获得的基因型进行有效的关联研究。

4) 缺少有足够样本量的脑血管病样本库

许多研究表明,脑血管病的发病风险和临床结局与多个基因有关。如果能够发现与卒中分型相关的基因变异,将有助于开展个体化的精准治疗,极大程度地减少卒中对全球健康的负面影响。鉴于脑血管病的多因素形成机制,想要发现多个风险等位基因需要临床样本量达到 100 000~200 000 例,然而目前尚没有任何一个研究机构能够作为单中心独自完成如此艰巨的工作。若想得到足够多的临床样本量需要更广泛的合作。2007 年,全球范围的卒中研究人员合作建立了国际卒中遗传学联盟(International Stroke Genetics Consortium,ISGC,http://www.strokegenetics.org),旨在通过研究全世界范围内各中心纳入的患者,识别影响卒中风险、预后和治疗反应的遗传因素,并运用可行的临床结果建立综合性卒中风险评估机制,从其他复杂疾病(如糖尿病、冠心

病)中做出判断。这种在高质量研究基础上的全球合作模式必将为脑血管病研究开创新高度。

15.3　脑血管病样本库的特色

15.3.1　脑血管病样本库的建设

15.3.1.1　脑血管病样本库的建设模式

可根据实际情况建立脑血管病临床研究所需临床样本库,每种方法各有利弊。

1) 收集日常诊疗工作中产生的临床样本

通过收集常规工作中产生的数据和废弃的临床样本建立脑血管病临床样本库。优点是节约成本;缺点是受制于工作条件。

2) 依托现有研究资源建立临床样本库

对已经收集的临床样本进一步开发利用,建立脑血管病临床样本库。其主要优点是降低了成本;缺点在于不可更改临床样本或数据的收集和处理,以及新的用途可能会导致伦理问题。

3) 统一协调的前瞻性研究

优点是对整个过程进行统一控制,从而最大限度降低了质量控制、数据和临床样本的异质性;而缺点则是耗费高,以及为达到所需要的病例数量要花费时间。

4) 数据共享

保留得到授权资源库已有的生物信息数据,使这些研究对象能够被纳入今后的研究中。

15.3.1.2　脑血管病样本库的关键组成部分

1) 知情同意

大多数研究目前没有为参与者提供直接的获益。在获取临床样本前,对于有独立行为能力的受试者,需要对其进行充分的说明,告知研究目的、方法、需要受试者提供的临床样本种类及数量。研究方案不得损害受试者的合法权益,同时严格保护受试者的信息及隐私,且受试者随时有权终止其临床样本的使用许可。对于限制或无独立行为能力的成人,考虑到排除这样的患者会降低研究的科学效力,建议由合法的委托人表明同意提供临床样本。

2）组织架构及运行模式

对于脑血管病临床样本库来说，除了临床、实验室等常规诊疗部门外，神经影像团队对卒中的定位定性诊断、随访团队对病例治疗效果及临床结局的追踪以及数据分析团队对所有研究数据的统计分析等，对于脑血管病研究的质量及水平同样具有至关重要的意义。因此，脑血管病样本库的组织建设需要通过多部门协同、分工合作的运行模式来实现，以保障脑血管病样本库的良好运行及管理（见图15-1）。

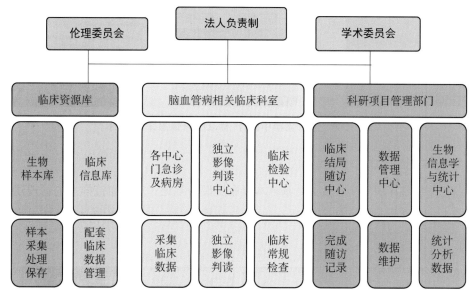

图 15-1　脑血管病样本库的组织管理架构与部门合作机制

3）建立标准化数据字典采集表型数据

临床研究中需要对研究所涉及的变量采用标准的结构、标准的编码及术语，并对同一条目进行统一的标识、编码和定义。首都医科大学附属北京天坛医院脑血管病研究团队通过前期工作积累编写了脑血管病标准化数据字典，建立了卒中通用数据元（Common Data Element for Stroke Research）数据采集标准，并且已被国家自然科学基金委员会采纳并推荐。在此基础上建成集医疗、科研于一体的临床信息采集平台（见图15-2），即临床科研一体化信息系统平台，便于整合临床诊疗信息、影像学等辅助检查结果、病因分型及随访评价等临床必需的信息及科研相关信息，保障信息资源的完整性、真实性、可靠性及可溯源性。该信息系统可支持自动导出临床及科研信息功能，导出的科研信息支持国际公认的 SAS 软件统计分析，可大大提高脑血管病临床研究的效率。

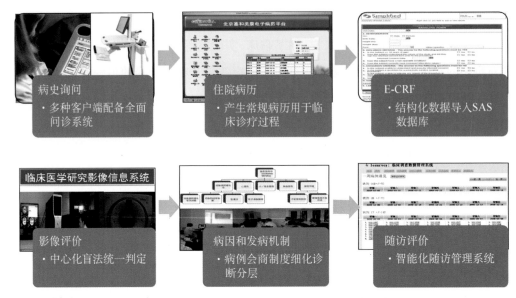

图 15-2　数字化卒中医疗-标准临床信息采集平台

4) 标准化的临床样本收集和处理

脑血管病临床研究所涉及的生物样本以血液最为常见。对于血液样本的管理建议采取在多系统支持下对临床样本的储存情况、实验数据等的严格数据化管理（见图 15-3）。

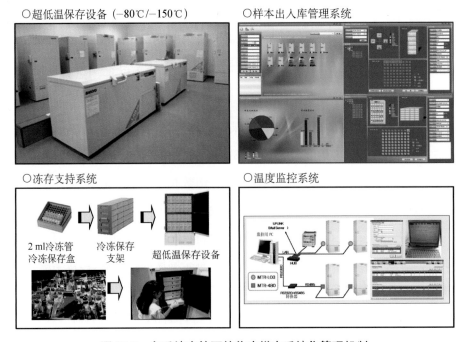

图 15-3　多系统支持下的临床样本系统化管理机制

特别建议使用生物样本管理系统对标本采集前后进行详细信息的登记,包括临床样本提供者的自然信息、标本处理信息、标本使用信息等;信息采用统一的标准格式,可长期保存并多层面使用,并且要及时更新、检查和保护。同时,临床样本数据标准化、完整、质量高,与临床数据信息、随访信息及统计数据处理软件可稳定转换。

由于高发病率等疾病特征,脑血管病临床研究项目常需多中心合作承担,此类项目汇总的所有分中心都应该遵循统一的临床样本收集和处理程序,以保证临床样本的高质量。结合研究需要,可保存患者的全血、血浆、血清、白细胞、病灶组织和其他体液等。其中白细胞和病灶组织主要用于后续的 DNA、RNA 检测分析,血清、血浆等其他体液用于各种检测和实验室检查(见图 15-4)。

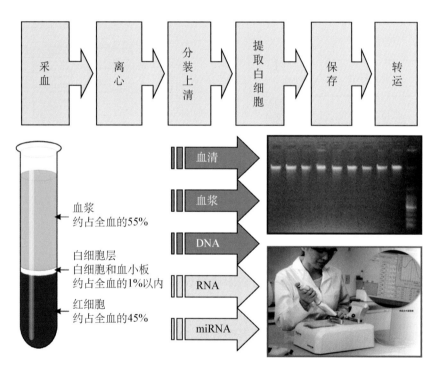

图 15-4　多中心合作项目中各分中心遵循统一的临床样本收集和处理程序

5) 实体资源库硬件投入

脑血管病临床样本库的建设需遵循一般生物样本库的建设原则,配备一定的实验空间以及必要的仪器设备。实验空间需要保障电力供应[双路供电或不间断备用电源(UPS)供电等]及室内温湿度。建议根据功能进行布局,可大致分为临床样本接收区、临床样本处理区、临床样本质量控制区及临床样本保存区。同时投入超低温冰箱及液氮罐等低温保存设备,以及分光光度计、凝胶成像系统等质量控制设备以保障所采集的临床样本质量。在临床样本采集、处理、保存过程中使用的所有试剂耗材的质量都应符合国家标准。

6)建立质量管理体系

制定脑血管病样本库四级质量管理文件(见图15-5),包括质量手册、程序文件、作业指导书及相关表格和记录,对临床样本库的运行实施全程标准化质量管理;同时,在临床数据采集系统实现程序节点质量控制。

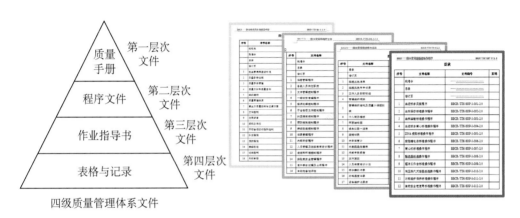

图 15-5　脑血管病样本库四级质量管理体系文件

15.3.2　建立标准化数据字典采集表型数据

15.3.2.1　卒中通用数据元

临床样本资源只有建立在完善的临床研究设计基础上,与病例的临床数据紧密结合,才能最大限度地发挥其研究价值,否则就只是一些毫无价值的物质堆累。而通过标准化的方式收集脑血管病临床研究的表型数据,有助于打破信息孤岛,实现不同中心的数据整合与分析,推动更广泛、更多样的卒中研究合作项目的开展。

以往在脑血管病临床试验研究领域,我国缺乏系统、规范、严密的临床研究标准体系。为适应医疗科研的新趋势和新需求,北京天坛医院在严格遵守国际标准基础上,采用标准的结构、标准的编码及术语,对同一条目进行统一的标识、编码和定义,编写了脑血管病标准化数据字典,最终确定卒中通用数据元。卒中通用数据元的广泛使用可以促进各机构和研究的合作和数据共享,减少研究中数据定义不统一产生的误导信号,并收集大量的患者临床样本,努力促进解决迄今不能解决的临床问题,能够更有效地开发卒中预防和急性期治疗的方法,并朝着更迅速减少脑血管病负担的方向发展。

15.3.2.2　研究对象的选择

通常,卒中相关研究对象来自于住院或者门诊患者。无论采用何种研究设计,病例组和对照组必须要有明确和一致的定义。

病例组为有缺血性卒中(ischemic stroke,IS)的患者或者有出血性卒中的患者如颅内出血(intracerebral hemorrhage,ICH)或蛛网膜下腔出血(subarachnoid hemorrhage,SAH)。对于缺血性和出血性卒中患者,卒中定义为突然发生的局灶性神经系统损害症状,病理学或者影像学(CT 或 MRI)检查证实与血管因素一致,并且排除其他因素。因此,通过病理学或者影像学区分是 IS 还是 ICH 至关重要。

对照组为没有发生卒中的人群。其性别、年龄和种族与病例组患者相同,如能来自于同一个具有可比性的地域和经过相同的时间则更佳。对照组的选择应该要反映研究的目的和最小化偏倚。对照对象的选择可以基于人群的方法(从总体中随机抽取临床样本),也可以基于医院(更高的伴发症和血管疾病)或来自于配偶(有相同的环境背景),但前者比后两者具有更好的背景遗传风险代表性。

15.3.2.3　基础的人口学特征信息

1) 人口学特征

至少应该对每一个个体收集以下人口学信息:组别、临床样本收集日期、出生年月和性别。对于病例组,第一次卒中(必备)和再发卒中(推荐)或其他随访事件发生时的年龄或日期也应该予以记录。所有入组对象均需记录起始进入病例组或对照组的年龄或日期,如果可以的话,还需记录数据收集结束时的年龄或日期。

2) 血管危险因素

血管危险因素的信息对于脑血管病研究也有很大价值。研究者应该记录受试者的危险因素,也可以根据特定人群或者研究类型收集特殊的危险因素。尽管可以把危险因素记录为二分类变量(是/否/未知),但是为了更广泛地分析数据,应尽可能详细地用计量资料(连续性变量或等级资料),如人体肥胖程度可以用体重指数(body mass index,BMI)进行评定,吸烟可以用吸烟指数进行评定。

15.3.2.4　卒中亚型表型信息

1) 缺血性卒中和短暂性脑缺血发作(TIA)

(1) IS/TIA 的亚型和原因。IS 可分为很多亚型,不同亚型具有不同的危险因素、病因、防治策略和结局。IS 病例通常根据 TOAST 分型分为 5 种类型。虽然 TOAST 分型有局限性，但是它的运用很广泛。目前，一些新的分类系统，如 ASCO 表型系统和病因分类系统也提供了卒中分级标准。

（2）IS 的严重程度。可以通过美国国立卫生研究院卒中量表（National Institute of Health stroke scale，NIHSS）评分或者斯堪的纳维亚（Scandinavian）卒中量表标准化评估卒中的严重程度并进行与结局相关的风险评价。

2）出血性卒中（ICH 和 SAH）

（1）ICH 出血位置及严重程度判断：评估出血位置如脑叶、脑干、小脑或原发性脑室出血，单发或多发；可以通过标准的量表（如入院 GCS 评分）评估 ICH 严重程度，以及是否有脑室内出血和点样征。

（2）SAH 病因分型及严重程度判断：评估病因是动脉瘤破裂、颅内动脉夹层、没有明确动脉瘤的中脑周围性 SAH 还是没有结构改变的皮质 SAH 等少见病因；可以通过 Fisher 或者 Hijdra 量表对起始的出血量进行分型，并记录颅内动脉瘤情况。

15.3.2.5　卒中的结局预测

一般在 2 个主要时间点（早期和晚期）收集与死亡、复发、身体残疾、神经系统功能及卒中预后相关的结局数据。

结局测评记录指标包括死亡日期（必备）和死因、神经系统改善/加重（NIHSS 评分）、卒中复发、生活质量、认知和卒中后抑郁。神经功能需要通过标准化量表［如 mRS 评分、日常生活能力表（Barthel Index）、格拉斯哥结局量表（Glasgow Outcome Scale）］进行评估。早期结局在 24 h 和 7 天或出院时收集。发病前的 mRS 评分是影响早期预后最重要的因素；其他有关预后因素包括年龄、社会支持、认知功能、抑郁、药物使用、急性期介入治疗和卒中后并发症。晚期结局尽可能在 3、6、12 个月收集数据。影响长期结局的其他因素包括卒中后修复治疗的类型和方法，以及二级预防的方法和依从性。

15.3.2.6　卒中的影像学检查

脑血管病临床研究的另一个重要手段是基于研究的表型选择特征性影像学模式（如头颅 CT）对卒中类型进行评价（见表 15-1）。卒中研究基础必备的 MRI 序列包括 T1、T2*、T2、FLAIR、DWI 和 ADC 序列。这 6 个序列能识别各种类型卒中的近期梗死（急性/亚急性）、白质高密度及既往卒中（包括假定血管起源的腔隙性脑梗死、脑微出血和非卒中结构的损害)。如果研究者想要识别基础的血管畸形,还需要纳入血管造影研究。在多中心研究项目中,为实现不同分中心之间数据的可比性,影像学数据应该标准化,由中心统一判读。

表 15-1　脑血管病研究相关影像学检查

	最低限的	最优先的
急性 IS	CT	MRI：T2, FLAIR, DWI, ADC
慢性 IS	CT	MRI：T2, FLAIR, DWI
责任血管的腔隙性脑梗死	CT	MRI：T1, T2, FLAIR
血管周围间隙	MRI：T2, FLAIR	
责任血管的白质高密度	CT	MRI：T2, FLAIR
自发性 ICH	CT	MRI：T1, T2＊(GRE 或 SWI)
自发性 SAH	CT	MRI：T1, T2＊(GRE 或 SWI)
IS 出血转化	CT	MRI：T2＊(GRE 或 SWI)
脑微出血、点状出血	MRI：T2＊(GRE 或 SWI)	
血管急性闭塞和动脉瘤	CTA, MRA 或 DSA	

注: CT, computed tomography,计算机断层扫描;CTA,computed tomography angiography,CT 血管造影;DSA, digital subtraction angiography,数字减影血管造影;FLAIR,fluid attenuated inversion recovery,液体衰减反转恢复序列;GRE, gradient echo sequence,梯度回波序列;ICH,颅内出血;IS,缺血性卒中;MRA,magnetic resonance angiography,磁共振血管成像;MRI, magnetic resonance imaging,磁共振成像;SAH,蛛网膜下腔出血;SWI,susceptibility weighted imaging,磁敏感加权成像

15.3.3　脑血管病研究数据的整合

脑血管病研究需整合临床样本及与之相对应的临床数据、影像学等检查结果、随访信息等多重数据资源(见图 15-6),并根据项目执行进展情况通过管理平台向研究者逐层开放,实现脑血管病临床研究资源共享。

15.4　脑血管病样本库的应用

基于脑血管病临床样本资源库的建设,可在脑血管病领域开展蛋白质组学、基因组学等多种研究项目,从生物标志物水平、药物相关基因等不同层面获得对疾病过程、细胞生理和生化过程以及调控网络广泛而完整的认识,揭示脑血管病发生、发展、治疗及预后的评估机制。

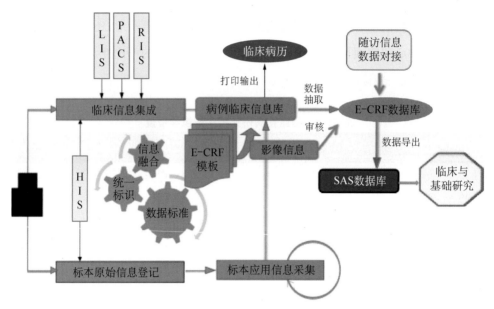

图 15-6　脑血管病临床数据与临床样本资源整合信息平台

15.4.1　蛋白质组学研究平台

15.4.1.1　概述

蛋白质是生理功能的执行者,生命的存在形式和活动规律直接依赖于蛋白质。而对单个蛋白质进行研究的方式已经无法满足后基因组时代的要求,蛋白质组学应运而生。蛋白质组的概念于 1994 年由澳大利亚人 Wilkins 和 Williams 首先提出,其定义为"一种细胞、组织或有机体所表达的全部蛋白质"[1]。在过去的十年里,随着质谱技术的发展加上生化分离、蛋白质标签、化学标记、新的生物信息学工具等新方法的出现,蛋白质组学取得了可观的进展。蛋白质的研究模式从最初仅鉴定蛋白质,发展到目前蛋白质组学已被应用于高通量定量应用学、研究蛋白质修饰状态的表征以及研究大蛋白复合物中。

发现生物标志物是蛋白质组学研究的一个重要目标,即对某一疾病状态下丰度发生改变并且可以作为特定生理或病理状态指标的生物分子进行鉴定,同时从更深层次上获得对疾病过程、细胞生理和生化过程以及调控网络广泛而完整的认识,揭示细胞生命活动规律。

15.4.1.2　蛋白质组学研究的策略

蛋白质组学研究最基本的内容是系统地鉴定细胞或组织中每一种表达的蛋白质,

全面地描述在细胞环境和生理因素作用下蛋白质表达丰度的变化、修饰/复合状态和亚细胞定位。要进行这种分析,其一般的工作流程和技术需要将多种方法技术进行整合,包括减少蛋白质/多肽复杂性的有效分离方法,基于质谱对分析物进行鉴定和定量的分析技术以及能够对数据进行分析和解读的生物信息学工具。

15.4.1.3　蛋白质组学研究的实验设计

蛋白质的动态性决定蛋白质组学研究需要在不同时间点收集蛋白质临床样本。和传统的靶向分析只针对单一蛋白质表征不同,蛋白质组学研究采用的是非靶向分析。因此,蛋白质组学研究需要对多种复杂样品进行大规模、多步骤的分析以及收集大量的数据。因此,在蛋白质组学研究领域,高度可靠和可重复的方法学以及优化的工作流程成为主要的挑战[2]。

当设计蛋白质组学实验时,首先需要明确实验的目的。由于应用蛋白质组学解决的问题范围广泛,可用的仪器和技术多种多样,所以从一开始就需要对研究目的非常明确,同时整理可用资源以获得能够实现实验目的的数据。影响实验可重复性的主要因素来自于生物学和技术的变异性,包括临床样本选择、蛋白质的提取和收集、临床样本制备、保存方法、液相色谱-质谱参数的设定和实验条件以及数据自动解析中数据的挖掘和处理[3]。由于临床样本、技术和所获得数据的复杂性,需要综合应用统计学工具提取和生物表型变化相关的重要变量。在蛋白质组学研究中,常常出现实验变异性和偏差,说明使用统计学实验设计原则的重要性[4]。基于统计学的实验设计由于可以避免系统误差和减小随机变异性,可对蛋白质组学的研究结果产生重大的影响。

15.4.1.4　蛋白质组学研究在缺血性卒中研究中的应用

血清是临床研究中最容易取得的临床样本之一。在人体血清中含有 $90\% \sim 91\%$ 的水、$6.5\% \sim 8.5\%$ 的蛋白质(其中有 2% 左右为低相对分子质量蛋白质),这使血清蛋白质组学研究成为揭露健康与疾病状态的重要工具。目前,血清蛋白组学在筛选药物作用靶点、研究疾病不同阶段蛋白质变化、诊断和防治疾病等方面有着广泛的应用。以"氯吡格雷用于伴有急性非致残性脑血管事件高危人群的疗效研究(Clopidogrel in High-Risk Patients with Acute Non-disabling Cerebrovascular Events,CHANCE)"为例,可见高质量临床样本资源库在脑血管病蛋白质组学研究中可发挥重要作用,具体如下。

1) 精确诊断

对急性缺血性卒中和短暂性脑缺血发作患者进行血清同型半胱氨酸检测,发现脑小血管病患者血清同型半胱氨酸水平明显高于大动脉粥样硬化或心源性栓塞患者,从而为缺血性卒中的病因分型提供依据[5]。

2) 预后预测

大动脉粥样硬化发生发展、斑块内炎症及斑块不稳定相关的生物标志物被认为和缺血性卒中预后相关。如 CHANCE 研究亚组分析通过对轻型卒中或高危短暂性脑缺血发作患者(ABCD2 评分≥4 分)进行基线 sCD40L 或 Lp-PLA2-A 的检测,发现 sCD40L、Lp-PLA2-A 是 90 天内卒中复发的独立危险因素[6,7]。同时,拟通过 8 标 iTRAQ 定量蛋白质组学技术,挖掘未知蛋白质。

3) 个体化用药指导

通过 CHANCE 研究可见,其血样分析不仅可用来寻找与卒中预后预测相关的蛋白质,同时还可尝试发现与抗血小板药物反应相关的血清蛋白质。通过筛查和血栓形成、代谢、炎症等通路相关蛋白质,发现和血糖控制水平相关的血清糖化白蛋白和不同的抗血小板药物治疗之间存在相互作用,即与单用阿司匹林相比,氯吡格雷联合阿司匹林降低卒中复发风险的有效性仅发生于血清糖化白蛋白正常(≤15.5%)的患者中[8]。上述研究结果充分证实,高质量的脑血管病生物样本资源在脑卒中精准医疗研究领域可发挥重要作用。

15.4.2　药物基因组学研究平台

15.4.2.1　概述

药物基因组学(pharmacogenomics)是一门综合药理学和遗传学研究个体基因遗传因素如何影响机体对药物反应的交叉学科。20 世纪 50 年代,Motulsky 和 Vogel 首次提出遗传药理学的概念,阐释了药物代谢酶与药物效应之间的关系。1997 年金赛特(巴黎)可伯特实验室提出药物基因组学概念,其后定义为以药物安全性和有效性为目标,研究影响药物吸收、分布、代谢、排泄、效应等过程的个体相关基因特性,评价不同基因变异对同一药物的不同反应[9]。药物基因组学主要利用分子生物学手段,分析基因多态性与药物效应和不良反应之间的关系,研究不同个体及人群对药物反应的差异,为特定患者或者特定人群寻找最佳药物选择方案,并为新药研发提供生物学靶点,有重要的理论意义和广阔的应用前景。

15.4.2.2 药物相关基因分类

各种药物在进入人体后，其吸收、分布、靶向作用、代谢和排泄过程都有多种蛋白质和酶的参与。编码这些蛋白质和酶的基因多态性极有可能影响其正常功能，从而引发药物在不同的个体之间表现出药代动力学或药效学的各种差异。所有能够影响药物吸收、转运、代谢、清除、效应等环节的基因都可以称为药物相关基因，大致可将其分为4类：①药物代谢酶相关基因，如细胞色素 *P450* 基因；②药物结合受体相关基因；③药物转运相关基因，如 *ABCA1* 转运蛋白基因；④信号传导相关基因，如 *ApoE4* 基因[10]。

15.4.2.3 药物基因组学研究方法

1) 研究策略

通常，首先在回顾性病例-对照研究中构建基因多态性图谱，建立各种药物反应表现差异与基因多态性的统计关联，筛选与药物疗效相关的基因变异位点。随后在前瞻性队列中验证上述基因变异暴露对药物疗效的影响。如有条件，可进一步探索根据基因多态性指导药物种类选择或剂量选择的有效性。选择最适宜临床推广的检测方法，开发药物基因检测试剂盒，验证检测有效性和特异性后，在临床推广应用。

2) 研究手段

（1）候选基因关联分析（candidate gene association study）。根据对某个疾病/病症病理生理机制的理解，预先假设一个或者多个候选易感基因，比较在相同药物治疗的前提下，药物反应有效与无效病例之间靶基因多态位点的分布频率差异，发现基因变异与药物反应表现之间的关联。

（2）全基因组关联分析（genome-wide association study，GWAS）。不需要预先假设候选基因，是一种对全基因组范围内的常见遗传变异标记与药物反应表型之间进行关联分析的研究方法。GWAS 是在全基因组范围内进行的整体性研究，对影响药物反应表型的遗传变异进行轮廓性概览。

3) 研究靶标

单核苷酸多态性（single nucleotide polymorphism，SNP）是基因组关联研究最常用的标志之一，是 DNA 序列上单个核苷酸的变异（插入、替代或缺失）。一般而言，SNP 多态的等位基因丰度（abundance）不小于 1%。SNP 只能在一定程度上阐释不同个体或/和群体间的药效动力学及药代动力学差异。近年来，拷贝数变异（copy number variation，CNV)多态逐渐开始受到关注，同时表观基因组如 DNA 甲基化、微 RNA (microRNA)也得到了高度关注。研究趋势也从单基因变异效应转向多基因变异、基因与环境共同作用的综合效应。

4) 常见检测方法

目前，SNP 分型检测大多以 PCR 技术为基础，常见的有以下几类。①PCR 酶切电泳技术：对 PCR 产物酶切后进行电泳分析，费时费力、自动化程度差。②基因测序：如 Sanger 测序和微测序 SNaPshot 法（是基于荧光标记单碱基延伸原理的分型技术）。③等位基因特异性杂交技术：如 TaqMan 探针法，可利用多色荧光标记探针特异性探测等位基因序列，检测通量明显提高。④基因芯片法。⑤基于引物延伸的分析方法：如飞行质谱(MassARRAY)技术和变性高效液相色谱技术。⑥高分辨率熔解曲线分析技术。

15.4.2.4　脑血管病药物基因组学研究与应用前景

脑血管病领域已开展许多有关相关药物基因组学的研究。例如，针对抗血小板药物疗效评估研究发现，临床最常用的抗血小板聚集药物氯吡格雷需要经过小肠的吸收和肝脏细胞色素 P450(CYP)的代谢才能转化为有活性的代谢产物。其中 *CYP2C19* 基因多态性对抗血小板药物影响最为显著，表现为 *CYP2C19* 失功能等位基因（主要是 *CYP2C19 * 2*、*CYP2C19 * 3*)携带者与血浆氯吡格雷活性代谢物浓度以及生物利用度降低、不良心脑血管事件危险性增加有关。

此外，对抗凝药物和他汀类药物的药物基因组学研究获得不少进展，如在诸多与华法林剂量及反应相关的基因中，维生素 K 环氧化还原酶复合物亚单位 1（vitamin K epoxide reductase complex 1，VKORC1)和细胞色素氧化酶 *CYP2C9* 基因的多态性最为重要[11]。通过分析 *VKORC1* 和 *CYP2C9* 基因，可以明确对华法林敏感的人群，达到个体化治疗的目的[12]。因此，2007 年美国 FDA 指出，对携带 *CYP2C9* 和 *VKORC1* 变异等位基因者，应当减少华法林的起始剂量，并且增加国际标准化比值（international normalized ratio，INR)监测的频度。目前也发现不少影响他汀类药物药代动力学和药效学的遗传标志物，如编码腺苷三磷酸结合盒转运蛋白的 ABC 基因家族、编码肝脏细胞色素 P450 药物代谢酶的 *CYP* 基因家族、HMGCoA 抑制剂相关基因、低密度脂蛋白受体(low density lipoprotein receptor，LDLR)相关基因以及脂蛋白 A (lipoprotein A，LPA)等基因[13]。短期内这些药物基因的筛查似乎还不能成为药物有效性判断的辅助工具,仍需要更多的研究证据。

药物基因组学是一门新兴的交叉学科,为促进临床药物的合理选择、减少药物相互作用及药物不良反应的发生、提高患者的用药依从性提供了全新的思路。目前,人们对于遗传变异与药物反应关联性的研究仍不够深入,对遗传与环境相互作用的认识不足,遗传检测技术存在推广瓶颈,真正实现从基础到临床、从理论到实践的转化还面临许多问题。随着高特异性、高通量以及快速遗传检测技术的全面发展,药物基因组学在临床应用和药物研发中的作用愈发凸显。借力国家重点研发计划"精准医学研究"的正式启动,药物基因组学的发展将进一步加速实现精细个体化治疗,提高卒中整体防治效果,有效降低医疗资源的浪费。

15.4.3 脑血管病单基因病诊断平台

截至目前,已发现的神经系统单基因病/罕见病已经达1 500种以上。针对散发及家族性的神经系统单基因病以及常见病、复杂疾病,通过收集患者的临床样本、临床表征、影像学资料、家族史、病历和随访信息等,可开展相关疾病的诊断、治疗及预后评估等多项研究。

15.4.3.1 主要功能构成

单基因病诊断平台由数据运算、大数据储存两部分组成。数据运算主要满足神经系统单基因病/罕见病患者以及药物基因组学研究进行的高通量测序数据处理需求,可对测序数据进行序列比对和遗传变异检出,并预测其功能,推断其潜在的致病性,辅助临床科室对患者进行准确的疾病诊断。大数据储存功能主要用于储存备份患者的测序数据,以及临床样本库电子病历系统储存的临床资料、病历信息、既往史、家族史、家系图等数据,同时满足未来数据传递、共享、交流的需求。

15.4.3.2 临床应用

1) 基于突变检出的分子病原学诊断

测序作为检出DNA变异信息的重要手段,广泛应用于致病突变基因筛查、分子诊断等方面。参照患者的临床表型和相关诊断信息,单基因病实验室可开展面向脑小血管病、单基因病/罕见病致病基因和突变筛查的一代测序和二代目标区域测序,找到致病基因蛋白编码区的突变,并预测其致病性,辅助临床进行疾病诊断。同时,也可直接对散发或者家系中患者临床样本的外显子组或者目标区域通过序列杂交捕获或者扩增的方式进行富集,通过高通量测序、序列比对定位、多态检出获得目标区域内大量的遗传多态信息[14]。

2) 个体化用药指导

通过文献整理和药物代谢相关基因数据库资源确定部分药物代谢相关基因和药物靶点基因,可开展针对脑血管病和精神疾病的基因检测,采用与遗传突变检出类似的技术,对药物代谢或耐药相关基因的外显子进行一代或二代测序,检出耐药突变或者药物靶点,评估患者药物吸收代谢能力和不良反应严重程度,判断靶向药物敏感性,有助于对患者进行个体化的用药指导,在选择合适的药物种类和剂量发挥药效的同时减少药物的不良反应[15,16]。对药物代谢和靶点相关基因检测中发现的新突变位点进行功能学研究和人群突变频率统计,还可以为药物研发提供理论基础。

3) 病灶组织分子分型

有研究通过整理公共数据库中脑胶质母细胞瘤的 DNA 突变信息和 RNA 表达信息,按照基因表达特征对临床样本进行聚类,将胶质母细胞瘤划分为 4 个亚型[17]。基于类似方法,可以通过生物信息学运算,分析其他疾病待检病灶的 DNA 突变和 RNA 表达信息,对病灶进行归类的同时确定不同分子亚型中特征性的基因突变和标志物,以便对不同分子亚型的患者进行更加个体化的治疗。

4) 神经系统复杂疾病遗传风险预测

对于复杂疾病和性状相关的遗传多态注释、患病风险评估,欧美发达国家主要是通过对一些大型研究项目或者对长期追踪、积累的临床病例大数据进行深度挖掘和整合,形成能够指导特定族群疾病风险预测的数据库或数据集。但是,由于人种的遗传背景差异巨大,欧美国家使用的复杂疾病遗传风险评估体系不完全适用于针对中国人的复杂疾病患病风险评估[18]。

15.5 小结与展望

综上所述,在做好脑血管病资源库顶层设计和临床样本采集的基础上,可整合病例和对照临床样本的遗传、表型、病历、病理、随访数据,在大量临床样本中展开数量/质量性状关联分析[19]。随着生物信息学数据分析算法的更新,对病例临床样本进行深度数据挖掘在生物医学研究领域的重要性得到越来越广泛的认可。脑血管病临床和基础医学研究已进入生物"大数据"时代,在大量临床和生物样本数据集中运用生物信息学技术进行深度挖掘,开展疾病分子诊断与病理分析、药物基因组学等研究,有助于揭示临床和基础医学领域里尚未被充分认识的现象和规律,为疾病的病原学、分子分型、靶向用药、患病风险评估、早期预防等提供有效指导。同时,根据不同患者之间的生物学特性差异,将正确的治疗方案施加于更合适的患者,正是"精准医疗"的题中之义,也是未来脑血管病研究发展的必然趋势。

参考文献

［1］ Wasinger V C, Cordwell S J, Cerpa-Poljak A, et al. Progress with gene-product mapping of the Mollicutes: Mycoplasma genitalium [J]. Electrophoresis, 1995,16(7):1090-1094.

［2］ Rifai N, Gillette M A, Carr S A. Protein biomarker discovery and validation: the long and uncertain path to clinical utility [J]. Nat Biotechnol, 2006,24(8):971-983.

［3］ Prakash A, Piening B, Whiteaker J, et al. Assessing bias in experiment design for large scale mass spectrometry-based quantitative proteomics [J]. Mol Cell Proteomics, 2007,6(10): 1741-1748.

［4］ Oberg A L, Vitek O. Statistical design of quantitative mass spectrometry-based proteomic experiments [J]. J Proteome Res, 2009,8(5):2144-2156.

［5］ Ma Y, Zhao X, Zhang W, et al. Homocysteine and ischemic stroke subtype: a relationship study in Chinese patients [J]. Neurol Res, 2010,32(6):636-641.

［6］ Li J, Wang Y, Lin J, et al. Soluble CD40L is a useful marker to predict future strokes in patients with minor stroke and transient ischemic attack[J]. Stroke, 2015,46(7):1990-1992.

［7］ Lin J, Zheng H, Cucchiara B L, et al. Association of Lp-PLA2-A and early recurrence of vascular events after TIA and minor stroke [J]. Neurology, 2015,85(18):1585-1591.

［8］ Li J, Wang Y, Wang D, et al. Glycated albumin predicts the effect of dual and single antiplatelet therapy on recurrent stroke [J]. Neurology, 2015,84(13):1330-1336.

［9］ Shuldiner A R, Relling M V, Peterson J F, et al. The Pharmacogenomics Research Network Translational Pharmacogenetics Program: overcoming challenges of real-world implementation [J]. Clin Pharmacol Ther, 2013,94(2):207-210.

［10］ Sim S C, Kacevska M, Ingelman-Sundberg M. Pharmacogenomics of drug-metabolizing enzymes: a recent update on clinical implications and endogenous effects[J]. Pharmacogenomics J, 2013,13(1):1-11.

［11］ Wadelius M, Pirmohamed M. Pharmacogenetics of warfarin: current status and future challenges [J]. Pharmacogenomics J, 2007,7(2):99-111.

［12］ Maitland-van der Zee A H, Daly A K, Kamali F, et al. Patients benefit from genetics-guided coumarin anticoagulant therapy [J]. Clin Pharmacol Ther, 2014,96(1):15-17.

［13］ Barber M J, Mangravite L M, Hyde C L, et al. Genome-wide association of lipid-lowering response to statins in combined study populations [J]. PLoS One, 2010,5(3):e9763.

［14］ Xue Y, Ankala A, Wilcox W R, et al. Solving the molecular diagnostic testing conundrum for Mendelian disorders in the era of next-generation sequencing: single-gene, gene panel, or exome/

genome sequencing [J]. Genet Med，2015，17(6)：444-451.

[15] Gharwan H，Groninger H. Kinase inhibitors and monoclonal antibodies in oncology：clinical implications [J]. Nat Rev Clin Oncol，2015，13(4)：209-227.

[16] Damodaran S，Berger M F，Roychowdhury S. Clinical tumor sequencing：opportunities and challenges for precision cancer medicine [J]. Am Soc Clin Oncol Educ Book，2015，35：e175-e182.

[17] Verhaak R G，Hoadley K A，Purdom E，et al. Integrated genomic analysis identifies clinically relevant subtypes of glioblastoma characterized by abnormalities in PDGFRA，IDH1，EGFR and NF1[J]. Cancer Cell，2010，17(1)：98-110.

[18] Voight B F，Kudaravalli S，Wen X，et al. A map of recent positive selection in the human genome [J]. PLoS Biol，2006，4(3)：e147.

[19] Mccarthy M I，Abecasis G R，Cardon L R，et al. Genome-wide association studies for complex traits：consensus，uncertainty and challenges [J]. Nat Rev Genet，2008，9(5)：356-369.

16

心血管疾病样本库

近十几年来,心血管疾病一直是我国居民死亡和疾病负担的主要原因,是我国实现健康目标的主要障碍,是医疗费用大幅度上涨和不足的主要根源。预防和控制重大心血管疾病,有效改善居民健康已经成为我国的国策。然而,我国常见多发心血管疾病的诊断和治疗还很不规范,对心血管疾病发病情况、医疗服务质量与结局缺乏持续监测,缺乏对心血管疾病诊疗措施的卫生经济学进行评价的资料,包括心房颤动、高血压、冠心病、心力衰竭等发生发展的病因和分子生物学基础,遗传和环境致病因素在微观层面的复杂关系和病理生理机制,多种心血管疾病危险因素的病因和病理生理机制还非常不明确。

建立采用现代化信息技术的具有心血管疾病发病死亡信息、患者特征和临床诊断治疗信息以及患者血液标本和遗产信息的大型心血管临床样本库,能够系统地整合资源,搭建基础研究、应用研究和实际社会需求之间的桥梁,促进先进的生物信息技术在心血管疾病研究实践中的应用和科技支撑作用,促进基础和应用领域的合作和创新,同时为政府制定卫生政策提供数据支持和决策模型。从目前社会需要和学科发展的角度来看,开发与应用重大心血管疾病临床样本库乃当务之急。

16.1　心血管疾病样本库的国内外发展现状

国际上都在投入大量资金用于生物样本库的建设,而其中专门纳入心血管疾病患者样本的临床样本库相对较少。与心血管有关的样本库大致可分为两类。一类是以心脏流行病学研究为主、同时收集了生物样本的队列项目,最著名的是美国的 Framingham

心脏研究,第一批仅招募了5 209名30~62岁的男性和女性,但却成为美国医学史上随访最久、最重要的流行病学研究之一,不仅发表了大量心血管健康相关的高质量研究结果,还带动了心血管相关其他病种如代谢性疾病的研究[1]。类似的还有Jackson心脏研究。另一类是大型的综合生物样本库,其中有些包含很多心血管疾病等慢性病相关信息。国际上这类建设成熟的生物样本库有冰岛的deCODE、瑞典的LifeGene、英国的英国生物样本库(UK Biobank)、中英合作的Kadoorie生物样本库等,其中英国生物样本库和中英合作的Kadoorie生物样本库在心血管疾病研究方面颇有成就,已发表系列心血管领域研究成果。英国生物样本库于2016年还在磁共振成像专业学术期刊上发表了其心血管磁共振成像信息采集的标准流程[2]。

我国生物样本库的建设起步较晚,但发展迅速。在专病临床样本库建设领域,"北京生物银行"在国内起步很早,在北京市科学技术委员会(以下简称"北京市科委")的资助下于2009年开始启动十大慢性病的生物样本库建设,其中的心血管样本库落户在首都医科大学附属北京安贞医院。北京安贞医院心血管疾病诊治规模居全球第2位,拥有丰富的心血管疾病临床诊疗研究信息和生物样本资源。北京安贞医院于1992年由国家"八五"科技攻关计划支持建立了"中国多省市心血管病前瞻性队列研究",这是我国第一个由国家政府经费资助、当时研究人数最多、年龄覆盖范围最宽、地理区域覆盖最广和基线心血管病危险因素检查项目最全的心血管疾病前瞻性队列研究。迄今,已建成随访20年以上、重复检查4次以上、生物标本5万份以上、心血管疾病结局事件随访信息完整准确的研究队列信息库。随后,2012年中国医学科学院阜外医院与全球第二大医药企业默沙东合作建立了心血管及代谢生物样本库。

中英合作的Kadoorie生物样本库研究(China Kadoorie Biobank Study)和广州生物样本库队列研究(Guangzhou Biobank Cohort Study)是在心血管研究方面比较领先的中国人群生物样本库研究。广州生物样本库队列中有一个专门的心血管疾病分队列(subcohort),收集了30 519名年龄≥50岁的研究对象[3],已开展了一些环境因素如二手烟与心血管疾病患病风险的相关性研究[4]。

16.2　心血管疾病样本库的建库目的

心血管疾病样本库的建库目的是整合心血管临床资源优势,建立满足临床流行病学、医疗卫生政策、卫生经济学、遗传学、药物基因组学等基础和转化医学研究需求的，以冠心病、心律失常、高血压、心力衰竭为主要研究对象的北京重大心血管疾病临床数据和样本资源库，并建立支撑其建设、运营和服务的信息管理平台，最大限度地利用现有的医疗卫生资源，实现资源的整合、共享和应用。

临床样本库的建立为开展临床流行病学研究、卫生经济学研究、医疗服务质量与结局监测研究、大规模的分子生物学、功能基因组、蛋白质组研究提供了基础性保障，同时通过临床标本库的建设，可以培养基础、临床、医学信息学、物流等多学科人才队伍，培养一支具有世界竞争实力的、高水平的临床研究队伍，为我国临床医学研究的可持续发展奠定人才队伍基础。这对全面提高重大心血管疾病的临床医疗规范，对科学研究和未来医学能力的提高都具有十分重要的意义。

在此基础上，开展一系列临床实效研究和转化医学研究，如心房颤动导管消融治疗与药物治疗的安全性和有效性比较、传统与新型抗凝药在中国心房颤动人群中的效果比较、心血管疾病相关生物标志物开发等，可以为心血管疾病精准医疗奠定坚实基础。进一步采用移动医疗（mobile health）、可穿戴式设备（wearable device）与大数据（big data）三大革命性技术进行心血管疾病个体化治疗、慢性病强化管理方面的创新性研究，可以提高心血管疾病的诊疗水平、推进慢性病防治工作进展，并为政府制定心血管疾病中长期防控策略和措施提供循证医学支持。

16.3　心血管疾病队列的建立与长期随访

上述提到的很多成功的样本库研究都是依托于队列，特别是在心血管研究领域，长期随访的队列研究价值更为突出。因此，心血管临床样本库所收集样本主要依托于注册研究。注册研究是在真实世界长期收集观察性资料，从而更好地理解疾病的病程、治疗和预后的关系，注册研究也被认为是我国临床研究的优选模式。

北京安贞医院心血管疾病样本库在北京市科委重大临床标本库项目和心房颤动治疗规范与技术优化研究项目、科技部重大心血管疾病新药临床研发公共资源平台的建立项目等支撑课题的基础上确定了以注册队列为主，加上大规模心血管疾病流行病学调查的建库方针，主要收集包括长期随访资料的心血管疾病相关研究样本及数据。目前，在库样本包括冠心病、高血压、心力衰竭、心房颤动、遗传性心律失常和社区人群等。

下面以长期随访的中国心房颤动注册研究队列为例,介绍心血管疾病临床样本库的建设情况。

16.3.1 中国心房颤动注册研究队列简介

心血管临床样本库中国心房颤动注册研究(China Atrial Fibrillation Registry,CAFR),是国际上有代表性的心房颤动队列之一。CAFR 是一项多中心、前瞻性注册研究,专门开发了心房颤动的电子数据采集(electronic data capture,EDC)系统,EDC 系统具有自动识别错误信息的功能,能限制不合逻辑的数据录入数据库。CAFR 拟建立 20 000 例入组患者的临床样本库,在入组后 3 个月、6 个月、12 个月,之后每半年进行一次随访。临床样本库中已收集的心房颤动样本来源于北京市 32 家合作单位。

患者的入选标准:年龄≥18 岁;在过去 6 个月中,曾有心电图或 Holter 等工具确切地记录到心房颤动的发作。排除标准:可逆性原因造成的短暂心房颤动;合并其他疾病,预期寿命<1 年;合并心脏瓣膜病,任何一个瓣膜有中度或以上的狭窄或关闭不全;签署《知情同意书》,不同意参加随访。

目前,该项目已有注册心房颤动患者 17 000 余例,随访率达 80% 以上,并已与多个国际大型心房颤动注册研究队列接轨。在此基础上,开展了一系列临床实效研究和转化医学研究,包括心房颤动导管消融治疗与药物治疗的安全性和有效性比较、传统与新型抗凝药在中国心房颤动人群中的效果比较。通过分析中国人群心房颤动治疗的数据,为我国心房颤动的规范化治疗提供重要的依据。目前,已发现中国心房颤动注册研究可在一定程度上促进华法林规范化使用。

16.3.2 中国心房颤动注册研究的电子化信息采集系统

心房颤动注册研究已建立了完善的 EDC 系统,可进行多中心分级管理,用户通过 IE 浏览器将患者相关信息输入到电子病例报告表(case report form,CRF)中,之后系统会对数据进行基本验证并提交到后台数据库中。该系统是基于典型的 Java Web MVC 技术,前台用户通过用户名、密码登录系统进行数据录入。当用户完成录入提交之后,浏览器会将用户输入的数据传到后台,后台会调用相关的逻辑模块对数据进行处理,最终数据会存入后台的 MS SQL 2005 数据中。通过几年来在实践中不断改善,目前已建成一套规范的体系。

心房颤动注册研究 EDC 系统所收集的变量及其定义参考心血管领域权威国际指南（ACC/AHA）建议，包括临床数据信息平台和随访信息平台，可实现数据自动逻辑核查、数据质询、自动随访提醒、进度统计分析等功能。EDC 系统中的临床信息与样本信息一一对应（见图 16-1）。

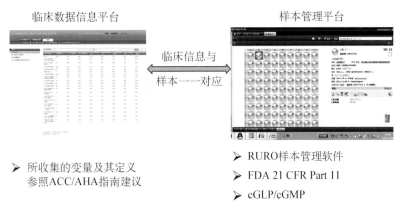

临床数据信息平台　　　　　　　　样本管理平台

临床信息与
样本一一对应

➤ 所收集的变量及其定义
　参照ACC/AHA指南建议

➤ RURO样本管理软件
➤ FDA 21 CFR Part 11
➤ cGLP/cGMP

图 16-1　病例 EDC 系统与 RURO 样本管理系统

目前，注册患者随访数据的收集主要依靠电话随访、门诊随访和患者住院信息登记系统，随访数据收集需要花费巨大的人力、物力和时间。该注册研究正转向立足互联网的随访体系。该注册研究现已开通微信联系，注册患者可直接发送检查结果，不仅增加了信息采集渠道，更有助于增强医患感情，利于随访。

通过提供完善的医疗服务、健康教育、健康管理和良性互动，可以增加研究对象的黏度，实现研究对象长期随访；建立研究对象的个人信息共享空间，让研究对象管理自己的健康数据，同时研究数据如基因测序、实验室检查结果等也发送到研究对象的个人账号，可以使其更多地了解自己的健康信息和患病风险，提高参与研究的主动性。通过链接到公共卫生信息系统、社区卫生服务中心和医院信息系统等数据库，可以获取诊疗、住院、死因等信息，获得失访研究对象的转归信息，保证数据的完整性。对通过上述措施仍未获得数据的少部分研究对象，再由项目实施单位主动随访获取数据。

心血管疾病样本库的生物样本保存，采用美国 FreezerPro® 生物样本冻存管理系统，该系统是生物样本电子化管理领域的主流软件，符合生物样本相关多项国际法规认可，包括美国 21 CFR Part 11、cGLP/cGMP、Section 508、HIPAA 1996、HIPAA（患者安全法案 2005）等。FreezerPro® 生物样本冻存管理系统包括自动备份、数据追踪、批量查找等多个模块,可实现大批量生物样本的安全与高效管理。而且,此软件具有较好的兼容性与可扩充性,为未来样本库的扩容发展奠定了稳定的软件环境支持基础。

16.3.3　心血管疾病样本库质量管理体系

建立了健全临床样本库的质量管理体系,包括质量保证和质量控制,始终贯穿于整个样本库的运行过程,保证样本库的长期可持续发展和为终端客户提供高质量的服务。心血管疾病样本库硬件设施完善(见图 16-2),建立了四级质量文件体系,涵盖了临床和随访信息、生物样本与实验室管理、资源应用与合同评审、组织架构与人员培训等方面。

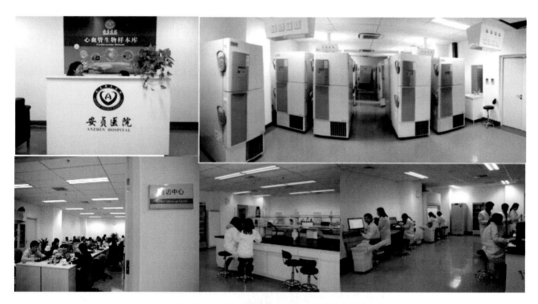

图 16-2　心血管疾病样本库硬件建设

中国心房颤动注册研究的质量控制组包括总中心临床信息组、总中心随访信息组、分中心临床随访信息组和生物样本信息组。该质量控制组与委托研究机构(contact research organization,CRO)合作成立数据管理和协调中心,负责数据管理与协调,临床研究助理(clinical research associate,CRA)负责数据进度管理。为了进一步加强临床信息的质量控制,2014 年专门成立了主要终点事件仲裁委员会,聘请 2 名神经科专家和 1 名心血管疾病专家对心血管疾病的主要终点事件如脑卒中、短暂性脑缺血发作、大出血等进行仲裁。同时,制定了临床信息与随访信息采集质量核查方案,按方案定期执行临床信息核查。对于入组样本基线信息全部核查纸质基线电子病例报告表输入 EDC

系统的准确性,全部核查《知情同意书》签署情况。每次核查,随机抽取新增病例的10%对其随访信息的真实性、准确性进行核查,核查结果及时反馈给各中心,在发给各中心的项目简报中也会有所反映。如录入变量错误率超过5%,则核查该医师录入的所有患者数据,提醒其注意。对其在此后录入的5例患者再次进行数据核查,如错误率仍超过5%,则停止该医师的注册工作,同时报告给其所在医院的心内科主任。

在生物样本质量核查方面,严格遵循质量控制文件体系,执行样本采集-运输-接收-入库-出库流程,每一步明确责任人,精确记录样本采集、运输、入库信息。设立1名专职样本质量控制人员,对样本存储位置的准确性与信息准确性进行核查,发现样本信息输入有误须及时改正。积极参加样本质量评价实验,通过与第三方比对,评估并改进实验能力。对全国多中心收集的样本,委托第三方检验公司开展异地生化检验质量控制评价,每个采样区抽取10份随机样本,异地同时上机检测,对结果进行比对,不同采集点所检测指标的差异程度应均在误差范围内。异地样本的运输采用专业的冷链物流,运输过程中的交接、温度变化应都在质量控制覆盖范围内。

16.4 心血管疾病健康数据的多元化、电子化收集

随着各种数字化诊疗设备的使用和普及,逐步建立起多元化、电子化医疗信息收集网络,如开发研究对象自报系统、获取移动和可穿戴设备健康数据等。以分布式存储为基础,链接不同的数据库,使各种静止的数据成为灵活的数据仓库,为形成心血管健康数据协作网、纵向串联单个患者的临床诊疗和花费数据以及横向合并患者群体的发病和结局数据创造条件,可使心血管疾病治疗的时间趋势和疾病负担等重大研究变为可能。

16.4.1 电子化心电图数据采集

在研究者发起的各类研究中,提倡数字化数据的采集。比如,在心血管领域至关重要的心电信息,该临床样本库采用数字化的心电图和美国MUSE电子化心电信息分析系统,阅片系统采用目前认为最可靠的智能诊断软件(Serial Presentation and 12SL Statement Libraries)。数字化的心电数据比传统心电图纸记录更加便捷和精确,也更适于长久保存。

16.4.2　大型流行病学调查网络化信息集成系统

大型流行病学调查在各分中心现场通过移动客户端(PAD智能平板电脑)输入采集信息。项目采取这种电子问卷形式直接采集信息,避免了录入过程中的各种错误。在网络环境下,将采集到的资料直接上传到服务器,将信息汇集报总中心数据库。在系统中专门设计了调查问卷的质量核查模块,总中心质量控制医师可及时对现场问卷进行质量控制,通过在线质疑反馈给现场调查员,以便及时更正错误,总结经验。问卷只有在质量控制合格后才能正式纳入数据库。

16.4.3　移动App将广泛应用于心血管疾病研究中

移动应用程序(application,App)与可穿戴医疗设备并驾齐驱,是以个体为中心的健康信息的重要新来源。可穿戴设备促进了疾病管理模式,尤其是以心血管疾病为代表的慢性病管理模式的转变,如基于智能手机的心电图检测App等。2014年,《柳叶刀》发表了心力衰竭远程监测降低远期死亡风险的研究。该研究将36家诊所入选的664例植入除颤器(ICD)或心脏起搏器(CRTD)的心力衰竭患者随机分入远程监测($n=333$)和常规治疗组($n=331$)。每天监测得到的心力衰竭患者的数据通过手机连接互联网传送至监测中心,医师根据异常数据进行电话随访和治疗指导,12个月的随访结果表明远程监测可降低心力衰竭患者的死亡风险[5]。梅奥医学中心研发了移动App,用于管理冠心病介入治疗术后置入支架的患者,为患者提供心血管疾病和康复信息,监测体重、血压、血糖、活动程度和食谱主要健康数据;患者每天主动输入数据,医师会基于数据提出针对性建议。2014年,在美国心脏病学年会上公布了其研究结果,移动App管理可以使心血管疾病患者3个月内再入院和急诊就诊率降低40%[6]。

移动医疗将对医疗服务模式产生变革效应是显而易见的。当前,欧盟正逐步推动心力衰竭、糖尿病等疾病社区管理的移动医疗解决方案,以降低住院率、减少医疗费用并提高患者生活质量[7]。根据Health It Now网显示,2011年应用商店(App Store)中医疗类App的销售量同比上升了250%,预计到2017年全球会有超过17亿人使用医疗类App。在未来的十年中,心血管疾病社区管理面临的关键问题仍然是专业人才紧缺问题,因此社区卫生服务者需要与心血管疾病专家建立紧密联系。移动App正是实现移动医疗的关键所在,移动App也正在成为一种生活方式。

移动医疗、可穿戴设备与大数据被认为是近年来健康领域的三大革命性技术。移动医疗改变了过去人们只能前往医院"看病"的传统方式，突破地域限制后患者能随时随地获取健康资讯并与医疗专业人士实现互动，医疗服务也因为移动通信技术的加入而变得更加快捷；基于现代信息技术和电子技术的可穿戴式设备可以准确、实时、连续地收集个体的体外信息（如运动、距离等）和体征信息（如心率、脉率、呼吸频率等）并上传到"云"平台，一方面满足临床诊疗需要，另一方面整合成"大数据"库为健康管理提供支持。具体到心血管疾病领域，如果能为患者提供一款方便、实用、价廉的可穿戴设备，实时连续地收集心律、心率、脉压/脉氧、体温、运动量等信息，并通过客户端（如手机App或计算机界面）输入凝血、生化等指标，以一定的方式传输给医务人员，不仅可用于直接指导心房颤动患者的诊疗，还能实现从社区医生到三级医院专家的资料共享，有利于患者就地区域化管理和医疗资源合理再分配；并且，通过这种便捷的设备可在短时间内积攒大量特定的心血管疾病病例，再利用大数据技术对备份到云平台的海量数据进行分析，也将为制订新的特定心血管疾病防治策略和卫生法规提供依据。

16.4.4　心血管疾病可穿戴设备

美国 FDA 已批准了多款心血管疾病可穿戴医疗设备。AliveCor 移动心电监护仪可以通过智能手机自动监控心电图并智能识别心房颤动的发生[8,9]。QardioArm 智能血压计是一款能够精确检测收缩压、舒张压和心率以及不规则心搏等，并能够根据测量结果给出智能图表、趋势和统计数据的智能血压计。QardioArm 支持多个用户，使用配套的 Qardio 程序可自动将患者所有的血压监测数据存储在 Qardio sercure 云，也可将数据与患者的家人、朋友和医师分享[10,11]，适用于 iPhone、iPod、iPad 和 Android 手机及平板电脑。CardioNet 是一种为患者提供长期远程心脏监测服务的设备。与普通心脏监测仪器相比，CardioNet 的优势在于：①设备便携；②实现了监测数据的实时传输，可以介入移动医疗产业链；③拥有后端专业的医疗服务平台，可以对监测数据及时反馈，可以实现心脏监测的真正意义。到目前为止，CardioNet 公司的新一代移动心脏门诊遥测（Mobile Cardiac Outpatient Telemetry，MCOT）方案已成功诊断 20 万例以上患者，并帮助 41% 的患者发现了以前未被诊断出的严重心脏问题[9,10]。

这些移动 App 与可穿戴医疗设备产生了大量健康数据，通过鼓励研究对象管理和利用自己的健康数据，了解心血管疾病患病风险和预防管理措施，提高了心血管疾病健康水平。美国 FDA 已发布移动医疗 App 监管指南[11,12]。但是利用大数据分析方法研究地域环境、生活习惯、遗传因素、药物对特定心血管疾病发病、发展和预后的影响，提供疾病的诊疗与预防的移动健康服务目前开展相对较少。目前，国内开展的大规模心血管疾病大数据的跨平台搜集、云存储、数据融合、挖掘与分析方面的研究，也处于分散状态，未能形成相对完整的理论体系。

综上，链接研究对象自报数据、公共卫生服务信息、诊疗信息、体检信息、移动和可穿戴设备获取的健康大数据信息，并通过抽样调查、比对、口头、尸检等方法，验证关键数据的准确性，通过稳健统计、物量偏差等统计学方法，识别和纠正错误数据，最终建立一个动态、多维、可靠、完整的心血管疾病队列数据库，成为实现心血管疾病精准医疗的重要研究资源。

16.5　数据库应用——心血管大数据分析平台

2012 年 3 月 22 日，美国启动"大数据国家战略计划"，奥巴马政府将大数据比喻为新的"石油"。大数据是新一轮的技术革命，医学研究也已经进入大数据时代。我国心血管疾病的发病率居高不下，相关医疗数据的分析和挖掘正在成为推动心血管疾病防控、诊治创新的源泉。大量数字化设备的使用，使得大数据能够贯穿从心血管疾病的基础研究到药物开发、临床诊疗、健康管理的所有环节。目前，大数据对于心血管疾病而言，机遇和挑战并存。只有做到将大数据技术和心血管疾病诊疗技术紧密结合，才能充分利用好海量数据，从而迎接心血管疾病带来的挑战。

16.5.1　国外知名临床大数据研究介绍

目前，美国正在建立全美分布式健康数据协作网，用于支持临床研究，监测药物、器械和新技术的使用，并为卫生政策法的制定提供依据。英国临床实践研究数据库（Clinical Practice Research Datalink，CPRD）整合了社区用药数据、医院内用药数据、实验室检查数据、医院疾病编码数据、健康咨询数据、疾病注册数据和癌症数据等，目前已经在国际顶尖杂志如《柳叶刀》等发表文章数十篇[13-15]。瑞典国家注册项目包括全国强制性医疗登记（如患者登记、用药登记、死因登记、癌症登记等）和基于人群的社会经济学变量登记、社会保险登记等，为临床研究创造了独特的条件，取得了有国际影响力的学术成果,并极大提高了国民疾病管理水平[16-18]。

样本库平台也只有在充分对接各种疾病诊疗信息、健康相关信息和生物学数据的情况下,方可最大限度地进行数据开发与深度挖掘。而大数据技术正是开发这些数据的绝佳工具。比如,开展心血管疾病的病因关联分析[19],在其中发现饮食因素、环境因素、遗传因素对心血管疾病转归的影响,如果没有大数据技术的支持,将是一项十分困难的工作。国外已启动一些利用大数据技术改善心血管健康的大型项目,如加拿大的CANHEART 项目[20]。

16.5.2 心血管疾病样本库大数据平台建立的目的

心血管疾病诊疗的进展迅猛,一些新的药物、新的器械和新的诊疗方案及措施不断涌现,并迅速地应用到临床中,如用于心房颤动抗凝的新型口服抗凝药的使用、冠心病生物可吸收支架的使用、导管主动脉瓣置入术等。目前,这些新的治疗手段或方案的临床数据基本上来自欧美国家,是否适合国人以及适合国人的最佳剂量等临床相关问题亟待回答。如果用常用的传统临床研究方法,如随机对照研究和注册研究评价这些新的诊疗方法,均存在解决问题单一、研究周期长、耗费人力和物力巨大等弊病。而心血管大数据平台的建立,将通过数据整合和挖掘,解决目前临床研究的困境和难题[21,22]。

因此,该心血管疾病临床样本库的心血管大数据平台建设目标是实现北京市现有多个数据系统的多方位整合,建立和完善标准统一、独立管理的数据源分布式存储模式,实现高效共享的数据资源分配和管理机制,建立长期可持续发展的运营模式。依托心血管疾病样本库大数据平台,支持示范应用性研究项目,并向政府机关、制药和医疗器械企业、科研单位等提供数据分析服务。

16.5.3 心血管疾病样本库大数据平台的组成

围绕上述目标,将建立心血管数据库间交流的数据标准,将已经存在的数据系统建成健康数据协作网;探索大数据平台的运行机制、使用机制、管理机制,促进大数据平台的可持续发展;探索大数据平台的长期运营模式;在现有基础上支持若干项示范研究项目。

通过3个心血管大数据平台,实现数据从采集到融合、从分析到应用的全过程管理。这3个心血管大数据平台是数据源管理平台、大数据融合平台和大数据应用平台,具体介绍如下。

16.5.3.1　数据源管理平台

数据源管理平台解决数据接入的存放问题,定义不同业务的数据源存放位置、访问权限以及导入规则。同时定义数据接入标准,根据数据提供方的不同数据导入规则校验数据源的合法性,为数据源建立统一数据备份规则。各类医疗、健康数据源是医疗机构数据中心的数据基础,每一类数据源涵盖的信息内容有所不同,从个人健康记录到诊疗记录、用药记录,从医保费用分解到疾病预防监测。数据的存储和表达方式也存在很大差异,有结构化的数据,如处方记录、缴费信息、个人统计信息、药品信息等,也有半结构化的数据,如各类病史的描述,还有非结构化的数据,如疾病检查中的X线片、CT 片等。

数据源管理平台可以管理数据源和数据源的使用权限。数据源提供方可向系统中添加数据源,可修改已添加的数据源信息,可对数据源表和字段进行增补和删除,可更新数据源的统计信息,并把更新后的统计信息体现在数据仪表盘中。在添加和管理数据源时,可以对数据源进行分类管理,一个数据源可以对应多个分类。数据源提供方可以对自己拥有的数据源的访问权限进行管理,授权数据应用方浏览或使用。数据源提供方可以将自己的数据源中不同的数据设置为公开数据、可浏览数据和私有数据等不同级别,针对特定的数据使用请求,数据源提供方进行评估,并在系统中提供反馈——同意使用或拒绝使用。

16.5.3.2　大数据融合平台

大数据融合平台是能够对数据进行融合和处理的大数据中心。大数据融合平台可将各类数据分类加工,不同领域的原始数据通过数据源平台进入大数据中心,通过数据预处理加工,对原始数据中重复的数据进行提醒,形成以患者为中心的时间轴索引,串联各类信息,并按统一标准输出。

大数据融合平台提供数据源映射关系的创建与编辑,数据提取、转置和加载,患者主索引,数据去识别化等功能。大数据融合平台构建在数据源管理平台之上,实现数据的融合和标准化。参考国际国内电子病历、健康档案以及信息交换等方面的行业标准或规范,如 ICD-10、医疗信息交换标准 HL7、医疗健康信息集成规范 IHE、标准医疗术语 SNOMED CT、医学数字影像和通信标准 DICOM、临床数据交换标准协会(CDISC)标准和 CDISC 标准的操作数据模型等,统一不同数据源的数据管理标准,实现不同数据源向大数据中心的数据汇集。

由于各个数据源可能采用不同的内部标准,因此需要建立大数据融合平台与各个数据源之间的映射关系。为了进行隐私保护,避免医院等机构对数据所有权和安全性的担心,原始数据存储在原医院等机构;使用数据时需向数据提供方提出申请,申请通过后可以将数据提取到大数据融合平台。在数据汇集过程中,为保证数据的质量和有效性、真实性,需要经过匿名化、数据筛查、数据清洗、数据归集、数据分析等步骤,以实现数据的融合。

16.5.3.3 大数据应用平台

大数据应用平台提供通用数据分析服务(数据源探查、面向医生的科研查询、统计分析、关联分析、聚类分析、分类分析等)、项目管理、数据分析与研究、用户管理、日志管理等功能。大数据应用平台在数据融合的基础上,进行医疗大数据分析,提供通用的数据分析服务,主要包括以下内容。①数据探查服务:展示平台中各分类的数据源和数据量总数,用户可查看某一子分类的数据源列表,并可查看数据样本示例。②面向医师的科研查询服务:平台提供面向医师的科研查询服务,采用便于医师(而非计算机)理解的术语和查询逻辑构造查询条件,平台自动地将其转化成机器可处理的具体查询条件,执行查询并返回结果。③统计分析服务:平台提供通用的统计分析服务,对用户指定的数据字段进行统计分析、关联分析、聚类分析和分类分析服务等。

在技术方面,建立统一的数据标准模型,利用两级标准映射机制,统一不同数据源中的数据,实现不同数据源向大数据中心的数据汇集。建立多源患者主索引,通过唯一的患者标识将患者在多个数据源中的信息有效地关联在一起,以实现各个数据源之间的互联互通,保证同一个患者分布在不同数据源中个人信息采集的完整性和准确性。建立分离的用户账户管理机制,实现大数据平台各子系统的统一账户管理,实现用户账户与数据库账户绑定,并可为用户分配相应的角色和权限。采用数据源分布式存储协作方式,避免数据整合面临的数据管理、数据安全和隐私保护等多方面的障碍,增加不同数据源间整合的可行性。采用分布式存储和多种备份策略,保证数据的安全。

综上,我国心血管疾病医疗大数据研究尚处于起步阶段,而心血管疾病是影响我国人民健康水平、制约经济发展的重大疾病。我国正处在社会和经济转型期,整合心血管疾病相关信息并进行深度挖掘,可推动心血管疾病的临床研究,提高心血管疾病诊断治疗水平,为心血管疾病精准预防和治疗服务。

16.6　小结与展望

在精准医学迅速发展的今天，规范化的生物样本库是实现精准医学的重要基础设施之一。心血管疾病相关生物样本及生物样本的衍生数据，如基因序列信息、基因修饰信息、生物标志物信息等对于心血管疾病的精准诊断、治疗、预后预测模型等都有重要意义。心血管生物样本的保存质量是决定其价值的关键所在，因此样本从采集、运输、存储到应用过程中都需要有严格的质量管理和质量保证。从生物样本出发，整合其生物学衍生数据、心血管疾病相关临床信息、随访信息、健康数据，采用大数据数据进行深度挖掘，不仅能推动心血管疾病研究水平，也能开发人工智能辅助医疗等技术，使我国心血管疾病的诊断治疗达到国际领先水平。

参考文献

［1］ Long M T, Fox C S. The Framingham Heart Study--67 years of discovery in metabolic disease [J]. Nat Rev Endocrinol, 2016,12(3):177-183.

［2］ Petersen S E, Matthews P M, Francis J M, et al. UK Biobank's cardiovascular magnetic resonance protocol [J]. J Cardiovasc Magn Reson, 2016,18(1):8.

［3］ Jiang C Q, Lam T H, Lin J M, et al. An overview of the Guangzhou biobank cohort study-cardiovascular disease subcohort (GBCS-CVD): a platform for multidisciplinary collaboration [J]. J Hum Hypertens, 2010,24(2):139-150.

［4］ Lu L, Jiang C, Mackay D F, et al. Exposure to secondhand smoke and risk of peripheral arterial disease in southern Chinese non-smokers: The Guangzhou Biobank Cohort Study-Cardiovascular Disease Sub-cohort [J]. Vascular, 2017,25(3):283-289.

［5］ Hindricks G, Taborsky M, Glikson M, et al. Implant-based multiparameter telemonitoring of patients with heart failure (IN-TIME): a randomized controlled trial [J]. Lancet, 2014,384(9943):583-590.

［6］ Walsh J A, Topol E J, Steinhubl S R. Novel wireless devices for cardiac monitoring [J]. Circulation, 2014,130(7):573-581.

［7］ Cowie M R, Chronaki C E, Vardas P. e-Health innovation: time for engagement with the cardiology community [J]. Eur Heart J, 2012,34(25):1864-1868.

［8］ Chung E H, Guise K D. QTC intervals can be assessed with the AliveCor heart monitor in patients on dofetilide for atrial fibrillation [J]. J Electrocardiol, 2015,48(1):8-9.

［9］ Haberman Z C, Jahn R T, Bose R, et al. Wireless smartphone ECG enables large-scale screening in diverse populations [J]. J Cardiovasc Electrophysiol, 2015,26(5):520-526.

［10］ Goldberg E M, Levy P D. New approaches to evaluating and monitoring blood pressure [J]. Curr Hypertens Rep, 2016,18(6):49.

［11］ Mitka M. FDA lays out rules for regulating mobile medical apps ［J］. JAMA，2013,310(17)：1783-1784.

［12］ Hamel M B, Cortez N G, Cohen I G, et al. FDA regulation of mobile health technologies ［J］. N Engl J Med，2014,371(4)：372-379.

［13］ Herrett E, Gallagher A M, Bhaskaran K, et al. Data resource profile：clinical practice research datalink (CPRD) ［J］. Int J Epidemiol，2015,44(3)：827-836.

［14］ Hobbs F D R, Bankhead C, Mukhtar T, et al. Clinical workload in UK primary care：a retrospective analysis of 100 million consultations in England，2007-14［J］. Lancet，2016,387 (10035)：2323-2330.

［15］ Joseph R M, Movahedi M, Dixon W G, et al. Smoking‐related mortality in patients with early rheumatoid arthritis：a retrospective cohort study using the clinical practice research datalink ［J］. Arthritis Care Res(Hoboken)，2016,68(11)：1598-1606.

［16］ Hillert J, Stawiarz L. The Swedish MS registry-clinical support tool and scientific resource ［J］. Acta Neurol Scand，2015,132(S199)：11-19.

［17］ Ludvigsson J F, Håberg S E, Knudsen G P, et al. Ethical aspects of registry-based research in the Nordic countries ［J］. Clin Epidemiol，2015,7：491-508.

［18］ James S, Rao S V, Granger C B. Registry-based randomized clinical trials — a new clinical trial paradigm ［J］. Nat Rev Cardiol，2015,12(5)：312-316.

［19］ Lu Y, Day F R, Gustafsson S, et al. New loci for body fat percentage reveal link between adiposity and cardiometabolic disease risk ［J］. Nat Commun，2016,7：10495.

［20］ Tu J V, Chu A, Donovan L R, et al. The Cardiovascular Health in Ambulatory Care Research Team (CANHEART) ［J］. Circ Cardiovasc Qual Outcomes，2015,8(2)：204-212.

［21］ Mayer-Schönberger V. Big Data for cardiology：novel discovery［J］. Eur Heart J，2015,37(12)：996-1001.

［22］ Rumsfeld J S, Joynt K E, Maddox T M. Big data analytics to improve cardiovascular care：promise and challenges［J］. Nat Rev Cardiol，2016,13(6)：350-359.

17 帕金森病样本库

老龄化已经成为全世界共同面对的挑战。随着老龄化的来临，神经退行性疾病患者的数量将急剧增加，对于神经退行性疾病的研究也日益迫切。研究神经退行性疾病需要建好、用好相关样本库。在这方面国内外已经有不少有益的尝试。本章将以帕金森病为代表，系统阐述神经退行性疾病类样本库建设的基本思路、使用样本开展研究的基本原则，并在优化临床信息采集、队列建设、资源共享等方面进行讨论，为广大读者提供参考。

17.1 概述

17.1.1 帕金森病概述

原发性帕金森病(Parkinson's disease，PD)是英国医生詹姆斯·帕金森于 1817 年首先描述的一种疾病，临床表现主要包括静止性震颤、运动迟缓、肌强直和姿势步态障碍，同时患者还可伴有抑郁、便秘和睡眠障碍等非运动症状。研究表明，中脑黑质多巴胺能神经元的退行性死亡是 PD 运动症状产生的最直接诱因，神经系统出现路易小体(Lewy body，LB)是 PD 最典型的病理特征(见图 17-1)[1]。

在神经退行性疾病中，PD 的发病率仅次于阿尔茨海默病。65 岁以上老年人中 PD 的患病率约为 2%，85 岁以上老年人中 PD 的患病率为 5%～6%。目前，我国约有明确诊断的 PD 患者 200 万人。到 2030 年，这一数字将增长到 500 万人。由于 PD 患者得到明确诊断后通常仍能存活十几年甚至几十年，而且疾病致残率高，给家庭和社会带来

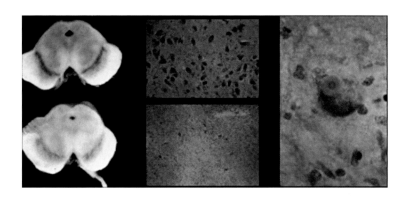

图 17-1　帕金森病典型病理改变

巨大的负担。

　　PD 按照其遗传特征可以分为家族性 PD 和散发性 PD，其中家族性 PD 占 PD 总数的 5％～10％，而散发性 PD 占 PD 的绝大多数。家族性 PD 患者都存在明确的致病基因，目前已经有 *SNCA*、*PARKIN*、*PINK1*、*DJ-1*、*LRRK2* 等十几种 PD 基因得到鉴定。散发性 PD 的病因仍然不清楚，目前认为年龄老化、接触有毒物质、遗传易感性等与其发生直接相关[2]。

17.1.2　帕金森病的诊断和鉴别诊断

　　目前，PD 的诊断主要依赖临床经验。研究表明，即使由经验丰富的专家做出的诊断仍有 5％～25％ 与尸检结果不符，而且越是疾病早期诊断准确性越低。通常容易与 PD 相混淆的主要有其他神经系统变性疾病、继发性帕金森综合征，以及非进展性帕金森综合征。为了统一和规范 PD 的诊断，运动障碍病协会（MDS）PD 诊断标准工作组制定了 MDS-PD 标准[3]。

　　PD 需要与其他原因所致的帕金森综合征相鉴别。帕金森综合征是一个大的范畴，包括原发性 PD、帕金森叠加综合征、继发性帕金森综合征和遗传变性性帕金森综合征等（见图 17-2）。症状体征不对称、静止性震颤、对左旋多巴制剂治疗敏感多提示原发性 PD[4,5]。

　　帕金森叠加综合征包括多系统萎缩（multiple system atrophy，MSA）、进行性核上性麻痹（progressive supranuclear palsy，PSP）和皮质基底节变性（corticobasal

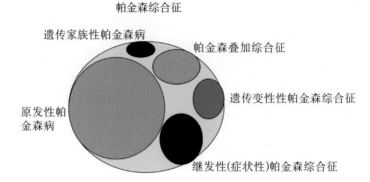

图 17-2 帕金森综合征以及所属疾病

degeneration，CBD)等。继发性帕金森综合征是由药物、感染、中毒、脑卒中、外伤等明确的病因所致。特发性震颤(essential tremor，ET)隐袭起病,进展很缓慢或长期缓解,震颤是唯一的临床症状。

建立合格的 PD 临床样本和临床信息库离不开针对疾病的准确诊断和鉴别诊断,但是在使用 PD 临床样本和临床信息库进行研究时也必须清楚地意识到,一部分 PD 患者的诊断可能存在偏差,这对于结果的解读和应用都至关重要。

17.1.3 帕金森病临床样本库和临床信息库相关重大科学问题

200 年以来,对于 PD 运动症状产生的原因、PD 病理诊断的标准、PD 对症治疗手段等方面的研究均取得了重大的突破。但是 PD 的临床和基础研究领域都还有很多未解之谜。这里仅就其中重大的、可能与 PD 临床样本库和临床信息库建设相关的科学问题进行总结。

17.1.3.1 疾病的诊断和鉴别诊断

尽管依靠临床经验可以对原发性 PD 和多种相似疾病进行鉴别诊断,但一方面,这种鉴别诊断依赖临床经验,带有较强的主观成分;另一方面,这种鉴别诊断的准确性也并非无可挑剔。通过与尸检病理结果的比对发现,临床诊断的准确率一般在 75%～95%。无疑,提高 PD 诊断的准确率仍然是一个重要的临床问题。近年来,影像学技术的发展大大提高了 PD 诊断的准确性,也降低了诊断的主观性。例如,以[18]F-多巴作为示踪剂行多巴摄取功能 PET 显像,可显示多巴胺递质合成减少;以[125]I-β-CIT、

^{99m}Tc-TRODAT-1作为示踪剂行多巴胺转运蛋白(DAT)功能显像可显示 DAT 数量减少,在疾病早期甚至亚临床期即可显示 DAT 降低,可支持诊断[6]。但影像学检查成本较高,多数患者难以承担,而且开展检查需要高端设备并非所有医院均能开展,因此如何提高 PD 诊断的准确性仍任重而道远。正是在这样的背景下,发现能够用于 PD 诊断和鉴别诊断的生物标志物成为一个重要的研究方向,而实现这一领域的突破无疑必须依托于完备的临床样本库。

17.1.3.2 疾病的机制研究

目前认为 PD 的发生和发展是遗传、环境、老龄化共同作用的结果,其具体机制可能涉及线粒体功能障碍、氧化应激、蛋白质错误折叠、神经炎症、兴奋性毒性损伤等多个方面。这些机制之间存在着复杂的相互作用,往往各种机制互为因果,从而形成恶性循环[7]。PD 发病机制的复杂性大大制约了其治疗手段的进展。针对 PD 患者的药物非常有限,只有多巴胺受体激动剂和抗胆碱能药物等少数选择。1967 年就应用于临床的左旋多巴至今仍然是临床应用最广、效果最佳的药物。这些药物对于患者仅仅是对症治疗,并不能真正起到延缓甚至逆转疾病进展的作用;并且存在诸多不良反应,如服用左旋多巴会出现异动症,长期服用还会出现明显的开关现象[8]。

PD 治疗手段的缺乏使疾病机制相关研究显得更加迫切。疾病机制研究中使用最多的是细胞和动物模型,如 MPTP 小鼠和非人灵长类模型、6-OHDA 或 LPS 大鼠模型、MPP$^+$(1-甲基-4-苯基-吡啶离子)细胞模型。近年来,随着众多 PD 致病基因和致病突变的发现,包括 *SNCA*、*Parkin*、*DJ-1* 基因在内的很多转基因动物和细胞模型也越来越广泛地得到使用[9,10]。一些研究显示,通过减少 SNCA 寡聚体和磷酸化程度、增加 *GBA* 基因的体内表达等方式能够减少多巴胺能神经元的损伤,可能是 PD 治疗中更好的、针对病因的治疗手段。然而这些基于细胞和动物模型的研究是否真实反映了疾病发生发展过程中的变化,只有使用相应的患者来源的临床样本,尤其是脑组织临床样本才有可能予以解答[11]。

17.1.3.3 疾病的早期预警

绝大多数 PD 患者直到出现显著的临床症状才会得到诊断,而这时患者脑内已经出现了不可逆的病理变化,约 50% 的中脑多巴胺能神经元死亡,纹状体多巴胺浓度也下降了 70%～80%,患者已经错过了治疗疾病的最佳阶段(见图 17-3)。因此,早期预警一直是 PD 重要的研究方向。

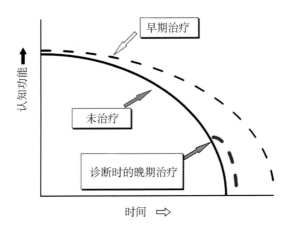

图 17-3　早期预警、早期治疗使 PD 患者获益

　　学者们曾主要致力于通过基因筛查的方式发现 PD 易感人群，从而实现疾病早期预警的目的[12]。其理论基础是：家族性 PD(familial Parkinson's disease，FPD)患者都具有明确的致病基因；且关联研究显示，散发性 PD 患者往往更多地携带 PD 易感位点。然而，近年来大量研究结果显示：大多数散发性 PD 患者仅携带少数几个 PD 易感位点，携带易感位点导致的疾病风险度增加值也不多；携带多个 PD 易感位点并且患病风险明显增加的个体在整个人群中的比例非常低，从而大大影响了在遗传水平筛选 PD 易感人群这一方式的投入产出比。此外，即使携带多个 PD 易感位点并且患病风险明显增加的个体，其发病时间也很难确定，因此难以对他们进行具体的干预和指导。

　　近年来，研究者们逐渐将注意力集中于 PD 临床前期指标的筛选。这种转变的理论基础是：PD 患者在出现症状之前存在一个临床前期。这一时期患者体内已经出现病理变化，影响范围逐渐扩大，但尚未表现出临床症状。目前公认 PD 的临床前期较长，通常可达 5～20 年。因此，针对临床前期的非运动症状指标、生物标志物指标的研究日益成为热点[13,14]。这些研究为 PD 患者的早发现、早治疗，真正延缓甚至逆转疾病的发生带来希望，意义重大。

17.1.3.4　疾病的个体化治疗

　　PD 患者对于药物治疗的反应存在很大的个体差异。例如，早发 PD 患者和晚发 PD 患者对药物的反应不同，其中早发 PD 患者通常对于左旋多巴反应良好，疾病进展较为缓慢，出现认知障碍的可能性较小，但是更容易出现运动波动和异动症。一些 PD 患者使用左旋多巴可以在相当长时间内维持良好的状态，而另一些患者使用左旋多巴却难以获益。有些患者服用大剂量左旋多巴鲜有不良反应，而另一些患者即使使用小剂量左旋多巴也会产生较大的不良反应。临床实践中一般需要全面考虑患者的症状、功能损伤程度、可供选择药物的获益和风险程度，来确定如何调整患者服药策略[15]。然而，疾病进程、患者年龄、发病年龄、药物剂量等因素并不能完全解释 PD 患者对于药物治疗反应的个体差异。因此，遗传因素在其中的作用日益受到重视，相关生物标志物的研究也成为研究热点。这些研究将促进 PD 的个体化治疗，使患者通过治疗获得最大的收益。

针对临床前期 PD 患者的治疗也将面临个体化的问题，这是因为 PD 发病机制较为复杂，起始因素不同、发展过程相异、发展阶段参差都可能影响真正有作用的治疗靶点。因此，未来针对临床前期的 PD 患者选择治疗手段时也必须建立在个体化和精准的基础上。

开展这些针对 PD 患者或临床前期患者个体化治疗的研究，一方面需要依赖于有长期随访的 PD 高危人群研究队列，另一方面还需要针对患者的用药史和药物反应进行详细追踪。

17.2　国内外帕金森病样本库的建设和应用

建设 PD 样本库的最根本目的是回答本领域中的关键科学问题，只有将"建设"与"问题"直接联系，带着"问题"搞"设计"，带着"问题"搞"建设"才能做到建设临床样本库少走、不走弯路，也才能做到建成的样本库能够物尽其用。本节主要简要介绍国内外比较成功的一些 PD 样本库类型，并分析其在回答科学问题中的重要应用。

17.2.1　帕金森病致病突变携带者队列的建设和应用

1997 年，Polymeropoulos 等发现了第一个 PD 致病基因：α-突触核蛋白（α-synuclein，*SNCA*）基因[16]。在此之后，研究者通过连锁分析和全基因组关联分析先后鉴定出 18 个 PD 致病基因。这些基因中，*SNCA*、*LRRK2*、*VPS35*、*Parkin*、*PINK1*、*ATP13A2* 和 *DJ－1* 能够引起家族性 PD。已经得到证实的常染色体显性 PD 致病基因包括 *SNCA*（A53T、A30P、E46K、H50Q、G51D）、*LRRK2*（R1441C、R1441G、R1441H、Y1699C、G2019S、I2020T、G2385K、R1268P）和 *VPS35*

(D620N)。常染色体隐性 PD 致病基因主要包括 *Parkin*、*PINK1*、*ATP13A2*、*DJ-1* 等,其涉及的突变种类更多,组合方式也更加复杂,通常纯合突变或复合杂合突变携带者的外显率很高,接近 100%[17]。

致病突变的发现大大促进了 PD 机制的研究。首先,致病基因本身所涉及的正常生理功能往往对于 PD 的发生发展至关重要,通过研究致病基因的生理功能为 PD 的机制研究指明了方向。例如,*PINK1* 编码的蛋白质定位于线粒体膜并在脑内广泛表达,功能为招募 Parkin 蛋白到线粒体膜,参与线粒体自噬;通过与 Parkin 蛋白相互作用,保护神经元免受线粒体功能障碍及蛋白酶体诱导的凋亡[18]。这一发现使越来越多的学者关注线粒体功能异常在 PD 发生发展中的作用。其次,基因携带致病突变后在结构、功能等方面发生变化,通过研究携带致病突变的细胞和动物模型为了解致病突变诱发的体内体外变化提供了证据。例如,表达突变 *SNCA* 基因的细胞往往表现出对于多巴胺毒性更加敏感,细胞线粒体在氧化应激条件下更容易受到损伤,这些发现为探索治疗靶点奠定了基础[19]。

PD 致病突变携带者队列也为 PD 机制的研究提供了不可多得的材料。这类队列的建立和随访一般依托于特定的临床专家及其团队;队列规模通常不大,队列成员一般为 PD 家族成员或者来源于基因筛查阳性的 PD 患者和社区人群;队列成员又可进一步细分为有症状携带者和无症状携带者。需要指出的是,不同的 PD 致病突变外显率差异很大。例如,*PINK1* 和 *Parkin* 的纯合突变或复合杂合突变携带者的外显率接近 100%;*SNCA* 的 A53T 突变外显率达到 90%;而 *LRRK2* 的 G2019S 突变外显率只有约 30%。对于外显率高的致病突变可以认为大多数无症状携带者处于 PD 的临床前期,而对于外显率低的致病突变,很多无症状携带者可能终其一生并不发展成为 PD。

这一类型临床样本库由于规模不大,通常能够做到高质量、长时程的随访,因此能够采集到非常丰富的患者临床信息。在临床样本种类上除了常见的血清、血浆、外周血淋巴细胞外,还可能获得脑脊液和皮肤成纤维细胞。其中 PD 临床前期患者来源的血清、血浆、脑脊液临床样本能够用于分析 PD 早期预警生物标志物[20];PD 患者来源的外周血淋巴细胞和皮肤成纤维细胞能够通过诱导性多能干细胞技术诱导分化为多巴胺能神经元,用于 PD 机制的研究[21]。如果入组患者愿意捐献遗体,所形成的从外周到中枢、从体液到组织、从生前到死后的全方位临床样本和临床信息资源更是无价之宝。

17.2.2 散发性帕金森病队列的建设和应用

散发性 PD 队列主要收集散发性 PD 患者,患者基数大,队列建设有其便利之处,目前这种队列主要应用于遗传学研究[22,23]。然而散发性 PD 队列的建设也存在着非常显著的挑战。第一,能够解决的重大科学问题存在局限性。散发性 PD 队列常用于分析 PD 相关的遗传致病基因。但是经过近 20 年的持续研究,重要的 PD 致病基因大多已经得到鉴定,未来发现新 PD 致病基因的可能性越来越小,因此需要针对不同的临床表型对散发性 PD 队列进行精确分层,并在此基础之上进行遗传分析。第二,散发性 PD 队列更加需要多中心的参与,存在技术上的难点。目前,国际上比较著名的散发性 PD 队列均有较大的规模,入组患者数量达到数千甚至上万人。这种规模的队列常常需要依托多中心合作甚至国际联合方可实现。而多中心的联合需要解决标准统一、信息整合、临床样本运输等多种问题,如果没有严格的设计和严谨的执行,很可能最终劳而无功。

为了充分挖掘散发性 PD 临床样本库的科学价值,需要增加采集临床样本的种类,从简单的 DNA 临床样本逐步过渡到涵盖其他体液,甚至能够覆盖部分脑临床样本;同时,还需要采集更加丰富的临床信息,包括运动症状、非运动症状以及长期随访的信息。

17.2.3 临床前期帕金森病队列的建设和应用

PD 早期预警研究日益受到重视,这类研究离不开临床前期 PD 队列的建设。近年的临床研究显示快速眼动睡眠行为障碍(REM sleep behavior disorder,RBD)与 α-突触核蛋白相关疾病,尤其是帕金森病的关系非常密切,RBD 患者发病 10 年后向 PD 转化的比例极高。因此,国内外相继建立了 RBD 队列,用于研究临床前期 PD 患者的特征。国际上目前有 4 个纵向队列研究(包含一个国际多中心队列)发现 RBD 向 PD 等突触核蛋白病转化的风险显著增高。研究共纳入特发性 RBD (IRBD)438 例,并有 187 例患者已报道出现向帕金森病、路易体痴呆/轻度认知障碍、多系统萎缩等神经退行性疾病的转化。不同研究队列出现神经退行性疾病的 5 年转化率为 30%~34%,7.5~10 年的转化率为 66%~73%,而 Schenck 等团队最长 16 年的随访研究提示 IRBD 患者出现疾病转化的比率高达 81%。Iranzo 等在部分 IRBD 患者去世后的病理检查中证实了广泛聚集的 α-突触核蛋白及路易小体的存在,并通过多巴胺转运蛋白单光子发射计算机断层成像术(SPECT)发现出现转化的 IRBD 患者在 PD 诊断前 1.5~3 年已出现黑质纹状体的多巴胺转运蛋白含量下降。在 IRBD 人群的基线黑质超声检查异常虽然不是观察疾病进展的指标，但仍然可增加疾病转化的风险。同时，他们报道了 IRBD 患者基线微RNA 中的 miR-19b 表达水平可能是疾病转化的预测指标，并率先在 125 例 IRBD 患者中检测了 PD 致病/风险基因，未在 IRBD 患者中发现 *LRRK2* 基因 G2019S 和 R1441G/C/H突变的携带者，首次提出 IRBD 患者可能具有不同的遗传致病因素。该团队在 IRBD 患者的下颌下腺活检中发现，89%(8/9)的患者腺体神经组织中存在 α-突触核蛋白的聚集，而在健康对照者中没有发现。Postuma 等对 89 例经多导睡眠图(PSG)确诊的 IRBD 患者进行了运动症状和非运动症状的连续评估，并坚持了 7.5～10 年的随访。发现轻微运动症状及检测异常(UPDRSIII>3 分、普渡钉板测试、手指敲击测试和起立行走测试中两项及以上异常)、嗅觉、颜色视觉异常均可预测 α-突触核蛋白相关疾病的患病风险。他们还组织发起了一项包含 13 个中心的多中心研究，发现 IRBD 患者具有较高的痴呆遗传家族史以及较多的环境风险因素，包括吸烟、头外伤、使用杀虫剂以及从事农业劳动等[24,25]。

17.2.4　帕金森病脑样本库的建设和应用

在 PD 发病机制研究中，PD 患者脑组织发挥了重要的作用。例如，对 PD 患者进行的尸检结果显示，PD 患者中脑以及前额叶皮质区域的线粒体复合体 I 的活力下降 30%以上；提取 PD 患者前额叶皮质的线粒体组分进行检测发现，线粒体组分内的羧基化蛋白水平显著增高，提示线粒体组分发生氧化损伤。与此相似，线粒体 DNA(mtDNA)的缺失与 PD 患者的年龄显著相关，在患者中脑部位黑质区域的线粒体呈现明显的增龄性mtDNA 缺失表现。受损神经元的 mtDNA 缺失水平可达 60%，并表现为细胞色素 C 氧化酶水平显著降低，提示 mtDNA 的缺失水平可以随年龄的增加而累积。这些证据提示，线粒体功能障碍可以导致细胞损伤，并进一步导致 PD 的发生。PD 患者的脑组织临床样本在阐明氧化应激、蛋白质错误折叠、神经炎症、兴奋性氨基酸毒性损伤在 PD 发病中的作用中同样发挥了重要的作用。PD 脑样本库不但对于发病机制的研究至关重要，对于判断诊断的准确性、评价临床研究结果是否可靠都有着不可替代的作用。

目前，国际上比较著名的 PD 脑样本库主要有澳大利亚悉尼大学 PD 脑样本库、美国梅奥医学中心 PD 脑样本库以及美国帕金森病研究所脑样本库[26,27]。这些脑样本库不但规范地收集了数以千计的全脑临床样本，还汇集了相当全面的患者临床资料，甚至涵盖了患者几十年疾病过程的临床样本和临床资料，价值不可估量。国内由于缺乏完善的捐赠机制，PD脑样本库的建设工作相当滞后。

17.2.5　基于国家医疗信息体系的帕金森病信息库建设和应用

环境因素对于PD的发生有明确的修饰作用。欧美国家依托其较为完备的国家医疗信息平台，积累了年代跨度长、种类齐全丰富的临床信息库，为探索环境因素对于PD的修饰作用打下了坚实的基础。这类信息库有以下几个特点：第一，依托国家医疗信息平台建立；第二，有较为丰富的虚拟数据库，但不一定兼具实体临床样本库；第三，数据在国民中覆盖度高。例如，美国国家癌症研究所的研究人员利用覆盖1/4美国国民信息的Medicare数据系统分析了PD与肿瘤发病间的关系；瑞典卡罗林斯卡研究所的研究人员利用国家健康数据分析了1932—1970年间出生的瑞典国民出生早期暴露事件与PD发病间的关联；丹麦研究人员分析了该国大于18岁成年人的医疗数据，发现了PD与酒糟鼻之间的联系[28-30]。这些成功的实例充分说明流行病学大数据平台在PD研究中的重要意义。当然，大数据平台如果能够与实体临床样本相结合其意义将更加巨大。这也是如今包括英国、法国、德国、澳大利亚等国在内的发达国家都在投入巨资兴建国家临床样本库的原因。

17.2.6　帕金森病相关重要临床样本

国际上利用PD患者临床样本已经进行了大量的研究，其中使用最为广泛的是DNA、血清、血浆临床样本，而外周血淋巴细胞RNA、红细胞、唾液、脑脊液、尿液等临床样本也日益受到重视。

DNA可以来源于患者外周血白细胞，也可以来源于更加特化的外周血单核细胞。当进行遗传学分析筛查PD易感人群时，两种来源的DNA都能够满足要求。而如果研究的目的是进行表观遗传学分析或者是分析端粒长度、T细胞受体重排删除DNA环（T cell receptor rearrangement excision circle，TREC）含量以反映免疫水平差异，则外周血单核细胞来源的DNA会更加具有指导意义。

血清和血浆中含有大量的生物大分子，随着分子生物学技术的日新月异和多维度组学技术的应用，从血清和血浆中发现生物标志物已经不再是一项可望而不可即的工作。一些研究已经从血清和血浆临床样本中发现了PD相关的微RNA、肽指纹图谱、甚至是一些特异的代谢产物。血清和血浆也被用于检测PD相关蛋白的表达，其中SNCA

的单体、寡聚体、磷酸化程度、硝基化程度都可能用于疾病的诊断和鉴别诊断。

外周血淋巴细胞 RNA 是一类特殊的临床样本，其表达谱可以用于神经退行性疾病的辅助诊断。在一项关于阿尔茨海默病的研究中，通过分析 12 种标志基因的表达谱能够明确区分患者和正常对照，其准确率高达 90%[31]。该研究也显示外周血淋巴细胞 RNA 中 *Bmall* 基因的表达在 PD 和对照中差异显著，用于区分患者和正常对照，其准确率达到 80%[32]。由于 RNA 的不稳定性，针对外周血淋巴细胞 RNA 的实验要求较为严格。如果采用普通方式采血，需要及时分离细胞并抽提细胞中的 RNA。近年来，PAXgene 采血管为外周血淋巴细胞 RNA 相关研究提供了更好的选择。使用 PAXgene 采血管只需进行简单的采血后处理，即可保证 RNA 在较长时间内保持稳定。相信今后几年，外周血淋巴细胞 RNA 将成为 PD 研究中重要的明星临床样本。

17.3　帕金森病相关队列的建设经验

17.3.1　多中心帕金森病队列的建设

我国在 2006 年国家高技术研究发展计划（863 计划）中，设立了重大疾病的分子分型和个体化诊疗专项，其中一项为老年神经退行性疾病的分子分型和个体化诊疗，包括帕金森病和阿尔茨海默病，设立这一项目显示了国家对于帕金森病队列建设的重视。

17.3.1.1　中国帕金森病协作组的建立

依托中华医学会神经病学分会帕金森病及运动障碍学组，在"十一五"期间，以首都医科大学宣武医院为牵头单位，建立了 44 家临床中心参与的中国帕金森病研究协作组（CPSG），为全国 PD 队列的建立奠定了基础。凡是进入协作组的成员必须经过全国学习班的培训，并获得合格证书。参与中心必须具有 PD 专科门诊，必须有专职人员负责项目管理，同时必须具有上网条件以保证信息的双向互传。协作组的成员要定期参加宣武医院举办的各项培训，以提高协作组成员的整体素质。同时协作组定期召开会议，制定了协作组的管理规范和今后的发展方向。协作组在不同项目的开展过程中不断壮大，目前已涵盖 21 个省、市、自治区、直辖市的 70 多家临床中心。

17.3.1.2　规范化和标准化的临床信息采集

目前，很多临床收集信息不能应用于科研，是因为信息比较零散，没有进行标准化设计。中国帕金森病研究协作组在建立 PD 队列之初，根据既往药物试验研究经验与临床需要，建立了规范化的信息采集标准，以选择性信息为主，标准化采集病史、临床症状及相关检查，并制定了规范化的随访方案。

随着国际上量表的更新与应用，以及国际合作项目的开展，PD 队列的相关临床信息采集标准也在不断地更新，以期更符合规范，更能够跟国际接轨。目前，中国帕金森病研究协作组根据国际运动障碍协会推荐，参考 NINDS CDE 的评估方法推荐，结合国内的实际情况以及国际合作的要求，总结出一套比较全面、涵盖临床各项运动症状与非运动症状的评估体系（见表 17-1）。

表 17-1　PD 队列临床数据采集表

模块	采集内容及量表
人口学信息	姓名、性别、身份证号、民族、学历、籍贯
现病史	现病史
家族史	神经退行性疾病家族史、RBD 家族史
既往史	职业、居住地、吸烟史、饮酒史、饮茶史、饮用咖啡史、体育锻炼、脑外伤史、脑卒中史、脑炎史、癫痫史、一氧化碳中毒史、重金属中毒史、杀虫剂接触史、抗精神病药物用药史、非甾体抗炎药物用药史、钙拮抗剂用药史、他汀类药物用药史
运动症状	MDSUPDRS/UPDRSII-III/H&Y
非运动症状	NMSS，MMSE，MoCA，PDCRS，PANDA，SCOPA-Cog，Stroop 色词测验，语义流畅性测验，语音流畅性测验，额叶评估量表，线段方向判断测验，画钟测验，HVLT，相似性测验，HAM-D-17，BDI-II，GDS-15，MADRS，HARS，HADS，MDS-UPDRSI，BPRS，SAPS，AS，PDSS，ESS，嗅觉问卷，FSS，G-SAS，STOPQuestionnaire，RBDQ-HK，CH-RLSq，HRV，SCOPA-AUT，尿失禁的临床问诊，便秘的临床问诊，吞咽困难的临床问诊，流涎的临床问诊
生活质量评定	SF-36 Health Survey，PDQ-39，PDQL，PDQUALIF
药物治疗	帕金森病用药，非帕金森病用药

注：MDSUPDRS 为新版世界运动障碍学会帕金森病综合评定量表；UPDRSII-III 为统一帕金森病评定量表第Ⅱ和第Ⅲ部分；H&Y 为 Hoehn 和 Yahr 分期；NMSS 为帕金森病非运动症状评定量表；MMSE 为简易智力状态检查量表；MoCA 为蒙特利尔认知评估量表；PDCRS 为帕金森病认知功能评定量表；PANDA 为帕金森病神经心理痴呆量表；SCOPA-Cog 为 PD 预后评分-认知障碍；Stroop 色词测验为斯特鲁色词测验；HVLT 为霍普金斯词汇学习测验；HAM-D-17 为汉密尔顿抑郁量表 17 项版本；BDI-II 为贝克抑郁量表第 2 版；GDS-15 为简版老年抑郁量表；MADRS 为蒙哥马利抑郁评定量表；HARS 为汉密尔顿焦虑评定量表；HADS 为医院焦虑抑郁量表；MDS-UPDRSI 为新版世界运动障碍学会帕金森病综合评定量表第Ⅰ部分；BPRS 为简明精神病评定量表；SAPS 为阳性症状量表；AS 为冷漠评分量表；PDSS 为帕金森病睡眠量表；ESS 为爱泼沃斯嗜睡量表；FSS 为疲劳严重度量表；G-SAS 为焦虑自评量表；STOPQuestionnaire 为 STOP 量表；RBDQ-HK 为快速眼动睡眠行为障碍量表-香港版；CH-RLSq 为剑桥-霍普金斯不安腿量表；HRV 为心率变异性；SCOPA-AUT 为帕金森病自主神经功能障碍量表；SF-36 Health Survey 为健康调查简表；PDQ-39 为 39 项帕金森病调查表；PDQL 为 PD 生活质量问卷；PDQUALIF 为帕金森病生活质量量表

17.3.1.3 网络化信息采集系统平台

PD队列组建初期，考虑到临床的便利性，临床信息的采集分成两个阶段，首先使用纸质资料进行采集，而后通过网络数据库平台进行录入。随着PD队列的扩大以及互联网技术的不断发展，中国帕金森病研究协作组研发了移动端的帕金森专科数据库，可以在医院环境内脱机采集数据，在有网络时统一上传。同时为了保证数据质量，移动端数据不允许修改，需要在上传网络数据库后进行修改，并同步至移动端，同时保留数据修改的痕迹。

17.3.1.4 临床资料质量控制监察

多中心队列建立中最常见的问题是数据质量的控制。PD队列在建立初期已建立相对完善的培训和监察体制：凡加入协作组的成员每年必须经过全国帕金森病及运动障碍病学习班的培训，并获得合格证书；每年进行2次各临床中心病例采集的培训，根据各个临床中心的特点，进行相应的个体化培训；在数据库设计时，根据临床信息的要求，设置一定的录入值范围；同时配备全职监察员负责各中心临床资料的质量控制。

17.3.2 临床前期队列的建设经验

PD患者在出现临床症状前会经历短则几年长则十几年的临床前期，在这一时期，患者已经出现很多病理变化。建立临床前期队列，对于研发PD早期诊断与早期预测的指标体系具有重要意义。

17.3.2.1 *LRRK2* 队列

LRRK2 基因是得到广泛关注的 PD 基因。特别值得注意的是，*LRRK2* 在白种人中的突变位点 G2019S 是致病性位点，而在中国人中 LRRK2 的突变位点 G2385R 和 R1628P 均为易感位点。中国帕金森病研究协作组前期的研究发现，G2385R 和 R1628P 与其他 PD 易感位点存在显著的累积效应。建立 *LRRK2* 队列可以利用基因易感性人群观察疾病自然进展过程，对于研究基因易感人群的发病机制与指标具有重要意义。

中国帕金森病研究协作组依托已经建立的全国多中心帕金森病患者队列和宣武医院建立的北京社区老年人前瞻性队列，对所有 DNA 临床样本的 LRRK2G2385R 和 R1628P 位点进行了筛查。针对携带 G2385R 和 R1628P 易感位点的 PD 患者与健康老年人，以及随机抽取的 *LRRK2* 阴性的患者与健康老年人对照，按照 PD 队列的规范化信息采集，结合健康人群的特殊情况，进行非运动症状、环境因素的标准化信息采集，包括睡眠、疲劳、抑郁、认知、便秘、心率变异、视觉、嗅觉以及可能对帕金森病发病产生影响的环境因素,并采集血液临床样本,用于研发可能的早期预测血液标志物,预期探索出不同的基因型、环境因素和非运动症状组合与帕金森病发病风险之间的相关性,以形成系统化的帕金森病早期诊断指标和风险预测研究。

17.3.2.2　RBD队列

RBD是比较特殊的PD临床前期人群:一方面,他们通常发病年龄较轻;另一方面,他们中大部分人都会转化为PD、多系统萎缩(MSA)、路易体痴呆(DLB)等神经退行性疾病,转化比例极高。此外,RBD患者必须通过多导睡眠图(PSG)检查进行确诊。因此,建立RBD队列最好是与睡眠中心合作,才能入组真正确诊的RBD患者。

由于RBD患者从确诊到出现神经退行性疾病可能会经过很长的时间,在建立RBD队列时,主要选取年龄大于50岁经多导睡眠图确诊的RBD患者,以缩短可能的随访时间。

全部RBD患者在入组时均符合美国睡眠医学学会2005年公布的第二版RBD诊断标准。在基线神经系统检查时,根据其是否合并其他神经系统疾病或有明确病因导致,区分为继发性RBD患者和IRBD患者。继发性RBD队列涵盖了在随访时已经出现神经退行性疾病的RBD患者,纳入患者的RBD症状出现时间需要符合在帕金森综合征核心运动症状(动作迟缓、静止性震颤、肌强直及步态障碍)出现或神经退行性疾病首次诊断前至少1年;涵盖以RBD症状作为早期表现的帕金森病(RBD-PD)、多系统萎缩(RBD-MSA)、路易体痴呆(RBD-DLB)等不同神经退行性疾病转化方向的患者。

所有进入研究的RBD患者,无论是否出现神经退行性疾病均进行标准化的神经系统检查和临床评估。所有RBD患者均要求停用苯二氮䓬类药物24 h以上以避免影响评估状态。以面对面应答方式采集人口学信息、环境因素、睡眠症状、用药史、罹患RBD或其他神经退行性疾病病史情况。采用统一帕金森病评定量表(UPDRS)、Hoehn-Yahr(H-Y)分期评价PD患者病情程度。对IRBD患者及多系统萎缩患者增加统一多系统萎缩评定量表(UMSARS)评定多系统萎缩相关症状。

在建立队列的同时,制订队列的随访方案,包括随访的间隔、随访的内容以及标准化的评价指标。需要注意的是,相关的宣传教育也是建立队列的重要内容之一,特别是一些还没有出现神经退行性疾病的高危人群或RBD患者往往对于疾病的了解和重视程度不够,不能按时进行随访,因此,在建立纵向队列的过程中,应对其开展必要的宣传教育。

17.4 帕金森病临床样本资源信息共享平台的建设

临床样本资源的利用与研发需要与临床信息紧密相连。PD队列建设伊始,中国帕金森病研究协作组就制定了规范化的临床样本编号与信息管理规范,由临床信息数据库管理员统一管理。所有的队列患者临床样本编号与临床编号一一对应。所有的临床样本资源与临床信息的使用通过统一的流程管理,并且协作组内成员完全可以通过申请开放使用。

临床样本资源和临床资料的使用需要先提交申请单,申请单中需要标明临床样本资源或临床资料的要求、项目的设计以及最终的产出。经过审批后,由数据管理员根据要求调取所有符合条件的临床样本编号,如果临床样本例数多于申请例数则随机抽取,如果某一临床样本量低于某一标准,则在临床样本获得补充之前不再接受使用申请。所有研究者在获取临床样本取得结果后,需将结果反馈至数据管理员处统一进行入库,随后才能调取相关临床资料进行进一步的研究分析。临床样本资源与临床数据的整合,为更多科研课题的产生与数据的挖掘奠定了坚实的基础。

17.5 小结与展望

帕金森病等神经退行性疾病在出现临床症状之前都存在相当长时间的临床前期,这也为进行干预并最终延缓甚至逆转疾病提供了可能。这一特征决定了帕金森病的核心临床科学问题是疾病的早诊早治,也决定了帕金森病建库过程中务必重点关注对于患者的长期随访。随访的长期性要求建库过程中必须做到样本种类、临床信息等采集的标准化、科学化和可预见性。随着多组学技术的出现和发展,随着帕金森病等神经退行性疾病队列和样本库的完善,人类可对帕金森病早诊早治的梦想必将实现。

参考文献

[1] Visanji N, Marras C. The relevance of pre-motor symptoms in Parkinson's disease [J]. Expert Rev Neurother,2015,15(10):1205-1217.

[2] Hernandez D G, Reed X, Singleton A B. Genetics in Parkinson disease:Mendelian versus non-Mendelian inheritance [J]. J Neurochem,2016,139(Suppl 1):59-74.

［3］ Postuma R B，Berg D，Stern M，et al. MDS clinical diagnostic criteria for Parkinson's disease ［J］. Mov Disord，2015，30(12)：1591-1601.

［4］ Berardelli A，Wenning G K，Antonini A，et al. EFNS/MDS-ES/ENS［corrected］ recommendations for the diagnosis of Parkinson's disease［J］. Eur J Neurol，2013，20(1)：16-34.

［5］ Pahwa R，Lyons K E. Early diagnosis of Parkinson's disease：recommendations from diagnostic clinical guidelines［J］. Am J Manag Care，2010，16(Suppl Implications)：S94-S99.

［6］ Weingarten C P，Sundman M H，Hickey P，et al. Neuroimaging of Parkinson's disease：Expanding views［J］. Neurosci Biobehav Rev，2015，59：16-52.

［7］ Xilouri M，Brekk O R，Stefanis L. Autophagy and alpha-synuclein：Relevance to Parkinson's disease and related synucleopathies［J］. Mov Disord，2016，31(2)：178-192.

［8］ Jimenez-Shahed J. A review of current and novel levodopa formulations for the treatment of Parkinson's disease［J］. Ther Deliv，2016，7(3)：179-191.

［9］ Falkenburger B H，Saridaki T，Dinter E. Cellular models for Parkinson's disease［J］. J Neurochem，2016，139(Suppl 1)：121-130.

［10］ Schirinzi T，Madeo G，Martella G，et al. Early synaptic dysfunction in Parkinson's disease：Insights from animal models［J］. Mov Disord，2016，31(6)：802-813.

［11］ Aron Badin R，Vadori M，Cozzi E，et al. Translational research for Parkinson's disease：The value of pre-clinical primate models［J］. Eur J Pharmacol，2015，759：118-126.

［12］ Pihlstrøm L，Morset K R，Grimstad E，et al. A cumulative genetic risk score predicts progression in Parkinson's disease［J］. Mov Disord，2016，31(4)：487-490.

［13］ Chikina M D，Gerald C P，Li X，et al. Low-variance RNAs identify Parkinson's disease molecular signature in blood［J］. Mov Disord，2015，30(6)：813-821.

［14］ Sharma S，Moon C S，Khogali A，et al. Biomarkers in Parkinson's disease (recent update)［J］. Neurochem Int，2013，63(3)：201-229.

［15］ Müller T. The safety of istradefylline for the treatment of Parkinson's disease［J］. Expert Opin Drug Saf，2015，14(5)：769-775.

［16］ Polymeropoulos M H，Lavedan C，Leroy E，et al. Mutation in the α-synuclein gene identified in families with Parkinson's disease［J］. Science，1997，276(5321)：2045-2047.

［17］ Verstraeten A，Theuns J，Van Broeckhoven C. Progress in unraveling the genetic etiology of Parkinson disease in a genomic era［J］. Trends Genet，2015，31(3)：140-149.

［18］ Hauser D N，Hastings T G. Mitochondrial dysfunction and oxidative stress in Parkinson's disease and monogenic parkinsonism［J］. Neurobiol Dis，2013，51：35-42.

［19］ Guardia-Laguarta C，Area-Gomez E，Schon E A，et al. A new role for α-synuclein in Parkinson's disease：Alteration of ER-mitochondrial communication［J］. Mov Disord，2015，30(8)：1026-1033.

［20］ Jiménez-Jiménez F J，Alonso-Navarro H，García-Martín E，et al. Cerebrospinal fluid biochemical studies in patients with Parkinson's disease：toward a potential search for biomarkers for this disease［J］. Front Cell Neurosci，2014，8：369.

［21］ Rakovic A，Seibler P，Klein C. iPS models of Parkin and PINK1［J］. Biochem Soc Trans，2015，43(2)：302-307.

［22］ Sekiyama K，Takamatsu Y，Waragai M，et al. Role of genomics in translational research for Parkinson's disease［J］. Biochem Biophys Res Commun，2014，452(2)：226-235.

［23］ Trinh J，Farrer M. Advances in the genetics of Parkinson disease［J］. Nat Rev Neurol，2013，9

(8):445-454.

[24] Howell M J, Schenck C H. Rapid eye movement sleep behavior disorder and neurodegenerative disease[J]. JAMA Neurol, 2015,72(6):707-712.

[25] Iranzo A, Santamaria J, Tolosa E. The clinical and pathophysiological relevance of REM sleep behavior disorder in neurodegenerative diseases [J]. Sleep Med Rev, 2009,13(6):385-401.

[26] Reijs B L, Teunissen C E, Goncharenko N, et al. The central biobank and Virtual Biobank of BIOMARKAPD: A resource for studies on neurodegenerative diseases [J]. Front Neurol, 2015, 6:216.

[27] Riley B E, Gardai S J, Emig-Agius D, et al. Systems-based analyses of brain regions functionally impacted in Parkinson's disease reveals underlying causal mechanisms [J]. PLoS One, 2014,9 (8):e102909.

[28] Freedman D M, Wu J, Chen H, et al. Associations between cancer and Parkinson's disease in U. S. elderly adults [J]. Int J Epidemiol, 2016,45(3):741-751.

[29] Liu B, Chen H, Fang F, et al. Early-Life Factors and Risk of Parkinson's Disease: a register-based cohort study[J]. PLoS One, 2016,11(4):e0152841.

[30] Egeberg A, Hansen P R, Gislason G H, et al. Exploring the Association Between Rosacea and Parkinson Disease: a Danish nationwide cohort study[J]. JAMA Neurol, 2016,73(5):529-534.

[31] Leidinger P, Backes C, Deutscher S, et al. A blood based 12-miRNA signature of Alzheimer disease patients [J]. Genome Biol, 2013,14(7):R78.

[32] Cai Y, Liu S, Sothern R B, et al. Expression of clock genes Per1 and Bmal1 in total leukocytes in health and Parkinson's disease[J]. Eur J Neurol, 2010,17(4):550-554.

18 精神疾病样本库

精神疾病的发生、发展及转归与各种生物、心理及社会因素相关,其中生物学因素是最重要的物质基础。精神疾病的生物学研究起步于20世纪50年代第一个抗精神病药物氯丙嗪的发现。虽然研究的脚步从未停止,但是多数精神疾病仍然病因不明、机制不清,精神疾病仍是按症状学分类,因此多被冠以"障碍"之名。本章主要介绍了精神疾病临床生物样本库的建设与相关研究,包括脑功能与形态学研究、流行病学与分子流行病学研究及基因组学研究等,并介绍了有代表性的精神疾病临床生物样本库及其特殊之处,同时讨论了精神疾病精准医学面临的困境,希望能为相关研究及建设提供参考。

18.1 概述

精神疾病也称精神障碍,是指在各种生物学、心理学及社会环境的影响下,大脑功能活动发生紊乱,导致认知、情感、意识行为等精神活动发生不同程度障碍的疾病。虽然定义中首先提到的是"生物学"因素,但目前绝大部分精神疾病的生物学基础尚未阐明,仍然是按症状学分类,因此大部分精神疾病仍然冠以障碍之名。

精神疾病是公共卫生领域面临的一个巨大挑战,但相关基础研究尚比较滞后。2005年,我国4省18岁以上精神疾病流行病学调查[1]显示,精神疾病一个月总时点患病率为17.5%,总终生患病率为20%。其中,情感障碍患病率为6.1%,焦虑障碍为5.6%,物质相关障碍为5.9%,精神病性障碍为1.0%。据中国疾病预防控制中心2010年初公布的数据显示:我国各类精神疾病患者人数在1亿以上,严重精神疾病患者人数超过1 600万。全球疾病负担(Global Burden of Disease)研究指出[2],在所有疾病中,精神疾病是引起伤残所致健康生命年损失（years of life lost，YLL）的主要原因之一。1990—2013 年间，我国精神神经疾病的疾病负担占全球全部伤残调整生命年（disability-adjusted life year，DALY）的 17%，占国内疾病总负担的 20%，排名首位。据世界卫生组织估计，全球每年有超过 80 万人自杀，而几乎所有的自杀行为都与精神疾病相关。精神疾病的影响如此之大，只有更有效地预防、诊断和治疗精神疾病，才可能提高人们的整体健康水平。

然而一个严峻的事实是，精神疾病的病因与机制仍未完全阐明，该领域的基础研究相对滞后，一般认为是基因与环境交互作用的结果。继承转化医学衣钵的精准医学通过综合分析患者的表型与基因型资料，探寻疾病的分子生物学本质，对疾病进行精确分型和准确治疗，为精神疾病基础研究指明了方向。而精准医学研究需要海量临床数据与优质临床样本为依托。整合精神疾病资源的标准化临床数据库和临床样本库作为相关研究的基础平台，可以集中保存大量不可再生的优质研究资源，为阐明精神疾病的病因与机制，提高精神疾病基础研究成果的转化速度，更好地防治精神疾病，促进国民健康，推动医药创新发挥不可替代的作用。

18.2 精神疾病样本库的建设与研究现状

随着对精神疾病发生发展规律认识的不断加深，精神疾病的病因、发病机制及预后等研究都或多或少需要考虑生物学因素，临床样本的质量直接影响此类研究的结果。而临床样本库是保障临床数据与样本存储安全与质量的必要设施。本节将结合精神疾病相关研究，介绍相关临床样本库的建设与应用情况（见表 18-1），主要包括大脑形态与功能研究、精神疾病流行病学与分子流行病学研究以及基因组学研究。

表 18-1　部分精神疾病相关临床样本库

临床样本库	英文名	网址	主要研究方向
荷兰脑库	Netherlands Brain Bank	www. brainbank. nl	痴呆
中国人脑库中心	Chinese Brain Bank Center, CBBC	www. cbbcnet. org. cn	神经疾病
SchizConnect	SchizConnect	www. schizconnect. org	精神分裂症

（续表）

临床样本库	英文名	网址	主要研究方向
全球阿尔茨海默病协会互动网络	the Global Alzheimer's Association Interactive Network，GAAIN	www. gaain. org	阿尔茨海默病
正常人脑影像数据库	Brain Images of Normal Subjects，BRAINS	www. brainsimagebank. ac. uk	正常脑组织
英国生物样本库	UK Biobank	www. ukbiobank. ac. uk	超大型人口库
中国慢性病前瞻性研究	China Kadoorie Biobank，CKB	www. ckbiobank. org/site	超大型人口库
孤独症遗传资源交流数据库	the Autism Genetic Resource Exchange，AGRE	agre. autismspeaks. org	孤独症
北京精神疾病临床数据和样本资源库	Beijing Biobank of Clinical Resources—Mental Disorders，BBCR-MD	www. beijingbiobank. cn/（北京重大疾病临床数据和样本资源库）	重性精神疾病
梅奥双相障碍临床样本库	Mayo Clinic Bipolar Biobank	www. mayo. edu/research/centers-programs/bipolar-disorder-biobank/overview	双相情感障碍

18.2.1 大脑的形态与功能研究

18.2.1.1 脑库

大脑是精神世界的载体，精神疾病的发生发展与其关系紧密，精神疾病的研究离不开脑的研究。储存各种大脑样本的脑库在研究过程中发挥了非常重要的作用。世界范围内，建设及应用较好的人脑库主要集中在美国、日本、加拿大、荷兰等欧美发达国家，如荷兰脑库（Netherlands Brain Bank）、瑞典脑库（Huddinge Brain Bank）及美国哈佛大学医学院脑库（The Harvard Brain Tissue Resource Center）等。由于大脑本身及收集程序的特殊性，脑库从建立到形成一定规模，一般要经过 10 年左右的时间。

早在 1985 年，荷兰已开始人脑库的建设，目前拥有种类最全面的人类大脑样本，捐赠者包括精神神经疾病患者及正常人。该脑库最初仅收集阿尔茨海默病患者大脑，截至 2015 年 12 月 31 日，共收集了 4 003 位捐赠者的大脑样本，其中痴呆样本占 26%。荷兰脑库取脑速度很快,在捐赠者死亡后 4~10 h 内完成尸体解剖,尽量使离体大脑接近生前状态。该脑库中还记录有捐赠者详细的生前信息。2009 年及以后,荷兰脑库每年向世界范围内 100 个左右的大学、研究组织及制药公司提供过脑组织,仅 2012 年就对外提供了 4 678 份脑组织。我国也有研究者从该脑库申请脑组织用于研究。2012 年新增注册捐赠者 2 702 名,其中包括各类精神疾病患者 125 名。2008—2012 年间,利用该脑库脑组织发表的论文达 470 篇。

精神疾病是荷兰脑库的研究重点之一。该脑库的创建者,荷兰大脑研究学院院长 Dick F. Swaab 教授很早便开始了对不同性取向大脑差异的研究,于 1990 年首次发现男性同性恋视交叉上核(suprachiasmatic nucleus,SCN)体积的变化[3]。他们对比了 10 例男性同性恋者及 18 例男性异性恋者,发现同性恋者视交叉上核体积为异性恋者的 1.7 倍,该区域很多细胞体积甚至增大至对照组的 2.1 倍,而在与视交叉上核紧密相邻的下丘脑核团——性别区分核团(sexually dimorphic nucleus,SDN)却并未发现上述变化。该研究是对通常认为的男性同性恋者具有女性化大脑这一认识的否定。他们后续又进行了相关动物试验,上述研究结果在药物干扰的雄鼠脑内得到了很好的验证,其结果支持性取向在大脑发育早期便已形成的假说[4]。目前认为同性恋者的脑结构在发育早期即与异性恋者不同,同性、异性或双性恋的性取向问题及性别认同的信念在胎儿及新生儿时期便已发展完成,不同性取向的人群在其性别分化的过程中出现了很多大脑结构与功能的差别[5],是后天不可选择也无法改变的素质因素。虽然同性恋本身早已不在精神疾病范畴,但与同性恋相关的精神心理及社会问题依然存在,Dick F. Swaab 教授的研究让人们对同性恋的生物学基础有了更深入的理解,在看待同性恋问题上有了更广阔的视角。

中国人脑库中心(Chinese Brain Bank Center,CBBC)筹建于 2007 年,由华中科技大学同济医学院法医学系和中南民族大学武汉神经科学和神经工程研究所联合管理和运作。中国人脑库中心的主要管理人员在荷兰脑库工作多年,对脑库的管理运作有一定的经验。该中心每年可以收集包括脑损伤、中毒、自杀、抑郁症、糖尿病和高血压等人脑 200 例左右,已支持包括国家 973 计划项目、国家 863 计划项目、国家自然科学基金项目、国际合作项目和省部级项目等多项课题。我国人脑库建设尚处于起始阶段,首都医科大学王晓民教授在 2014 年 4 月举办的“中国人脑组织库建设国际研讨会”[6]上指出:“人体器官,特别是脑捐献在我国尚无完整的相关国家立法,中国人脑组织库建设缺乏专业团队、国内联盟和国际接轨，尚未形成行业操作标准和专业性的目标与计划，尤其缺乏基金和项目支撑。他提出，政府、学术领域和社群阶层必须针对这些障碍在人才培养、团体建设、课题研究和项目资助等方面创立有效机制，推动脑组织库建设与研究。"

18.2.1.2 大脑影像学数据库

人脑组织研究几乎均为死后尸检，有很大局限性。结果的验证只能靠动物试验，这可能无法完全真实地反应人脑生前的状态。而影像学研究则可以弥补其不足。特定脑区的影像学改变或功能影像学改变也可以作为精神疾病的生物标志物。2016 年 1 月，*NeuroImage* 杂志出版了一本合集（第 124 卷 B 部分）专门介绍了 34 个影像资料库，几乎涉及大部分的精神神经类疾病，其中包含专门针对精神疾病如精神分裂症（SchizConnect 数据库）及阿尔茨海默病的数据库。

SchizConnect 数据库[7]的数据来源于加州大学欧文分校、心智研究网络及西北大学范伯格医学院，其软件系统由南加利福尼亚大学信息科学研究院开发。该数据库最初有 1 129 位受试者的信息，这些数据可以从其网站获得。在这些受试者中，有 1 029 位有扫描数据，包括结构磁共振成像（MRI）、静息状态下的功能性磁共振成像（fMRI）、任务下功能磁共振成像及弥散磁共振成像（dMRI）。SchizConnect 数据库同时也提供人口统计学、心理学评估和临床评定资料。截至 2016 年 5 月 9 日，SchizConnect 数据库共有 154 位注册用户以及 198 次下载。目前，该库中不仅包含精神分裂症患者的数据，还包含分裂情感性精神病及双相情感障碍等患者的数据。

全球阿尔茨海默病协会互动网络（the Global Alzheimer's Association Interactive Network，GAAIN）[8]由美国阿尔茨海默病协会及美国国立卫生研究院（National Institutes of Health，NIH）资助，其主要目标是为存储于世界各地的阿尔茨海默病相关数据库建立一个能够共享的虚拟社区。将神经影像学、人口学、遗传学及生物学数据集成在一起，同时尊重现有数据的拥有者，在其界定的范围内有限地共享数据。GAAIN 目前拥有 371 353 位参与者的资料，数据来源于全球 22 个合作伙伴。虽然目前 GAAIN 仅支持共享和导出影像学测量扫描数据，但是其未来的重点是将神经影像学和遗传数据的分析工具和资源提供给其数据合作伙伴。由此导出的数据将被存储在网络中并提供给研究人员，研究人员可以进一步将获得的数据与自己的研究进行整合，以获得新的发现。

研究过程中将正常人脑数据作为对照必不可少。BRAINS 是爱丁堡大学建立的一个正常人脑影像数据库[9]，目的是提供不同年龄正常人的大脑结构数据，同时提供个人完整的临床信息。如果是新生儿，则有亲代孕期数据。儿童和成人则有一般人口信息、社会经济数据、教育、医疗及认知测试结果等。其中也有患有躯体疾病如高血压的老年人的数据。Imagebank 数据库可以进行自定义搜索，该数据库的数据可以用来与患者的脑结构进行对比，以期发现新的病理学变化，或者仅是作为实验中的对照组。该数据库未来也会增加功能性磁共振成像（fMRI）等数据。

18.2.2 精神疾病的流行病学与分子流行病学研究

精神疾病的病因学研究离不开大规模、长期性的流行病学研究，结合生物学检测的分子流行病学研究是经典流行病学研究的重要补充。后者是在流行病学研究中除了调查人群家族史、饮食、生活习惯等信息外，同时收集临床样本进行分子生物学研究。研究过程中建立完善的精神疾病登记报告网络和系统的登记监测，为追溯精神疾病发病可能的原因进行系统研究，可协助寻找精神疾病的高危因素。在此过程中定期采集留存临床样本建立临床样本库，将为深入揭示精神疾病的内在分子生物学机制提供重要线索。

18.2.2.1 英国生物样本库

英国生物样本库（UK Biobank）在上述研究领域处于领先地位，它是一个长期的前瞻性流行病学研究临床样本库，招募了在英格兰、苏格兰和威尔士生活的 50 万人，这些人在 40～69 岁时加入了该研究。参与者在分布于英国各地的 22 个评估中心进行登记，签署知情同意书后详细记录健康状况和生活方式，进行体格检查并捐献血液、尿液和唾液。生物样本被长期存储并应用于广泛的分析。其资源开放给世界范围内所有有资质的研究者、学术机构和企业，这将有益于提高未来几代人的健康[10]。

利用这个巨大的流行病学临床样本库开展的精神疾病流行病学及分子流行病学研究样本量均在 10 万例以上。其中一项包含 172 751 位受试者的研究显示，仅各类抑郁障碍的终身患病率便达到惊人的 25.8%，但研究者认为由于其采用自我报告的调查方式、使用较为宽松的诊断标准及数据来源的特殊性，其结果并不适合外推至整个人群[11]。认知缺损是精神疾病研究的主要问题之一。另一项纳入 143 828 例受试者的研究发现，服用精神疾病药物的抑郁及双相情感障碍患者伴有认知执行功能缺损[12]，但该研究发现认知缺损与精神疾病药物的应用及疾病发作时的精神症状存在明显的交互作用，因此建议在进行相关研究时调整上述因素的影响。此外，一项包含 112 151 例受试者的研究[13]发现，认知测试得分与精神和躯体健康相关特征具有显著的遗传相关性。所测查的精神疾病包含阿尔茨海默病、精神分裂症、孤独症及抑郁症等。这些研究结果表明，认知能力缺损和许多人类的心理和生理疾病之间存在相当程度的基因重叠，可以用来预测受试者的表型变异。英国生物样本库已经将其部分人群测序结果开放，该项目将惠及全球的研究者，其在精神疾病研究方面的价值重大。

18.2.2.2 中国慢性病前瞻性研究

中国慢性病前瞻性研究(China Kadoorie Biobank，CKB)是中国医学科学院与英国牛津大学联合开展的慢性病国际合作项目，于 2004 年起在中国 10 个省份开展工作，共涉及 51 万余人，持续时间为 15～20 年。该研究旨在通过建立基于血液的基础健康数据库，从遗传、环境和生活方式等多个环节深入研究危害国人健康的各类重大慢性病（如脑卒中、冠心病、癌症、糖尿病、高血压等)的致病因素、发病机制及流行规律和趋势，为制定有效的慢性病预防和控制对策，开发新的治疗和干预手段提供科学依据。这是一项多因素、多病种、多学科合作的大规模慢性病病因流行病学研究，也是目前世界上最大的涉及长期保存临床样本的前瞻性人群队列研究之一。

在对研究人群进行流行病学调查的同时，中国慢性病前瞻性研究也保存了大量的临床样本。目前，共保存约 210 万份血液相关样本，约 10 万份尿液样本，以及近 30 万份 DNA 样本。临床样本由慢性病前瞻性研究中国生物样本库及英国牛津大学临床试验研究中心生物样本库共同管理和保存，实现同一调查对象临床样本的异地异库管理，其中 DNA 样本全部由中方保存和管理。随着每 5 年 1 次随访调查及科学研究的开展，将会有更多的临床样本进入，更多的检测将在这个大型生物样本库中开展[14]。该研究同样涉及精神疾病，但其中精神疾病患者检出相对较少。基线调查结果显示，在 512 891 位被调查者中，近 1 年内符合抑郁症诊断者为 3 281 例，患病率仅为 6.4‰[15]，与其他流行病学研究[1]相差较大，其原因可能是参考的诊断标准及所用诊断工具不同。上述患者躯体化症状较为明显，以体重改变、睡眠紊乱和精力丧失为主，另检出广泛性焦虑障碍 677 例[16]，调查发现农村、女性、未在婚状态、低教育程度以及低家庭收入等人群中广泛性焦虑障碍患病率较高。目前，尚未见关于精神分裂症、双相情感障碍等疾病的研究报告。

18.2.3　精神疾病的基因组学研究

准确的个体全基因组数据是精准医学的基础。自基因组学研究开始以来,寻找精神疾病相关易感基因的研究如火如荼,利用全基因组连锁分析及全基因组测序获得了很多重要发现。一般认为,样本量是该类研究阳性发现的重要甚至决定性因素。但是有些研究即使受试者超过万例仍然可能无法获得阳性结果,究其原因可能是因为精神疾病仍然是按症状分类,因而同类疾病具有很大的生物学异质性。目前已经建立临床生物样本库的机构在未来的研究中将可提供大规模的全基因组研究数据,利用这些数据将能发现更多有价值的精神疾病相关基因,协助开发出精神疾病诊断和预测的基因手段及真正有针对性的个体化治疗方法。

18.2.3.1　抑郁症的全基因组测序

由牛津大学、弗吉尼亚联邦大学、中国医学科学院、华大基因、复旦大学、华东师范大学和中国50多家医院组成的国际联盟(CONVERGE)进行的抑郁症全基因组分析揭示了与重度抑郁症密切相关的两个遗传变异位点[17],研究成果发表于 *Nature* 杂志。CONVERGE研究共纳入5 303名中国汉族女性重度抑郁症患者及5 337名对照。分析结果发现的两个抑郁症相关突变部位都位于10号染色体上。一个突变发生于去乙酰化酶系统主要基因之一的 sirtuin 1(*SIRT1*)基因,另外一个是磷酸赖氨酸磷酸组氨酸无机焦磷酸性磷酸酶(phospholysine phosphohistidine inorganic pyrophosphate phosphatase, *LHPP*)基因的一个内含子。SIRT1是线粒体内重要的蛋白酶,在细胞存活与代谢等过程中起调节作用。*LHPP* 基因的产物是一种磷酸酶,具有广泛的底物特异性(http://www.uniprot.org/uniprot/Q3B8E3)。上述结果在另外的混合性别的3 231名抑郁症患者及3 186名对照组中得到了很好的验证。之后,有学者[18]在抑郁症动物模型中证实,慢性应激降低海马齿状回 SIRT1 的活性,抑制海马 SIRT1 的功能导致抑郁样行为增加。相反,SIRT1 活化阻断抑郁症相关树突萎缩的发展。未来,*SIRT1* 的表达水平可能作为筛选抑郁症的一种生物指标,也可能成为抗抑郁药物研发的靶点之一。

18.2.3.2　精神分裂症的全基因组关联分析

在所有精神疾病中,精神分裂症的遗传度相对较高。精神卫生基因组协会精神分裂症组(Schizophrenia Working Group of the Psychiatric Genomics Consortium)这一国际合作组织对 36 989 名精神分裂症患者及 113 075 名对照进行了 GWAS 研究[19]，共发现 108 个可能与精神分裂症相关的遗传位点，其中 83 个是此前没有发现的，该成果同样发表于 *Nature* 杂志。本研究对理解精神分裂症的病因提供了全新的视角。多巴胺 D2 受体与一些谷氨酸能突触传递基因的关联可能成为潜在的治疗方向，也符合目前主流的精神病理学假说。同一研究组后续的动物试验证实，上述基因在皮质及纹状体有丰富表达。该研究还支持免疫系统与精神分裂症之间有联系的推测。

18.2.3.3 孤独症的全基因组测序

孤独症之声（Autism Speaks）是北美最大的孤独症科学与宣传机构，致力于资助与孤独症病因、预防、治疗等相关的生物医学研究，建立了孤独症遗传资源交流数据库（the Autism Genetic Resource Exchange，AGRE）。2011 年与多个国际研究机构发起了针对孤独症遗传学和基因组学的"10 000 个孤独症基因组研究计划"项目。截至 2016 年 3 月，已完成近 7 000 例全基因组测序，其中 5 000 余例的数据已经开放，包括 2 623 位孤独症患者及 2 577 位家属。已有来自 9 个不同国家的 40 个研究机构提出申请并获得了使用许可。该项目最终将上传至少 10 000 个孤独症基因组。此项目得到的全基因组序列信息，将是孤独症研究和遗传学研究领域中非常宝贵的资源。

该计划中一项研究[20]对来自 85 个家庭的 170 名孤独症患者及双亲（父母与两个孤独症患儿）进行了全基因组测序。发现 69.4% 的兄弟姐妹在已知的孤独症相关基因变异上几乎没有重叠，共享相同孤独症相关基因变异的比例不足 1/3。这意味着人们不应像普通的诊断基因检测那样只是寻找具有孤独症风险的基因，而是需要对每个个体的基因组进行完整评估，以确定如何最好地利用遗传资源开展精准治疗。

18.3　精神疾病样本库的特色

与其他疾病的临床样本库相比，精神疾病样本库有自身的独特之处。一点是理想的精神疾病样本库应该包含受试者信息资料库、脑库、影像资料库及体液库等。然而脑库的建设需要病理科及解剖专业人员的参与，因此不在一般精神专科医院能力范围之内；影像资料库及体液库建设的操作性相对容易。另一点与其他疾病有很大不同的是精神疾病患者《知情同意书》的签署（详见 18.3.2.1）。不论收集何种临床样本，与受试者相关的临床资料必须完备，即需要完整的信息资料库。因现行现象学的诊断框架，要求精神疾病样本库记录较其他疾病丰富得多的临床资料才能满足研究所需。标准化的精神疾病临床数据库和样本资源库作为基础研究的重要平台，能够缩短基础研究成果转化的时间周期，为精神疾病的精准医学研究保存不可再生资源，最终达到促进精神健康的目标。

18.3.1 精神疾病专科临床样本库介绍

18.3.1.1 北京精神疾病临床数据和样本资源库

2009年，由北京市科委出资，在首都医科大学的领导下，北京精神疾病临床数据和样本资源库建设项目立项，为北京重大疾病临床数据和样本资源库（Beijing Biobank of Clinical Resources，BBCR）成员之一[21]。在经过一系列前期准备后，北京精神疾病临床数据和样本资源库于2012年正式纳入受试者，最初以抑郁症为主要研究对象，目前受试者包括抑郁症、双相情感障碍、精神分裂症、焦虑症、精神疾病高危人群及正常对照。自2014年开始，北京精神疾病临床数据和样本资源库开展多中心临床样本库建设，除首都医科大学附属北京安定医院外，还包括北京地区三家精神专科医院：北京市朝阳区第三医院、北京市大兴区精神病医院和北京市海淀区精神卫生防治院。截至2016年5月共入组受试者近6 000例，储存临床样本近50 000份。精神疾病样本库目前的临床样本类型包括血清、血浆、红细胞、白细胞及DNA，未来还将收集尿液、毛发、粪便相关临床样本。

18.3.1.2 梅奥双相障碍临床样本库

梅奥双相障碍临床样本库[22]始建于2009年，至2014年9月共纳入1 363名受试者，为单病种临床样本库。其主要协作单位包括辛辛那提大学和明尼苏达大学的林德纳中心，每一个协作单位均经过了该机构的审查通过。受试者的年龄在18~80岁之间，经《精神障碍诊断与统计手册》第4版修订本（DSM-IV-TR）诊断为Ⅰ型或Ⅱ型双相情感障碍，排除其他精神障碍及目前有自杀意念者。该临床样本库非常注重知情同意的签署，在《知情同意书》签署后还伴随一个是否理解知情同意的跟踪调查，以确保受试者理解了知情同意的关键内容。目前该临床样本库以Ⅰ型双相情感障碍为主，占69.0％，Ⅱ型双相情感障碍占29.2％，其余1.8％为分裂情感障碍双相型。该临床样本库为双相情感障碍生物标志物的探索奠定了一定的基础。

18.3.2　精神疾病样本库的特色

18.3.2.1　知情同意

《知情同意书》是保护受试者权益的必要文件,因精神疾病患者本身的特点,在签署《知情同意书》的过程中,精神病学的研究者们面临的伦理困境较其他研究人员更严峻。一般认为,大部分精神障碍患者能够理解设计良好的《知情同意书》的内容,可以自行签署知情同意,但实际操作中能否仅让患者签署《知情同意书》仍存在争议。《中华人民共和国精神卫生法》(以下简称《精神卫生法》)自 2013 年 5 月 1 日起施行,其适用范围是:在中华人民共和国境内开展维护和增进公民心理健康、预防和治疗精神疾病、促进精神疾病患者康复的活动。因此,精神疾病临床样本库的建设与研究工作也必然受到该法律的约束。但是,《精神卫生法》并未对精神疾病的科研工作进行详细规定,研究人员只能参考第四十三条对实验性临床医疗的规定:"应当向患者或者其监护人告知医疗风险、替代医疗方案等情况,并取得患者的书面同意;无法取得患者意见的,应当取得其监护人的书面同意,并经本医疗机构伦理委员会批准"。由此可见,在精神疾病的研究过程中,签署知情同意不仅是伦理问题,还是法律问题。

虽然科学研究十分必要,但受试者并非必须参加,如果参加必须做好知情同意。急性期及有部分残留症状的精神疾病患者能否自行签署研究性《知情同意书》也无定论。知情同意签署的最高标准是受试者及监护人均签字,并签署双方的关系,但对精神疾病患者而言,执行这一标准困难重重。

18.3.2.2　精神疾病临床样本库的信息系统建设

信息系统对任何种类的临床样本库而言都是重中之重。精神疾病临床样本库的信息系统又有别于其他临床样本库,内容更为丰富。因为按照现行的标准,症状是精神疾病诊断、严重程度评定及预后判断的基础。首先,为了确定诊断,需要使用相应的诊断工具,即使经过培训的精神科专业人员使用相对简单的诊断工具也需要耗时15~20 min 才能完成 1 例精神疾病的诊断与鉴别诊断。其次,研究中对症状、治疗效果、不良反应、社会功能、认知功能的评估均需要使用各种量表,这样可以使各个研究人员获得的结果达到更好的一致性,需要获取的信息量非常大。

北京精神疾病临床数据和临床样本资源库信息系统,按照研究计划将与首都医科大学附属北京安定医院院内信息系统联网,院内联网能够避免基本信息重复录入及部分随访问题,理想的状态是联网后参与研究的患者就诊时能够在疾病库的信息系统中有所提示。目前,所能获得的主要信息为基本人口学资料,很多科研所需信息无法直接从医疗信息系统中获取,尤其是症状与认知功能评估的结果,因临床路径中所采用的检测及检查与科研差异较大。未来需要研究如何将临床工作与科学研究相结合,达到信息系统的临床、科研一体化。

精神疾病标准化数据集的编制为临床、科研一体化建设奠定了基础。精神疾病库采用标准的结构、标准的编码及术语,对科研所需条目进行统一的标识、编码和定义,编写了精神疾病标准化数据元字典。整合了临床诊疗信息、辅助检查结果及随访评价等临床及科研相关信息。该信息系统导出的科研信息为 Excel 格式,方便与统计软件对接。标准化的数据格式有助于实现不同研究中心的数据整合与分析,减少研究中数据定义不统一产生的误导,推动合作研究的开展。

18.4 精神疾病样本库的发展方向与需求

目前,对大部分疾病来说,精准医学还仅仅是一个宏伟的计划,对精神疾病而言甚至只是一个口号,全世界也都处于探索阶段,其实现是一项极为复杂的系统工程,需要将基础研究和临床相结合,需要医学、社会学、信息技术等多学科的合作。美国国立精神卫生研究所(National Institute of Mental Health,NIMH)战略研究计划中的研究领域标准(Research Domain Criteria,RDoC)项目(详见 18.4.3),涵盖了精神病理学相关的心理与生物研究,重点为精神疾病发生发展的遗传与神经生物学机制[23],为相关研究指明了方向,被誉为精神病学领域的精准医学研究[24]。

人类的健康与疾病受复杂的多因素综合影响,而每一种疾病反映到每个患者个体时又会有不同的表现。精神疾病患者还受到心理及社会因素影响,表现更加复杂多变,其发病基因的精准定位困难重重。真正达到针对每一种精神疾病的"精准"可能还需要几代人的不懈努力。而且一般认为精神疾病为多基因共同作用,多基因病的研究样本需求量很大。欲获得足够的样本量或举全国之力如英国生物样本库与中国慢性病前瞻性研究样本库,或通过国际合作如抑郁症研究国际联盟与精神卫生基因组协会等。整合临床信息与样本的临床样本库在实现精准医学的过程中将发挥不可估量的作用。未来,精神疾病样本库需要更加精细化、专业化的管理与政府不断增加投入。

18.4.1 精神疾病样本库的建立和维护需要专业化组织

精神疾病样本库需要构建完善的研究队列,进行长期的跟踪随访,使临床样本库的规模不断扩大。由于临床样本的利用对精神疾病病因识别、诊断及治疗影响巨大,未来精神疾病样本库的建立和运行维护需要专业组织参与,因为只有专业的组织和机构才能提供高质量的服务,与临床及基础研究人员更为密切地合作,也只有专业的组织机构才能给受试者应有的完整的隐私保护。精神疾病样本库本身及其工作人员需要接受专业认证,应该能够掌握并遵循国际公认的临床样本库相关最佳实践指南要求,接受伦理委员会、学术委员会等各方的监督,并持续改进自身的工作,这样才能更好地为精神病学研究做出自身的贡献。

18.4.2 精神疾病样本库需要政府增加投入

临床样本库是精准医学研究必需的基础设施,需要大量的人力、物力与财力投入,而全世界各个国家对精神卫生领域的投入都相对较少。有学者曾将美国及欧盟的精神卫生投入与对肿瘤的投入进行比较。2013 年,美国国立卫生研究院在肿瘤方面投入的科研经费达到了 53 亿美元,可是在整个精神卫生方面的总投入却只有 22 亿美元。欧盟每年在精神卫生方面的投入大约为 5 430 万欧元,而给肿瘤研究工作投入的科研经费却高达 2.05 亿欧元[25]。如果政府对精神卫生的投入达到对肿瘤投入的数量,相信精神卫生领域的科研工作者们也能发现如肿瘤一样多的精神疾病生物标志物,为精神疾病的精准医学夯实基础。

18.4.3 精神疾病的精准医学

迄今为止,对于任何精神疾病均未发现有经过严格测试的、重现性好的、临床可操作的生物标志物。遗传研究的结果仅能用于风险评估,无法用于诊断疾病;神经影像学检查结果报告的是群组变化,反应不出个体差异;而代谢研究的结果同样没有特殊性[24]。焦虑障碍相关研究发现,诊断为创伤后应激障碍的患者可能并非发病于强烈的惊吓反应,表明目前可能是将生物学基础不同的两种疾病归为一类了[26]。精神疾病基因组协会跨疾病研究组(Cross-Disorder Working Group of the Psychiatric Genomics Consortium)研究发现,双相障碍、抑郁障碍、精神分裂症、孤独症谱系障碍及注意缺陷多动障碍 5 种主要精神疾病之间的遗传风险因素存在重叠[27]，因此也可能是将相同生物学基础的疾病分到了不同种类。研究人员可以改善每一个现有研究模式的精细程度，但可能永远也无法发现一个以症状为诊断基础的精神疾病生物标志物，因为这些诊断类别不是依据生物有效性设置的[28]。

2009 年，美国国立精神卫生研究所设立了研究领域标准项目，要求研究者们不要再狭隘地围绕现有诊断分类标准设计研究项目，而是以精神疾病的症状为重要的出发点，关注具有认知有效性和生物有效性的研究领域标准系统或研究领域标准维度，综合性地研究精神疾病的生物学和行为学机制，为建立精神病理学客观评价的方法奠定基础。为了真正让研究领域标准项目发挥作用，美国国立精神卫生研究所已经开始从 5 个研究领域做出努力，广泛发动如基因、影像及认知科学等学科的研究人员，从各种角度、各个水平完善其诊断框架。研究领域标准项目试图通过深入了解精神疾病的生物学和社会心理学机制，建立一种全新的诊断体系，可能会改变现有按精神症状分类的诊断系统，最终实现精神疾病的精准医学[24]。在此过程中，精神疾病样本库采集的临床数据与样本必然发挥不可或缺的作用。

18.5　小结与展望

随着各种生物学研究方法的推陈出新，精神疾病的研究也从中获益良多。世界各地脑库从最初只关注痴呆等神经疾病，也已逐渐提高了对精神疾病的关注，相关流行病学与分子流行病学及基因组学研究也有非常重要的发现。在达成精神疾病药物、心理、物理等方式的综合治疗之前，精神疾病患者经历了漫长的等待，付出了惨重的代价。在上述进步过程中精神疾病的生物学基础研究起到了不可或缺的作用。然而，时至今日，精神疾病的分类与诊断依然是靠对临床表现的观察，缺乏相应生物学指标；严重程度及治疗效果的评估是靠各种心理问卷，缺少客观标准；治疗方法的选择与医生的习惯及患者的主观意愿关系密切，无法做到既疗效最佳，又避免不良反应。精神疾病的精确诊断、客观评估、精准治疗仍任重而道远。

参考文献

[1] Phillips M R, Zhang J, Shi Q, et al. Prevalence, treatment, and associated disability of mental

disorders in four provinces in China during 2001-05：an epidemiological survey［J］．Lancet，2009，3739680：2041-2053．

［2］ GBD 2013 Mortality and Causes of Death Collaborators．Global，regional，and national age-sex specific all-cause and cause-specific mortality for 240 causes of death，1990-2013：a systematic analysis for the Global Burden of Disease Study 2013［J］．Lancet，2015，385(9963)：117-171．

［3］ Swaab D F，Hofman M A．An enlarged suprachiasmatic nucleus in homosexual men［J］．Brain Res，1990，537：141-148．

［4］ Swaab D F，Slob A K，Houtsmuller E J，et al．Increased number of vasopressin neurons in the suprachiasmatic nucleus (SCN) of "bisexual" adult male rats following perinatal treatment with the aromatase blocker ATD［J］．Dev Brain Res，1995，85：273-279．

［5］ Swaab D F．Sexual differentiation of the brain and behavior［J］．Best Pract Res Clin Endocrinol Metab，2007，21(3)：431-444．

［6］ 胡霞，马超，包爱民，等．中国人脑组织库建设［J］．国际学术动态，2015，2(2)：24-25．

［7］ Wang L，Alpert K I，Calhoun V D，et al．SchizConnect：Mediating neuroimaging databases on schizophrenia and related disorders for large-scale integration［J］．Neuroimage，2016，124(Pt B)：1155-1167．

［8］ Neu S C，Crawford K L，Toga A W．Sharing data in the global Alzheimer's association interactive network［J］．Neuroimage，2016，124(Pt B)：1168-1174．

［9］ Job D E，Dickie D A，Rodriguez D，et al．A brain imaging repository of normal structural MRI across the life course：Brain Images of Normal Subjects (BRAINS)［J］．Neuroimage，2017，144 (Pt B)：299-304．

［10］ Trehearne A．Genetics，lifestyle and environment．UK Biobank is an open access resource following the lives of 500,000 participants to improve the health of future generations［J］．Bundesgesundheitsblatt Gesundheitsforschung Gesundheitsschutz，2016，59(3)：361-367．

［11］ Smith D J，Nicholl B I，Cullen B，et al．Prevalence and characteristics of probable major depression and bipolar disorder within UK biobank：cross-sectional study of 172,751 participants ［J］．PLoS One，2013，8(11)：e75362．

［12］ Cullen B，Nicholl B I，Mackay D F，et al．Cognitive function and lifetime features of depression and bipolar disorder in a large population sample：Cross-sectional study of 143,828 UK Biobank participants［J］．Eur Psychiatry，2015，30(8)：950-958．

［13］ Hagenaars S P，Harris S E，Davies G，et al．Shared genetic aetiology between cognitive functions and physical and mental health in UK Biobank (N＝112 151) and 24 GWAS consortia ［J］．Mol Psychiatry，2016，21(11)：1624-1632．

［14］ 郭彧，孙学李，谭云龙，等．中国慢性病前瞻性研究的标准化生物银行建设［J］．转化医学杂志，2014，3(6)：321-326．

［15］ 余灿清，吕筠，陈怡平，等．中国慢性病前瞻性研究：中国 30～79 岁成年人抑郁发作的地区及人群分布特征［J］．中华流行病学杂志，2015，36(1)：52-56．

［16］ 余灿清，吕筠，陈怡平，等．中国 10 地区 30～79 岁成人广泛性焦虑障碍的相关因素［J］．中国心理卫生杂志，2015，29(8)：581-586．

［17］ CONVERGE consortium．Sparse whole-genome sequencing identifies two loci for major depressive disorder［J］．Nature，2015，523(7562)：588-591．

［18］ Abe-Higuchi N，Uchida S，Yamagata H，et al．Hippocampal sirtuin 1 signaling mediates depression-like behavior［J］．Biol Psychiatry，2016，80(11)：815-826．

［19］ Schizophrenia Working Group of the Psychiatric Genomics Consortium. Biological insights from 108 schizophrenia-associated genetic loci ［J］. Nature，2014，511(7510)：421-427.

［20］ Yuen R K，Thiruvahindrapuram B，Merico D，et al. Whole-genome sequencing of quartet families with autism spectrum disorder ［J］. Nat Med，2015，21(2)：185-191.

［21］ 张国富，刘敏，肖乐等.北京精神疾病临床数据和生物样本库的建设［J］.临床心身疾病杂志，2015，21(5)：141-143.

［22］ Frye M A，McElroy S L，Fuentes M，et al. Development of a bipolar disorder biobank：differential phenotyping for subsequent biomarker analyses ［J］. Int J Bipolar Disord，2015，3(1)：1-7.

［23］ Kozak M J，Cuthbert B N. The NIMH Research Domain Criteria Initiative：background，issues，and pragmatics ［J］. Psychophysiology，2016，53(3)：286-297.

［24］ Insel T R. The NIMH Research Domain Criteria (RDoC) Project：precision medicine for psychiatry ［J］. Am J Psychiatry，2014，(171)4：395-397.

［25］ Ledford H. Medical research：if depression were cancer ［J］. Nature，2014，515(7526)：182-184.

［26］ McTeague L M，Lang P J. The anxiety spectrum and the reflex physiology of defense：from circumscribed fear to broad distress ［J］. Depress Anxiety，2012，29(4)：264-281.

［27］ Cross-Disorder Group of the Psychiatric Genomics Consortium. Genetic relationship between five psychiatric disorders estimated from genome-wide SNPs ［J］. Nat Genet，2013，45(9)：984-994.

［28］ Kapur S，Phillips A G，Insel T R. Why has it taken so long for biological psychiatry to develop clinical tests and what to do about it［J］. Mol Psychiatry，2012，17(12)：1174-1179.

19 糖尿病样本库

糖尿病是严重危害人类健康的 3 大慢性非传染性疾病之一。中国是公认的糖尿病大国。建立糖尿病相关的标准化评价指标与评价技术体系、建立优质的临床信息数据库和生物样本库,是开展糖尿病临床和基础研究、临床诊疗技术及药物靶点研发、健康(预测、预防)研究与产业化的重要源头与关键环节。

19.1 概述

糖尿病是一组以慢性高血糖为主要特征并造成器官严重损害的代谢性疾病,已成为严重危害人类健康的三大慢性非传染性疾病之一。

根据国际糖尿病联盟(International Diabetes Federation,IDF)在"2015 年世界糖尿病大会"上最新发布的第七版《糖尿病概览》(*Diabetes Atlas*),世界范围内共有 4.15 亿成年人患有糖尿病,即每 11 个人中便有 1 人患有糖尿病[1]。近年来,随着经济发展和生活方式的改变,中国糖尿病患者人数急剧增加。由中华医学会糖尿病分会 2008 年完成的全国糖尿病流行病学调查表明[2],中国 20 岁以上人群中糖尿病和糖尿病前期的患病率已分别达 9.7% 和 15.5%,糖尿病患者数量约达 9 240 万,糖尿病前期患者约达 1.5 亿。其中,新诊断糖尿病患者约占总数的 60%,未诊断的糖尿病患者比例远高于发达国家。中国已成为世界糖尿病大国。

糖尿病是一种由基因和/或环境因子共同参与、相互作用的疾病,其病因复杂、异质性强。人们对其病因和自然病程了解不清,相当多的患者缺乏特异性临床症状,无法早期预测和预警,临床上也无法对不同病因的高血糖患者进行精确分型,个体化的治疗方案更无从谈起。

因此,建立糖尿病相关的标准化评价指标与评价技术体系,构建符合国际标准的、统一的临床信息数据库和生物样本数据库,将极大地促进糖尿病等代谢性疾病的病因及发病机制研究,所发现的新的遗传及血清生物标志物将有望在血糖升高前提供疾病的预警信息,有利于防治关口前移,减轻患者和社会的疾病负担。

19.2　糖尿病样本库的建设

近年来,随着精准医疗、个体化医疗以及转化医学概念的提出和快速发展,糖尿病、肥胖、代谢综合征、痛风、骨质疏松等内分泌代谢性疾病的临床样本库受到各国的高度关注。美国、欧洲和亚太各国纷纷建立了大量临床样本库。

美国是世界上成立样本库较早且发展较快的国家。1999 年,美国国家癌症研究所、美国疾病预防控制中心和联合人类组织样本库网络(CHTN)等共同筹建国际生物和环境样本库协会(ISBER)[3]。ISBER 主要致力于样本库相关的科学、技术、质量标准、法律和伦理等问题的传播、教育、培训、分享、协调等研究和服务。ISBER 在北美地区影响广泛,服务覆盖领域广泛,其服务范围包括动物样本库、环境样本库、人体样本库、微生物菌种保藏、博物馆、植物/种子样本库等,涵盖了从临床和人群生物样本到环境和生物多样性数据采集等各个方面。此外,美国还拥有大量非政府组织建立的临床样本库,其中最值得关注的是 Kaiser 临床样本库。

Kaiser Permanente[4]是美国最大的非营利性健康计划和综合医疗服务系统,其"基因、环境和健康研究"(Research Program on Genes, Environment and Health, RPGEH)项目主要研究遗传、环境与健康三者的关系,与此项目并行建立的 Kaiser 临床样本库,是目前美国最大的 DNA 临床样本库。Kaiser 临床样本库的目标是在大量的人群中收集医学和 DNA 的数据,以及寻找疾病、生活方式因素、特性与基因之间的联系,并建立与电子医疗记录相关的遗传(唾液与血液)数据库和行为与环境数据库,使研究人员能研究疾病的遗传与环境影响因素。样本库的建设目标是到 2012 年采集 50 万个样本。目前已经得到 NIH 2 500 万美元和罗伯特·伍德·约翰逊基金会的 860 万美元资助。"糖尿病治疗药物二甲双胍的药理学研究"是 RPGEH 正在进行的重点项目之一。

欧洲也是较早开始进行临床样本库建设活动的地区之一,目前欧洲的大部分国家都建有各种类型和规模的综合性临床样本库。欧洲国家级别的临床样本库中,英国生物样本库项目是世界上同类库中最大的之一[5]。英国生物样本库于 1999 年提议设立,于 2006 年底正式实施,任务是在英国范围内收集关于血样、尿样、遗传数据和生活方式等详细的个人医疗信息,用于支持各种改善疾病预防、诊断和治疗的研究。迄今为止,英国生物样本库已经对超过 50 万名 40～69 岁的英国国民采集了样本和资料。在今后的 20～30 年,英国生物样本库将会对志愿者的健康进行跟踪,记录其患病情况。糖尿病、代谢综合征和骨质疏松等都是其重点关注的疾病。

亚太地区临床样本库建设起步较晚但发展迅速。1999 年起,日本、韩国政府均已有计划地部署了许多大型的国家级代谢性疾病临床样本库,部分计划已开始实施。我国著名的“中国大庆糖尿病预防研究”于 20 世纪 80 年代在大庆市启动,将 576 例糖耐量受损对象纳入研究,随机分为干预组(包括运动干预组、饮食干预组、运动和饮食综合干预组)和对照组。6 年干预期末及 20 年随访调查结果均表明,行为干预可以显著降低糖耐量受损对象 2 型糖尿病的发病率[6]。我国台湾地区 2005 年起也开展了大型临床样本库计划,主要针对台湾本土常见慢性病(糖尿病、高血压、癌症等慢性病为主,也包含部分其他本土常见慢性病)进行长期追踪研究。

上海交通大学附属第六人民医院经过多年努力建立了国内最大的糖尿病家系库(约 1 200 个家系、7 000 人)。在库资源包括线粒体基因突变糖尿病、青少年的成人起病型糖尿病(maturity onset diabetes of the young,MODY)、伴有糖尿病的遗传综合征等疑难罕见糖尿病家系库,大规模糖尿病患者(住院、社区)和正常对照者库,对糖尿病分子遗传学、临床糖尿病病因诊断、代谢监控、综合治疗及预防等方面的应用基础研究形成了很好的支撑。现有资源包括临床资料库,血清、尿液、DNA、少量组织等样本资源,总样本量超过 70 万份。该库已用于支持多项在研国家 973 计划项目、国家 863 计划项目、国家自然科学基金项目和其他转化医学研究,其中不少属于精准医学研究范畴。

19.3 糖尿病的分型和临床评价指标

建立符合国际规范的糖尿病临床评价体系对后续研究至关重要。我国目前采用世界卫生组织(World Health Organization,WHO)(1999 年)糖尿病诊断标准。根据

WHO（1999 年）糖尿病分型体系，按照病因将糖尿病分为 1 型糖尿病、2 型糖尿病、妊娠糖尿病和特殊类型糖尿病，可按条件开展病因分型检测。其中，1 型糖尿病、2 型糖尿病、妊娠糖尿病是常见类型。

根据样本不同来源，门诊患者、社区横断面及前瞻队列研究人群可进行常规检测，住院糖尿病患者可开展更精确的检测。糖尿病相关的临床检测技术主要涉及以下内容：血糖及血糖监测技术、胰岛 β 细胞功能检测技术、胰岛素敏感性检测技术、胰岛自身抗体检测技术以及糖尿病慢性并发症检测技术。

19.3.1　血糖及血糖监测

空腹及糖负荷后或标准餐后 2 h 血糖水平是常规检测指标。临床上也可以利用血糖仪进行毛细血管血糖监测，包括患者自我血糖监测（self-monitoring of blood glucose，SMBG）和医院内进行的床边血糖即时检测（point-of-care testing，POCT）。近年来发展的动态血糖监测（continuous glucose monitoring，CGM）技术是糖尿病血糖监测领域的重大突破。应用动态血糖监测系统（continuous glucose monitoring system，CGMS），通过葡萄糖感应器监测皮下组织间液的葡萄糖浓度，可以提供连续、全面、可靠的全天血糖信息，每 24 h 可获得 288 个血糖值。与传统静脉抽血和血糖仪检测血糖只能反映瞬间的血糖水平相比，动态血糖监测反映患者完整的血糖变化、波动和趋势，为指导个体化血糖控制、拟定合理治疗方案提供了可能，也为糖尿病精准医疗提供了全面血糖谱。临床上也可采用糖化白蛋白（glycated albumin，GA）反映糖尿病患者近 2～3 周内平均血糖水平。GA 不受血清蛋白量、抗凝剂、非特异性还原物质等的影响，是评价糖尿病患者短期糖代谢控制情况的有效指标。新版《中国血糖监测临床应用指南》已将 GA 列为血糖监测的内容之一。另一项常规检测技术为糖化血红蛋白（hemoglobin A1c，HbA1c）。HbA1c 是血中葡萄糖与红细胞内的血红蛋白在其生命的 120 天内发生非酶促反应形成的一种糖蛋白，故可反映测定前 2～3 个月内患者的总体血糖水平，是国际上评价长期血糖控制水平的"金标准"。HbA1c 检测目前最常用的方法是基于高效液相的检测方法，其精密度高、重复性好且操作简单，已被临床广泛采用。另外，要注意 HbA1c 测定的标准化，应采用结合美国国家糖化血红蛋白标准化计划（National Glycohemoglobin Standardization Program，NGSP）标准化的 HbA1c 结果来估测平均血糖水平[7]。

19.3.2 胰岛 β 细胞功能检测

胰岛 β 细胞功能的检测方法主要包括葡萄糖刺激、非糖物质刺激及评价 β 细胞分泌其他物质的功能。其中,葡萄糖是最强烈的刺激胰岛 β 细胞分泌胰岛素的物质,非糖物质刺激试验包括精氨酸刺激试验、胰高血糖素刺激试验等。在科研及临床工作中,以葡萄糖为刺激物来评价胰岛 β 细胞功能的方法有多种,如高葡萄糖钳夹试验、静脉法葡萄糖耐量试验(intravenous glucose tolerance test,IVGTT)及口服葡萄糖耐量试验(oral glucose tolerance test,OGTT)等。其中,OGTT 是诊断高血糖(糖尿病及糖耐量异常)的常规和传统方法,高葡萄糖钳夹试验是衡量胰岛 β 细胞功能的"金标准"。OGTT 常规在糖负荷后 30、60、120 及 180 min 采血,通过测定相应时点的胰岛素水平(即胰岛素释放试验)评估胰岛 β 细胞功能。对于已使用外源性胰岛素治疗的糖尿病患者,可测定刺激前后 C 肽值变化来评估胰岛 β 细胞功能。IVGTT、精氨酸刺激试验、胰高血糖素刺激试验、高葡萄糖钳夹试验等技术可在特定人群中开展,以便获得"精准"反映胰岛 β 细胞功能的指标,与基因组数据对接后,可更好地服务于精准医学研究。临床条件允许时,建议在正常糖调节阶段通过高葡萄糖钳夹试验了解高危人群胰岛 β 细胞可能存在的潜在缺陷;在胰岛 β 细胞逐渐减退过程中,可选用 IVGTT、OGTT 早期评价胰岛素分泌的指标;而在发生糖尿病之后,可将精氨酸试验及 OGTT 的二相胰岛素分泌反应的变化作为判断病情轻重的指标;在胰岛 β 细胞功能即将衰竭时,选择胰高血糖素试验判断其衰竭程度[8]。

19.3.3 胰岛素敏感性评估

大样本人群可采用以下方法估测胰岛素敏感性。①运用空腹状态下的空腹血糖、胰岛素估测胰岛素敏感性:稳态模型评估胰岛素抵抗指数(HOMA-IR)=空腹血糖水平(FPG,mmol/L)×空腹胰岛素水平(FINS,mIU/L)/22.5,以其下四分位数为切割点判定胰岛素抵抗;②运用 OGTT 试验中 5 个时间点的血糖和胰岛素值,用 ISI-composite 和 ISI-cederholm 计算公式估测总体胰岛素敏感指数(insulin sensitivity index,ISI);③计算 OGTT 试验中胰岛素曲线下面积。条件允许时,也可采用精确检测体内胰岛素敏感性的技术,包括:①扩展高胰岛素-正葡萄糖钳夹技术,该技术是检测正常及肥胖个体胰岛素敏感性的"金标准";②运用静脉胰岛素耐量试验结合微小模型评估胰岛素敏感性;③短时胰岛素耐量试验评估胰岛素敏感性[9]。

19.3.4　糖尿病慢性并发症检测

糖尿病慢性并发症危害严重,发病机制不清[10]。该类疾病的检测也是糖尿病精准医学研究的重要领域。临床信息采集要素包含病史和专科体检信息。对周围神经病变可进行10克尼龙丝触觉检查、振动感觉阈值检查等筛查,有条件者可进行神经传导速度(肌电图)检测。心血管病变检查可进行踝/肱动脉血压比值(ankle-branchial pressure index,ABI)、颈动脉和下肢动脉超声、心电图、冠状动脉造影等检查。糖尿病肾病筛查可采用经尿肌酐校正的随机尿微量白蛋白计算尿白蛋白/肌酐比,或检测24 h尿中微量白蛋白;测定血肌酐估算肾小球滤过率(estimated glomerular filtration rate,eGFR);这些参数对于评价慢性肾脏病的分期情况十分必要。免散瞳眼底拍照、眼底荧光素血管造影用于糖尿病视网膜病变检查。许多宝贵的定量参数信息可从上述检测中获得,为并发症精准医学研究打下基础。

19.3.5　胰岛自身抗体检测

胰岛自身抗体是胰岛β细胞遭受免疫破坏的标志物,是临床诊断1型糖尿病的重要依据。主要胰岛β细胞自身抗体包括:胰岛细胞抗体(islet cell antibody,ICA)、谷氨酸脱羧酶抗体(glutamic acid decarboxylase antibody,GAD-Ab)、胰岛瘤相关抗原-2自身抗体(insulinoma-associated antigen 2 auto antibody,IA-2A)、锌转运蛋白8抗体(zinc transporter 8 antibody,ZnT8-Ab)等。GAD是抑制性神经递质 γ-氨基丁酸(GABA)的合成酶,为胰岛β细胞的重要成分,而GAD-Ab是在糖尿病患者血清与β细胞溶解产物发生免疫沉淀和印迹反应时发现的一种重要的胰岛自身抗体。GAD-Ab具有出现时间最早、持续时间久、年龄跨度大、敏感性高、检测方便且易于标准化等特点,其诊断敏感性为75%~85%,特异性为98%~99%。GAD-Ab是目前诊断免疫介导的1型糖尿病的首选免疫学指标。

19.4　糖尿病危险因素——肥胖的诊断和临床评价指标

肥胖是糖尿病重要危险因素,也是代谢性疾病的研究重点。可以通过用简易参数如体重指数(body mass index，BMI)、腰围、腰臀比等评估全身或腹部局部体脂情况，也可用体脂分析仪测量全身脂肪含量(FAT%)、全身脂肪质量(fat mass)和肌肉质量，或用超声诊断仪、双能 X 线吸收测量法测量机体脂肪含量。更精确的检测主要是通过 CT 或 MRI 测量皮下和腹内脂肪含量，用软件计算该层图像上腹内脂肪面积和腹壁脂肪面积。笔者以往在社区人群中，通过应用 MRI 技术进行了体脂分布研究，在较大样本人群中(1 140 例)开展了 MRI 技术精确评价腹内脂肪积聚与糖尿病高危状态——代谢综合征的研究。研究发现，中国人腹内脂肪面积大于 80 cm² 时，判定代谢综合征的特异性及敏感性最好，故将腹内脂肪面积大于 80 cm² 定义为腹型肥胖的精确标准。进一步在横断面和随访人群中，将腹型肥胖精确标准与简易体脂参数腰围进行了对比分析，得出腰围男性 90 cm、女性 85 cm 可作为中国人腹型肥胖的诊断切点[11, 12]。该标准已被《中国成人血脂异常防治指南 2007》《中国 2 型糖尿病防治指南 2013》及《成人超重和肥胖判定标准》采用，是精确诊断与普适技术紧密结合指导临床实践的典型案例。

19.5　糖尿病临床样本的采集和管理

笔者所在的临床样本库联合临床多科室，充分参考国内外多家权威医疗机构和样本库的操作规范和管理办法，结合可持续发展的需求，组织大量临床、医技和管理人员共同编撰了《代谢性临床样本库建设——诊断标准和技术规范》(以下简称《规范》)第一版(2011 年 11 月)和第二版(2014 年 1 月)。《规范》对糖尿病患者血液、尿液、粪便和组织样本的采集、处理、入库、核库和出库、使用、长短途运输、销毁等操作流程进行了明确详尽的描述，还对与样本采集和管理紧密相关的人员管理、环境控制、设备管理、安全管理(人员安全、样本安全、环境安全、设施安全、危险品管理、信息安全、运输安全和事故应急处理等)、伦理、信息系统(场地环境要求、功能模块和人员配备、专用机房管理等)和资源共享等环节提出了指导性建议。

糖尿病临床样本的采集和处理除了遵循 ISBER 最佳实践外，还应具有以下特点：①多时点采样；②每个样本分装多份入库以免重复冻融；③采集管中的血液(血清和血浆)在取得血液的 2 h 内处理完毕(4℃环境下)并入库，尿液样本在 4 h 内处理完毕并入库，组织样本采集在手术样本离体后 30 min 内由病理医生进行大体描述并完成取材。

所有低温运输至临床样本库的样本会被分配唯一的二维码,经扫描后放入深低温冰箱或者液氮中的指定位置。同时,样本的各项信息,包括病历号、姓名、性别、病理号、临床各项检查和诊断等,需录入或通过医院信息系统(HIS)导入专门的信息资源库。出库需要递交申请。申请经过审批且具有明确的出库计划后,两位以上工作人员严格按照出库样本清单和出库时间、按照标准流程进行出库操作。资源信息库中的条目需做相应调整和修改。

糖尿病临床样本库将对所有库存临床样本进行定期和不定期核查,以保证临床样本储存在正确的位置,质量过关且信息完备。执行核库的工作人员需经过培训,并确保工作人员具有使用信息系统和进入存储设施的资格。

19.6　糖尿病样本库信息系统的建设与管理

糖尿病样本主要来源于住院糖尿病患者、住院糖尿病肾病患者、门诊糖尿病高危人群筛查、门诊妊娠糖尿病筛查、社区糖尿病横断面及前瞻队列研究人群等。所有采集的样本都匹配有相应的临床资料。临床样本库针对不同来源的样本,对大量临床信息进行分层收集和管理。所有糖尿病患者均要求采集人口学指标、体脂参数以及实验室检测的其他基本指标。病房来源糖尿病患者要求有详细并发症资料(尿微量白蛋白、心电图、肌电图、颈动脉超声、双下肢超声、免散瞳眼底拍照或荧光造影)、用药情况等。门诊/社区来源的糖尿病/糖调节受损患者如为新诊断患者,要求具有空腹及 75 g 葡萄糖负荷后多个时点的血糖、胰岛素 C 肽检测值。妊娠糖尿病的研究由于采集对照相对困难,因此在收集妊娠糖尿病的同时还将收集专属对照,除要求妊娠糖尿病及对照具有空腹及 75 g 葡萄糖负荷后多个时点的血糖、胰岛素 C 肽检测值以外,还要求具有孕前情况、孕周、既往详细妊娠史等妊娠相关临床资料。

临床样本库定期将医院信息系统、放射影像信息系统、实验室(检验科)信息系统、医学影像系统等。现有系统中样本捐赠者的各种临床信息按照既定规则进行筛选、提取和加工,获取代谢性疾病所需的内容,导入到样本库专用的数据库。不同权限的用户可随时检索库存样本对应的所有临床信息。此外,样本库应建立电子温控管理系统,对样本库环境温度、冰箱内温度进行电子化监控。当冰箱内温度超出预设警告值时,可自动进行手机短信报警。

19.7　糖尿病样本库的资源共享原则

　　临床样本库应建立完善的样本共享原则和具体的申请程序(分为内部和外部两类)。申请程序对学术的、私人的和公共的机构研究者应该是平等的,不论其为营利还是非营利的组织工作。样本库接受申请后,应组织专家对申请进行评估和审核。审核通过后,申请者需与样本库签订样本资源转移协议,对双方的责任权利和义务进行详细规定。样本使用者必须及时将研究结果反馈给样本库并完成协议中的其他规定任务。不良记录将影响使用者的再次申请。

19.8　糖尿病样本库的样本质量控制

　　质量控制是临床样本库运转的中心环节。笔者所在临床样本库自建库以来,陆续建立了临床样本收取、处理、出入库等常规操作的质量控制管理体系,建立并完善了各种类型样本质量抽查(包括第三方抽查)的操作流程,确保样本质量符合科学研究需求。通过以下几个方面实施严格规范的质量控制标准,保证库存样本的质量。

　　(1) 临床样本采集和处理的相关人员培训。临床样本采集、处理和管理人员都经过严格的相关培训,掌握临床样本质量控制体系的各种指标要求,严格按照 SOP 进行临床样本的采集、运输、处理、录入和检测等。

　　(2) 严格样本入库和处理流程。采集的组织样本需经病理鉴定后,严格按照临床样本库的条件入库。样本入库和提供给研究者时原则上须具有明确的诊断和必要的临床资料信息。

　　(3) 建立临床样本使用后的反馈机制。临床样本库所提供的样本在使用后,研究者有义务及时反馈样本质量信息,这些信息会得到临床样本库的及时反应,并就可能存在的问题加以分析解决。样本使用者会定期收到临床样本库的有关质量评估的调查问卷,内容包括对现有工作及存在问题进行评价。临床样本库会对回复的问卷进行认真分析,以利于临床样本库的正常、有序运行,并使样本服务得到改进和提高。

　　(4) 定期对出入库流程和库存样本质量进行抽检。临床样本库在日常工作中致力于向研究者提供高质量的样本资源。通过定期评估样本处理和出入库的过程,提高标准化程度。通过对库存样本进行定期抽检,有效控制样本中生物大分子如核酸、蛋白质降解,避免对后续研究的不利影响。必要时,需采取第三方抽检的方式。

此外,笔者所在团队针对样本质量控制的方法学开展了一系列预研工作,结果发现:在-80℃条件下保存血红细胞 24 个月后质量未见显著变化;梯度冻融与非梯度冻融对样本中总蛋白、白蛋白以及钙、钾、镁等离子的影响无显著差异[13];运用冷冻分装仪分装的样本与未冻融样本中的代谢物数量和浓度无显著差异[14]。

19.9 糖尿病样本库的利用与精准医学研究

为糖尿病等代谢性疾病的研究提供临床样本资源是糖尿病临床样本库建设的主要目标。多年来,围绕糖尿病、肥胖、代谢综合征等代谢性疾病可开展多项精准医学和转化研究,在遗传和代谢层面都有一些有价值的发现。

19.9.1 遗传研究进展

糖尿病病因复杂,异质性强,而临床缺乏特异性表现。双生子研究和家系研究均证实,遗传因素在 2 型糖尿病发生、发展的过程中扮演重要的角色。糖尿病精准医学研究离不开易感基因的发现,无论是遗传预警模型构建,还是个体化干预,该类研究都会对医疗实践产生深远影响。目前,随着全基因组关联研究的开展,国际上发现的 2 型糖尿病易感基因已达 90 余个,但即使联合所有位点,也只能解释不到 15% 的疾病遗传易感性[15]。而且,以往国际上 2 型糖尿病遗传学研究仍以欧裔人群为主。由于人种差异,在中国人中系统验证欧裔人群中发现的 2 型糖尿病易感位点结果发现,欧裔人群的易感位点中仅有 30% 在中国人群得到验证。可见,该病的遗传背景在不同种族之间存在巨大差异。因此,需要针对中国人群特点发现 2 型糖尿病新的易感位点。当然,开展糖尿病易感基因研究往往需要上万例的样本量,这样才能得到可靠的结果。横断面人群中得到的结果往往还需要在前瞻人群中得到验证,这样才能充分体现其预警价值。中国丰富的糖尿病临床样本既是我们研究的资源优势,也是我们研究的临床动力。

从 20 世纪 90 年代开始,复杂疾病易感基因的识别主要通过全基因组家系连锁分析及后续的大样本关联分析实现。对上海及周边地区 257 个 2 型糖尿病家系共 702 个样本进行家系连锁分析发现,两个区域存在 2 型糖尿病易感位点,分别是染色体 1q21-

q24 及 6q21-q23[16]。其中 1q21-q24 在中国香港人、比马印第安人、阿米什人、非洲裔美国人、英国人、法国人等人群中也得到进一步证实。在此基础上,在上海地区大样本人群中对染色体 1q21-q24 区域的 2 型糖尿病易感基因进行了精细定位研究,发现染色体 1q23.3 区域的一氧化氮合成酶 1 接头蛋白基因(*NOS1AP*)为中国人群 2 型糖尿病新易感基因(见图 19-1),其 SNP 位点 rs12742393 风险等位基因 C 携带者发生糖尿病的风险增加了 17%,为进一步认识中国人 2 型糖尿病遗传背景提供了依据[17]。

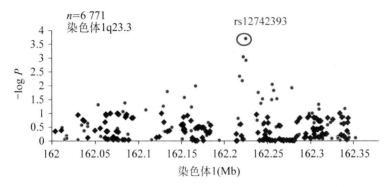

图 19-1　首次发现 *NOS1AP* 是中国人 2 型糖尿病新易感基因

基于糖尿病临床样本库资源已开展了多项糖尿病相关分子生物学研究。采用大样本全基因组关联分析,首次发现 *PAX4* 是中国人群 2 型糖尿病的新易感基因,其 SNP 位点 rs10229583 的风险等位基因可增加 2 型糖尿病发病风险 13%。通过国际合作,在日本、韩国、欧裔、印度等多种族人群验证发现,这一位点在东亚人群中效应一致,而在欧裔和南亚裔人群中与 2 型糖尿病无关,再次揭示了 2 型糖尿病遗传易感性在不同人群中的异质性(见图 19-2)[18]。

与国外合作者共同开展东亚人群全基因组关联分析,发现了 *GLIS3*、*PEPD*、*FITM2-R3HDML-HNF4A*、*KCNK16*、*MAEA*、*GCC-PAX4*、*PSMD6* 及 *ZFAND3* 共 8 个 2 型糖尿病新易感位点,为丰富东亚人群 2 型糖尿病的发病相关基因数据库提供了宝贵的数据[19]。

此外,在中国人群(*n*=6 822)中系统地验证了 40 余个其他人种发现的 2 型糖尿病及血糖相关的易感位点,发现其中 *KCNQ1*、*SLC30A8*、*TCF2*、*CDKAL1*、*CDKN2A/B* 等 12 个基因是中国人 2 型糖尿病易感基因。通过以上系列研究,成功构建了中国人群 2 型糖尿病易感基因谱。研究还发现易感基因对疾病发生的风险存在叠加效应,即每增

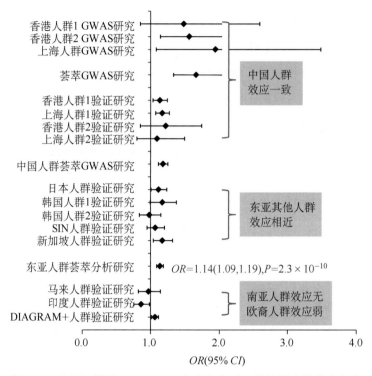

图 19-2　*PAX4* 基因 rs10229583 多态位点对 2 型糖尿病的效应存在人种差异

GWAS,全基因组关联分析

加 1 个风险等位基因,可使糖尿病发生提前约 0.6 年。以上成果已进入试剂盒研发阶段。

以往由于微血管并发症的临床性状复杂、研究样本混杂程度较高、临床样本难以收集等原因使得糖尿病慢性并发症的易感基因研究较难深入开展。近年,利用糖尿病临床样本库资源,对大样本中国人 2 型糖尿病患者($n=1\,866$)的临床表型进行精细分型,排除了高血压、血脂紊乱、糖尿病肾病等多种疾病的影响,深入研究了 4 个易感位点(*CPVL/CHN2*、*FRMD3*、*CARS* 及 *IRS2*)在糖尿病视网膜病变中的作用,首次发现 *CPVL/CHN2* 基因的 SNP 位点 rs39059 与中国人群 2 型糖尿病视网膜病变显著相关,且与病变程度呈正比(见图 19-3),风险等位基因使糖尿病视网膜病变风险增加 28%,而增殖性视网膜病变的发病风险将增加 47%[20]。

糖尿病个体应用相同的治疗方案,但个体间疗效存在较大差异。利用遗传信息对糖尿病患者进行分子分型,是指导用药安全及提高疗效的个体化医疗手段。对新诊断 2 型糖尿病患者分别使用胰岛素促泌剂瑞格列奈和胰岛素增敏剂罗格列酮进行单药治

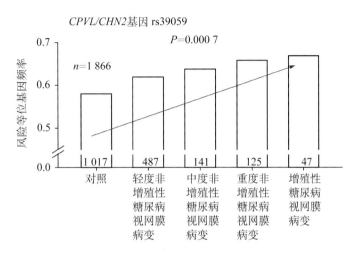

图 19-3　首次发现 CPVL/CHN2 基因 rs39059 增加 T2DM 视网膜风险,风险等位基因频率与视网膜病变严重程度呈正比

疗并进行为期 48 周的随访观察。在上述队列中研究多个基因对这两种降糖药物疗效的影响。有趣的是,前期鉴定出的中国人 2 型糖尿病易感基因同样会影响药物疗效:发现 *KCNQ1* 和 *NOS1AP* 与瑞格列奈药物疗效相关,其中 *KCNQ1* 基因 rs2237892 变异 TT 纯合子较 CC 和 CT 基因型者在随访 48 周后 2 h 血糖降低更为明显(6.2 mmol/L 与 8.9 mmol/L)且具有更高的 2 h 血糖达标率(80％与 40％)[21]。*PAX4* 基因与罗格列酮药物疗效相关,其变异 rs6467136 GA＋AA 基因型较 GG 纯合子患者在随访 48 周后 2 h 血糖降低更为明显(降低 6.13 mmol/L 与降低 3.595 mmol/L,$P=0.006\,3$),且具有更好的 2 h 血糖达标率($P=0.009\,3$)。以上研究从药物基因组学角度为糖尿病患者提供了更为有效的个体化治疗预测[22]。

19.9.2　代谢组学研究进展

糖尿病是一种典型的代谢性疾病。20 世纪 90 年代末兴起的代谢组学技术是研究该类疾病的有效工具。最近 5 年,代谢组学的平台技术借助分析技术的更新以及多种分析方法结合得到了进一步提升,方法学得以进一步细化。根据不同的研究目标和研究对象,代谢组学从最早的全谱轮廓代谢组学技术衍生出定量代谢组学、靶向代谢组学、药物代谢组学以及具有中国特色的中医方证代谢组学等众多分支领域,并广泛应用于几乎所有疾病的研究中。通过对内源性代谢物谱的挖掘,一批批与疾病预测、诊断、分型、预后和治疗相关的代谢标志物不断被发现。

采用代谢组学技术围绕糖尿病展开的系统研究,逐步建立了 1 型、2 型和暴发性糖尿病的代谢模式[23],确定了伴有不同类型并发症的糖尿病患者的代谢差异[24],从代谢组学角度评价了 3 种典型降糖药物的疗效[25],分别筛选出了不良代谢状态[26]和 2 型糖尿病[27]的早期代谢标志物,报道了可预测和评价代谢手术预后的代谢标志物[28]。

近年来,几项针对西方人群的研究发现支链氨基酸和一些芳香族氨基酸的血清水平与 2 型糖尿病患病风险密切相关。一项靶向性代谢组学研究证实,这几个氨基酸能够预测糖尿病风险的研究结论在中国人群中也同样成立。这项针对中国人群的研究采用了一个具有 10 年随访信息的基线样本集和一个横断面样本集。研究人员采用超高效液相-三重串联四级杆质谱仪检测了血清样本中的氨基酸水平,同时对其相应的临床指标进行了分析,重点探究了支链氨基酸、芳香族氨基酸与胰岛素抵抗和罹患糖尿病风险的关系。在对具有 10 年随访信息的样本集研究中发现,10 年后患糖尿病的人群与仍然保持健康的人群相比,这些血清氨基酸水平均明显升高,而两组人群各项常规临床指标 10 年前均未显示出明显的异常(见图 19-4)。在横断面样本集中见到,超重/肥胖者和糖尿病患者血清中的 5 种氨基酸水平明显高于健康体瘦者。相关性研究发现,由 5 种氨基酸组成的组合变量与血糖、血脂和胰岛素抵抗指数等呈明显正相关关系,同时组合变量在两个样本集的糖尿病和健康对照中均有显著性差异。因此,该研究证实 3 个支链氨基酸和 2 个芳香族氨基酸是中国人群糖尿病发生的风险因素,是早期预测糖尿病发生的潜在生物标志物。缬氨酸、亮氨酸、异亮氨酸、苯丙氨酸、酪氨酸等与神经递质合成、蛋白质降解和转化、淋巴细胞生长增殖、糖原合成、能量代谢等密切相关。文献报道这几种氨基酸可以早期预测心血管疾病、肾脏疾病、胰腺癌、心源性脑卒中等。目前,对于支链氨基酸预测糖尿病发生的机制尚未完全清楚,但多数学者认为在高脂饮食或营养过剩的条件下,支链氨基酸在全身各组织中尤其是脂肪细胞中的分解代谢受到抑制,导致血液中浓度升高。包括支链氨基酸在内的多种氨基酸(尤其是亮氨酸)可以调节 β 细胞生长增殖和胰岛素分泌;支链氨基酸可以促进肝脏、骨骼肌对葡萄糖的摄取及糖原合成等。此外,肠道菌群参与支链氨基酸的合成和芳香族氨基酸的降解,因此,糖尿病患者血清氨基酸水平的大幅升高可能与肠道菌群的变化存在密切的关系。

肥胖是 2 型糖尿病、心血管疾病等代谢性疾病的重要危险因素。但流行病学研究

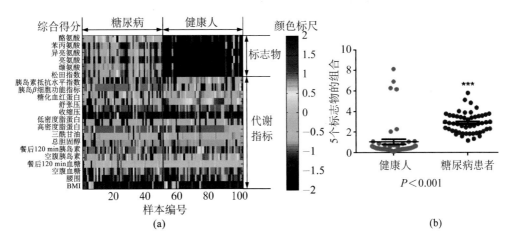

图 19-4 10 年随访时患有糖尿病和保持健康人群在基线时的代谢谱差异

表明,25％～40％的肥胖者可以在相当长一段时间内保持健康且不发生任何代谢性疾病,而一部分体重并未达到肥胖标准的人也有较高的代谢综合征患病风险。但是,如何鉴别肥胖者是"健康型"还是"非健康型",医学界并没有普遍接受的标准。已开展的 4 项独立研究,包括一个横断面对照(体重正常的健康者、健康肥胖者、肥胖伴糖尿病患者)样本集、一个对肥胖者长达 10 年随访的样本集、一个代谢手术后随访 2 年的样本集和一个为期 8 周低热量饮食干预的样本集,利用代谢组学平台,采用超高效液相飞行时间质谱仪检测了血清样本中的 40 余种游离脂肪酸,并全面分析了其与肥胖人群代谢状态的关系。研究发现,体重正常的健康者与健康肥胖者血清游离脂肪酸谱非常相似,但肥胖伴糖尿病患者血清游离脂肪酸明显升高,尤其是一些不饱和脂肪酸,如二高-γ-亚麻酸(DGLA)升高更为突出(见图 19-5),并且与糖尿病的临床指标明显相关。在 10 年随访样本集中发现,那些未来发生糖尿病的肥胖者血清中的不饱和脂肪酸也出现显著变化,并且这些变化远远早于血糖、胰岛素等临床指标的变化。而接受代谢手术治疗的患者,这些不饱和脂肪酸在术后明显下降,且术前这些不饱和脂肪酸水平的高低可以预测术后 2 年内糖尿病的复发情况。这几个不饱和脂肪酸可以进一步开发成具有预测糖尿病风险及评价糖尿病治疗效果的生物标志物,目前相关的开发和技术转化工作已开始进行。

经历了质疑、坚持和认可的漫漫长路,代谢手术以其神奇的疗效成为当前治疗肥胖和糖尿病的有效方式之一,已在国内外各大医院广泛应用。然而,和所有治疗方式一

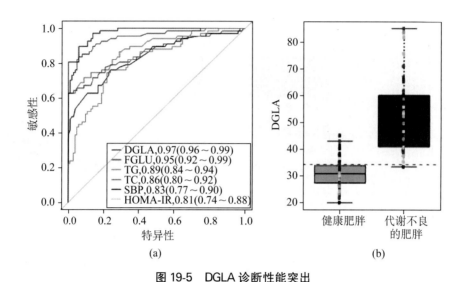

图 19-5　DGLA 诊断性能突出

DGLA, dihomo-γ-linolenic acid, 二高-γ-亚麻酸; FGLU, fasting blood glucose, 空腹血糖; TC, total cholesterol, 总胆固醇; TG, triglyceride, 三酰甘油; SBP, systolic blood pressure, 收缩压; HOMA-IR, homeostasis model assessment for insulin resistance, 胰岛素抵抗指数

样, 代谢手术也有一定的风险性。而且, 并不是所有患者都适用该方法。患者的基本生理状况(年龄、性别、BMI 等), 一些临床上的经典指标如糖尿病的持续时间、空腹 C 肽以及体脂分布情况, 都对手术的预后有重要价值。但是, 这些指标的预后性能并不尽如人意。研究人员针对胆汁酸与代谢手术预后之间的关联问题展开了系统深入的研究并取得了有价值的成果。研究发现, 在 38 位接受 RYGB 型代谢手术的患者中, 26 位在 1 年内达到了缓解, 另外 12 位复发。这两组患者的体重和 BMI 均有明显下降且无显著差异。他们血清中一种初级胆汁酸鹅去氧胆酸(chenodeoxycholic acid, CDCA)的水平在术前就有显著不同, 基线 CDCA 水平高的患者更易达到缓解, 疗效较好。该结果在另一组横断面人群中得到了佐证。肥胖伴糖尿病人群血清中 CDCA 的水平明显高于血糖正常的对照人群。相关分析还显示, CDCA 与 BMI、HbA1c、总三酰甘油(TG)和低密度脂蛋白胆固醇(LDL-c)呈正相关, 与高密度脂蛋白胆固醇(HDL-c)和糖尿病的持续时间呈负相关。该研究首次报道了胆酸谱与代谢手术预后的密切联系, CDCA 有望成为代谢手术的预后标志物。

19.10　小结与展望

本章首先介绍了国内外糖尿病样本库建设的现状和发展方向以及糖尿病和肥胖的

分型、诊断和临床评价指标等基础知识,随后重点介绍了糖尿病样本库建设中样本采集、信息系统建设、质量控制以及资源共享等关键环节,最后通过若干典型案例介绍了样本库在精准医学研究中不可替代的重要贡献。

随着精准医疗、个体化医疗以及转化医学概念的提出和快速发展,糖尿病、肥胖、代谢综合征、痛风、骨质疏松等内分泌代谢性疾病的临床样本库建设受到各国的高度关注。亚太地区生物样本库建设起步较晚但发展迅速。我国糖尿病资源丰富,国家和地方各层面样本库的基础建设方兴未艾,在标准化、自动化、有效利用率、共享机制以及相关的伦理法规等方面还存在较大发展空间。基于样本库资源发现的遗传和代谢层面的大量生物标志物将有望在疾病前期提供预警信息,有利于防治关口的前移,减轻患者和社会的疾病负担。

参考文献

[1] Diabetesatlas [EB/OL]. http://www. diabetesatlas. org/.

[2] Yang W, Lu J, Weng J, et al. Prevalence of diabetes among men and women in China [J]. N Engl J Med, 2010,362(12):1090-1101.

[3] ISBER [EB/OL]. http://www. isber. org/.

[4] Feigelson H S, Croen L A, Goddard K A, et al. The Kaiser Permanente Biobank: A multiregion resource linking specimens and electronic medical records for broad research in an integrated health care delivery system [J]. JPCRR,2015,2(2):111-112.

[5] UK Biobank [EB/OL]. http://www. ukbiobank. ac. uk/.

[6] 王继伟,徐望红,付朝伟,等.我国慢性病防治成功案例——中国大庆糖尿病预防研究的分析及启示[J].中华内分泌代谢杂志,2013,29(3):196-199.

[7] 中华医学会糖尿病学分会.中国血糖监测临床应用指南(2015 年版)[J].中华糖尿病杂志,2015,7(10):603-613.

[8] 贾伟平,项坤三,包玉倩,等.从基础到临床对胰岛 β 细胞功能的评估[J].中华内分泌代谢杂志,2005,21(3):199-201.

[9] Borai A, Livingstone C, Kaddam I, et al. Selection of the appropriate method for the assessment of insulin resistance [J]. BMC Med Res Methodol, 2011,11(1):158-161.

[10] 中华医学会糖尿病学分会.中国 2 型糖尿病防治指南(2013 年版)[J].中华糖尿病杂志,2014,6(7):447-498.

[11] Bao Y, Lu J, Wang C, et al. Optimal waist circumference cutoffs for abdominal obesity in Chinese [J]. Atherosclerosis, 2008,201(2):378-384.

[12] Ye Y, Bao Y, Hou X, et al. Identification of waist circumference cutoffs for abdominal obesity in the Chinese population: a 7. 8-year follow-up study in the Shanghai urban area [J]. Int J Obes (Lond), 2009,33(9):1058-1062.

[13] Zhang Y, Luo Y, Lu H, et al. Effect of freeze/thaw cycles on several biomarkers in urine from patients with kidney disease [J]. Biopreserv Biobank, 2015,13(2):144-146.

［14］ Zhang Y，Lu H，Shen Y，et al. Analysis of reproducibility and variability from a frozen sample aliquotter by metabolomics analysis ［J］. Biopreserv Biobank，2015，13(1)：20-24.

［15］ Bonnefond A，Froguel P. Rare and common genetic events in type 2 diabetes：what should biologists know［J］. Cell Metab，2015，21(3)：357-368.

［16］ Xiang K，Wang Y，Zheng T，et al. Genome-wide search for type 2 diabetes/impaired glucose homeostasis susceptibility genes in the Chinese：significant linkage to chromosome 6q21-q23 and chromosome 1q21-q24［J］. Diabetes. 2004，53：228-234.

［17］ Hu C，Wang C，Zhang R，et al. Association of genetic variants of NOS1AP with type 2 diabetes in a Chinese population ［J］. Diabetologia，2010，53(2)：290-298.

［18］ Ma R C，Hu C，Tam C H，et al. Genome-wide association study in a Chinese population identifies a susceptibility locus for type 2 diabetes at 7q32 near PAX4［J］. Diabetologia，2013，56 (6)：1291-1305.

［19］ Cho Y S，Chen C H，Hu C，et al. Meta-analysis of genome-wide association studies identifies eight new loci for type 2 diabetes in east Asians ［J］. Nat Genet，2012，44(1)：67-72.

［20］ Hu C，Zhang R，Yu W，et al. CPVL/CHN2 genetic variant is associated with diabetic retinopathy in Chinese type 2 diabetic patients ［J］. Diabetes，2011，60(11)：3085-3089.

［21］ Yu W，Hu C，Zhang R，et al. Effects of KCNQ1 polymorphisms on the therapeutic efficacy of oral antidiabetic drugs in Chinese patients with type 2 diabetes ［J］. Clin Pharmacol Ther，2011，89(3)：437-442.

［22］ Chen M，Hu C，Zhang R，et al. Association of PAX4 genetic variants with oral antidiabetic drugs efficacy in Chinese type 2 diabetes patients ［J］. Pharmacogenomics J，2014，14(5)：488-492.

［23］ Lu J，Zhou J，Bao Y，et al. Serum metabolic signatures of fulminant type 1 diabetes ［J］. J Proteome Res，2012，11(9)：4705-4711.

［24］ Wu T，Xie G，Ni Y，et al. Serum metabolite signatures of type 2 diabetes mellitus complications ［J］. J Proteome Res，2015，14(1)：447-456.

［25］ Bao Y，Zhao T，Wang X，et al. Metabonomic variations in the drug-treated type 2 diabetes mellitus patients and healthy volunteers ［J］. J Proteome Res，2009，8(4)：1623-1630.

［26］ Ni Y，Zhao L，Yu H，et al. Circulating unsaturated fatty acids delineate the metabolic status of obese individuals ［J］. EBioMedicine，2015，2(10)：1513-1522.

［27］ Chen T，Ni Y，Ma X，et al. Branched-chain and aromatic amino acid profiles and diabetes risk in Chinese populations ［J］. Sci Rep，2016，6：20594-20601.

［28］ Yu H，Ni Y，Bao Y，et al. Chenodeoxycholic acid as a potential prognostic marker for roux-en-y gastric bypass in Chinese obese patients ［J］. J Clin Endocrinol Metab，2015，100 (11)：4222-4230.

20 慢性肾脏病样本库

生物样本库(biobank)作为转化医学的重要战略资源,对于开展人类疾病预测、诊断、治疗研究具有非常重要的作用。在高通量生物技术和生物信息学的支持下,医学研究对人类样本资源的需求迅速增加,过去的小规模样本库已不能满足现代医学研究的需要,建立符合要求的大规模、以人群为基础的生物样本库成为当前医学研究的重要基础性工作。中国人民解放军总医院肾脏疾病国家重点实验室以整合共享和质量控制为核心,以持续增强科研创新能力为目标,在国内率先建设了符合国际标准的肾脏疾病临床信息数据库和生物样本资源库。本章紧密围绕生物样本库标准化建设,根据样本入库实际流转过程,从临床信息采集、样本采集、标本运输、标本处理、标本出入库等方面深入介绍肾脏病样本库的建设过程。

20.1 概述

慢性肾脏病(chronic kidney disease,CKD)是目前全球范围内的公共健康问题,是危害人民健康的重大疾病,具有患病率高、预后差和医疗费用巨大的特点[1]。我国多中心调查显示 CKD 的患病率为 10.8%,全国约有 1.195 亿 CKD 患者[2]。根据发达国家的统计,CKD 患者中约有 2% 进入终末期肾病阶段,需要通过透析或肾移植治疗维持生命;按照每名终末期肾脏病患者透析治疗年花费 10 万元计算,国家将为这些患者的透析支付 2 400 亿元费用。此外,CKD 还与其他常见的慢性疾病间存在复杂的交互作用。一项对 100 万余人的随访研究表明,与肾功能正常者相比,肾功能轻中度下降者病死率增加 20%,心血管事件增加 40%,并且随着肾功能下降,风险呈线性增加趋势。根据

123 个国家和地区的流行病学资料研究发现,2010 年全世界 261.8 万例需要肾脏替代治疗的 CKD 患者中仅有 78% 接受治疗。估计 2030 年全世界将有 5 439 万(95% CI,3 899 万～7 640 万)例患者需要肾脏替代治疗,特别是在亚洲和非洲的低收入国家治疗缺口巨大[3]。因此,庞大的患者人数、进入终末期肾脏病阶段后昂贵的治疗费用、疾病进程中易合并多种慢性疾病,使 CKD 成为公共卫生系统的巨大负担。我国在 CKD 的预防和临床诊治方面与发达国家还存在差距。

开展 CKD 基础研究和应用基础研究的宗旨,是通过临床转化,提高 CKD 的诊疗水平。但是无论是国际上还是国内,CKD 的精准医学研究刚刚起步,作为精准医学研究核心环节的慢性肾脏病样本库和信息平台建设尚处于探索阶段。一方面,随着医学信息化、数字化的全面展开,各种病例资料、检验数据、影像及病理信息大量聚集,单纯靠人力很难梳理出疾病的规律,导致大量数据的闲置,不但造成了数据储存的压力,也导致宝贵的疾病资料的浪费。另一方面,临床信息定义标准化,临床样本采集、运输、处理、保存、使用、管理,临床样本库功能区划分及保障,以及临床样本冻存设备运行和临床样本有效期监控等,均无标准操作规程可依,难以实现各医疗单位 CKD 资源的有机整合,并且临床样本质量不一也降低了研究成果的可信度。国内外某些肾脏病研究中心在进行流行病学调查、药物临床试验的同时,建立了各自的临床数据库和临床样本资源库。以此为依托,这些研究中心对肾功能评估、肾脏病发生和进展的生物标志物、遗传背景等进行了初步研究,也取得了一定成果,但多中心数据信息的资源整合水平仍有待提高。

随着基因组学、蛋白质组学、代谢组学技术的不断进步,随之孕育而生的生物信息学技术也得到了迅猛发展。生物信息学技术在肾脏病学领域的广泛应用,极大地拓展了人们对肾脏病发生、进展、防治认识的广度和深度。目前,国内外在糖尿病肾病、多囊肾等方面进行了大量基因组学和尿液差异蛋白质组学研究,发现了一些影响疾病进展的基因多态性和差异蛋白质,但其实际应用价值尚待进一步验证。

在我国,由于各医疗机构的肾脏病专科所应用信息数据管理系统没有统一规范,缺乏统一的信息数据标准,成为导致不同医疗机构的信息数据管理系统之间信息交流的瓶颈,肾脏病临床信息的共享成为难点。这些异构系统平台和非标准信息格式严重阻碍了全国肾脏病领域的信息交流,直接导致大量病例资源的流失。因此,建立标准、统一、规范、信息共享的肾脏病临床数据和临床样本资源库已迫在眉睫。通过整合资源,充分利用各医疗机构数字化管理系统和宽带网络的高速传输性能,构建全国肾脏病专科之间信息和存储设备共享的信息平台,建立肾脏病患者的危险因素、临床诊治、生存和预后等临床组学数据库与具有完整患者生物标本、开放式的转化研究平台,对实验室和运用生物信息学技术发现的生物标志物进行快速鉴定和评估,为延缓肾脏病进展提供有效的干预靶点,必将显著促进我国肾脏病精准医学的发展,也可以带动我国各医疗机构肾脏病专科信息化建设,促进我国肾脏病远程医疗事业的发展,显著提高我国肾脏病临床诊治的整体水平。

20.2 国际肾脏病样本库的建设进展

临床样本资源库是精准医学的核心环节,在国际肾脏病研究领域,疾病资源建设日益受到重视并日臻完善。首个肾脏病专病资源库是在欧盟第 5 框架项目 1998—2002 计划资助下欧洲 IgA 肾病协作组在意大利、德国、希腊及全球范围内率先建立的多中心 IgA 肾病临床样本资源库,工作人员还研发了电子数据库和信息共享网络平台(http://www.igan.net),共收集了 1 333 例 IgA 肾病患者及其部分亲属的 DNA、血清、血浆临床样本和临床信息数据[4]。ARegPKD 注册研究是德国儿科学协会和欧洲儿童肾脏病预后研究网络(ESCAPE Network)发起的一项常染色体隐性遗传多囊肾病(autosomal recessive polycystic kidney disease,ARPKD)的注册研究,建立了欧洲 ARPKD 多中心临床样本库[5]。荷兰 CKD 临床样本库自 2010 年开始建设,迄今已入库 2 200 例患者[6]。西班牙肾脏病研究网络(Spanish Renal Research Network,REDinREN)与欧洲生物样本库合作建立国家肾脏病临床样本库[7]。

随着国际上开展的几项大型肾脏病队列研究的推进,如 15 年前组织开展的多中心队列研究——欧洲肾脏 cDNA 临床样本库(European Renal cDNA Bank,ERCB),以及北美人群的肾病综合征研究网络(Nephrotic Syndrome Study Network,NEPTUNE)和临床表型及生物资源样本库(Clinical Phenotyping Resource and Biobank Core,C-PROBE)[8],这些队列研究为精准医学奠定了良好的基础。

20.3 肾脏病的精准医学研究

CKD 治疗已从过去的经验医学发展为循证医学,并迈向精准医疗。按照美国国立卫生研究院的定义,精准医疗是一个建立在了解个体基因、环境以及生活方式基础上的新兴疾病治疗和预防方法。精准医疗的核心是疗效最大化、损害最小化、资源最优化。从广义上讲,精准医疗是以基因组、蛋白质组、表型组和其他前沿技术为基础,对大样本人群与特定疾病进行生物标志物的分析、验证与应用,确定疾病原因和治疗靶点,对疾病不同状态和过程进行精确亚分类,最终实现对特定患者的个体化精准治疗。从狭义上讲,精准医学是根据个体的基因特征,结合对环境和生活方式等因素的评估,从药物基因组学的角度对个体实施精准的药物治疗或干预,以提高安全性、有效性和经济性,为有效延缓 CKD 及其并发症的发生、进展做出贡献。

近来的文献报道也证明了在肾脏病学中开展精准医学研究和应用的可行性。例如,确定了肾小球和肾小管疾病的基因突变,在非洲裔患者中确定了 APOL1 基因多态性是 CKD 发展的一个重要因素等。特发性膜性肾病患者血液循环中抗磷脂酶 A2 受体抗体的发现是精准医学在肾脏疾病实践中的经典示例[9]。肾小球足细胞上的磷脂酶 A2 受体是特发性膜性肾病的主要抗原,循环抗磷脂酶 A2 受体抗体与肾小球足细胞上的磷脂酶 A2 受体抗原结合成为原位免疫复合物,激活补体导致足细胞损伤,致使尿蛋白产生。如果患者血清抗磷脂酶 A2 受体抗体阳性,基本上可以诊断特发性膜性肾病,从而避免行肾穿刺病理检查。对膜性肾病的治疗,将来可以探索针对磷脂酶 A2 受体及其抗体的靶向治疗。还可以通过运用免疫吸附快速清除循环中的抗磷脂酶 A2 受体抗体,治疗特发性膜性肾病。另有学者研究发现,154 例特发性膜性肾病患者中 15 例患者的血清中存在针对 1 型血小板反应蛋白 7A 域(thrombospondin type-1 domain-containing 7A,THSD7A)而非抗磷脂酶 A2 受体 1 的循环抗体,并证实 THSD7A 是成人特发性膜性肾病的第 2 个抗原,其抗体的主要亚型是 IgG4,且抗 THSD7A 抗体水平与疾病活动度之间有一定关系[10]。

尽管队列研究这种方法可以以最低风险发现有价值的病因,但是在许多临床样本库中,由于肾脏活检临床样本对于临床的依赖性,限制了严重疾病谱的建立。而分子遗传学领域的技术进步,在一定程度上弥补了这个不足。这些技术进步为精准医学奠定了基础,如二代测序技术可以利用很少的组织进行基因表达分析;蛋白质和代谢物的微量分析技术也有助于组织分析的扩展,建立了蛋白质组学和代谢组学;而这些方法产生的海量数据,可以通过生物信息学和系统生物学技术解决。

肾脏病学中应用精准医疗的目的是发现比经典的血清肌酐或蛋白尿能更早预测治

疗成败的生物标志物。精准医学的另一个主要目的是，能否通过药物基因或特定目标基因进行治疗干预，并提供验证方法。已经有学者根据公开的基因表达数据库，利用网上平台中获取的基因型或表型数据进行数据挖掘研究。随着分子生物学分析技术、生物信息学和系统生物学的发展，这些资源可以为肾脏病精准医学的发展奠定一个坚实的基础[11]。

20.4 慢性肾脏病样本库的探索与实践

随着国内外对肾脏病精准医学和转化医学的重视，许多肾脏病临床样本库孕育而生。解放军总医院国家慢性肾病临床医学研究中心、肾脏疾病国家重点实验室针对我国目前肾脏病研究领域信息化过程中产生的大量数据缺乏有效集成、信息管理系统建设标准不一、临床样本资源缺乏有效利用等亟待解决的问题，在北京市科学技术委员会科技计划重点项目"北京市慢性肾脏病患者临床数据和样本资源库建设（D09050703560907）""北京市慢性肾脏病临床数据与样本资源库发展与应用研究（D131100005313006）"等课题资助下，紧密围绕肾脏病生物资源、生物信息平台建设，以整合共享和质量控制为核心，以持续增强科研创新能力为目标，按照"整合集成、突出共享"的原则，在构建国际标准化的肾脏病临床样本库方面进行了探索与实践。下面对相关建设经验进行介绍，与同道分享。

慢性肾脏病临床样本库的整体建设目标是建立针对慢性肾脏病研究的信息数据库和临床样本库，为针对慢性肾脏病的研究提供基础性平台；为促进国民健康、防治慢性肾脏病以及推动医药创新提供大量、高质量的原始性创新资源。将临床数据库与生物学临床样本库资料结合，开展科学研究以及国际合作，缩小与国外先进研究的差距，确保科研的可持续性。通过机制探索，促进慢性肾脏病临床资源的有效整合、科学管理和高效共享。

参照《生物样本库最佳实践 2012 科研用生物资源的采集、贮存、检索及分发》《中国医药生物技术协会生物样本库标准（试行）》等规范和国内其他专业领域生物样本库建设经验[12-16]，慢性肾脏病样本库建设路线设计如图 20-1 所示。

20.4.1 制定慢性肾脏病临床数据库和样本库的管理规范

按照 ISO 15189：2007《医学实验室质量和能力的专用要求》、ISO 17025：2005《检

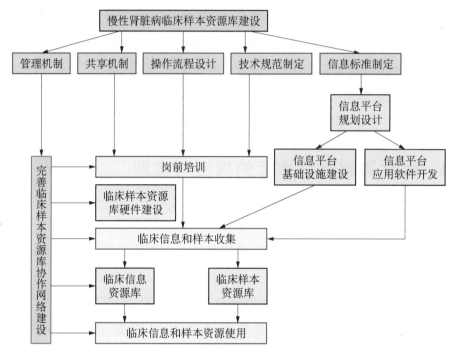

图 20-1　慢性肾脏病样本库建设

测和校准实验室能力的通用要求》、ISBER《生物样本库最佳实践 2012 科研用生物资源的采集、贮存、检索及分发》等国际样本库建设指南和项目整体要求，修订完善慢性肾脏病样本库 SOP 体系。编制了慢性肾脏病临床数据和样本库四级文件管理体系，具体包括：“质量手册”，规定质量方针，描述管理体系；“程序文件”，描述工作流程；“作业指导书”，规定实施步骤和操作方法；“记录和其他表单”，为质量体系合规提供证据。

20.4.2　慢性肾脏病临床数据库的建设

20.4.2.1　数据库的软件建设

临床信息数据库建设采用标准的结构、标准的编码及术语，包括医学系统命名法——临床术语（Systematized Nomenclature of Medicine—Clinical Terms，SNOMED CT）和国际疾病分类标准编码（ICD-10），对每一条目进行统一的标识、编码、定义，符合国际标准，构建标准化数据元字典。根据研究需求提出 1 700 余项数据元，包括一般基本信息、病史、体格检查、化验检查（如血常规、尿常规、生化检查）、特殊检查（如肾脏超声）、肾活检病理检查（包括病理诊断，病理分级，肾小球、肾小管、间质、血管等部位病变特点及程度，免疫荧光等）以及治疗方案、转归随访等。每一条目设定赋值范围。

20.4.2.2　临床数据信息的采集程序

临床数据信息的采集程序如图 20-2 所示。

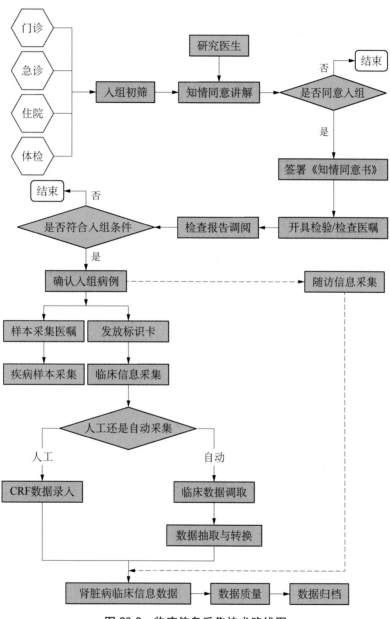

图 20-2　临床信息采集技术路线图

（1）按照入组标准，通过门诊、急诊、住院、体检、社区卫生服务等招募合格的病例。

（2）按照统一的病例标识规则，对入组病例进行编码病例标识。

（3）入组病例签署《知情同意书》。

（4）研究医师完成临床信息的采集工作。

（5）临床信息的录入：在人工模式下，研究医师需要将入组病例信息人工录入肾脏病临床信息数据库平台；在自动模式下，研究医师通过调阅入组病例的电子信息数据，将其导入肾脏病临床信息数据平台。

（6）数据管理员负责对病例报告表的数据填报质量进行审核。对于不合格的病例报告表，提醒研究医师进行完善；对于审核合格的病例报告表，进行归档处理。

20.4.3 慢性肾脏病临床样本库的建设

20.4.3.1 软件建设

1）临床样本库管理系统

建立样本库管理系统，采用二维码技术标识临床样本，准确记录临床样本出入库情况，动态监测库存临床样本有效期，对已用临床样本及时补充，对储存到期临床样本及时进行科学研究，避免临床样本资源浪费，提高利用率。

2）远程监控系统

建立冻存设备运行远程监控系统，全面监控设备运行状况，出现故障警报迅速处理，防止因设备运行异常造成巨大损失。

20.4.3.2 硬件建设

1）临床样本库分区

（1）接收、登记窗口：接收各类临床样本，并进行处理前编码登记。

（2）临床样本前期处理区：相对无菌区，对临床样本进行分类分区处理。

（3）临床样本解析区：洁净区，设置各精密仪器。

（4）临床样本储存区：低温环境，可放置如下设备。①血液保存箱（4±2℃）：临床样本临时保存；②低温冰箱（−40～−20℃）：临床样本短期保存；③超低温冰箱（−150～−80℃）：临床样本中长期保存；④液氮罐：临床样本中长期保存。

（5）临床样本废弃区：污染区。已使用过的临床样本及试剂、废液等，经分类处理后销毁。

（6）器材清洗消毒区：对可反复使用的耗材进行清洗，并对实验器材、试剂等进行灭菌处理。

（7）试剂、器材准备区：清洁耗材、器具存放以及试剂配备工作区。

（8）数据库管理区：数据库登记工作平台；包括临床样本处理信息及实验数据信息的数据化管理。

2）空间环境要求

（1）水电路：保障电力供应，实行双路供电，并设有相应的应急措施。

（2）温湿度：根据不同设备运行要求进行调整，临床样本库环境温度和湿度控制参见总论相关章节。

（3）卫生条件：污染区与洁净区尽量分开，保证临床样本不会受到污染。

3）设备投入

（1）低温保存设备：配备不同温度控制范围的低温/超低温冰箱及液氮设备，必要时可配备温度监控系统以保证设备故障能够及时得到处理。

（2）临床样本处理设备：配备离心机、电泳仪等临床样本前期处理设备。

（3）数据管理设备：配备计算机、相应出入库管理及远程监控软件。

20.4.3.3 临床样本的采集与处理

临床样本采集与处理的技术流程如图 20-3 所示。

1）临床样本类型

临床样本包括血清、血浆、全血（备提白细胞、DNA 和 RNA）、晨尿、24 h 尿、尿沉渣。

2）操作流程

（1）患者签订《知情同意书》。参与者或参与者的合法代理人在清醒、正常的精神状态下，仔细阅读《知情同意书》，同意后签字；或在有证人的情况下，将《知情同意书》的内容念给参与者听，参与者同意后亲自签字。同时告知，供体的隐私权将被严格保密，未经同意不会泄漏有关信息。

（2）研究医生填写标本采集信息卡。具体信息包括医院信息、患者姓名、性别、年龄、病历号、临床诊断、采集人、采集时间、临床样本类型、负责人等。

（3）研究护士采集标本。按照采集信息卡标示的内容摆放采血管，按照标准操作规范进行采血，并指导患者如何留取尿液标本。

（4）临床样本运输。

运输设备：医用冷藏箱，低温运输专用箱。

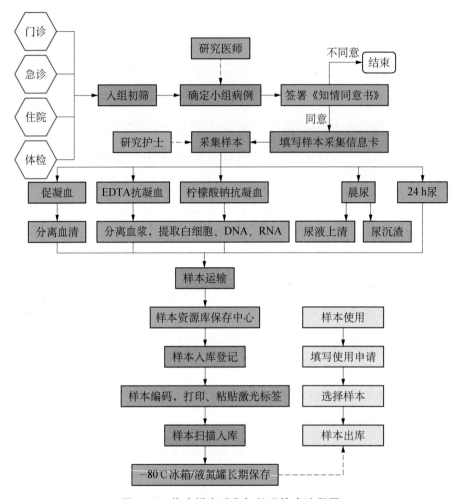

图 20-3 临床样本采集与处理技术流程图

运输方式:常温或冷藏运输,运输介质为冰袋,一般用于医院内短时间、近距离运输;低温冷冻运输,运输介质为干冰,一般用于协作单位之间远距离运输。

研究单位临床样本管理负责人填写临床样本运输交接信息卡,与运输负责人核对临床样本份数和质量,签字确认后运输。

由经过培训、符合临床样本运输资质的运输人员专门护送,并使用专用运输工具。短距离采用冷藏运输,远距离采用冷链运输(冷冻介质为干冰),严防临床样本冻融。

临床样本到库后,运输负责人和研究中心临床样本库负责人核对运输交接信息卡,核对临床样本份数和质量,签字确认后放入相应的临时存储冷冻系统(如−80℃冰箱),等待进行下一步处理。

（5）临床样本处理、入库。

临床样本处理：接收临床样本后，按照临床样本标准操作技术规范处理，将血清、血浆、全血、白细胞、DNA、晨尿、24 h 尿临床样本分装入 2 ml 冻存管内，尿沉渣样本冻存管内加入适当的防核酸和蛋白质降解剂。有学者采用尿液蛋白膜保存法分离保存尿液蛋白质，其成本效益优于直接冻存法，可供建库单位借鉴[17]。

临床样本标识：使用肾脏病临床样本资源库网络平台登记临床样本入库信息，按照一定编码规则生成临床样本编号，打印激光条形码和二维码。

粘贴标签：将条形码和二维码标签分别按顺序贴在每个临床样本对应的冻存管上，管壁上粘贴条形码，顶盖上粘贴二维码。注意区分患者和临床样本类型，贴完后核对，避免出现粘贴错误。

入库扫描：通过扫描条形码和二维码，确认入库。带有激光蚀刻二维码的冻存管无须打印和粘贴标签步骤，可直接扫描入库。

放入超低温冻存设备：按照冻存管上条形码标注的存储信息，放入相应超低温冻存设备的相应位置。

打印入库信息表，核对无误后，作为纸版记录保存。

20.4.4　慢性肾脏病样本库的质量控制

20.4.4.1　临床数据库管理的质量控制

（1）数据库的建立采用标准的结构、编码及术语，对同一条目进行统一的标识、编码、定义。

（2）在实际操作环节上，不同的临床开放性信息要标准化、高度一致地记录到临床数据库中，同时要遵守每个信息的采集规范和通过研究者间一致性检验形成的可操作性规程，对数据录入人员进行操作规范培训。

（3）数据管理员负责对病例报告表的数据填报质量进行审核。对于不合格的病例报告表，提醒研究医生进行完善；对于审核合格的病例报告表，进行归档处理。

（4）由医药研发合同外包服务机构每季度对数据库输入数据进行质量控制审核。

20.4.4.2　样本库管理的质量控制

1）临床样本采集控制

（1）对临床样本采集人员进行专业培训。

（2）严格按标准操作规范采血，避免溶血。

（3）临床样本采集前仔细核对，确保采集对象和容器标识一致。

（4）采用国际通用标准的临床样本收集容器，符合 GB 15980—1995 标准。

2）临床样本处理控制

（1）临床样本处理与临床样本采集间隔时间越短越好。

（2）临床样本处理的试剂和冻存管的质量控制。

（3）严格按照临床样本处理的标准程序进行操作。

3）临床样本运输控制

（1）确保冷藏运输或冷链运输达到低温要求，保证标本运送安全和标本质量。

（2）建立标本运送记录和交接记录。

4）临床样本保存控制

（1）短时间内即可处理的临床样本，4℃环境下临时保存。

（2）不能及时处理的临床样本，放入−20℃冰箱冻存。

（3）入库后保证在−80℃冰箱保存或液氮罐储存。

5）临床样本出入库控制

（1）入库登记核对姓名、临床样本类型、临床样本编码、储存位置。

（2）贴标识码要仔细，建立、执行核对制度，监测一定百分比的冻存管和标识码匹配程度，确保贴签过程准确无误。

（3）临床样本出库需提交书面临床样本使用申请单，审核通过后方可执行。

（4）临床样本出入库记录需同时保存电子版和纸版记录。

6）设备运行监控

（1）定期检查设备运转是否正常。

（2）实时监测低温设备是否达到温度要求。

（3）定期检查液氮的损耗，及时补充。

7）由医药研发合同外包服务机构定期对临床样本资源库进行质量审核

随着临床样本库信息管理系统日臻完善，目前已经能够按照临床样本离体至临床样本库保存的流转过程，包括临床样本采集离体、运输交接、接收处理及入库保存等主要操作步骤时间节点，通过实际操作步骤与虚拟管理的一一对应，实现统一、实时的管理监控。另外，为最大限度提高临床样本的使用效率，应设立同期质量控制临床样本，定期抽检,实施指标质量控制,如:核酸质量控制包括 DNA/RNA 的浓度、纯度、凝胶电泳图像监测;血清/血浆质量控制选择生物大分子指标检测等作为血液大分子稳定性参考;尿液质量控制通过尿液生化指标检测作为储存尿液标本稳定性参考。

20.5 慢性肾脏病样本库的利用

通过肾脏病样本资源库建设,解放军总医院以国家科技支撑计划项目、国家 973 计划项目、国家 863 计划项目和北京市重大科技项目为支撑,建立了符合国际标准、拥有肾脏病多病种、大样本、横断面及纵向研究的临床样本资源库和高效共享的临床信息网络平台,并以国家临床医学研究中心为主体,在全国核心单位和网络成员单位推广应用,累计入库病例总数达 1 万余例,临床样本总量达 25 万余份,为研究诊断标志物或治疗靶点以及创新性药物的研发与评价提供了统一平台和技术支撑。

解放军总医院组织全国 26 家中心实验室进行了一项前瞻性、多中心、随机对照的评估黄葵治疗原发性肾小球疾病有效性及安全性研究,所有入选患者血、尿临床样本均纳入临床样本库。通过中心实验室对主要疗效评估指标的集中检测,证实了黄葵对于伴有中度蛋白尿的原发性肾脏病(CKD1~CKD2 期)患者是一种很有前景的治疗药物,研究成果发表于国际著名的临床肾脏病杂志 *The American Journal of Kidney Diseases*,受到国际肾脏病界的关注,*Nature Reviews Nephrology* 杂志为文章撰写了亮点分析,提出了中国特色的中西医结合治疗可能为中国 IgA 肾病等慢性肾脏病患者提供了光明前景,为中医药治疗慢性肾脏病提供了模式规范[18,19]。

近年来,国内外在利用肾脏病临床样本库进行精准医学研究方面取得了突破性进展。欧洲 IgA 肾病协作组共收集了 1 333 例 IgA 肾病患者及其部分亲属的 DNA、血清、血浆临床样本和临床信息数据,尽管该 IgA 肾病资源库建设周期较短,但是它建立的家族性 IgA 肾病患者数据信息库及 DNA 临床样本库由于具有稀缺性已成为非常珍贵的研究资源。该研究小组联合中国肾脏病研究机构,对新增加的 1 194 例中国汉族 IgA 肾病患者和 902 例健康对照进行了全基因组关联分析,同时针对随访队列的 1 950 例 IgA 肾病患者(汉族 712 例,欧洲种族 1 238 例)和 1 920 例对照(汉族 748 例,欧洲种族 1 172 例)进行了关联分析,鉴定出位于主要组织相容性复合体上的 3 个独立基因座及 2 个共同缺失位点(CFHR1、CFHR3)与 IgA 肾病易感性相关[20]。我国学者研究发现,IgA 肾病存在明显的家族聚集倾向,被列入多基因遗传病范畴。通过迄今为止最大临床样本量的亚洲全基因组关联分析,包括 1 万多名受试者(4 137 例 IgA 肾病患者与 7 734 例健康人),利用先进的遗传学分析方法和策略,在全基因组水平进行研究,验证了欧美学者的部分研究结果。更为重要的是,首次发现了中国人群中 IgA 肾病独有的两个新的易感基因位点,位于 17 号染色体和 8 号染色体,证明了遗传因素在 IgA 肾病的发病机制中起重要作用,并能够影响 IgA 肾病的发病过程及临床表现。同时提出,由于遗传基因的差异,IgA 肾病的临床表现差异很大,有慢性肾脏病历史的家族中后代和一级亲属的发病率要高于没有该病历史的家族[21]。

以慢性肾脏病样本库为依托,笔者所在团队采用尿液蛋白质组学方法建立了稳定性和重复性较好的尿肽实验体系。通过对 IgA 肾病患者及健康对照、非 IgA 肾病疾病对照组比较,依据肽峰度表达的差异建立鉴别诊断模型,得到较好的灵敏度及特异度。在验证健康对照组时诊断准确率为 100%,IgA 肾病、疾病对照的诊断准确率达 71.4% 和 76.9%。对特异性差异尿肽峰采用混合型串联傅里叶变换离子回旋共振质谱进行序列鉴定,得到尿调蛋白(uromodulin)的质荷比为 1913.14 的肽段优质序列图。质荷比为 1913.14 的肽段在 IgA 肾病患者中明显下调,在非 IgA 肾病疾病对照组中进一步下调,用于鉴别 IgA 肾病与健康对照组时 ROC 曲线下面积为 0.998;鉴别 IgA 肾病与疾病对照组时 ROC 曲线下面积为 0.815。该结果提示其特殊的强度范围可能是一个非常有前景的诊断 IgA 肾病的无创性指标,在肾脏病诊疗新方向上可能有突破性进展,为实现无创性诊断 IgA 肾病开拓了思路。国外学者评价其"是 IgA 肾病无创标志物的重要发现,有广泛的应用前景"[22]。我国学者证实,miR-30 家族可以通过调控钙离子/钙调磷酸酶信号通路,参与足细胞稳态和功能的维持,miR-30 家族表达下降导致足细胞发生损伤。这项研究从一个全新的角度阐明了足细胞损伤的机制,为局灶节段性肾小球硬化症的治疗干预提供了新的靶点[23]。

在糖尿病肾病研究方面,印第安纳大学医学院和 Richard L. Roudebush 退伍军人管理局医疗中心的学者研究了可能与糖尿病肾病进展相关的感染、纤维化、血管生成、肾小管损伤、足细胞损伤等方面的 24 种潜在血、尿蛋白质标志物,发现只有成纤维生长因子或纤维细胞生长因子 23 与糖尿病肾病进展显著相关,而血浆血管内皮生长因子 A 水平与终末期肾病风险独立相关[24]。

20.6　小结与展望

　　临床样本是流行病学、生命科学基础与临床研究的关键源头,是分子医学大数据进行大样本验证、快速实现生物医药转化研究与精准医学的核心环节。只有拥有精准的临床样本,通过高通量筛选研究,才会得出精准的生物分子医学大数据;经过大样本验证、临床试验等产业化研发,才会产生精准的转化医学研究成果,最终实现精准医学。因此,规范的临床样本库是临床样本精准性的保障。我国肾脏病临床样本库建设尚处于发展阶段,各单位之间需要打破条块分割、相互封闭、统一标准化流程、质量控制体系、安全保障体系与信息化管理系统,形成合力,推动我国肾脏病研究创新的精准医学进程。

参考文献

[1] Coresh J, Astor B C, Greene T, et al. Prevalence of chronic kidney disease and decreased kidney function in the adult US population: Third National Health and Nutrition Examination Survey [J]. Am J Kidney Dis, 2003,41(1):1-12.

[2] Zhang L, Wang F, Wang L, et al. Prevalence of chronic kidney disease in China: a cross-sectional survey [J]. Lancet, 2012,379(9818):815-822.

[3] Liyanage T, Ninomiya T, Jha V, et al. Worldwide access to treatment for end-stage kidney disease: a systematic review [J]. Lancet, 2015,385(9981):1975-1982.

[4] Schena F P, Cerullo G, Torres D D, et al. The IgA nephropathy Biobank. An important starting point for the genetic dissection of a complex trait [J]. BMC Nephrol, 2005,6(1):14.

[5] Ebner K, Feldkoetter M, Ariceta G, et al. Rationale, design and objectives of ARegPKD, a European ARPKD registry study [J]. BMC Nephrol, 2015,16(1):22.

[6] Navis G J, Blankestijn P J, Deegens J, et al. The Biobank of Nephrological Diseases in the Netherlands cohort: the String of Pearls Initiative collaboration on chronic kidney disease in the university medical centers in the Netherlands [J]. Nephrol Dial Transplant, 2013, 29 (6): 1145-1150.

[7] Calleros L, Cortés M A, Luengo A, et al. Start-up of a clinical sample processing, storage and management platform: organisation and development of the REDinREN Biobank [J]. Nefrologia, 2012,32(1):28-34.

[8] Yasuda Y, Cohen C D, Henger A. Gene expression profiling analysis in nephrology: towards molecular definition of renal disease [J]. Clin Exp Nephrol, 2006,10(2):91-98.

[9] Beck L H Jr, Bonegio R G, Lambeau G, et al. M-type phospholipase A2 receptor as target antigen in idiopathic membranous nephropathy [J]. N Engl J Med, 2009,361(1):11-21.

[10] Tomas N M, Beck L H Jr, Meyer-Schwesinger C, et al. Thrombospondin type-1 domain-

containing 7A in idiopathic membranous nephropathy [J]. N Engl J Med，2014，371（24）：2277-2287.

［11］ Wyatt C M，Schlondorff D. Precision medicine comes of age in nephrology：identification of novel biomarkers and therapeutic targets for chronic kidney disease [J]. Kidney Int，2016，89（4）：734-737.

［12］ Listed N. 2012 best practices for repositories collection，storage，retrieval，and distribution of biological materials for research international society for biological and environmental repositories [J]. Biopreserv Biobank，2012，10（2）：79.

［13］ 郭渝成. 临床生物样本库[M]. 北京：科学出版社，2014.

［14］ 季加孚. 生物样本库的能力建设与最佳实践[M]. 北京：科学出版社，2013.

［15］ 郜恒骏，张可浩，张小燕，等. 中国医药生物技术协会生物样本库标准（试行）[J]. 中国医药生物技术，2011，6（1）：71-79.

［16］ 俞夏莲，谢静远，杨俪，等. 肾脏疾病生物样本库信息化管理和应用[J]. 中国实用内科杂志，2014，34（3）：251-253.

［17］ Jia L，Liu X，Liu L，et al. Urimem，a membrane that can store urinary proteins simply and economically，makes the large-scale storage of clinical samples possible [J]. Sci China Life Sci，2014，57（3）：336-339.

［18］ Zhang L，Li P，Xing C Y，et al. Efficacy and safety of Abelmoschus manihot for primary glomerular disease：a prospective，multicenter randomized controlled clinical trial[J]. Am J Kidney Dis，2014，64（1）：57-65.

［19］ Carney E F. Glomerular disease：Antiproteinuric efficacy of A. manihot superior to losartan [J]. Nat Rev Nephrol，2014，10（6）：300.

［20］ Gharavi A G，Kiryluk K，Choi M，et al. Genome-wide association study identifies susceptibility loci for IgA nephropathy [J]. Nat Genet，2011，43（4）：321-327.

［21］ Yu X Q，Li M，Zhang H，et al. A genome-wide association study in Han Chinese identifies multiple susceptibility loci for IgA nephropathy [J]. Nat Genet，2012，44（2）：178-182.

［22］ Wu J，Wang N，Wang J，et al. Identification of a uromodulin fragment for diagnosis of IgA nephropathy [J]. Rapid Commun Mass Spectrom，2010，24（14）：1971-1978.

［23］ Wu J，Zheng C，Wang X，et al. MicroRNA-30 family members regulate calcium/calcineurin signaling in podocytes [J]. J Clin Invest，2015，125（11）：4091.

［24］ Agarwal R，Duffin K L，Laska D A，et al. A prospective study of multiple protein biomarkers to predict progression in diabetic chronic kidney disease [J]. Nephrol Dial Transplant，2014，29（12）：2293-2302.

21

骨科疾病样本库

在医学领域中,生物样本库是基因组学、蛋白质组学、代谢组学、分子流行病学、转化研究、分子诊断和治疗、治疗靶标、生物标志物开发以及药物发现的关键资源。骨科四大类疾病——退行性疾病、创伤性疾病、骨肿瘤及遗传性疾病都需要生物样本库和相关的健康信息提供研究支撑。本章介绍了骨科疾病的分类及特点,骨科生物样本库的建库目的,精准医学与骨科生物样本库的关系,特别介绍了骨科临床数据与生物样本库的建设特色,供相关人员参考。

21.1 概述

21.1.1 骨科疾病的分类及特点

骨科疾病种类繁多,病因复杂,根据发病机制主要分为 4 类:骨科退行性疾病、骨科创伤性疾病、骨肿瘤及骨科遗传性疾病。

21.1.1.1 骨科退行性疾病

骨科退行性疾病(orthopedic degenerative)是指随着年龄的增长,人体的骨、软骨、肌肉及韧带等组织发生退行性改变,从而引发相应部位的疼痛、功能受限及障碍。目前,发病机制不清。根据部位的不同,可将骨科退行性疾病分为 3 类。一是发生在四肢的退行性改变,统称为骨性关节炎,包括退行性髋关节炎和膝关节炎、股骨头坏死、肩周炎等;二是发生在脊柱的退行性改变,包括颈椎病、腰椎间盘退变、后纵韧带骨化、脊柱骨质增生等。上述两类疾病,初期须行保守治疗,晚期须行外科手术治疗。三是骨质疏松,也是一种退行性疾病，是以低骨量和骨组织微结构破坏为特征的全身性骨代谢性疾病，以内科治疗为主。

21.1.1.2 骨科创伤性疾病

骨科创伤性疾病(orthopedic trauma)是指由外伤引起的各类骨与关节损伤，多为各种病因明确的急性、突发性创伤所致。骨科创伤性疾病包括骨盆髋臼、肘关节、肩关节、腕关节、足踝、髋关节、膝关节、手外伤等；也包括各类运动损伤性疾病，如膝关节各种韧带损伤、软骨损伤、髌骨及肩关节不稳定。

21.1.1.3 骨肿瘤

骨肿瘤(bone tumor)是发生于骨骼或其附属组织的肿瘤，属于少见疾病，但是其危害性高、治疗难度大。对于大多数患者来说，无法找出具体病因。骨肿瘤极少与遗传有关，只有多发性软骨瘤、多发性遗传性外生骨疣和遗传有一定的关系。骨肿瘤有良性、恶性之分。良性骨肿瘤易根治，预后良好；恶性骨肿瘤发展迅速，预后不佳，病死率高。我国原发性骨肿瘤占全身性肿瘤的 $2\%\sim3\%$，其中 1/3 为恶性骨肿瘤，每年发病率为 $(1.060\sim1.112)/10$ 万，恶性软组织肿瘤相对少见[1]。

21.1.1.4 骨科遗传和先天性疾病

骨科遗传和先天性疾病(orthopedic hereditary and congenital diseases)主要是指发生在骨、软骨及结缔组织的各种基因缺陷、线粒体变异所致的疾病，具有先天性、终身性及代际传递的特点。有些单纯由遗传因素决定发病，如成骨不全、骨干发育不全、软骨发育低下；有些是由基因与环境相互作用决定发病，遗传度在 70% 以上，如先天性髋关节发育不良；有些骨科先天性疾病完全取决于环境因素，遗传基础的证据少，如化学因素所致的肢体畸形。

21.1.2 骨科疾病样本库的建库目的

通过规范系统地采集和保存高质量、不可再生的骨科临床样本，包括临床样本及相配套的原始临床数据，推动骨科常见病的临床与基础联合科技攻关，为未来骨科多中心、前瞻性研究提供基础平台，为未来的国际合作搭建交流资源平台，推动骨科医药创新，为国家骨科疾病样本库的建立制定相关的研究路径、提供参考标准。北京积水潭医院是国内最大的骨科特色综合医院，集中了国内外种类最丰富、数量最多的骨科病例资源。2008年，为了充分利用这一资源优势，医院批准建立"骨科疾病样本库"，小范围试行采集和存储相应的骨科退行性疾病临床样本,同时也采集了相关患者的临床病例数据等相关内容的数据信息。2010 年,该样本库入选北京市科学技术委员会"骨科疾病临床数据和样本资源库"建设项目。

21.2　骨科疾病样本库与精准医学

21.2.1　从个体化医学、基因组医学到精准医学的进展

临床医学从解剖定位和组织类型 2 个途径对癌症进行标记和诊断,"个体化医学"起源于对癌症治疗的过程与认识。科学工作者将分子生物学与测序技术相整合后,模式转换为通过分子遗传学表型定义癌症,从而催生了个体化疗法的出现。癌症是一个多病因疾病,从肿瘤细胞生长和凋亡、肿瘤代谢到肿瘤血管系统生长的不同阶段,有针对性地开发个体化治疗药物,促进了范围小、准确性大的试验设计,带来了更好的治疗效果[2]。

基因组学,特别是药物基因组学(pharmacogenomics,PGx)是所有患者个体化医疗的关键。精准医学以个体化医疗为基础,它是随着基因组测序技术的发展,将生物信息与大数据科学相结合而产生的新型医学概念与医疗模式。精准医学的本质其实是用基因组学、蛋白质组学等技术,对大样本人群与特定疾病进行生物分析、鉴定与应用,从而精确找到疾病的原因和治疗靶点,再进行精确亚分类,最终实现对特定患者进行个体化精准治疗的目的。人类基因组测序的个体信息将有望实现真正的"个体化医疗"[3]。未来将通过临床数据的规范化采集,逐步开发针对人类遗传学和医学遗传学数据的生物模型,以揭示疾病的致病机制。个体化医疗和药物基因组学的实施极其复杂,需要先进的电子临床决策支持系统促进药物基因组学的临床进程。

精准医学计划需要数年时间才能够走向成熟,获得切实的成果,一些需要重视的关键领域包括如下内容:一是开发更加有效的方法获得影响人口健康的基因组学和精准医学相关实验数据;二是制定衡量基因组学和人口健康的最佳实践标准;三是探索发展"精准公共卫生"的关键概念,包括预防疾病和促进健康的各种个体和环境数据。

21.2.2　骨科疾病的研究进展

在前期的骨科疾病样本库建设工作中,主要收集的是骨科退行性疾病临床样本,现

以 3 种骨科退行性疾病为例，分析如下。

21.2.2.1　脊柱退行性疾病：椎间盘退变

椎间盘退变（intervertebral disc degeneration）是一个多层面病变的慢性过程，最终改变椎间盘的结构和功能。据统计，30 岁以上人群中约有 40％的人发生腰椎间盘退变，50 岁以上人群中腰椎间盘退变的比例则超过 90％。椎间盘退变导致腰椎间盘突出症、神经根病、脊髓病、椎管狭窄和退行性脊椎前移。这些疾病可引起急慢性疼痛，但是退变也有不引起疼痛的情况。这种不确定性成为研究和定义退变与疼痛之间精确关系的难题。下腰痛给 70％～85％患者的生活造成困难，超过 90％的脊柱外科手术都与椎间盘退变有关[4]。

基因是评价个体椎间盘退变风险的重要因素，用于识别患者椎间盘退变早期结构变化的风险，预测未来的症状。基因多态性可以解释为什么有些人退化的风险更高。大量不同基因导致了椎间盘退变的复杂进展，椎间盘退变的表型尚没有明确的定义或清楚的发病机制，导致了相同主题的多个研究产生了表型不同的基因分析。在椎间盘退变高发人群中，有丰富的基因多态性，已知有些基因有明显的生物学效应。欲对基因和环境因素进行分离研究难度很大，因此研究遗传因素与椎间盘退变之间的关系面临着挑战。世界不同地区都发现，与椎间盘退变相关的基因频率差异很大，在人群中复制和验证遗传危险因子更加困难。目前，还不清楚大多数遗传多态性的精准作用及基因成分与退变之间的关系[4,5]。

椎间盘退变外科手术患者有阳性家族史者占 44.6％，双生子的研究已经确定椎间盘退变的家族聚集性，证明遗传对其有一定程度的影响。对 172 个同卵双生子和 154 个异卵双生子的研究都发现了类似的结果。在调整年龄、体重、身高、吸烟、职业和身体活动因素后，将含有身高、信号强度、膨出和骨赘形成的磁共振信息作为评价退变的分数发现，遗传的作用在腰椎为 74％，在颈椎为 73％。遗传性对"重度疾病"的作用在腰椎为 64％，在颈椎为 79％，提示除环境因素外，遗传因素也是椎间盘退变过程中的一个决定性因素[4,6]。

双生子的流行病学研究也表明基因因素的影响比其他因素更加重要。对 115 对男性同卵双生子中椎间盘突出、缩小和减少者的影像学信号强度进行分析发现，腰椎 L2～L4 节段有物理载荷变异者占 7％，年龄相关变异者占 16％，有家族聚集性变异者占 77％。研究分析整体下腰椎水平显示，有物理载荷变异者占 2％，有年龄相关变异者占 9%,有家族聚集性变异者占 43%[7]。在双生子脊柱研究中观察了椎间盘退变的影响因素,包括职业、振动暴露、吸烟、体重和遗传等主要风险因素,结果表明,虽然环境因素影响退变,但遗传因素是椎间盘退变最重要的决定因素[8]。在椎间盘退变中遗传因素和不明因素复杂多变,可能会有相互作用。

在椎间盘退变基因多态性分析中,相关热点基因共有 20 个[4,5]。这些基因编码的椎间盘内蛋白质根据功能不同分为 5 类,分别是结构蛋白、分解代谢蛋白、抗分解代谢蛋白、促炎性细胞因子及其他类别。环氧酶-2(cyclooxygenase-2,COX-2)、白细胞介素-1(interleukin-1,IL-1)、白细胞介素-6(interleukin-6,IL-6)是促炎性细胞因子,维生素 D 受体(vitamin D receptor,VDR)和生长分化因子 5(growth differentiation factor 5,GDF5)归为其他类别。此外,一是依据在细胞外基质的定位与功能将 PGI 型、IX 型和 XI 型胶原,纤维粘连蛋白,透明质酸蛋白多糖连接蛋白 1(hyaluronan and proteoglycan link protein 1,HAPLN1),血栓收缩蛋白(thrombspondin),软骨中间层蛋白 1(cartilage intermediate layer protein 1,CILP1)和 asporin 归类为结构蛋白;二是将基质金属蛋白酶(matrix metalloproteinase,MMP)1、2、3,帕金森蛋白 2,E3 泛素蛋白连接酶(Parkinson protein 2,E3 ubiquitin protein ligase,PARK2)和蛋白酶体 β 亚基 9 型(proteasome subunit beta type 9,PSMB9)归类为分解代谢蛋白;三是将组织金属蛋白酶抑制剂(tissue inhibitor of matrix metalloproteinase,TIMP)归类为抗分解代谢蛋白。将上述基因归结为一个概念模式是:在生长和维持健康椎间盘基质过程中,每种基因都起重要的作用,每种基因多态性均可以造成结构完整性和静水压力的丢失,或促进炎症状态,最终导致疼痛或疾病。多个少数民族人口基因多态性的研究验证了与椎间盘退变关系最密切的基因是 VDR、ACAN、COL9、ASPN、MMP3、IL-1 和 IL-6 这几种基因。椎间盘退变过程中个体敏感性与这些高风险的等位基因之间易具有潜在的功能关系。退变的表型包括坐骨神经痛和椎间盘突出症,这些症状与 ASPN、COL11A1、THBS2 和 MMP9 呈中度相关,而 ASPN 是唯一在结构和分解代谢分类中的重叠基因[4]。现已明确,椎间盘退变的发展可能是由复杂的基因与环境组合相互作用,或基因与基因相互作用所决定,这两种作用是影响不同个体退变进展的唯一决定因素[4,5]。如基因与环境相互作用,IX 型胶原多态性和肥胖协同可增加椎间盘退变的风险[9];如基因与基因相互作用,IX 型胶原多态性只有在另一个 IL-1β 基因多态性缺乏时才增加椎间盘退变的风险[10]。在 588 例芬兰正常男性单卵双胞胎和双卵双胞胎(35~70 岁)人群中发现变异基因与椎间盘核磁共振成像(MRI)信号强度有明显关联,凸显出椎间盘退变多基因的性质[11]。在定义椎间盘退变的复杂过程中,基因研究的进步和精确度的提高,将带来更有针对性的诊断和靶点治疗策略。对其他各种人群基因进一步进行有效的方法学分析,将有助于精准确定各种功能基因。

21.2.2.2 退行性骨性关节炎

退行性骨性关节炎(osteoarthritis, OA)是一种涉及多种组织类型的全关节疾病,按其组织类型不同退行性疾病主要包括软骨、骨、脂肪和骨骼肌,其主要发生部位为髋关节和膝关节两大关节。退行性骨性关节炎的病因及发病机制复杂,病理改变主要有三大类,分别是关节软骨磨损、软骨下骨增生和关节滑膜炎,目前尚无有效的药物治疗方法,只能实施手术更换关节。退行性骨性关节炎药物治疗研发策略与癌症治疗相类似,希望能够按照不同病变类型开发出有针对性的个体化修饰治疗药物。但是目前退行性骨性关节炎患者按照病变的分层有限,主要依据传统的临床因素进行分层,如主要或次要的发病机制、病变关节的炎症程度、疾病进展的速度及早期或晚期的不同疾病阶段。这种传统的临床分层,加上有限的治疗方法,都难以帮助临床医师选择最佳的治疗方式。非手术治疗膝关节或髋关节退行性骨性关节炎患者的原则包括非药物治疗和药物治疗。例如,对于轻度患者,采用非药物治疗,鼓励患者加强肌肉力量训练,进行超重减肥以减少关节的负荷;对于偏中度患者,推荐使用非甾体抗炎药;对于中重度患者或非甾体抗炎药治疗效果不佳或关节滑膜炎患者,建议关节内注射糖皮质激素[12]。

从基因组学的角度来看,退行性骨性关节炎是一种高度变异的疾病。在疾病的缓解性治疗中应该充分关注对患者不同靶点的分层,对疾病进行个体化治疗[13]。例如,治疗结果显示,退行性骨性关节炎患者的关节滑膜炎程度和对治疗的反应都表现出极大的差异,不是所有的患者都会受益于抗炎治疗。其中一部分患者更多地表现出骨重塑的特征,这种"骨化"性退行性骨性关节炎表型,可能更适合直接进行骨重建的靶向治疗。此外,对特定的患者队列也可能会确定退行性骨性关节炎的代谢风险,如中央型肥胖[以腰围和臀围的比值(腰臀比,WHR)为标准,男性 WHR≥0.90、女性 WHR≥0.80 为中央型肥胖],经统计表明女性与退行性骨性关节炎的相关性比男性高[14]。最近发现,女性膝关节退行性骨性关节炎患者的体重指数(BMI)明显高于正常对照组,而男性退行性骨性关节炎患者与正常对照组的 BMI 没有差异;进一步将男女进行混合统计,发现退行性骨性关节炎组和正常对照组之间的 BMI 并没有差异。对男性退行性骨性关节炎患者与男性正常对照组之间的研究表明,该病具有明显的职业相关性。这些数据表明,退行性骨性关节炎可能有不同的发病机制,因而需要应用不同的治疗方法。如果对退行性骨性关节炎患者进行分层,临床检测不仅需要生化结果,更需要遗传学和表观遗传学资料。目前,在骨科领域可用的退行性骨性关节炎患者基因信息不充分,无法将患者分层为子集,给予进一步的精准治疗[12]。

21.2.2.3 脊柱退行性疾病:后纵韧带骨化

目前,国内外的家系研究和双生子研究证实,遗传因素在一些骨科疾病如骨退行性疾病的发生、发展过程中可能起关键作用。后纵韧带骨化(ossification of the posterior longitudinal ligament)是临床上常见的骨科脊柱疾病,是由于脊柱后纵韧带发生骨化从而压迫脊髓和神经根,产生肢体感觉和运动障碍及内脏自主神经功能紊乱的疾病。该病常见于颈椎,亚洲人群发病率为 $0.8\%\sim3\%$,在日本人群中发病率最高,为 $1.9\%\sim4.3\%$,欧美人群发病率为 $0.1\%\sim1.7\%$[15]。我国北方人群颈肩痛患者中发病率为 $0.44\%\sim8.92\%$[16]。由于缺乏有效的早期筛选方法和诊断方法,手术时机不易确定,术后骨化物持续生长,致瘫风险显著高于其他颈椎退行性疾病,也一直是各国学者,特别是亚洲学者的研究热点[17]。

后纵韧带骨化由多种因素共同引起,如机械应力刺激、糖或钙代谢异常等[18],同时呈现较强的家族聚集性[15]。其中遗传因素作用显著,是由遗传与环境因素长期相互作用所致,是一种严重危害人体健康的复杂性多基因遗传病。目前,基因组研究已用于探索后纵韧带骨化的遗传因素,其中包括连锁分析和候选基因关联研究,发现了许多后纵韧带骨化易感基因。连锁分析是参照某些已经明确位置的遗传标记推测某种表型的易感基因在染色体上的位置。双生子 6 号染色体 HLA 区域的配对研究确定了编码胶原 XIα 的基因 *COL11A2* 与韧带骨化发病相关[19]。Tanaka 等在 99 对双生子中开展了全基因组连锁分析,研究表明位于 21q 的 D21S1903 存在明显的连锁关系。随后进行的候选基因关联研究发现编码 VI 型胶原的基因 *COL6A1* 与疾病存在显著关联[20]。Furushima 等对 126 例患病双生子配对进行基因连锁分析,研究表明 *BMP4* 基因与后纵韧带骨化显著关联,而 BMP4 属于转化生长因子超家族,是能够单独诱导间充质干细胞向成骨细胞分化的重要生长因子,是骨组织形成过程中关键的调节因子之一,可在体内外诱导软骨与骨形成[21]。候选基因关联研究是根据脊柱退行性疾病中后纵韧带骨化疾病的发病机制提出假设,选择后纵韧带骨化代谢通路的关键基因,检测基因变异和疾病的关联。迄今为止,国内外研究者已经探索研究了后纵韧带骨化始发和进展的多个基因,涉及成骨分化和骨代谢相关等,并发现了影响后纵韧带骨化的易感区域和多态位点如 NPPS/ENNP1、TGFB1、ESR、IL-11、VDR、BMP2、RUNX2、IL-15RA、BMP9 和 TGFB3[15]。此外,后纵韧带骨化的全基因组关联分析目前取得一定突破,定位了相关表型的易感区域和位点。例如,最近日本发表的一项与日本生物样本库项目(The BioBank Japan Project)有关的全基因组关联研究,检测不同的基因差异位点并通过分析得出基因差异位点与后纵韧带骨化的相关性[22],发现了后纵韧带骨化的 6 个易感位点,分别为 20p12.3(rs2423294)、8q23.1(rs374810)、12p11.22(rs1979679)、12p12.2(rs11030000)、8q23.3(rs13279799)和 6p21.1(rs927485)。这些新发现的易感基因和多态性位点为进一步认识后纵韧带骨化的遗传背景提供了有力的依据。

21.2.2.4 骨科疾病样本库的发展与精准医疗

除骨科退行性疾病外,其他骨科疾病,如遗传性、先天性骨科疾病(脊柱侧凸、青少年特发性脊柱侧凸及与生长发育相关的骨骼疾病),骨肉瘤,各种创伤性疾病(运动损伤等),都已逐渐成为精准医学的关注热点。通过基因组学研究寻找上述疾病的易感基因位点,探索骨科疾病的遗传分子机制,在临床上有巨大的应用前景和价值。依托骨科疾病样本库规模化的临床样本资源,逐步开展一系列的有关骨科疾病的基因组学、蛋白质组学、代谢组学、信号组学、临床标志物等研究,将成为骨科疾病精准医疗的迫切需求。建设高质量、有价值的疾病样本库是实现骨科精准医疗的基础。今后,骨科疾病样本库的建设和发展应该做到科学化、规模化、规范化、系统化,促进骨科疾病样本库的产业发展,进而推动我国骨科精准医疗事业稳步前进。

21.3 骨科疾病样本库建设的特色

21.3.1 骨科疾病样本库建设的总体情况

21.3.1.1 骨科疾病样本库Ⅰ期建设

在 2009 年,北京市科学技术委员会启动了"北京重大疾病临床数据和样本资源库建设"的重大项目。北京积水潭医院由于在全国骨科领域的特殊优势及院内疾病样本库的前期工作,入选"北京重大疾病临床数据和样本资源库——骨科疾病库",于 2010—

2013 年进行了骨科疾病样本库 I 期建设,期间主要采集了 2 个单病种"椎间盘退行性疾病"和"骨性关节炎"的临床样本及其关联数据。

样本库 I 期建设任务主要包括:明确场地、投资相应建库设备,明确组织管理机构体系、运行模式,制定规范管理文件、伦理规范要求、临床信息采集流程、临床样本采集和保存操作规范,明确样本储存类型、储存条件,制定关于使用临床样本开展研究《知情同意书》的相关规范、明确研究队列入组标准及开展人员培训。

21.3.1.2　骨科疾病样本库 II 期建设

骨科疾病样本库 2014 年进入 II 期建设,重点加强了组织管理建设与顶层设计,成立了骨科疾病样本库职能机构如下。①科研管理委员会。构成人员包括:院长为疾病样本库组长,副院长为疾病样本库副组长,科研处副处长为课题管理办公室主任。职责范畴包括:制订更详细的管理制度,具体负责疾病样本库建设的计划、目标与预算的拟定,保障疾病样本库顺利运行。②专家委员会。聘请国内外本领域著名专家和教授负责疾病样本采集与使用的科学审查(见图 21-1)。

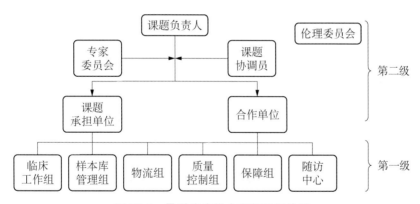

图 21-1　骨科疾病样本库组织机构图

骨科疾病样本库在 II 期建设中重点完善了符合《国际生物和环境样本库协会指南》要求的标准操作程序(SOP)4 级文件体系,建立了内部临床样本资源全过程质量控制评价体系,并积极配合第三方机构监查,发现问题及时整改。经过 6 年的建设与完善,该库已经成为信息丰富、管理规范的骨科退行性疾病样本库,为骨科疾病的遗传学、分子生物学、临床流行病学、卫生经济学、药物基因组学等基础与临床研究的开展提供了科研平台的临床资源。

21.3.2 骨科疾病样本库行政程序的制订

21.3.2.1 骨科疾病样本库的建库原则

骨科疾病样本库以国内外最新制定的建库规范为依据制订原则,参照标准包括以下内容:一是国际生物和环境样本库协会(ISBER)第三版中的《科研用生物资源的采集、储存、检索及分发》[23];二是2011年中国医药生物技术协会编制并发布的《中国医药生物技术协会生物样本库标准(试行)》[24]。

21.3.2.2 骨科疾病样本库的伦理规范准则

骨科疾病样本库伦理规范是按照2011年发布的《中国医药生物技术协会生物样本库标准(试行)》中的伦理准则具体实施骨科疾病样本库的运行,保证疾病样本资源获得合法所有权。具体参照内容如下[24]。

(1)采集和使用人类疾病样本应建立在保护人的生命和健康、维护人类尊严的基础上;

(2)捐赠者的安全、健康和权益的考虑必须高于对科学和社会利益的考虑,力求使捐赠者最大程度受益和尽可能避免伤害;

(3)尊重和保护捐赠者的隐私,如实将涉及捐赠者隐私的资料储存和使用目的及保密措施告知捐赠者,不得将涉及捐赠者隐私的资料和情况向无关的第三者或者传播媒体透露;

(4)一般情况下,履行知情同意程序,尊重和保障捐赠者自主决定捐赠与否,不得使用欺骗、利诱、胁迫等不正当手段使捐赠者做出错误的意思表示;

(5)对于丧失或缺乏能力维护自身权利和利益的捐赠者(弱势人群),包括儿童、孕妇、智力低下者、精神病患者、囚犯及经济条件差和文化程度很低者,应当予以特别保护。

21.3.2.3 骨科疾病样本库《知情同意书》的制订内容

骨科疾病样本库《知情同意书》的制订内容共由3部分组成。第一部分内容是骨科疾病样本及健康相关信息采集告知部分,这部分内容包括收集疾病样本和数据的目的和意义、疾病样本和信息的用途、可能的风险、预期的获益、拒绝和撤回同意、保障个人隐私的措施;第二部分内容是知情同意声明,这部分内容须由患者签署和认知;第三部分内容是医院告知信息者声明,这部分内容由院方代表签署和保存。

21.3.2.4 骨科疾病样本库的伦理委员会批准立项

骨科疾病样本库两期建设过程中,全部临床资源的获取都须经过医院伦理委员会审查批准后,方可立项。在伦理审查中,着重审查了《知情同意书》及涉及骨科疾病样本库规范运行的伦理相关内容。自 2010 年以来,北京积水潭医院参与骨科疾病样本库建设的科室对住院患者进行了告知:如果使用患者的临床数据用于未来的大数据分析,或使用患者的疾病样本用于未来的 DNA 提取及临床试验,承诺保障患者的个人隐私。经住院患者自愿签署《知情同意书》、工作人员完成标准病历填写后,将疾病样本及临床数据系统纳入疾病样本库,启动了以骨科住院患者为基础的疾病样本采集和储存工作,证明在住院患者群体中可行。

21.3.2.5 骨科疾病样本库资源共享原则的建立与实施

骨科疾病样本库建立了共享原则试行草案,具体实施步骤如下:①对参与建设骨科疾病样本库的有贡献人员可优先使用样本资源;②申请者向骨科疾病样本库提出申请应用资源后,骨科疾病样本库将会组织专家对申请应用资源项目进行评估和审核;③审核通过后,申请者与疾病样本库签订相关协议,详细地规定双方的责任权利和义务;④申请者在规定的时间内,完成协议中的规定任务,将相关研究结果反馈给疾病样本库;⑤骨科疾病样本库将对申请者进行研究质量及诚信的全方面评估。

21.3.3 骨科疾病样本库的设施及设备建设

21.3.3.1 骨科疾病样本库的基础设施建设及安全保障

(1)基础设施配置。一是骨科疾病样本库存放的空间为集中独立设置,空间可达 $169 \, m^2$,通风状态良好;二是存储设备,包括超低温冰箱($-80\,℃$)20 台、液氮罐 8 个。

(2)骨科疾病样本库安全保障。一是提供双路供电系统,每台冰箱配置有温度实时监控仪,安全监测和自动远程报警系统 24 h 运行,并绑定工作人员的移动电话,以保证临床样本的安全储存。二是疾病样本库内安装空调,房间温度控制在 $16\sim28\,℃$;相对湿度控制在 $30\%\sim80\%$[24]。三是所有存储设备标明出厂日期,根据厂商要求定期维护和更换。此外,样本库内配有消防设施,按照保质期要求及时更换。

21.3.3.2 骨科疾病样本库的配套实验设备建设

(1)骨科疾病样本库处理、质量控制和应用配备了分子生物学实验室平台,在实验室平台内设有离心机、电子天平、移液器、PCR 仪、流式细胞仪、超速离心机、微量加样器等设备,保证骨科临床样本的核酸提取和血清生化指标检测等研究内容的使用。

（2）配备采集骨科疾病样本所需的取材台、取材器具、样本记录仪、照相机、标签打印机、疾病样本库信息管理系统终端。

（3）配备了临床样本临时存放的冷藏柜、普通液氮罐、临床样本低温转运设备,资料管理使用的软件、电脑、打印机等。

21.3.4 骨科疾病样本库的信息系统建设

建设高质量骨科生物样本库的过程,是由临床生物样本、表型资料(临床病历)向信息数据实现精准转化的过程。

在样本库建设的初级阶段,通过开放医院信息系统接口,将临床信息、生物样本及其测定后的衍生物数据进行一体化整合,临床数据采集与临床样本管理流程衔接,双向准确对接,开放最小数据集;实现临床数据的自动抓取;遵循《信息安全技术 信息系统安全管理要求》(GB/T 20269—2006),对疾病样本库系统设置权限,工作人员按照授权进行相关操作,保留操作记录。定期对保存疾病样本库数据信息的服务器进行维护。最终建立疾病样本库专有的信息系统(见图 21-2)。目前,骨科疾病样本库实现了医院HIS 系统对特定单病种样本库信息系统的全方位开放。

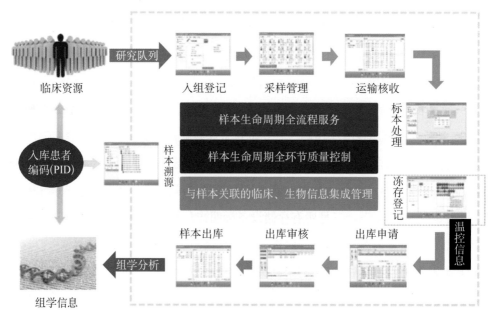

图 21-2 骨科疾病样本库信息系统图

未来骨科疾病样本库生物信息学建设的高级阶段,应该扩大建设规模:第一应扩大至骨科全病种,涵盖骨科退行性疾病、骨科创伤性疾病、骨肿瘤、骨科遗传和先天性疾病的所有病种;第二要组织骨科临床专家、骨科基础研究专家、生物信息学专家、流行病与统计学家、计算机专家共同讨论制定采集表型资料的标准、生物样本及衍生物信息资料的具体内容;第三是生物信息的储存方式应尽量做到临床结构化;第四要建设好以骨科疾病样本库为中心的临床多中心虚拟库,统一标准,利用最小数据集实现信息互联与共享,最终使所有的信息资源在对病因、分子分型、手术精准治疗、药物开发等研究中得到最充分的利用。

21.3.5　骨科疾病样本库的工作人员配备特点及分工原则

21.3.5.1　工作人员配备特点

骨科疾病样本库是高端科学研究平台,运行中注重吸纳高层次、多学科、能满足未来精准医学发展要求的人才,包括骨科基础研究领域的分子生物学与流行病学研究人员、专业实验技术人员、临床研究领域的医师及研究型护士。

21.3.5.2　工作人员分工原则

(1)样本的采集与管理由实验技术人员与研究护士负责,包括临床样本采集、运输、处理、出入库和储存;建立唯一可溯性标识,并进行预处理和分装,满足冻存要求;临床样本出库时复核并做好出库记录。

(2)临床信息采集的结构化设计与整合及结果统计由流行病学与统计学、生物信息学的研究人员及临床医师负责。

(3)生物样本的质量控制由分子生物学专业研究人员负责,包括制定质量控制制度,检查相关记录、实验室人员操作、临床样本保存情况及核对原始实验结果等。

(4)仪器及设备的管理由研究人员及技术人员组成设备管理小组共同负责,包括检查超低温冰箱等仪器、检查仪器定期维护及校准使用记录。

21.3.5.3　兼职与规避原则

由于样本库的工作人员多数为兼职,因此允许部分岗位一人兼2～3职,如耗材管理员、仪器设备管理员、实验室技师可由一人承担;文档管理员、数据管理员由一人承担。

岗位兼职充分考虑内部质量控制执行过程中需要规避的问题,如质量负责人、技术负责人不能兼任质量监督员。

21.3.6　骨科疾病样本及数据的采集过程

21.3.6.1　制定纳入/排除标准

（1）纳入标准：为骨科两种疾病，一为椎间盘退行性病变，自愿参加本次观察性研究并签署《知情同意书》，年龄18～65岁，符合椎间盘退行性病变或骨关节炎诊断标准，需要进行手术治疗的患者；二为膝关节退行性病变，自愿参加本次观察性研究并签署《知情同意书》，年龄18～65岁，符合骨关节炎诊断标准，需要进行手术治疗的患者。

（2）排除标准：一为拒绝参加本次研究签署《知情同意书》的患者；二为因外伤、结核导致脊柱损伤及膝关节损伤的患者；三为风湿性及类风湿骨关节炎患者；四为强直性脊柱炎患者；五为伴有严重合并症（如重大传染病、冠心病或脑卒中）的患者；六为怀孕的妇女，以及不能配合研究者。

21.3.6.2　疾病样本的采集与处理

骨科疾病生物样本与其他学科生物样本的采集、处理、保存、质量控制规范相同，分为血液样本和组织样本两部分。

（1）血液样本的采集、处理与保存。应建立规范采集临床样本的标准。血液样本采集包括抗凝全血和非抗凝血两种样本，采集后2 h之内放入4℃储存。①抗凝血样本：收集后至冻存之前，至少混均2次，在36 h内放入−80～−75℃冰箱保存；抗凝血样本将在出库后统一提取DNA及其他所需成分。②非抗凝血样本：在36 h内提取上清液后分装，动作轻柔，避免溶血。

（2）组织样本的采集、处理与保存。①非肿瘤组织（不需要做病理鉴定的组织），如退变、创伤等骨与软骨组织，离体后立即在冰上进行样本的分离及分管分装工作，之后将标记好的分装管在30 min内冻存于液氮罐中。操作人员须戴手套无菌操作，避免RNA酶污染样品。②骨肿瘤组织，按照病理科的常规操作规范采集并保存。

（3）运行过程中的质量控制。及时运送疾病样本，科学使用疾病样本的标准操作程序（SOP），并将各种程序标准化，包括：血液与组织样本采集程序，血液与组织样本处理程序，疾病样本入库与出库操作程序，疾病样本运输程序，建立唯一可溯源样本标识，建立疾病样本档案，对疾病样本的入库、储存及使用情况登记等（见图21-3）。

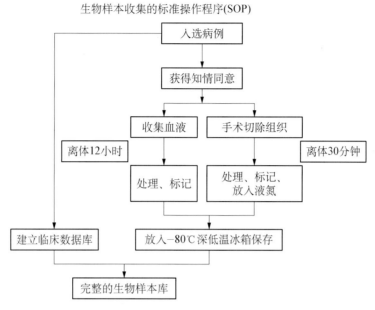

图 21-3 疾病样本采集流程图

21.3.6.3 临床数据采集范围

临床数据来自医院电子病历系统、面对面问卷调查,具体包括人口统计学资料、疾病诊断及检验科数据、病史、放射科报告等。

21.3.7 骨科疾病样本库的质量控制实施过程

21.3.7.1 骨科疾病样本库的质量控制体系

骨科疾病样本库的质量控制在执行过程中与其他专科生物样本库的要求基本相同。在采集过程中,第一个要素是强化员工的质量意识,重视质量管理,对参与研究的技师、护士、标本运输人员、数据管理人员进行规范培训,确保临床样本能准确、及时采集,运输措施规范。第二个要素是在储存过程中,采用标准编码及术语对同一条目进行统一编码、定义,确保疾病样本的编号准确无误。第三个要素是对储存设备的管理,对冰箱除严格执行 24 h 的电子实时监控外,还要求有人工记录的纸版资料;定期检修、维护并建立档案。质量控制人员监督各个环节的质量,发现问题及时反馈。

21.3.7.2 临床数据信息的质量控制

临床开放信息标准化,记录高度一致,研究者之间对信息的采集要经过一致性检验。具体包括:一是临床数据采集前准备,研究人员对数据采集专员统一培训,考核后上岗;二是临床数据记录,统一培训的调查人员通过面对面问卷调查获得数据;三是临床数据录入,实行实时录入、双遍录入;四是临床数据核查,完善数据管理软件系统、数据抽查;五是临床样本采集需要在质量负责人领导下,确保临床样本质量管理体系正常运行;六是质量负责人负责制订、实施预防措施,完成相关记录的编制、填写、收集和归档前管理,配合内部质量管理体系审核,并对审核中发现的问题及时进行整改。

21.3.7.3　定期接收第三方对骨科疾病样本库进行质量控制审核

骨科疾病样本库建设的总体质量评价由第三方进行监督检查,内容包括规章制度的建立及执行情况,组织体系的设置及落实情况,场地与设施的配备,样本库总体方案的设计,信息化建设,入组病例数、样本数量与类型,病例随访,多中心合作,样本使用率,样本收集过程中的内部质量控制,共享机制,产出情况(文章、专利、获奖情况)。在建设过程中,严格把控临床样本质量,防止降解。再由第三方送样到国家基因库进行DNA质量检测,检测结果须达到DNA样品全部合格要求(见图21-4)。

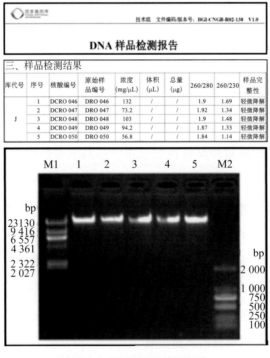

图 21-4　DNA 样品检测报告

21.3.8 骨科疾病样本库的应用

优化骨科疾病样本库软件功能，实现疾病样本库信息的深度挖掘和统计分析功能。利用生物信息学及遗传学相关研究方法，采用全基因组关联扫描分析，研究椎间盘退行性疾病，以便筛选、发现易感致病基因位点，该工作正在进行中。利用临床样本相关联的数据开展多项科研课题，使临床样本病例的使用率达到 34.8%。

21.4 小结与展望

2008 年，作为"核心路径计划"（Critical Path Initiative）的一部分，美国食品药品监督管理局（FDA）编制了一张在药物反应中已确定作用的生物标志物表，将生物标志物作为药物基因组学的需求治疗储存库，这是向个体化医疗转变的关键性标志。生物标志物是按照基因和蛋白质等表达的产物变化进行分类的。最新一代的测序技术加速了基于核酸类生物标志物的发现，可提供大量的核酸序列资料，有效节省了成本。

基因组和转录组数据的深入分析将为骨科疾病患者的分子表型研究提供新的视角，并在开发基因修饰个体化治疗药物中，鉴别出新的疾病亚型。在临床药物开发过程中，潜在有效药物可能被所研究的人群异质性掩盖，对骨科患者采用分子生物标志物与临床病理相结合的综合评估方法，将会减少候选药物的消耗，节省成本，有助于分层进行"个体化医疗"的范式转向[25]。

骨科疾病中每一种类型都涉及多种致病因素，由于病因的复杂性，一种治疗药物可能对某种组织类型效果不佳。这为有效识别和开发新的个体化治疗药物提供了机会，并可从不同的治疗领域进行开发研究。骨科疾病治疗领域与肿瘤治疗领域一样，需要针对不同的组织生物学特点考虑药物组合。鉴于骨性关节炎等疾病具有极大的异质性，改善二代测序技术、提供新颖的患者基因组表型都是至关重要的手段。骨科与其他学科不同，MRI 和 CT 扫描是骨科诊断的特殊需求，因此使用这 2 种影像学手段对疾病进行评估，也可以作为对患者分层的一个方法，从而推动精准医学个体化疗法的设计和开发。

实现精准医疗的终极目标是"个体化治疗"，骨科疾病样本库对于疾病与遗传变异和表型特征之间的研究具有重要的作用。许多复杂疾病是已知基因、环境因素及其相互作用的结果[25]。未来的骨科疾病样本库建设必须具备 2 个关键点：一是需要规模足够大，能实现在基因组研究中发现并验证基因变异和环境因素之间的相互作用，包括医疗、治疗、生活方式和相关数据，获得可靠的研究结果；二是骨科疾病样本库信息系统不断补充有价值的临床随访结果，随着时间的推移，采集遗传变异、预后结果和其他健康结果数据进行系统研究，将有助于明确新的治疗靶点、规范预后分层或选择治疗方法。这些将极大地增加骨科疾病样本库的价值[26]。

目前，国内外还没有关于骨科专业生物样本库建设与运行的文献报道。在未来，建设基础设施先进、规范化、规模化、科学化管理的高质量的骨科疾病样本库，将为骨科医师对骨科患者进行个体化诊断、疾病分期、预防和治疗等带来极大的优势[27]。笔者对未来骨科疾病样本库发展的展望如下。

（1）在骨科疾病治疗方案选择方面：未来骨科疾病样本库的发展将可能有助于对所有骨科疾病患者进行个体化基因分型，将基因信息作为医学档案中的一部分，指出患者对疾病和伤害的易感性、修复的潜力和对治疗的反应，并可制订出量体裁衣式的医疗方案，患者将接受最适合个人基因型的个体化治疗。目前，有学者已经开展了将基因的研究结果与骨科临床疾病相结合的研究，如芬兰学者将白细胞介素-1 的 SNP 与椎间盘疾病联系起来，并提出白细胞介素-1 的 SNP 可能与下腰痛之间存在联系[28]。

（2）在骨科疾病诊断方面：骨科疾病样本库的资源发展与应用，将有助于未来骨科疾病采用取材方便的体液物质，如微量血液、尿液，而非骨和软骨的组织学样品，进行快速基因组、蛋白质组或其他组学分析的综合性技术，也将为精准医学的快速发展铺垫道路。

（3）在骨科疾病预防方面：通过骨科疾病样本库的大数据分析，可以指导人们采取积极主动的预防措施，如预测出有骨折或骨不愈合倾向的患者应避免进行剧烈运动，预测出具有腰痛危险性的人应避免从事强体力劳动。骨科预防医学的研究是骨科研究的重点。

（4）在骨科疾病治疗方面：通过骨科疾病样本库所产生的生物学信息结果，骨科的主要治疗方式将发展成除必要的手术之外，还包括一系列不同的非手术治疗计划，如口服活性小分子蛋白质治疗、基因治疗及细胞治疗。医师可以根据患者的 SNP 预测结果，结合基因表达微阵列数据、蛋白质组、转录组等数据分析，选择针对个体患者的最合适的治疗计划。

（5）在骨科疾病预后判断方面：通过骨科疾病样本库所产生的基因检测结果，通过对基因分层后发现的变异，预测软骨缺损愈合的潜力及外科术后韧带附着修复的情况，预测一次继发性骨不愈合能否对 *BMP-2*、*BMP-7* 或一些其他骨基因刺激反应良好，或通过基因指标判断哪些人工关节修复术可能产生无菌松弛并发症。

未来，骨科疾病样本库所提供的人类资源研究结果，将引领出更好的骨科微创治疗方法，将建立基因或基因组结果分析，使需要手术的患者数量大大减少，并将重点放在预防及非手术治疗上，极大地增加治疗方法的选择范围，包括各种新型的生物治疗，治疗的方式将更加个体化、精准化[29]。

参考文献

[1] 蔡郑东，纪方. 实用骨肿瘤学[M]. 北京：人民军医出版社，2004.

[2] Armour A A，Watkins C L. The challenge of targeting EGFR：experience with gefitinib in nonsmall cell lung cancer [J]. Eur Respi Rev，2010，19(117)：186-196.

[3] Auffray C，Caulfield T，Griffin J L，et al. From genomic medicine to precision medicine：highlights of 2015[J]. Genome Med，2016，8(1)：12.

[4] Mayer J E，Iatridis J C，Chan D，et al. Genetic polymorphisms associated with intervertebral disc degeneration [J]. Spine J，2013，13(3)：299-317.

[5] Feng Y，Egan B，Wang J. Genetic factors in intervertebral disc degeneration [J]. Genes Dis，2016，3(3)：178-185.

[6] Sambrook P N，MacGregor A J，Spector T D. Genetic influences on cervical and lumbar disc degeneration：a magnetic resonance imaging study in twins [J]. Arthritis Rheum，1999，42(2)：366-372.

[7] Battié M C，Videman T，Gibbons L E，et al. 1995 Volvo Award in clinical sciences. Determinants of lumbar disc degeneration. A study relating lifetime exposures and magnetic resonance imaging findings in identical twins [J]. Spine，1995，20(24)：2601-2612.

[8] Battié M C，Videman T，Kaprio J，et al. The Twin Spine Study：contributions to a changing view of disc degeneration [J]. Spine J，2009，9(1)：47-59.

[9] Solovieva S，Lohiniva J，Leino-Arjas P，et al. COL9A3 gene polymorphism and obesity in intervertebral disc degeneration of the lumbar spine：evidence of gene-environment interaction [J]. Spine，2002，27(23)：2691-2696.

[10] Solovieva S，Lohiniva J，Leino-Arjas P，et al. Intervertebral disc degeneration in relation to the COL9A3 and the IL-1ß gene polymorphisms [J]. Eur Spine J，2006，15(5)：613-619.

[11] Videman T，Saarela J，Kaprio J，et al. Associations of 25 structural，degradative，and inflammatory candidate genes with lumbar disc desiccation，bulging，and height narrowing [J]. Arthritis Rheum，2009，60(2)：470-481.

[12] Tonge D P，Pearson M J，Jones S W. The hallmarks of osteoarthritis and the potential to develop personalized disease-modifying pharmacological therapeutics [J]. Osteoarthritis Cartilage，2014，22(5)：609-621.

［13］ Driban J B，Sitler M R，Barbe M F，et al. Is osteoarthritis a heterogeneous disease that can be stratified into subsets［J］. Clin Rheumatol，2010,29(2):123-131.

［14］ Holliday K L，Mcwilliams D F，Maciewicz R A，et al. Lifetime body mass index，other anthropometric measures of obesity and risk of knee or hip osteoarthritis in the GOAL case-control study［J］. Osteoarthritis Cartilage，2011,19(1):37-43.

［15］ Ikegawa S. Genomic study of ossification of the posterior longitudinal ligament of the spine［J］. Proc Jpn Acad Ser B Phys Biol Sci，2014,90(10):405-412.

［16］ 李中实，张光铂，绳厚福，等. 我国北方地区颈肩痛患者中颈椎后纵韧带骨化症发病率调查［J］. 中国脊柱脊髓杂志，1999,9(5):285-286.

［17］ Saetia K，Cho D，Lee S，et al. Ossification of the posterior longitudinal ligament: a review［J］. Neurosurg Focus，2011,30(3):E1.

［18］ Furukawa K I. Current topics in pharmacological research on bone metabolism: molecular basis of ectopic bone formation induced by mechanical stress［J］. J Pharmacol Sci，2006,100(3): 201-204.

［19］ Koga H，Sakou T，Taketomi E，et al. Genetic mapping of ossification of the posterior longitudinal ligament of the spine［J］. Am J Hum Genet，1998,62(6):1460-1467.

［20］ Tanaka T，Ikari K，Furushima K，et al. Genomewide linkage and linkage disequilibrium analyses identify COL6A1，on chromosome 21，as the locus for ossification of the posterior longitudinal ligament of the spine［J］. Am J Hum Genet，2003,73(4):812-822.

［21］ Furushima K，Shimo-Onoda K，Maeda S，et al. Large-scale screening for candidate genes of ossification of the posterior longitudinal ligament of the spine［J］. J Bone Miner Res，2002,17 (1):128-137.

［22］ Nakajima M，Takahashi A，Tsuji T，et al. A genome-wide association study identifies susceptibility loci for ossification of the posterior longitudinal ligament of the spine［J］. Nat genetics，2014,46(9):1012-1016.

［23］ 国际生物和环境样本库协会(ISBER). 生物样本库最佳实践2012科研用生物资源的采集、贮存、检索及分发［J］. 中国医药生物技术，2012,7(增刊):1-55.

［24］ 郜恒骏，张可浩，张小燕，等. 中国医药生物技术协会生物样本库标准(试行)［J］. 中国医药生物技术，2011,6(1):71-79.

［25］ Aschard H，Lutz S，Maus B，et al. Challenges and Opportunities in Genome-Wide Environmental Interaction (GWEI) studies［J］. Hum Genet，2012,131(10):1591-1613.

［26］ Olson J E，Bielinski S J，Ryu E，et al. Biobanks and personalized medicine［J］. Clin Genet，2014,86(1):50-55.

［27］ 田伟，赵丹慧. 应发挥分子骨科对骨科发展的引领作用［J］. 中华医学杂志，2008,88(37): 2593-2596.

［28］ Solovieva S，Leino-Arjas P，Saarela J，et al. Possible association of interleukin 1 gene locus polymorphisms with low back pain［J］. Pain，2004,109(1-2):8-19.

［29］ Evans C H，Rosier R N. Molecular biology in orthopaedics: the advent of molecular orthopaedics.［J］. J Bone Joint Surg Am，2005,87(11):2550-2564.

22 乙型肝炎相关肝病与艾滋病样本库

乙型病毒性肝炎（以下简称乙型肝炎）相关肝病和艾滋病是我国传染病领域的重要疾病。2010年《北京市人民政府关于批转市科委市卫生局首都十大危险疾病科技攻关与管理实施方案（2010—2012年）的通知》中明确将肝炎和艾滋病列入十大疾病之中。在北京市科学技术委员会的支持下，成立了北京重大疾病临床数据和样本资源库（乙型肝炎库、艾滋病库），对健康和重大疾病生物体的生物大分子、细胞、组织和器官等样本［包括人体器官组织、全血、血浆、血清、生物体液或处理过的生物样本（DNA、RNA、蛋白质等）］进行标准化收集、处理、储存和应用，并对与这些生物样本相关的临床、病理、治疗、随访、知情同意等资料进行存储及质量控制、信息管理与应用。乙型肝炎相关肝病与艾滋病样本库成为国际生物和环境样本库协会（ISBER）会员单位，通过国际生物和环境样本库协会（ISBER）质量PT检测，并整体通过ISO 9001认证。

22.1 概述

乙型肝炎相关肝病和艾滋病是我国传染病领域的重要疾病。我国是乙型肝炎病毒（hepatitis B virus，HBV）感染高流行国家，乙型肝炎病毒表面抗原（HBsAg）携带率为7.18%，现有慢性HBV感染者约9 300万人。随着病情的进展，每年有3%～4%的慢性乙型肝炎患者发展为肝硬化，5年累计失代偿期肝硬化发生率为16%。而每年有6%的肝硬化患者发展为肝癌，HBV感染者发生原发性肝癌（primary hepatocellular carcinoma，HCC）的可能性是正常人群的100倍[1]。因此，我国同时也是原发性肝癌高发国家，全球每年新发肝癌约100万例，我国占55%；平均每年我国每10万人口中有 35 人患有原发性肝癌,明显高于美国、欧洲等地区。目前,我国每年死于肝癌的人数超过 20 万,在肿瘤相关死亡中仅次于肺癌,位居第 2。慢性乙型肝炎及其相关肝病已经成为严重威胁我国人民生命健康的常见疾病。

人类免疫缺陷病毒(human immunodeficiency virus,HIV)感染严重威胁人类健康。自 1983 年 HIV-1 被确定为艾滋病的病原体,全球超过 6 000 万人感染 HIV-1,接近半数感染者死亡。目前估计,我国的 HIV-1 感染者达 70 万人。最新疫情报告显示,北京正处于艾滋病快速增长期,男男性接触者(men who have sex with men,MSM)人群新发感染人数增长迅猛,成为北京 HIV 感染者的主要人群。据估计,北京地区 MSM 人群 HIV 新发感染率为 7%～8%,远高于全国平均水平。同时北京有将近 30 万同性恋者,且大多为流动人口,为北京艾滋病防控带来极大困难。

2010 年,《北京市人民政府关于批转市科委市卫生局首都十大危险疾病科技攻关与管理实施方案(2010—2012 年)的通知》中明确将肝炎和艾滋病列入十大疾病之中。随着医学相关科学技术的飞速发展,医学对影响人类健康重大疾病机制的揭示层层深入,在基础医学研究领域,新理论、新知识日新月异,但是影响人类的重大疾病,如心血管疾病、感染性疾病、糖尿病及肿瘤疾病在近 30 年间发病率持续上升,而治愈率和远期疗效并没有明显改善。在乙型肝炎相关肝病与艾滋病治疗领域,从慢性乙型肝炎的抗病毒治疗,到肝癌的新型治疗技术[2],从艾滋病的抗反转录病毒治疗(antiretroviral therapy,ART),到 HIV 疫苗研发,无处不体现着科学技术的巨大影响与推动作用。但是,抗病毒治疗虽然能有效地遏制病毒复制,延缓病情进展至肝炎肝硬化及肝癌,但是仅单纯抑制 HBV 复制,而并未实现 HBeAg 血清学转换者疗效不能持久;肝癌的新型治疗技术虽能延缓肿瘤进展,但远期疗效并没有明显改善。艾滋病的 ART 治疗虽能长期控制病毒载量,但是无法解决艾滋病的储存库和"功能性治愈"等问题,根本原因在于缺乏基础研究向临床应用研究转化的平台[3,4]。

1992 年,美国 *Science* 杂志首次提出"从实验室到病床"(bench-to-bedside,BtB)新概念[5];1996 年,英国 *The Lancet* 杂志第 1 次出现"转化医学"(translational medicine)新名词[6];2003 年,美国国立卫生研究院(National Institutes of Health,NIH)的 Elias A Zerhouni 在 *Science* 杂志发表题为 *The NIH Roadmap* 的文章[7],掀起了国际上对转化研究的高度重视,明确指出转化医学的要义是将在基础研究和临床应用之间架起桥梁,从而缩短从基础研究向临床应用转化的时间,使得基础研究成果快速转化为临床诊疗技术、新药品及新方法。2012 年，美国医学科学院（IOM）应邀对美国国立卫生研究院（NIH）于 2006 年开始实施的临床与转化科学基金项目（Clinical and Translational Science Award，CTSA）进行了总结和评价，明确指出：①临床与转化医学的最终目标是改善人类健康发展水平；②临床与转化医学是未来医学与医疗变革的发展趋势。在此基础上，临床样本库应运而生，并成为临床与转化医学研究的基石和重要组成部分。

22.2 乙型肝炎相关肝病与艾滋病临床样本库的顶层设计

乙型肝炎相关肝病与艾滋病临床样本库将以传染病患者群体获益为宗旨，以临床与转化医学研究为方向，以本领域重点/难点问题为主线，以临床分期队列和五位一体的临床样本库为基础，运用联合合作、协同创新国内/国际合作交流平台，推动乙型肝炎相关肝病与艾滋病领域优秀成果转化，实现乙型肝炎相关肝病与艾滋病的精准诊疗。

22.2.1 乙型肝炎相关肝病领域的重点与难点问题梳理

（1）慢性乙型肝炎抗病毒诊疗疗效评判和停药标准是本领域的瓶颈问题。虽然，慢性乙型肝炎抗病毒治疗取得长足发展，但抗病毒药物短期治疗（≤1 年）停药后，患者的 HBV DNA 水平可能会出现大幅度反弹，导致乙型肝炎复发；长期治疗中缺乏疗效评判指标和停药标准，患者擅自停药或换药很可能会造成病情恶化，最终造成疗效不佳，加重疾病进展。

（2）每年有 3%～4% 的慢性乙型肝炎患者发展为肝硬化，5 年累计失代偿期肝硬化发生率为 16%。但由于肝纤维化无特殊的临床症状和体征，其诊断主要依据组织病理学、影像学和血清学检查。目前，尚缺乏早期识别和诊断肝硬化的确切指标和方法。

（3）乙型肝炎相关肝癌领域重大问题。①早期诊断率低，难以做到分期诊断。目前，肝癌临床诊断方法主要包括影像学检查（B 超、CT、MRI）、血清甲胎蛋白（AFP）检测、血液酶学检测及肿瘤组织病理活检，但早期肝癌无特异性临床表现，80%～85% 的患者一经确诊已到中晚期，失去根治性手术切除机会。②传统肝癌治疗方法[包括手术切除、肝移植、经皮无水乙醇注射（治疗）（percutaneous ethanol injection，PEI）、射频消融（radiofrequency ablation，RFA）、经导管动脉内化疗栓塞术（TACE）、经动脉导管放射性栓塞术（TARE）和分子靶向治疗药物索拉非尼等]均不能有效清除中晚期肝癌已发生的微小转移病灶,且肝癌对现有放疗、化疗均不敏感,以致术后复发转移率居高不下,近30年肝癌总体5年生存率仍徘徊在10%左右。

22.2.2 艾滋病领域的重点与难点问题梳理

自1981年发现HIV至今,国际上对HIV分子流行病学、HIV病毒学及其在细胞内的繁殖机制进行了多方位研究,取得了多项突破性进展,为艾滋病抗病毒治疗提供了理论基础。但是对于HIV感染、发病以及疾病进展关键影响因素,如病毒在体内的演变规律、免疫应答及个体基因差异对HIV抑制的相关性等仍缺乏本质上的认知,直接影响艾滋病预防性疫苗、抗病毒药物和免疫疗法的开发,使得至今艾滋病仍为不治之症。

(1) 我国急性HIV感染快速进展原因不明。急性HIV感染在快速传播中起至关重要的作用。尽早发现HIV急性期感染者,揭示我国HIV流行病学特征,探寻HIV病毒学及免疫发病机制,同时开展急性期临床队列研究,是获得我国HIV传播和疾病进展规律的关键。

(2) HIV病毒储藏库是艾滋病不能根治的重要因素。HIV潜伏病毒储藏库是当今世界艾滋病研究领域里的重点和难点,也是HIV基础研究的热点。通过建设抗艾滋病病毒队列,分析比较治疗前后HIV病毒储藏库的变化,探索清除HIV病毒储藏库的方法。

(3) HIV疫苗研制困难重重。HIV病毒变异逃逸宿主免疫识别,病毒储藏库的早期建立和宿主缺乏持续高效免疫应答保护机制等均限制了HIV疫苗的研制。

综上所述,乙型肝炎相关肝病与艾滋病临床样本库以本领域重点/难点问题为主线,设计以临床分期为基础的全病程动态随访队列(包括自肝炎至肝癌队列、急性HIV感染队列),通过标准化、规范化、动态收集保存患者的临床症状学、检验学、影像学临床数据样本;以国际生物和环境样本库协会(ISBER)最佳实践为指导,以ISO 9001标准为指南,收集保存患者的血液样本,建设五位一体全闭环流程临床样本库,运用联合合作、协同创新的科研合作管理模式,开展以解决本领域核心问题为导向的国内/国际合作交流,推动乙型肝炎相关肝病与艾滋病领域优秀成果转化,实现乙型肝炎相关肝病与艾滋病的精准诊疗。

22.3 以临床分期为基础的全病程动态随访队列建设

在乙型肝炎相关肝病方面,以该领域重点与难点问题为主线,建设以临床分期为基础的自肝炎至肝癌全病程动态随访队列,包括核苷类似物抗病毒治疗队列、干扰素抗病毒治疗队列、肝炎肝硬化无创诊断队列和原发性肝癌早期诊断队列,以及由此衍生的其他临床研究队列。在艾滋病方面,以该领域重点/难点问题为主线,建设以临床分期为基础的艾滋病全病程动态随访队列,包括 MSM 队列、HIV 新发感染者队列、HIV 感染者 ART 治疗队列和 HIV 感染者 ART 治疗耐药队列,以及由此衍生的其他临床研究队列。

22.3.1 核苷类似物抗病毒治疗队列

22.3.1.1 入选标准

(1) 以 2000 年全国第 10 次病毒性肝炎及肝病学术会议制定的病毒性肝炎、肝硬化诊断标准为依据;

(2) 年龄分布在 18~60 岁,随访时间为 3 年;

(3) 所有入组患者均应获得伦理委员会批准,并签订《知情同意书》。

22.3.1.2 排除标准

(1) 慢性丙型肝炎或酒精性肝硬化等其他原因所致肝硬化诊断;

(2) 合并原发性肝癌或肝转移癌;

(3) 合并脂肪肝或严重心功能不全、器质性肾脏疾病;

(4) 具有胃镜检查禁忌证。

22.3.1.3 患者随访周期及检验项目

(1) 治疗前进行耐药基因检测,肝功能、血生化、甲胎蛋白、乙肝五项、HBV DNA 定量、腹部 B 超检测;

(2) 此后每 3 个月进行 1 次肝功能、血生化、甲胎蛋白、乙肝五项、HBV DNA 定量、腹部 B 超检测。

22.3.1.4 预留血液标本

(1) 每次随访留取外周血单个核细胞(peripheral blood mononuclear cell,PBMC)

（EDTA 抗凝血 10 ml/管,留取 2 管）；

（2）留取宿主 DNA。

22.3.1.5 注意事项

无。

22.3.2 干扰素抗病毒治疗队列

22.3.2.1 入选标准

（1）以 2000 年全国第 10 次病毒性肝炎及肝病学术会议制定的病毒性肝炎、肝硬化诊断标准为依据；

（2）年龄分布在 18～60 岁,随访时间为 3 年；

（3）所有入组患者均应获得伦理委员会批准,并签订《知情同意书》。

22.3.2.2 排除标准

（1）合并原发性肝癌或肝转移癌；

（2）合并脂肪肝或严重心功能不全、器质性肾脏疾病；

（3）具有胃镜检查禁忌证。

22.3.2.3 患者随访周期及检验项目

（1）治疗前进行甲状腺功能、性激素检测,肝功能、血生化、甲胎蛋白、乙肝五项、HBV DNA 定量、腹部 B 超检测；

（2）此后每 3 个月进行 1 次甲状腺功能、肝功能、血生化、甲胎蛋白、乙肝五项、HBV DNA 定量、腹部 B 超检测。

22.3.2.4 预留血液标本

（1）每次随访留取 PBMC（EDTA 抗凝血 10 ml/管,留取 2 管）；

（2）留取宿主 DNA。

22.3.2.5 注意事项

无。

22.3.3 肝炎肝硬化无创诊断队列

22.3.3.1 入选标准

（1）以 2000 年全国第 10 次病毒性肝炎及肝病学术会议制定的病毒性肝炎、肝硬化诊断标准为依据，入选乙型肝炎肝硬化患者作为研究对象。所有患者进行肝穿刺病理活检，判定肝硬化病理分级、分期。

（2）年龄分布在 18～60 岁，随访时间为 3 年。

22.3.3.2 排除标准

（1）慢性丙型肝炎或酒精性肝硬化等其他原因所致肝硬化诊断；

（2）合并原发性肝癌或肝转移癌；

（3）合并脂肪肝或严重心功能不全、器质性肾脏疾病；

（4）具有胃镜检查禁忌证。

22.3.3.3 患者随访周期及检验项目

（1）每 3 个月随访 1 次；

（2）检测血常规、凝血功能、肝脏生化（丙氨酸氨基转移酶、天冬氨酸氨基转移酶、直接胆红素、白蛋白、球蛋白等）及纤维化相关的血清学指标[结合珠蛋白（HPT）、载脂蛋白 A1（ApoA1）、组织金属蛋白酶抑制剂-1（TIMP-1）、透明质酸（HA）、转化生长因子 β_1（TGF-β_1）、α_2 巨球蛋白（A2MG）]。

22.3.3.4 预留血液标本

（1）每次随访留取 PBMC（EDTA 抗凝血 10 ml/管，留取 2 管）；

（2）留取宿主 DNA。

22.3.3.5 注意事项

无。

22.3.4 原发性肝癌早期诊断队列

22.3.4.1 入选标准

（1）经血清学证实为乙型肝炎病毒 e 抗原（hepatitis B virus e antigen，HBeAg）阳性或阴性的慢性乙型肝炎（chronic hepatitis B，CHB）患者或肝炎肝硬化患者；

（2）未合并感染 HAV、HCV 或 HIV；

（3）患者自愿加入我院慢病随访体系，签署《知情同意书》成为我院会员，并坚持到我院定期随诊。

22.3.4.2 排除标准

（1）同时伴有 HCV、HDV 或 HIV 感染的患者；

（2）怀孕或哺乳期女性；

（3）严重的精神异常状态、未控制的自身免疫病、未控制的癫痫、有症状的心脏病患者。

22.3.4.3　患者随访周期及检验项目

（1）每 3 个月随访 1 次；

（2）检测肝功能、血生化、甲胎蛋白、乙肝五项、HBV DNA 定量、腹部 B 超。

22.3.4.4　预留血液标本

（1）每次随访留取 PBMC（EDTA 抗凝血 10 ml/管，留取 2 管）；

（2）留取宿主 DNA。

22.3.4.5　注意事项

无。

22.3.5　男男性接触者队列

22.3.5.1　入选标准

（1）MSM 高危人群；

（2）年龄 18 周岁以上具有独立行为能力者，随访时间为 3 年；

（3）所有入组患者均应获得伦理委员会批准，并签订《知情同意书》。

22.3.5.2　患者随访周期及检验项目

（1）每人每隔 2 个月随访一次；

（2）HIV 抗体检测、梅毒检测。

22.3.5.3　预留血液标本

（1）每次随访留取 PBMC（EDTA 抗凝血 10 ml/管，留取 2 管）；

（2）留取宿主 DNA。

22.3.5.4　注意事项

无。

22.3.6　HIV 新发感染者队列

22.3.6.1　入选标准

（1）HIV 急性感染期患者；

（2）年龄 18 周岁以上具有独立行为能力者，随访时间为 3 年；

（3）所有入组患者均应获得伦理委员会批准，并签订《知情同意书》。

22.3.6.2 患者随访周期及检验项目

（1）随访急性感染的第 0、1、2、4、8、12、24、36、48、60、72、84 和 96 周，96 周后每 12 周随访一次；

（2）检测 $CD4^+T$ 细胞计数、病毒载量、血常规、梅毒。

22.3.6.3 预留血液标本

（1）每次随访留取 PBMC（EDTA 抗凝血 10 ml/管，留取 5 管）；

（2）留取宿主 DNA。

22.3.6.4 注意事项

无。

22.3.7 HIV 感染者 ART 治疗队列

22.3.7.1 入选标准

（1）HIV 感染期患者，根据中国疾病预防控制中心艾滋病抗病毒治疗标准需要抗病毒治疗者；

（2）接受国家标准抗病毒治疗方案；

（3）年龄 18 周岁以上具有独立行为能力者，随访时间为 3 年；

（4）所有入组患者均应获得伦理委员会批准，并签订《知情同意书》。

22.3.7.2 患者随访周期及检验项目

（1）随访抗病毒治疗前基线治疗的第 1、2、4、8、12、24、36、48、60、72、84 和 96 周，96 周后每 12 周随访一次；

（2）检测 $CD4^+T$ 细胞计数、病毒载量、病毒耐药位点、血常规、梅毒。

22.3.7.3 预留血液标本

（1）每次随访留取 PBMC（EDTA 抗凝血 10 ml/管，留取 2 管）；

（2）留取宿主 DNA。

22.3.7.4 注意事项

无。

22.3.8　HIV 感染者 ART 治疗耐药队列

22.3.8.1　入选标准

（1）HIV 感染期患者，根据中国疾病预防控制中心艾滋病抗病毒治疗标准需要抗病毒治疗者；

（2）接受国家标准抗病毒治疗方案且出现耐药者；

（3）由 HIV 感染者 ART 治疗队列转入 HIV 感染者 ART 治疗耐药队列；

（4）年龄 18 周岁以上具有独立行为能力者，随访时间为 3 年；

（5）所有入组患者均应获得伦理委员会批准，并签订《知情同意书》。

22.3.8.2　患者随访周期及检验项目

（1）随访抗病毒耐药更换治疗方案后的第 1、2、4、8、12、24、36、48、60、72、84 和 96 周，96 周后每 12 周随访一次；

（2）检测 $CD4^+$ T 细胞计数、病毒载量、病毒耐药位点、血常规、梅毒。

22.3.8.3　预留血液标本

（1）每次随访留取 PBMC（EDTA 抗凝血 10 ml/管，留取 2 管）；

（2）留取宿主 DNA。

22.3.8.4　注意事项

无。

22.4　以临床分期为基础的五位一体临床样本库建设

22.4.1　全结构化电子病历系统建设

临床信息采集、保存是临床样本库的重要组成部分，临床信息的原始溯源需要患者的病历系统，因此建设和完善电子病历系统是建设临床样本库的核心工作。

病历是汇集患者医学信息的载体，是临床医疗与医学研究的真实记录，是研究疾病发生发展规律的客观依据，是医疗决策与医学研究的数据来源，高效的治疗方案与科学的研究成果必将基于数据的准确。完整、准确、规范的肝病病历是重要的病案资料，也是肝病科学研究的重要数据。只有在科学、规范、准确的病历采集系统下，才能保证病历文书资料的完整、有效;保证科研资料的真实、可信。

在我国,早期的电子病历编辑器是自由文本编辑器,被称为"非结构化的电子病历"。这类编辑器最大限度地满足了病历内容自由描述的要求,医生可以通过建立病历模板缩短完成病历的时间。但是由于拷贝粘贴造成病历雷同率高,无法对病历内容进行质量控制,更容易出现拷贝错误导致病案质量下降。同时,非结构化电子病历也无法满足对标准化要求较高的科研查询需要。

因此在构建乙型肝炎相关肝病与艾滋病临床样本库时,为实现电子病历的标准化、规范化管理,提高病历数据科研价值,根据国内外最新肝病与艾滋病诊疗规范及指南,建立标准字典库 582 个,字典值近 4 000 个,并实现计算机智能组合标准化病历语句。全结构化点选式入院记录包括的形式不同于普通的电子病历,每一模块内容均为点选式结构,点选过程中提供标准化字典库,内容涉及记录时间、时间单位、症状、体征、各种病史及其演变、诊断、医生签字等,均为结构化点选模式。通过计算机程序自动生成符合国家卫生计生委病历书写相关规范的病历语言,实现病历资料的标准化、结构化管理。

全结构化点选式现病史是本病历系统的重点。该现病史打破了传统的文本录入形式,将现病史分为多个字段,包括发病情况、主要症状、次要症状、重要阴性症状、伴随症状、诊疗经过、症状病情演变、目前状况、其他疾病情况,每一字段的内容均为结构化点选式模式,通过选择某一字段,并对该字段采取点选字典库的形式自动组合生成通顺的符合病历书写规范的语言;而且字段之间的连接词语是可以删除和修改的,但核心内容是不允许修改的,最大程度上保证了病历语言的标准化和灵活性。结构化字典库的形式,保证了病历数据的准确性、可提取性。为肝病科研工作提供了强大的数据支撑。

传统电子病历的诊断录入通常采用人工输入的方式,存在诊断名称和诊断格式不能标准化的问题,致使临床医师录入工作量较大,以及检索、质量控制、调取数据工作量较大等问题。为此,本系统查阅了近年来大量国内外最新专业文献,编辑整理了常用标准化诊断 453 条,并反复征集院内专家意见及建议,建立了标准化诊断名称数据库。此诊断数据库可广泛应用于电子病历系统中入院病历文书、出院病历文书、各种医学诊断证明书、病案首页、各种申请单等处诊断的录入。录入形式采取拼音字头录入、诊断目录树分系统检索、支持编辑科室和个人常用诊断名称等多种形式结合的方式,无论医师以何种方式输入诊断,输入的最后结果在忽略前缀的情况下如果能完全匹配到字典值则按字典值存储;如忽略前缀及前后空格后能完全匹配到字典值,也应按字典值存储;

匹配时如果无法匹配到字典值则存储自定义值，即实现最大可能的结构化存储。匹配事件应在点击保存按钮时触发并完成，达到诊断名称及格式标准化、医师操作简便、易于调取数据的目的。

本系统解决了传统电子病历的规范性差、管理困难和数据不易提取的问题，最大限度避免了医师收集病历资料可能出现的不完全、不系统、不准确等问题，使医疗质量得以提升，传统医疗科技成果得以充分检验，新的医疗科技成果得以准确验证，病历数据得以提取并应用于科研。目前，本系统已稳定运行 6 年，已为近 10 万名患者生成完整的结构化电子病历近 12 万份，建立了庞大的标准化电子病历数据资源库。

22.4.2　以标准化研究队列为导向的 12 级分类诊断系统建设

肝脏疾病可依据疾病类型分为病毒性肝病、酒精性肝病、药物性肝病、自身免疫性肝病等病种，又可依据病程分为急性、慢性等不同阶段，还可根据肝功能、并发症、化验检查情况等不同而进一步细化诊断。由于肝脏疾病种类繁多，病程迁延时间长，病情复杂多样，目前尚缺乏完善的规范统一的临床诊断系统及诊疗路径系统。

诊疗路径系统的建立必须基于完善的临床诊断系统，只有在准确反映疾病状态的诊断基础上，才能形成适宜的个体化的诊疗方案。基于肝病复杂多样的特点，根据国内外最新肝病诊疗标准规范及指南，对肝病的诊断进行进一步的细化，最终确立将肝病诊断分为 12 个级别，在 12 个级别基础上进一步分层分类诊断，使其囊括所有不同的疾病类型及状态，最终建立与之对应的治疗、检查、康复方案。根据肝脏疾病特点，通过 12 个级别、315 个层面、1 298 个细化节点、983 个终末节点将肝脏疾病的不同状态进行全面、准确、规范的诊断表述，使其精准反映疾病变化。在此基础上，针对 983 个终末节点的诊断描述建立与之对应的治疗、检查、随访及康复方案。肝病 12 级分类诊断系统目前已为 8 万余人建立标准化、精细化的肝病分类诊断。该系统规范了诊疗行为，扩大了传统意义上的诊断对疾病状态的覆盖面，准确反映了疾病不同状态和发展时期，使诊断更加精细、全面、准确，对病情的判断更加细致明了。

22.4.3　以个体化综合性优化诊疗方案为依据的临床诊疗路径建设

诊疗路径系统是伴随肝病分类诊断系统产生的，是在肝病分类诊断系统基础上对疾病治疗、检查、随访、健康指导的规范，肝病分类诊断中的每一层面、每一节点描述均对应包含治疗、检查、健康指导三个方面的诊疗计划建议,但各节点对应的诊疗方案的融合问题是本系统建设的关键问题,如果此问题不能有效解决,患者将无法获得符合诊疗规范同时结合个体化的诊疗路径,为患者提供标准化、个体化的医疗服务也就无从谈起。因此,在系统开发前进行了大量的节点梳理工作,并制定了详尽的计算机程序的实现规则。第一,对各个节点诊断分别处理,使其对应不同的检查、治疗、康复方案;第二,进行节点之间的分层处理,对 1 298 个细化节点诊断逐一筛选,每个节点诊断均与其他 1 297 个节点诊断一一配对,开展专家组讨论会,对每一对配对节点诊断是否需要分层处理逐步达成一致意见,并将其分层处理的结果细化并记录在案;第三,制定每一节点诊断的抗病毒方案,将符合国内外最新进展的抗病毒方案融入每一个节点诊断;第四,制定详细的方案组合规则,即项目最大化,周期最小化,矛盾项目给出替换规则,同时制定检查、治疗、康复方案所显示的优先级顺序,使其显示的结果符合医师习惯,从而更容易推广使用。由此,为患者制定的诊疗路径对于同样的化验检查结果,如果对应不同的疾病诊断和发病状态,则其检查周期、治疗方案及康复方案均有所不同,同样的诊断如果合并不同的并发症或伴随疾病,则其诊疗方案也有所不同。由此,设定了对应不同节点诊断和组合节点诊断的 10 073 项检查项目、2 064 项治疗方案、1 898 项康复方案,各个方案均能通过计算机程序智能组合并按规定顺序排列,使其更能适应患者的个体化需求,建立最适宜的个体化检查、治疗及康复方案。

然而,诊疗路径系统中规范化的指导最终需要通过医嘱形式落实,才能真正运用到临床中。为此,本项目建立了诊疗路径系统与医院信息系统中医嘱系统的集成功能平台,使医师开具医嘱时自动显示该患者的诊疗路径内容,医师可根据患者情况有针对性地进行选择。医师所勾选的检查项目将自动调入医嘱系统,医师有权根据不同情况自行选择或修改计划,同时系统会将其选择或修改理由记录在系统中,为系统进一步优化提供数据支持。该集成平台的建立使标准化诊疗路径真正通过医嘱落实,在一定程度上减轻了医师的工作量,减少了不规范诊疗带来的后果。目前该系统中已有近 3 万名肝病患者拥有了个体化与综合性相结合的标准化诊疗路径,并从该路径中获益。

22.4.4 以标准化动态监测及数据样本获取为动因的慢病随访管理服务体系建设

上述系统的建设实现了对在院内就诊患者的标准化、规范化管理,然而患者出院后或非就诊时段通常无法得到进一步正规的医疗服务。为使患者得到延续性医疗服务，收集患者全程化医疗数据，本项目建立了慢性肝病随访管理服务体系，配以家庭责任医疗小组的形式，使患者在出院后或非就诊时段仍能得到规范的医疗服务，使其足不出户即可享受专业的医疗照护，为患者提供贴心的全程化跟踪的随访方案。

该系统可实现患者用家庭计算机查看院内化验检查结果和病历内容，医师和患者均可在系统中上传患者在院外的化验检查结果，使患者的检查结果具有连续性，不受院际之间的制约。患者可足不出户实现网上登记健康记录，将其身体感受形成连续性记录，医师定期为其进行网上查房，并定期书写阶段小结总结其病情变化情况。患者如有任何问题，可在网上对医师进行提问，医师在规定时间内进行解答。患者可通过系统获得适合本人的随访计划，并获得随访提醒服务。因此，该系统可获取患者长期动态病情变化的数据资料，实现对患者的长期动态管理和数据收集，为科研提供大量有效数据。目前已有近7 000名患者正在接受本项目的全程化跟踪医疗随访服务，并且在以每年至少3 500人的速度迅速推广，受益群体范围不断扩大。

22.4.5 以临床分期为基础的五位一体大数据临床样本库建设

以临床分期为基础，即在全结构式电子病历基础上，根据12级分类诊断确定所有数据的临床分期，并以此为基础；五位一体的临床数据样本库，即含有临床症状学、影像学、检验学和病理学及血液样本的临床样本库。

通过临床样本库将全结构式单病种电子病历、12级分类诊断、个体化综合性临床诊疗路径、慢病随访管理服务体系和以临床分期为基础的五位一体临床样本库整合在一起，形成基于临床与转化医学的可研究性临床样本库。

为保障临床数据样本库的质量，还建设了临床样本库支撑系统，包括温度监测、电力保障、质量控制、远程监控等。临床样本库入选北京市科学技术委员会评定的"北京重大疾病临床数据和样本资源库"（乙型肝炎库和艾滋病库，见图22-1），成为国际生物和环境样本库协会（ISBER）会员单位，通过国际生物和环境样本库协会（ISBER）质量PT检测（见图22-2），临床数据样本库整体通过ISO 9001认证。

以临床分期为基础，建立五位一体的大数据临床样本库。该临床样本库以循证医学和临床研究数据库为基础，建立了全结构化电子病历系统；以标准化研究队列为导向，建立了12级分类诊断系统；以个体化综合性优化诊疗方案为依据，建立了新型临床

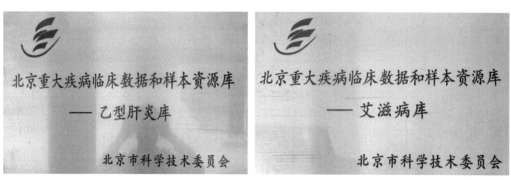

图 22-1 北京重大疾病临床数据和样本资源库

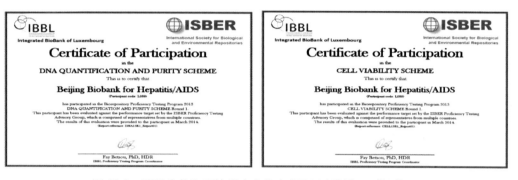

图 22-2 国际生物和环境样本库协会(ISBER)质量 PT 检测证明

诊疗路径;以标准化动态监测及数据样本获取为动因,建立了慢性病随访管理服务体系;以国际生物和环境样本库协会(ISBER)最佳实践和 ISO 9001 为标准收集保存临床数据样本,综合建设乙型肝炎相关肝病/艾滋病大数据临床样本库。

22.5 小结与展望

以传染病患者群体获益为宗旨,以临床与转化医学研究为方向,以临床分期队列和五位一体临床样本库为基础,以高通量检测技术为生物标志物筛选平台,探索筛选肝炎-肝硬化-肝癌与艾滋病全疾病链早期/分期特异性分子诊断标志物、病情进展监测标志物、重症预警标志物,运用联合合作、协同创新国内/国际合作交流平台,推动乙型肝炎相关肝病与艾滋病临床与转化医学研究。

参考文献

[1] El-Serag H B. Hepatocellular carcinoma[J]. N Engl J Med,2011,365(12):1118-1127.

［2］Sawyers C L. The cancer biomarker problem［J］. Nature，2008，452(7187)：548.

［3］Butler D. Translational research：crossing the valley of death［J］. Nature，2008，453(7197)：840-842.

［4］Drolet B C，Lorenzi N M. Translational research：understanding the continuum from bench to bedside［J］. Transl Res，2011，157(1)：1-5.

［5］Choi D W. Bench to bedside：the glutamate connection［J］. Science，1992，258(5080)：241-243.

［6］Geraghty J. Adenomatous polyposis coli and translational medicine［J］. Lancet，1996，348(9025)：422.

［7］Zerhouni E. Medicine. The NIH roadmap［J］. Science. 2003，302(5642)：63-72.

23 结核病样本库

结核病(tuberculosis，TB)是伴随人类历史最长、造成人类死亡人数最多的一类传染病[1]，是一种与贫穷落后连在一起的古老疾病。近年来，通过应用 DNA 测序方法发现秘鲁木乃伊身上的结核分枝杆菌存在至少 1.5 万年。可见，结核分枝杆菌对人类的危害由来已久。在发掘古埃及坟墓时，发现五具木乃伊有胸椎结核和结核钙化灶，希腊人于公元前就阐述了将结核病患者搬迁到寺院或山区，加强营养、喝鲜牛奶等。

19 世纪欧洲工业革命时期，结核病暴发流行，夺去了无数人的生命，当时把结核病称为白色瘟疫。在欧洲，一些知名的艺术家、文学家患结核病之后遭遇十分凄惨，如波兰大作曲家肖邦、英国小说家勃朗特姐妹(《呼啸山庄》《简·爱》的作者)、英国浪漫主义诗人雪莱、《茶花女》的作者小仲马等 30 多位知名人士均死于结核病。

早在公元前 1066—220 年，我国就有关于结核病晚期症状的描述，之后被记载在医学巨著《黄帝内经》中。过去我国民间长期流传"十痨九死"的说法，它反映了"痨病"，特别是"肺痨"给我国人民在精神和肉体上遗留的创伤是十分深重的，到了"谈痨色变"的程度。小说《红楼梦》中就可发现 17 人患有结核病，最典型的是林黛玉死于肺结核咯血。

中华人民共和国成立后，我国逐步制定了详细的结核病防治规划，结核病防治取得了世界瞩目的成就。进入 20 世纪 90 年代后，通过逐步推进，至今我国已经采用全面推行现代结核病控制策略，为普通肺结核患者免费提供筛查和一线抗结核药品，将耐多药肺结核纳入新农合重大疾病保障范围等有力措施，将传染性肺结核患者的治愈率保持在 85% 以上。肺结核报告发病率由 2010 年的 74.3/10 万下降到 65.6/10 万，提前实现千年发展目标。但是在结核病患者数量仍然较为庞大的同时，耐药结核病也表现出了较为严峻的形势。

2015 年是全球结核病防治事业的转折点,是全球"千年发展目标"(Millennium Development Goals,MDG)的最后一年,预示着全球由"千年发展目标"转向"可持续发展目标"(Sustainable Development Goals,SDG),也是结核病防治由"遏制结核病策略"[2]转向"终止结核病策略"[3]的新开端。作为世界结核病大国和世界科技大国,我国有必要在结核病基础科研、临床治疗和预防控制领域取得世界瞩目的成就。随着 DNA 测序和基因组技术的快速发展,在此基础上的精准医学理念得到高度重视。杨焕明院士将奥巴马提出的精准医学总结为:以 DNA 和人类基因组计划(Human Genome Project,HGP)精神为主线,以小儿麻痹症为先例,旨在消灭单基因病,并以百万人的基因组和临床信息大数据支撑癌症与其他多基因病研究,改变政府支持及监管方式,强调企业参与的重要性,发动全社会支持的大型前瞻性项目[4]。该计划首先要征集志愿者并做好队列(cohort)及对照,逐步建立与临床有关的"史无前例的大数据",收集基因组数据与临床信息,然后建立评估基因检测的新方法,特别是对新一代测序技术的评估和审批通道,以及保护知识产权与有关版权的管理,以保证精准医学和相关创新的需求。由此,人们发现建立数据信息和样本资源库的重要性,它是迈向精准医疗的重要支撑平台之一。本文将对结核病样本库的建设与实践进行较为详细的介绍,以期为推动结核病的精准医疗提供帮助。

23.1　概述

23.1.1　结核病的相关定义和分类

结核病是由结核分枝杆菌复合群引起的一种以肺部结节为典型病理特点的乙类传染病。结核分枝杆菌复合群包括结核分枝杆菌、牛分枝杆菌、非洲分枝杆菌、田鼠分枝杆菌和卡介苗分枝杆菌。非结核分枝杆菌是指结核分枝杆菌复合群和麻风分枝杆菌以外的其他分枝杆菌[5]。由其他种类的分枝杆菌引起的疾病成为非结核分枝杆菌病。结核病通常发生在肺部,为肺结核,俗称"肺痨";也可广泛发生在肺部之外的身体部位(肺外结核)。

根据分类的维度不同,结核病存在众多的种类。顾名思义,结核病按照发生部位有肺结核和肺外结核之分。从痰菌检查的结果来看,肺结核又分为菌阴肺结核和菌阳肺结核。肺外结核的种类较多,通常按照发病部位命名,如骨结核、喉结核、结核性胸膜炎、结核性脑膜炎等。从结核分枝杆菌的耐药性来区分,又可分为敏感结核病、单耐药结核病、多耐药结核病、耐多药结核病、广泛耐药结核病和全耐药结核。单耐药结核病指结核分枝杆菌对一种抗结核药物耐药;多耐药结核病指结核分枝杆菌对 2 种或 2 种以上的抗结核病药物发生耐药(但不包括同时对异烟肼和利福平耐药);耐多药结核病指结核分枝杆菌至少对异烟肼和利福平同时发生耐药[6];广泛耐药结核病指除同时耐异烟肼和利福平外,结核分枝杆菌还对任何一种氟喹诺酮类药物耐药,同时还对任意一种二线抗结核病注射剂(卷曲霉素、卡那霉素或阿米卡星)耐药。从患病史来看,结核病患者又分为新患者和复发患者。新患者指从未应用过抗结核病药物治疗或应用抗结核病药物化疗不足 1 个月(因其他疾病应用抗结核病药物治疗除外)。复发患者指过去有明确的结核病史,完成规定的化疗疗程后医师认为已治愈,现在痰涂片又呈现阳性或病变又出现明显活动的结核病患者。根据治疗效果来区分,结核病患者又分为治愈、完成疗程、失败、丢失和转出。治愈指痰涂片阳性患者完成化疗疗程,在治疗第 5 个月(初治)或第 7 个月(复治)和治疗结束时连续 2 次(每次 2 个痰标本)痰涂片镜检结果为阴性。完成疗程指疗程结束时,痰涂片阳性者强化期末有一次痰涂片阴性,在继续治疗期没有或仅有一次痰涂片阴性,疗程最后一个月无痰检结果。失败是指初治痰涂片阳性患者在治疗第 5 个月或更长时间痰涂片仍为阳性,复治痰涂片阳性患者在治疗第 7 个月或更长时间痰涂片仍为阳性,痰涂片阴性患者治疗中转为痰涂片阳性。丢失指患者中断治疗超过 2 个月,经医生努力追访,仍无法取得联系。转出指患者由本辖区转至其他辖区。

23.1.2　结核病的流行现状

在链霉素等抗结核病药物发现之前,结核病为不治之症。自 1882 年科赫发现结核菌以来,迄今因结核病死亡的人数已达 2 亿。可见结核病已对人类健康造成了巨大的威胁。随着人类对结核病认识的逐步加深,多种抗结核病药物的发明为人类对抗结核病带来了希望。然而目前,全球结核病疫情形势依然严峻。

就中国而言,结核病一直排在传染病发病人数的前 3 位,每年因结核病造成的死亡人数在传染性疾病中排第 1 位。2010 年,全国第 5 次结核病流行病学抽样调查报告[7]

研究发现：2010年15岁及以上人群活动性肺结核的患病率为459/10万,痰涂片阳性肺结核的患病率为66/10万；东部地区活动性和痰涂片阳性肺结核的患病率为291/10万和44/10万,中部地区活动性和痰涂片阳性肺结核的患病率为463/10万和60/10万,西部地区活动性和痰涂片阳性肺结核的患病率为695/10万和105/10万。乡村活动性和痰涂片阳性肺结核的患病率为569/10万和78/10万,城镇活动性和痰涂片阳性肺结核的患病率为307/10万和49/10万；全国结核病耐多药率为6.8%。调查提示我国结核病,特别是耐药结核病负担仍很严重。结核病的传播对广大人民的健康造成巨大威胁,加强结核病相关的研究,并由此提升结核病防治的效率和水平属当务之急。

从全球来看,世界卫生组织提供的2015年全球结核病报告[8]显示,2014年全球新发结核病例估计有960万,约58%发生在东南亚和西太平洋地区,非洲地区占28%,因结核病死亡人数为150万。病例数居前3位的国家分别为印度、印度尼西亚和中国,分别占总数的23%、10%和10%。在全球估计约有3.3%的结核病新病例和20%曾接受结核病治疗的患者为耐多药结核病(至少同时耐异烟肼和利福平类药物)患者,约一半以上(54%)的耐多药结核病发生在印度、中国和俄罗斯。与新诊断出的结核病治愈率(86%)相比,耐多药结核病治愈率仅为50%。因此,结核病仍然是全球面临的重要公共卫生问题,而结核病临床样本库作为结核病研究和产品转化的基础支撑平台,面对当前精准医疗时代的需求,担负起为解决上述问题而保存海量数据和大规模临床样本资源的重要而又艰巨的任务。

23.1.3 结核病的建库目的

随着现代医学的飞速发展,实验室研究与临床应用双向转化已经成为一种趋势。结核病临床样本库就是为这种转化服务的。结核病相关的临床数据、临床样本,以及由临床样本衍生的病原微生物菌种都是国家重要的生物资源,对这些资源的保护、收集、研究、开发和利用是疾病预防、诊断和治疗以及医学科研和教学事业的基础和重要支撑。收集来自不同人群、不同病变部位、不同患病阶段、合并不同疾病的患者的组织标本、血清或其他体液标本,保存在患者诊疗过程各阶段所获得的结核分枝杆菌病原菌,建立临床数据和临床样本资源为一体的结核病临床样本库,有利于未来开展各项与临床紧密相关的、用于探讨疾病发生和发展的病理生理学特点的研究,提高对疾病的认识,最终实现提高临床诊疗水平,提升对结核病的控制能力。

从前面的分类情况来看，结核病的分类存在多个维度，这也从一个方面表明结核病临床样本库需要从这些不同的角度出发管理和存储相应的数据和实体临床样本。结核病临床样本库建设的目的是服务于结核病流行病学、诊断和防治等几个方面的需求。具体需求方向如下。

在结核病流行病学方面[9]：对我国结核病流行菌株的遗传特点、毒力特点和发病人群特点掌握不够充分；结核病流行与社会变化、人口流动、自然和社会环境等的关系不明确；缺乏有效的结核病流行检测和预警机制。

在结核病诊断方面：现代科学的发展和技术进步未能在结核病领域得到及时应用，传统的沿用了近百年的方法和手段未能得到更快的更新。例如，细菌学检查中痰涂片、抗酸染色及罗氏培养和快速培养技术仍然是广大基层结核病防控机构诊断结核病的主要办法[10]。因此，在细菌学检查方法的改进、先进的分子生物学诊断手段的采用以及精确可靠的免疫学方法研发等方面，都离不开结核病临床样本库的大力协助。

在结核病防治方面：预防接种卡介苗保护作用的全球差异尚未得到有效解答；对基于基因工程等手段的新疫苗在预防接种时间、次数和给予途径等方面还缺乏全面了解；潜伏感染人群的预防性治疗效果尚未得到全面而有效的评价；免疫治疗的基本科学原理尚未得到深刻解答；现有化疗药物的人类遗传适用范围、化疗引起的耐药性及其耐药机制、缩短疗程等化疗药物组合方案的合理性和有效性评价等仍待深入研究。

23.2　结核病样本库的国内外发展现状

23.2.1　国外结核病样本库的发展现状

结核病相关的临床样本资源和临床数据库由各个国家进行相应的地区性收集和存储。临床样本存储地点是各个国家和地区，并进一步形成全球的合作网络，其中比较有名的是地区前瞻性结核病队列国际研究（Regional Prospective Observational Research in Tuberculosis，RePORT）计划[11]。另一个比较有名的国际合作研究组织是"结核病生物标志物联合会"（CTB，http://www.biomarkers-for-tb.net/consortium/the-consortium）。该组织在盖茨基金会"大挑战"项目的资助下，重点开展结核病生物标志物的研究，同时建立了相互协作的临床样本库。该组织参加的国家有德国、美国、荷兰、冈比亚、埃塞俄比亚、沙特阿拉伯、乌干达、马拉维、英国、南非和丹麦。该联合会由德国马克斯·普朗克科学促进学会(简称马·普学会)的 Stefan H. E. Kaufmann 牵头,学术委员会由 6 名成员组成,筹划指导委员会由 5 个学组的项目负责人组成。虽然该项目主要是研究非洲艾滋病合并结核病患者产生免疫保护的分子标志物,但是非艾滋病感染结核病患者的分子标志物研究也是其中的部分内容。因为目前该项目还在开展中,具体收集的样本种类和数目尚未对外公布。

除了临床样本和数据库之外,目前国际上形成了几个主要的结核病基础科研数据和样本库,其中以美国爱因斯坦医学院建立的结核分枝杆菌突变数据库为典型代表。该库以结核分枝杆菌实验室标准株为研究对象,建立了几乎全部可敲除基因的结核分枝杆菌单基因敲除菌株和多个基因同时敲除菌株。另外,早在 2010 年美国国立卫生研究院(NIH)微生物和感染性疾病部微生物基因组学和先进科学技术组的科学家就倡议成立了"结核分枝杆菌基因组定义委员会"(Tuberculosis Community Annotation Project,TBCAP),以便对结核分枝杆菌所包含的蛋白质结果、基因功能、基因组间比较、快速基因组信息共享以及发展系统生物学方法阐述代谢组和信号传导路径等[12]。TBCAP 成立之后由 NIH 逐渐成立了两个中心(Broad 和 PATRIC),与目前美国国立变态反应与传染病研究所(National Institute of Allergy and Infectious Diseases,NIAID)的数据中心(TBDB)形成有效对接和信息互换。TBDB 是目前被结核病研究者广泛使用的重要数据库,其所有的数据和研究工具都可以在斯坦福大学生物芯片数据库(Stanford Microarray Database)和博德研究所(Broad Institute)网站上找到,此外该数据库还综合了 Tuberculist、BioHealthBase 和 BioCyc 的数据资源[13,14]。

下面详细说明目前国际知名的地区前瞻性结核病队列国际研究(RePORT)计划及其临床样本库建设情况。该计划由家庭健康国际组织(FHI360)科学事务部主任 Carol 牵头组织,基本情况已经公布在《临床感染性疾病》(*Clinical Infectious Disease*)杂志上[11]。目前已经有印度、巴西和印度尼西亚确定参加并启动实施,其他国家在条件成熟时随时可以加入,主要目的在于为结核病由潜伏感染发展为活动性结核病及其之后的治疗、复发和治疗失败等方面提供可靠的分子标志物。该计划要求各国采用相同的数据采集和临床样本保存步骤和措施,从而建立相应的临床信息数据和样本资源库,成为各国相对独立的 RePORT 计划。预期该计划将建成更强的全球临床合作研究能力、更容易获得的高质量结核病临床信息和临床样本资源、更广泛的国内和国际合作网络。

印度的 RePORT 计划由印度医学研究委员会生物技术部和美国国立卫生研究院 (NIH)合作出资,由 5 个研究团队共同完成,入组的人群来自印度。计划完成 5 500 例活动性结核病患者和 14 000 个与活动性结核病患者接触的家庭内潜伏感染者。研究范围包括由位于金奈的 M. V. 糖尿病研究中心和美国马萨诸塞大学合作完成的糖尿病对成人结核病严重程度的影响、由位于浦那的 Byramjee Jeejeebhoy 医学院和位于金奈的国家结核病研究所以及美国约翰·霍普金斯大学合作完成的影响活动性结核病或潜伏感染状态的宿主与病原菌因素、由位于海得拉巴的 Blue Peter 公共卫生和研究中心与美国得克萨斯大学卫生科学中心完成的细胞免疫对活动性结核病进程的影响、由位于旁迪切里的 Jawaharlal 研究生医学教育研究所和美国波士顿大学医学中心完成的治愈后的复发危险因素、由位于韦洛尔的基督教医学院和美国华盛顿大学共同完成的类固醇辅助治疗脑膜炎。

巴西的 RePORT 计划也由巴西和美国共同完成,由巴西卫生部科学技术处和美国 NIH 共同资助,收集 900 例活动性结核病病例和 2 700 例与这些活动病例密切接触的潜伏感染病例,与印度的相应项目不同,密切接触者不限家庭内部成员,经皮试试验或者 γ-干扰素释放试验确定为潜伏感染者给予异烟肼预防性治疗。

印度尼西亚的 RePORT 计划是在美国 NIH 与印度尼西亚国立卫生研究院研发部前期合作基础上的进一步工作,大约收集 1 000 例初步判定为结核病的新病例和 357 例前期治疗过的结核病病例。印度尼西亚的病例更重视药物敏感患者和耐多药结核病患者的治疗过程。

RePORT 计划设计提供了统一的安排和方法,收集每个参与者的血液、尿液、唾液和痰标本等,以使它们能存储于生物存储库中进行将来的研究。这个研究要求收集额外的样品和试验,超过从队列中被治疗的参与者收集的样品和试验,需要伦理委员会的批准。因为这个领域科学的飞速发展,不可能明确预知哪些试验将被应用于这些样品。另外,许多重要的发现可能通过分析人类 DNA 和 RNA 获得,这样也将获得专业内学者对这项研究的同意,包括随后对基因标识的研究。

23.2.2　国内结核病样本库的发展现状

与国外相比,我国在结核病样本库建设方面具有一定的优势。我国是人口大国,结核病发病人数居世界第 2 位,结核病临床样本资源极其丰富。这些资源能极大地帮助人们探讨结核病的发生、发展和转化机制,促进人们对结核病的认识,从而有针对性地研发产品,达到预防、控制甚至治愈结核病的最终目标。当今时代,许多国家已经重视临床样本库的建设。我国在结核病样本库建设方面有独特的优势,所以更应该善加利用,充分发挥此优势。精准医学是我国医学发展的机遇。2015 年 9 月,在上海美兰湖国际会议中心隆重召开的"第五届中国生物样本库及精准医疗国际研讨会暨第四届北京重大疾病临床资源库标准化建设国际会议暨第一届中国细胞资源储存与应用论坛"上,杨焕明院士发表了题为《从人类基因组计划到 Biobank》的演讲,他说:"生命是序列的,是数据的,对这些数据的解读正在各个方面不断改变着我们的生活。美国总统奥巴马2015 年年初提出的精准医疗,让基因技术再次登上了一个更为广大的舞台。随着精准医疗的发展,在不久的将来生物样本库将成为其重要的一环。"可以看出,临床样本库将成为精准医学的建设热点之一。可以毫不夸张地说,谁拥有临床样本资源,谁就能在未来的医学发展竞争中占据主动地位。我国利用自身优势建立结核病临床样本库,可以在未来对结核病的研究中更为主动,为消灭结核病的目标做出更大的贡献。

近年来,我国加大了对临床样本库的支持力度,国内临床样本库建设开始快速发展起来[15]。在国内作为国家科技基础条件平台建设之一的国家人口与健康科学数据共享平台中,公共卫生平台包含肺结核数据库。该数据库由中国疾病预防控制中心公共卫生监测与信息服务中心负责,本数据库收集自 2005 年结核病网络专报系统启动以来收集的所有肺结核患者的相关信息,主要内容包括肺结核患者登记及治疗情况、肺结核患者性别年龄分组统计、肺结核患者职业分布构成统计等(http://www. phsciencedata. cn/Share/ky_sjml. jsp? id="f90892b6-c000-48fe-a73e-a4c6db172385")。在结核病临床样本库的实体库(临床样本收集、保存等)方面,目前虽然在上海、深圳、郑州和北京等地区的相关专科医院以及中国疾病预防控制中心收集并保存了一定数量的结核病临床样本,但是从总体来看主要以收集病原菌——结核分枝杆菌为主,尚不能满足结核病研究的多方位需求。

下面以北京结核病临床数据和样本资源库作为国内典型的结核病临床样本库介绍相关情况。结核病是我国的法定传染病报告疾病,国家设有结核病网络专报系统,目的是实时掌握结核病疫情。但是这些无法代替结核病的基础科学研究和转化医学研究。在结核病流行病学、结核病诊断的分子标志物、结核病预防和治疗方面存在众多的科学问题和百姓诉求。为此,在《国家中长期科学和技术发展规划纲要(2006—2020 年)》中制定了"艾滋病和病毒性肝炎等重大传染病防治"重大专项并设定了"人类健康与疾病的生物学基础"基础科学研究计划。北京结核病临床数据和样本资源库是在这些课题执行过程中逐步积累和发展起来的。

北京结核病临床数据和样本资源库是北京重大疾病临床数据和样本资源库的重要组成部分,它是依托首都医科大学附属北京胸科医院(北京市结核病胸部肿瘤研究所)(http://www.bjxkyy.cn/cn/index.aspx)建立起来的,前身是成立于 2006 年的"结核病菌株库"。

北京结核病临床数据和样本资源库以临床科研需求为导向,结合临床试验的具体要求,进行临床样本的运输、加工处理、长期保存及规范化管理等工作,同时集成相关联的临床数据信息,为转化医学研究提供高质量、大样本的资源支持,为结核病早期诊断和早期干预提供科学依据,并进一步促进成果转化,最终提高全民健康质量。

在北京市科委、首都医科大学和众多临床样本库建设专家的大力支持、指导和帮助下,结核病临床样本库自 2010 年起在北京市科委重大科技项目的资助下,在《国家中长期科学和技术发展规划纲要(2006—2020 年)》的指导下,经过 I 期和 II 期的建设,目前软、硬件条件提升到了一个新水平。场地、存储设备以及环境控制设施等硬件设施建设方面完全满足结核病临床样本资源库发展的需求;临床样本采集和样本管理软件的研发以及配套的科研管理软件的配置为全面的现代化管理提供了保障。已制订完成的一套翔实的标准操作程序为保持资源库建设的高标准、高质量以及稳定性和可持续性奠定了基础。目前,在多中心的协助和支持下,"结核病临床样本库"的临床样本数量超过 2 万例。临床样本种类包括结核分枝杆菌临床分离株、结核病患者的痰样、全血、血清、胸腔积液、心包积液以及骨结核的临床样本等。

北京结核病临床数据和样本资源库基本建立成为研究方向明确、质量控制体系健全、具有国际水准、基本实现自我维持良性发展、辐射全国的资源平台,目前每年发表高水平学术论文 10 篇以上,申报专利 2 项以上;已经与包括中国科学院、中国医学科学院、清华大学、西南大学等国内学术机构以及美国、英国和泰国等国家建立并保持了长期合作关系,促进了结核病领域转化医学的发展,为提高人们的健康水平做出了积极贡献。

23.3　结核病样本库的建库特点

结核病是国家法定的乙类传染病[16]，在临床样本资源库建设方面具有一定的特殊要求。结核病临床数据和样本资源库应当以多中心多部门参与为途径、以应用为纳入核心标准、以队列研究为主要实施手段，建立包含结核病各种临床资源、信息完整、内部质量控制体系健全、管理规范的结核病临床数据与样本资源库。依托资源平台开展结核病领域的转化医学研究和基础医学研究，可以加强对外合作、扩大科研产出，最终提升我国在全球结核病研究领域的核心竞争力。

23.3.1　组织管理保障

除了满足临床样本资源库的一般管理条件和保障措施外，结核病样本库应当考虑该疾病是国家乙类传染病的事实，在环境、生物安全管理等方面应当有更加严格的措施和制度，应当积极与医院的院内感染办公室、保卫处等部门协调，在服从院内有关规定的前提下，积极做好环境和生物安全管理。

建议结核病样本库设立管理委员会、学术委员会以及管理办公室等必要的管理部门，审核通过结核病样本库的管理制度等重大事项，对研究课题的科学性、可行性等进行学术评估，开展相关伦理审核及管理样本的出入库、安全督导及日常安全平稳运行等工作。

23.3.2　软件建设

在软件建设方面编写统一的标准化数据元字典是非常必要的，是结核病样本库所包含的信息库得到正确且顺利使用的前提。目前，首都医科大学附属北京胸科医院（北京市结核病胸部肿瘤研究所）和中国疾病预防控制中心结核病防治临床中心组织编写了专门的结核病样本库标准化数据元字典，以便在软件编写中使用统一的数据元。建立结核病信息库的公共数据元以便在数据采集、数据抓取、质量控制和共享方面坚持做到数据的标准化。

在临床信息系统建设方面，结核病样本库的数据信息建设建议执行 ISO 11179 的标准。结核病样本库应当基本实现对临床信息的整合，包括医嘱系统、实验室检验系统以及影像信息系统等。结核病样本库中的这些临床信息应当和临床样本信息实现一一对应。需要强调的是,结核病样本库的临床信息系统包含的信息应当是多次随访和就诊的完整信息,这与结核病诊断和治疗周期较长、多药联合用药等特点密切相关。在临床信息内容方面,建议保留个人身份证信息作为联系全国多个结核病信息系统的关键词条。目前,全国著名的结核病信息系统除了本院的病案系统外,还包括结核病网络专报系统和国家人口与健康科学数据共享平台。

23.3.3　硬件建设

出于对生物安全等方面的考虑,建议结核病样本库的位置和相应的科学研究实验室相对靠近,以减少运输距离,确保生物安全。建议结核病样本库装备安全保卫系统,保证临床样本的安全性。除此之外,应当严格参照5.2中的规定配备相应的硬件设备和管理细则。

23.3.4　临床样本的收集及使用

为满足国内科研院所的需求,并积极参与国际合作,结核病样本库的临床样本收集除具有一定的病例数和临床样本量以外,建议具有一定的多元化临床样本种类和多种应用方向。各课题和项目采用相应的入选/排除标准,具体情况需要与课题负责人沟通了解。各课题和项目的内容相互之间有一致性,但又有各自的特点。

23.3.4.1　临床样本的收集

从结核病的研究领域来看,建议至少包括以下一个或几个结核病重点研究领域的临床样本:耐多药结核病的临床治疗研究、复发结核病的治疗新方案研究、缩短疗程的结核病治疗方案研究、肺外结核病的治疗新方案研究(包括结核性胸膜炎临床治疗研究、骨结核的临床治疗研究、淋巴结核等多发的肺外结核临床治疗研究)、潜伏感染的诊断与防治、结核病合并糖尿病等其他疾病的防治、疫苗的评价与使用策略、结核病与非结核分枝杆菌病的流行与传播等。

从解决结核病诊、防、治的环节,考虑各课题重点解决的问题的某个方面。结核病诊断领域是重点之一。结核病的早期诊断、鉴别诊断和精准诊断是结核病治疗的前提,同时能够通过及早发现和确诊传染源来采取措施切断结核病的传播、促进结核病的防控。结核病的细菌学检查被誉为"金标准",是诊断结核病的可靠指标,但是检出效率低[17]。大量用于结核病辅助诊断的分子生物学和免疫学指标的诊断精准度还有待提高。另外,在免疫防控和结核病治疗过程中,目前还没有准确的指标用于其免疫过程和治疗过程的效果评价,发现及时准确的指标将为评价免疫保护效果和治疗效果及疗程结束提供帮助。因此,从诊、防、治的角度来看,结核病样本库的临床样本收集主要以发现可靠的各种分子标志物为重点,这些分子标志物为防控和治疗结核病提供精准的依据。

从临床样本收集的组织方式来看,建议在结核病医院联盟(或多中心)框架下实行。目前,在全国的结核病专科医院之间已经成立了"结核病医院联盟"。已经有超过 80 家结核病医疗机构加入了结核病医院联盟,其中条件好的 19 家医院先期还联合成立了"中国结核病临床试验合作中心",这为临床样本库的系统收集和定期培训提供了有利条件。目前,结核病医院联盟内部着重完成 3 项与临床样本库有关的工作:结核病数据词典的编写;结核病联盟单位数据整合与分析;逐步推进临床样本库分中心的建设。

从样本收集的种类来看,结核病样本库收集的样本种类较多,主要包括结核分枝杆菌临床分离株、血液、痰液及尿液等体液,组织样本的收集应当进一步得到重视。下面分别简单描述不同结核病临床样本收集的要点。

结核分枝杆菌临床分离株。结核病的病原菌为结核分枝杆菌,因此菌株的收集和保存是重点,也容易被多数结核病医院接受。收集菌株应当遵循以下几点:菌株应当为在固体或液体培养基新鲜生长良好(少于 2 个月);在以鸡蛋为基质的斜面或平板培养基上制备传代培养物应当轻轻刮取鸡蛋培养基表面尽可能多的菌落;不要收集任何培养基;将菌落分散于含 5 ml Middlebrook 7H9 培养基(加入 0.5％甘油)的试管中,小心上下吹吸使溶液混合均匀;每管 1 ml 分装后立即转移至干冰浴,或立即储存在−80℃条件下。

血液的采集和保藏。血液样本的采集和储存是重点,但是血液采集后需要根据研究目的进一步处理,从而确定是收集血清、血浆、外周血单个核细胞、还是外周血中的游离核酸(DNA 或 RNA)。研究目的不同,则对血液采取不同的处理方式。

痰液的采集和储存。除血液外,痰液是最重要的体液,它是目前结核病诊断的首要临床样本。用于长期储存的痰液标本不得以任何可能影响将来检测或诊断应用的方式消毒或处理。所有痰液标本将使用含终浓度为 0.01％二硫苏糖醇的 Sputasol (Oxoid公司)处理溶解,并等分用于长期储存,以便标本可以用于分析细胞壁成分和细胞因子。

终浓度为 0.01% 的二硫苏糖醇不会对之后的标本处理工作产生任何不利影响。

尿液的采集和储存。尿液是目前新兴起的结核病诊断临床样本,虽然目前主要以尿液的基础研究为主,但是有许多以尿液为基础的临床诊断方法已经显示出巨大的实用价值。尿液收集过程中要重点强调的是使用宽底广口的收集容器,尽量确保收集至少 120 ml 的量,分装之前充分混匀尿液,每 40 ml 尿液中加入 1 ml TE 缓冲液(0.5 mol/L EDTA-0.5 mol/L Tris-HCl,pH 8.5)。

23.3.4.2 临床样本的使用

结核病样本库的建立应当立足国内科研院所和研发企业的需求,适当通过国际合作扩大国际影响力和全球合作项目的参与度。根据临床样本库的发展趋势,结核病样本库应当由以实体临床样本库为主逐步转向以信息库为主,这样既能够减少实体临床样本库所需的水、电及试剂耗材的消耗,而且还能更加稳妥地保存和方便使用。

结核病样本库临床样本的使用应当遵循一定原则。为提高临床样本库(包括数据库)的利用度,提高参研人员的积极性,增加临床科研产出,应按照公平、公正、共享的原则开放结核病数据库。不同的部门、组织、机构和个人应当根据专业委员会(学术委员会、伦理委员会以及国家人类资源行政许可管理办公室)的审议,规定或提供不同的使用和服务权限。

建议以下几条供参考:①临床样本库相关工作人员依据自己的工作权限,原则上不设置使用限制;②课题组负责人根据课题的需要对本课题的信息资源使用不做限制,但是对其他与本课题无关的信息的使用则要提交学术委员会审核;③多中心合作单位信息资源的使用除了多中心提供的基本信息(性别/年龄等)外,其他临床信息资料的使用则要经学术委员会审核,通过后方可使用;④外单位使用信息资源必须由学术委员会审核,通过后方可使用;⑤国际合作使用信息资源除了由学术委员会审核外,还需要由单位信息中心审核,必要时申报国家有关机构批准,只有三者依次审核通过后方可签订服务合同,在规定时间内完成使用。

23.3.5 结核病样本库的质量控制

建立结核病样本库的目的就是为结核病的研究提供临床样本和数据。这要求所提供的临床样本质量必须有保证,否则很容易影响研究结果,导致出现偏差。而且随着现代医学的快速发展,研究方法和研究水平也不断提升,这就更需要临床样本库提供高质量的临床样本。

结核病样本库采用完整的质量管理体系保证临床样本和数据的质量。为此结核病样本库应当制定相应的四级质量管理文件,包括质量手册、程序文件、作业指导书及相关表格和记录,对临床样本库的运行实施全程标准化质量管理;同时在临床数据采集系统实现程序节点质量控制。在日常工作中应当不断完善现有标准操作程序文件体系,使之更加符合国际和国内临床样本库指南的要求。

为了有一个稳定可靠和可控的结核病临床样本质量,建议建立临床样本采集、运输、处理、入库、出库及销毁等各环节的详尽的管理全流程记录;为了对样本质量有一个全面的了解,建议根据临床样本类型的不同设立较为合理可行的质量控制评价体系,或者由第三方评价机构进行质量评估并及时改进。

23.4 小结与展望

23.4.1 结核病样本库的应用

结核病样本库在科研领域的应用主要集中在分子标志物的发现。这些分子标志物除了直接用于结核病的诊断及早期诊断外,还要更广泛、更经济地用于结核病流行病学方面的实时疫情监测、预防性疫苗保护效果的准确评价、结核潜伏感染者发病的分子与社会学因素、药物基因组学及抗结核治疗疗效的客观准确评价等领域。结核病与其他疾病的合并存在也是目前重点关注的内容,主要的合并因素有艾滋病、糖尿病、高血压、肝炎等。

结核病样本库应用的另一重要方面在于促进结核病转化医学的发展,推动基础科学研究转化为现实的生产力。通过结核病样本库的不断建设、完善和丰富样品,可以快速、简便地为相应的结核病诊断产品、药物体外作用效果及其他更多种类产品的临床前研究提供重要支撑。

23.4.2 结核病样本库的未来发展展望

最近世界卫生组织提出了终止结核病的战略目标[3],该目标就是要在2035年时使结核病病死率降低95%,发病率降低90%。这个发病率的降低速度是非常快的,要完成这一目标存在相当大的难度。为此,世界卫生组织详细预估了科技创新使全球结核病发病率降低至目标水平方面的预计加速度。而这期间则必须取得两个关键里程碑式的成就:一是全球结核病发病率的降低速度必须由目前的每年降低2%加速到2025年的每年降低10%,并由2025年的年发病率110/10万进一步降低至10/10万以下,大约年降低率为17%(见图23-1);二是死于结核病的新发病例比例(病死率)由2015年的15%降低至2025年的6.5%,并进一步将病死率降低至0。完成这个目标需要在基础科学、新诊断技术、药物和疫苗方面加快研究与创新,并迅速加以利用。在这一过程中,结核病临床样本库发挥着至关重要的作用,因为它为结核病研究提供了丰富的材料基础,是结核病转化的重要可依赖平台。

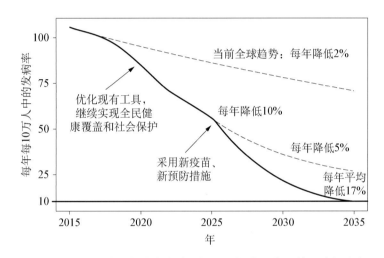

图 23-1　在使全球结核病发病率降低至目标水平方面的预计加速度

(图片修改自 WHO 在第 134 届会议上的报告,网址为 http://www.who.int/tb/strategy/end-tb/en)

但是,应当指出,我们离完全消灭结核病的目标还有很长一段距离。到目前为止,在全球人类彻底消灭的传染病只有天花[18]。对于结核病而言,比使用了上百年的卡介苗更有效的疫苗尚在临床试验阶段,理想的诊断工具及短程可靠的治疗方案还处于摸索中。而结核病作为一种人畜共患病,其病原菌同样也存在于人类接触的各种畜、禽和野生动物体内[19]。由此推测,要消灭结核病必须具有长期的规划和持续的创新,达到精确诊断和治疗每一个结核病患者的目的,而这些都离不开结核病样本库这一基础平台。

参考文献

［1］ 戴志澄.中国防痨史［M］.北京：人民卫生出版社,2013.

［2］ Raviglione M C，Uplekar M W. WHO's new Stop TB Strategy［J］. Lancet,2006,367(9514)：952-955.

［3］ Uplekar M，Weil D，Lonnroth K，et al. WHO's new End TB Strategy［J］. Lancet,2015,385(9979):1799-1801.

［4］ 杨焕明.对奥巴马版"精准医学"的"精准"解读［J］.西安交通大学学报(医学版),2015,10(6)：721-723.

［5］ 唐神结,高文.临床结核病学［M］.北京:人民卫生出版社,2011:700-709.

［6］ 许寅,孟现民,张永信.耐药结核病流行现状及抗结核药物研究进展［J］.上海医药,2013(13)：3-7.

［7］ 全国第五次结核病流行病学抽样调查技术指导组.2010年全国第五次结核病流行病学抽样调查报告［J］.中国防痨杂志,2012,34(8):485-508.

［8］ 世界卫生组织.2015年全球结核病报告［EM/OL］. http://www. who. int/tb/publications/global_report/zh/.

［9］ 尹小芳,葛海波.住院肺结核合并糖尿病患者流行病学特征［J］.山东大学学报(医学版),2016,54(1):58-61.

［10］ 潘毓萱.结核病的诊断(现代实用结核病系统讲座第四讲)［J］.中华结核和呼吸杂志,1995,18(2):68-71.

［11］ Hamilton C D，Swaminathan S，Christopher D J，et al. RePORT international：advancing tuberculosis biomarker research through global collaboration［J］. Clin Infect Dis,2015,61(Suppl 3):S155-S159.

［12］ Brennan P J，Brosch R，Birren B，et al. TBCAP：tuberculosis annotation project［J］. Tuberculosis,2013,93(1):1-5.

［13］ Galagan J E，Sisk P，Stolte C，et al. TB database 2010：Overview and update［J］. Tuberculosis,2010,90(4):225-235.

［14］ Reddy T B，Riley R，Wymore F，et al. TB database：an integrated platform for tuberculosis research［J］. Nucleic Acids Res,2009,37(1):D499.

［15］ 王庆宝.生物样本库——转化医学与第六次科技革命［J］.泰山医学院学报,2012,33(1):1-3.

［16］ 王林,高三友,宋怀周.肺结核列为乙类传染病后疫情报告情况分析［J］.中国防痨杂志,2000,22(4):201-203.

［17］ 何绿茵,叶惠芬,杨银梅,等.多种实验室检查方法在结核病诊断中的价值［J］.实验与检验医学,2009,27(1):104.

［18］ Fenner F，Henderson D A，Arita I，et al. Smallpox and its Eradication［M］. Geneva：World Health Organization,1988.

［19］ 孙照刚,徐玉辉,李传友.畜禽结核病及其危害［J］.中国畜牧兽医,2009,36(7):175-177.

24 新发突发传染病样本库

在医学不断进步的今天,一些传染病被控制的同时,另一些新的传染病又不断涌现,新发传染病是全球共同面临的重大公共卫生问题。针对新发突发传染病的病原学诊断非常关键,早期诊断对于控制疫情极为重要,需要强化病原学研究,尤其是很多病毒快速变异,必须建立长效机制,做好技术储备和临床样本的疾病资源储备,以快速对新出现的病原体进行鉴定。本章将围绕新发突发传染病临床样本库的建设及应用进行介绍。

24.1 概述

新发传染病(emerging infectious diseases,EID)是指最近几十年在人群中新出现的,或者过去存在于人群中但是其发病率突然增加或者地域分布突然扩大的传染性疾病。在医学不断进步的今天,一些传染病被控制的同时,另一些新的传染病又不断涌现,新发传染病是全球共同面临的重大公共卫生问题。据统计,从 20 世纪 70 年代起已有 40 余种新的病原体被发现,并且数量还在不断增加[1]。EID 最早出现在美国医学研究所(Institute of Medicine,IOM)1992 年发表的研究报告中,其定义为:"新的、刚出现的或出现抗药性的传染病,或在人群中的发生在过去 20 年中不断增加或者有迹象表明在将来其发病有增加的可能性"。这个定义实际上包括两层含义:新发生的新传染病和重新流行的再发传染病(reemerging infectious diseases,RID)。因此也有专家建议将其合称为新发突发传染病或新发传染病(emerging and reemerging infectious diseases,ERI 或 EID)。

　　我国自 2003 年暴发严重急性呼吸综合征（severe acute respiratory syndrome，SARS）之后，国家对公共卫生的重视程度进一步提高，对传染病的投入明显增加，目前国家设立传染病重大科技专项，以加强对重大传染病防控的研究。目前，提高我国在重大新发突发传染病预警、病原检测和鉴定以及重症病例的救治水平已是当务之急，需要制定科学合理的救治方案、阐明危重症发生的机制和探索新疗法的应用等，并需要积极开展病原体毒力与变异、病毒与宿主之间的相互作用以及细胞免疫与体液免疫在病情发展中的作用等一系列研究。

　　新发传染病除了具有传染病的特征外，还表现出一些自身的特点：①3/4 是人畜共患病，动物在新发传染病的发生及传播方面发挥了巨大的作用，某些病原体原本在动物间传播，发生基因变异后具备了在人群中传播的能力；②由于各种储存宿主的存在，疾病可以随宿主的迁移而传播，因此传播范围广，不易控制；③由于缺乏基线资料，对新发传染病进一步的流行趋势很难预测和防范；④涉及多系统、多器官，表现复杂，病情重，易误诊，易传染，易暴发流行，其识别与救治是传染病防治的重点和难点。

　　新发突发传染病学是一个不断发展、不断革新的学科，每一种新出现的新发突发传染病病原体不同，其传染性和致病机制也有所不同。新发突发传染病往往致病因素不明，其传染途径和致病的严重性也不清楚，防控措施和治疗常缺乏针对性。对于新发突发传染病来说，明确诊断是根本，而每当面临新的新发突发传染病疫情暴发，临床诊疗往往缺乏有力的实验室科学依据，影响诊疗水平。针对这些问题，关键是新发突发传染病的病原学诊断，早期诊断对于控制疫情极为重要，需要强化病原学研究，尤其是很多病毒快速变异，必须建立长效机制，加强国内外合作，做好技术储备，以快速对新出现的病毒进行鉴定。

　　新发传染病的临床处置包括早防护、早隔离、早诊断、早采样、早治疗、早报告。早防护是指医务人员在接触有呼吸道症状的发热患者时，都需要采取防护措施。根据情况进行一级、二级、三级防护，或者基本防护、加强防护、严密防护。患者家属也需要采取防护措施，通过隔离对周围人群进行保护，必要时周围人群也要采取防护措施。早隔离是指根据疑似病例、确诊病例、密切接触者采取不同隔离措施。疑似病例隔离要求最高，单人隔离；确诊病例需要采取外部隔离；密切接触者隔离包括病房隔离和居家隔离。根据流行病学史、症状体征和实验室检查进行早诊断。流行病学史是诊断传染病的第一重要资料，要掌握清楚季节和疫区、疫苗接种、周围人群发病情况、与其他患者接触情况等。新发突发传染病常见的症状体征包括发热、寒战、头痛、肌肉关节痛、咳嗽、有痰（白痰、脓痰、血痰）或无痰、呼吸困难、恶心呕吐、腹痛腹泻、发绀、肺部啰音、X线肺部阴影、心肌损害（心肌酶升高）、肝大（氨基转移酶升高、黄疸）、脾大、淋巴结肿大等。实验室检查包括血常规、血液生化检查、病原学检测等。其中，病原学检测是确诊病例的依据，包括病原体分离、核酸检测、血清学检查等。病原体分离为实验室检测的"金标准"，病原体核酸检测可以用于早期诊断。实验室检查离不开采集临床标本，对可疑传染病患者，需要早采样，以协助早诊断、早治疗。采集标本包括：血液、尿液、粪便、痰、漱口液、咽拭子、骨髓、鼻拭子、鼻咽或气管抽取物、肺组织等。检测抗体IgG时，注意采集急性期和恢复期双份血清。建议在发病早期留取多种标本，因为早期标本病原体的阳性检出率高。确定诊断之前，就需要采取经验性治疗措施，包括抗病原体治疗及对症抢救治疗，有些疾病的密切接触者，需要进行预防性治疗。对病原体清楚或不清楚的聚集性发病患者，需要及时上报，这样才有可能把疫情消灭在萌芽之中。

针对新发突发传染病的疫情控制，民众的个人防护意识尤其重要，如出现发热、咳嗽、气短及呼吸困难等呼吸道症状，应及时就医。尽量避免近距离接触有流感样症状（发热、咳嗽和打喷嚏）的患者。尽量避免直接接触动物及其分泌物、排泄物。接触可能感染的病例时，最好佩戴N95口罩或普通外科口罩进行防护。呼吸道疾病高发季节尽量少去人群密集场所，到人群密集场所应佩戴一般医用口罩防护，并尽可能减少逗留时间。注意生活节奏，作息时间规律；加强体育锻炼，睡眠充足，膳食合理；保持乐观情绪，避免过度紧张，善于沟通和排遣压力。注意个人卫生，经常使用肥皂和流动水洗手，尤其在咳嗽或打喷嚏后要彻底清洗（酒精类洗手液同样有效），洗手时间要达到15～20 s。咳嗽或打喷嚏时用一次性纸巾、毛巾等掩住口鼻。尽量避免触摸眼、鼻、口。房间经常通风，保持空气流通。

24.2　近年来新发突发传染病的流行及影响

随着经济建设的发展和国际交往的不断增加，城市流动人口数量急剧上升，为新发突发传染病的大规模流行提供了可能。新发突发传染病的频繁出现，严重威胁人类的健康，影响国家经济和社会发展。近年来，威胁人类健康的新发突发传染病主要是各种病毒性疾病，包括各种新型流感，新型肠道病毒感染所致手足口病、中枢神经系统感染等每年在全球均有较大规模流行,各种出血热如埃博拉出血热、基孔肯雅热、猴痘病毒感染等也时有发生甚至流行。人类与新发突发传染病的抗争远未结束。加强传染病研究、做好技术储备和人才储备是应对新发突发传染病的重要一环。

新发传染病因其不确定性、难预测性,使人们无法及时做出决策、采取特异性的预防和控制措施,往往造成突发的公共卫生事件,对经济发展和社会稳定造成极大影响。我国地域辽阔,地理环境复杂,动植物分布丰富,为传染病的自然循环提供了宿主、媒介和生态环境;而且,我国正处于社会经济快速发展阶段,随着全球贸易、国际交往活动的日益频繁,国外的新发传染病传入我国的危险性不断增加。因此,我国面临的新发传染病威胁与挑战形势尤为严峻。

依据传染病在人类存在的历史及被发现的过程,新发传染病大致可以分为3类:①这类疾病或综合征早已在人类存在并被人们所认知,但并未被人们认为是传染病,只是近些年来发现了这些疾病的病原体,这些疾病才被确认为传染病,如T细胞淋巴瘤白血病、毛细胞白血病、消化性溃疡、突发性玫瑰疹等;②某些疾病或综合征在人类也可能早已存在,但并未被人们所认识,近些年来才被发现和鉴定,如军团病、莱姆病、丙型病毒性肝炎(丙型肝炎)及戊型病毒性肝炎(戊型肝炎)等;③某些传染病过去可能不存在,确实是人类新出现的传染病,如艾滋病、O139霍乱可能就属此类情况。

1983—2002年20年间,我国发现了10余种新发传染病,包括莱姆病、军团菌肺炎、大肠杆菌O157:H7感染、成人轮状病毒感染、流行性出血热、丙型肝炎、戊型肝炎、HIV感染、O139霍乱感染等[2]。2003—2015年间,我国发现了12种新发突发传染病,包括SARS、H5N1禽流感、H7N9禽流感、H1N1流感、人粒细胞无形体病、序列7型猪链球菌感染、C群流脑、新型布尼亚病毒感染、中东呼吸综合征、手足口病等,还应对了埃博拉出血热、产生志贺毒素的大肠杆菌O104:H4等可能传入我国的危险[3-7]。在此,将对近年来危害较大、影响较广的新发突发传染病进行概述。

24.2.1 严重急性呼吸综合征

2002年11月,SARS在中国广东省首次出现,数月内在全球32个国家、地区传播流行。中国25个省、市、自治区累计病例5 327例,死亡349例。SARS的病原体是一种人类此前未曾认识的新型冠状病毒。人群普遍易感,但以青壮年发病为主,医护人员、患者的密切接触者为高危易感人群,有慢性疾病患者和高龄患者病死率较高。冬、春季为发病高峰。患者是主要的传染源，果子狸是重要的动物宿主之一。传播途径主要为近距离飞沫传播，其次为接触被患者分泌物或体液污染的物品传播。潜伏期为1～14天，平均5天。预防控制措施主要为以严格控制传染源、切断传播途径为主的综合措施[8,9]。SARS的流行改变了我国公众对传染病重要性的认识，也改变了我国公共卫生体系的格局。

24.2.2　埃博拉病毒病

埃博拉病毒（Ebola virus，EBV）是人类已知毒力最强的病毒株之一，具有极高的传染性，于1976年在扎伊尔北部的埃博拉河流域首次被发现。近40年来已经引发人类暴发性疫情25起，范围波及非洲、美洲和欧洲。此次疫情始自2013年12月的西非国家几内亚，并迅速扩展到周边的利比里亚、塞拉利昂等国，是迄今为止最严重的一次流行。根据官方数据统计，此次西非埃博拉疫情迄今已引起超过2.85万例病例，超过1.13万例死亡。埃博拉病毒属丝状病毒科，共有5种病毒亚型，本次疫情为扎伊尔型引起。潜伏期为2～21天，临床表现为发热、毒血症、出血、休克及脏器衰竭，与其他出血热相比无特异性[10-12]。其自然宿主可能存在于亚洲和非洲的雨林中，野生啮齿动物、蝙蝠和猕猴为怀疑对象，但至今尚未证实。其传播途径主要有：与病毒携带者的血液、分泌物、器官、体液及其污染物直接接触，使用未经消毒的注射器具，院内感染，空气传播，性接触等。目前以对症治疗为主，无特异性的治疗方法，病死率高达50%～90%。

24.2.3　中东呼吸综合征

中东呼吸综合征（Middle East respiratory syndrome，MERS）由中东呼吸综合征冠状病毒（MERS coronavirus，MERS-CoV）感染引起，主要表现为肺炎和急性呼吸窘迫综合征，重症患者可发展为多器官功能衰竭导致死亡。该病首例发现于2012年的沙特阿拉伯，通过对患者痰液标本中提取到的RNA聚合酶进行测序，认定其为一种冠状病毒。与2003年肆虐我国的SARS病毒相比，MERS-CoV复制能力更强，病死率更高。目前有证据表明，蝙蝠是MERS-CoV的最初宿主来源，并有研究提示单峰骆驼可能参与MERS-CoV的跨种传播。大部分MERS病例是由人际传播获得感染，通过呼吸道或密切接触造成传播。2015年5月27日，韩国1例确诊MERS的密切接触者入境到广东省惠州市，出现发热症状并接受隔离治疗，稍后被确诊为我国境内首例输入性MERS

病例,经积极治疗,该韩国患者于 6 月 26 日治愈出院。截至 2016 年 2 月 5 日,全球共有 26 个国家报道 1 638 例 MERS 病例,死亡 587 例。韩国则是在中东地区之外发生最大疫情的国家,共发现 186 例 MERS 病例,其中 38 例死亡,近 1.7 万人接受隔离。MERS 报告病例的病死率约为 36%[13-15]。

24.2.4 人禽流感

人禽流感(human avian influenza,HAI)是由甲型流感病毒某些亚型中的一些毒株引起的人急性呼吸道传染病。按病原体致病性的不同,分为高致病性、低致病性和非致病性。我国最早的 HAI 疫情出现在 1997 年的中国香港,为 H5N1 型,造成 18 人患病,其中 6 人死亡。尽管对密切接触者的医学观察结果尚未提示该病毒具有人传人的能力,但由于该病病死率较高,在世界范围内引起了广泛关注。2013 年春季,我国江苏省、浙江省和上海市一带出现了多起发热病例,患者均有活禽接触史,经鉴定发现病原体为 H7N9 型禽流感病毒。根据流行病学接触史、临床表现及实验室检查结果,可得出人感染 H7N9 型 HAI 的诊断。治疗方面主要以对症治疗为主,已明确 H7N9 型禽流感病毒对离子通道 M2 阻滞剂(包括金刚烷胺和金刚乙胺等)全部耐药,发病 48 h 内使用神经氨酸酶抑制剂能够缩短病程,但近期美国疾病预防控制中心研究发现了神经氨酸酶变异导致的奥司他韦耐药病毒株[16-20]。

24.2.5 手足口病

手足口病(hand-foot-mouth disease,HFMD)由多种病毒引起,主要感染 5 岁以下儿童,表现为手、足、口皮肤或黏膜疱疹或溃疡,伴有发热、乏力等全身症状。3 岁以内患儿易发展为重症,如有持续高热、精神萎靡、乏力、末梢循环不良、高血压、高血糖及白细胞计数升高等情况须高度警惕,重症患者可表现为心肌炎、无菌性脑膜炎、脑炎、急性弛缓性麻痹和神经源性肺水肿。自 2008 年 HFMD 出现全国性暴发以来,始终处于高流行状态,但 2015 年有所回落,可能与感染高峰后人群免疫屏障提高有关。已知的 HFMD 病原体有 20 余种,既往最常见的是肠道病毒 71 型(EV71)和柯萨奇病毒 A 组 16 型(CA16)。近年来,病毒谱发生了变化,2008 年以前,EV71 的主要亚型是 C4b 型,2008 年以后逐渐以 C4a 型为主,该亚型与重症和死亡病例高度相关,重症发生率和病死率也明显升高。针对 HFMD 尚缺乏有效的抗病毒药物。目前多个 EV71 疫苗已进入

Ⅱ/Ⅲ期临床试验阶段,并显示出良好的安全性和保护效果,平均保护率在80%以上[21-24]。

24.2.6 寨卡病毒病

寨卡病毒(Zika virus)是一种蚊媒病毒,属黄病毒科黄病毒属,于1947年首次在乌干达恒河猴中发现,1952年在乌干达和坦桑尼亚的人体中分离到该病毒。现有资料显示,寨卡病毒病(Zika virus disease)的潜伏期为3~12天。人感染寨卡病毒后,仅20%出现症状,主要表现为发热、皮疹,可伴有非化脓性结膜炎、肌肉和关节痛、全身乏力及头痛。症状持续2~7天缓解,预后良好,重症与死亡病例罕见。该病曾在非洲各国散发,后扩散至南太平洋和亚洲,2014年传入拉丁美洲,主要在伊蚊所在的领土传播。2015年5月,巴西暴发寨卡病毒病疫情以来,全国20个州共报道超过2 400例疑似新生儿小头畸形症病例,已死亡29例。欧洲疾病预防控制中心先后发布了4份寨卡病毒流行快速风险评估报告,经多方专家共同评估,初步确认新生儿小头畸形、格林-巴利综合征可能与寨卡病毒感染有关。截至2016年2月25日,我国大陆已经确诊5例输入性寨卡病毒感染病例,分布在江西省、广东省和浙江省,均为男性轻症病例[25]。

24.2.7 黄热病

黄热病(yellow fever)是一种在非洲和南美洲的热带地区流行的病毒性疾病,是由黄热病毒引起,主要通过伊蚊叮咬传播的急性传染病。临床以高热、头痛、黄疸、蛋白尿、相对缓脉和出血等为主要表现。自2016年初以来,安哥拉暴发黄热病疫情,一位32岁的中国男子在安哥拉发病后回国,住院后诊断为中国第一例输入性黄热病病例。对该患者每天进行临床观察、血液病毒RNA检测、血清学检测和治疗。通过Vero细胞进行病毒分离,使用二代基因组测序平台对病毒基因组进行测序和分析。患者的临床表现为发病第3天时出现出血热、黄疸和少尿,迅速进展为多器官功能衰竭,肝脏、胰腺、心肌酶学均显著升高。尽管给予了高级生命支持,患者仍死亡。肝脏活检病理表现为严重的多小叶性坏死。在疾病的全临床过程中进行病毒RNA监测。全基因组序列分析显示该病毒属于Angola71基因型,尽管病毒在安哥拉流行了45年,但是只有14个氨基酸置换,与1971年的基因型相比,病毒膜蛋白和包膜蛋白没有发生氨基酸变异。中国出现的这例黄热病输入性病例提示,随着国家之间商务往来的密切,非洲暴发黄热病可导致国际传播,因此迫切需要进行黄热病疫苗的生产和使用[26]。

24.2.8　其他新发传染病

其他新发传染病还包括细菌、立克次体、螺旋体和寄生虫等感染。例如,2005年我国四川、江苏等省份发生人类感染猪链球菌,多数病例发病急,临床症状重,约50%的病例发生中毒性休克综合征,我国学者发现2型猪链球菌引发的中毒性休克综合征,并对其保护性抗原进行了鉴定及实验验证。2006年8月,北京暴发广州管圆线虫病,均因患者食用未熟透的福寿螺所致,从广州管圆线虫的生活史可以证明,该病是动物源性寄生虫传染病。此外,近30年来我国还新发现一些蜱传疾病的病原体:①引起人粒细胞无形体病的无形体;②引起埃立克体病的埃立克体;③引起斑点热的立克次体;④引起莱姆病的螺旋体;⑤引起巴贝西虫病的巴贝西虫;⑥引起发热伴血小板减少综合征的新型布尼亚病毒。蜱作为新发传染病的重要媒介,也需要引起高度重视。

24.3　新发突发传染病样本库的建设及应用

24.3.1　新发突发传染病样本库建设的总体情况

北京市作为国际化大都市,人口密度高、流动性强,新发突发传染病防控的任务尤为艰巨。尽管近年来防控意识和防控能力有了较大提高,但由于基础研究薄弱,有关病原体诊断试剂的开发应用、疫苗研制、发病机制,特别是重症机制研究方面的能力还需大力提升。因此,建设北京新发突发传染病临床数据与样本资源库,组建一支稳定、敬业的研究和管理队伍,确保工作的持续性和系统性,集中攻关新发突发传染病的诸多科学问题,如尽快排查新发突发传染病病原体,阐明发病机制等,对于新发突发传染病的临床诊疗和防控具有重要意义,对于提升北京市乃至全国新发突发传染病防控能力具有非常重要的意义。

首都医科大学附属北京地坛医院自2009年开始承担"北京市新发突发疾病临床数据库和样本资源库建设"课题(疾病库一期项目),一直坚持高水平、高质量的建设理念,遵循国际规范,通过加强循证质量保证体系建设,推动临床样本库的建设。自2014年承担"北京新发突发疾病临床数据与样本资源库发展与应用研究"课题(疾病库二期项目)以来,继续紧密围绕首都北京新发突发传染病防控需求,基于一期搭建的新发突发传染病疾病库平台,在加强高质量临床样本库建设的同时,注重临床样本库的发展与应用研究,创新医学研究模式,加强国内外合作。参考国际生物和环境样本库协会(ISBER)《生物样本库最佳实践 2012 科研用生物资源的采集、贮存、检索及分发》,通过了 ISBER"生物样本库样本质量控制检测能力测试"认证。北京新发突发疾病临床样本库对影响首都社会稳定和经济发展的新发突发传染病的临床资料和临床样本进行系统、全面、规范地记录、采集、保存及应用。

临床样本库制定了临床信息采集和生物样本资源储存管理相关标准和制度,完善了临床信息平台和样本资源信息平台,并实现了临床信息和样本资源信息的对接。按照"北京重大疾病临床数据和样本资源库"的统一要求,实现本临床样本库和首都医科大学中心平台之间的数据对接,做到数据传输畅通,及时上传中心平台所需信息,包括样本数量、病例数量,促进临床样本库的发布和展示功能。实现医院信息系统接口的开放,已完成临床样本库信息系统和医院 HIS/LIS/PACS 系统之间的信息对接,资源、临床样本库临床数据每周一进行自动更新。至此,临床样本相关的临床病例数据(除了影像资料之外)全部都能在临床样本库系统中体现,为临床样本的应用研究打下良好基础。在以上工作基础上,将要建立数据统计分析服务平台,对大量的信息资源进行统计分析,以更好地利用临床样本库。

很多新发突发传染病来势突然,需要进行前瞻性研究。所以新发突发传染病临床样本收集模式分为两种:一是针对已经比较清楚的传染病进行科研项目研究,根据依托的研究项目收集临床样本;二是针对新近出现的传染病进行前瞻性临床样本收集,没有研究项目依托。根据传染病流行情况的变化,本临床样本库收集的临床病例病种在原来的甲型流感、手足口病、麻疹等基础上增加了梅毒、中枢神经系统感染、发热性血小板减少症、发热待查及其他不明原因的传染病;标本种类在原来的外周血、咽拭子、脑脊液基础上增加了尿液、粪便、肺泡灌洗液等。临床样本库重视和加强质量控制,不定期进行外部和内部质量控制,主要进行临床样本的核酸检测。

应对新发突发传染病的特点做好实验室防护和个人生物安全防护。实验室防护包括实验室设备、药品与实验试剂、疫苗、防护设备、软件准备、应对预案、能力培养等。个人防护设备包括工作服、工作帽、乳胶手套、防护服、防护眼镜、鞋套、长筒胶鞋、N95 口罩、全面型呼吸防护器、喷雾消毒设备等。

北京地坛医院的研究团队、研究设备、研究经验为研究成果的科学性、权威性奠定了基础。发展新发突发传染病临床数据与样本资源库及其应用研究，将在北京市卫计委、北京市科委和首都医科大学的共同领导下，紧密围绕首都新发突发传染病防控需求，以建立新发突发传染病的快速高通量病原学和免疫学诊断技术平台为工作基础，关注转化医学研究领域，进行面向临床应用的新发突发传染病发病机制基础研究，并为新发突发传染病研究搭建技术平台、组成专业技术人员团队、建立符合生物安全要求的标准化工作流程，为新发突发传染病的防控和临床诊疗提供有力的技术储备。

24.3.2　新发突发传染病样本库建设需要遵守的生物安全要素

根据中华人民共和国国务院令（第 424 号）《病原微生物实验室生物安全管理条例》第九条要求，采集病原微生物样本应当具备下列条件：①具有与采集病原微生物样本所需要的生物安全防护水平相适应的设备；②具有掌握相关专业知识和操作技能的工作人员；③具有有效防止病原微生物扩散和感染的措施；④具有保证病原微生物样本质量的技术方法和手段。采集高致病性病原微生物样本的工作人员在采集过程中应当防止病原微生物扩散和感染，并对样本的来源、采集过程和方法等进行详细记录。

根据第十条的要求，运输高致病性病原微生物菌（毒）种或者样本，应当通过陆路运输；没有陆路通道，必须经水路运输的，可以通过水路运输；紧急情况下或者需要将高致病性病原微生物菌（毒）种或者样本运往国外的，可以通过民用航空运输。运输高致病性病原微生物菌（毒）种或者样本，应当经省级以上人民政府卫生主管部门或者兽医主管部门批准。在省、自治区、直辖市行政区域内运输的，由省、自治区、直辖市人民政府卫生主管部门或者兽医主管部门批准；需要跨省、自治区、直辖市运输或者运往国外的，由出发地的省、自治区、直辖市人民政府卫生主管部门或者兽医主管部门进行初审后，分别报国务院卫生主管部门或者兽医主管部门批准。

根据第十四条的要求，国务院卫生主管部门或者兽医主管部门指定的菌（毒）种保藏中心或者专业实验室（以下称保藏机构），承担集中储存病原微生物菌（毒）种和样本的任务。保藏机构应当依照国务院卫生主管部门或者兽医主管部门的规定，储存实验室送交的病原微生物菌（毒）种和样本，并向实验室提供病原微生物菌（毒）种和样本。保藏机构应当制定严格的安全保管制度，做好病原微生物菌（毒）种和样本进出和储存的记录，建立档案制度，并指定专人负责。对高致病性病原微生物菌（毒）种和样本应当设专库或者专柜单独储存。保藏机构储存、提供病原微生物菌(毒)种和样本,不得收取任何费用,其经费由同级财政在单位预算中予以保障。保藏机构的管理办法由国务院卫生主管部门会同国务院兽医主管部门制订。

24.3.3　新发突发传染病临床样本处理的标准操作程序

24.3.3.1　传染性临床标本的采集(以静脉血、咽拭子、脑脊液为例)

1) 静脉血标本采集(真空采血法)的标准操作程序

严格按照标准操作程序采集人静脉血,保证采集得到的静脉血符合入库标准,质量可靠,可用于后续检测及科研需要,同时保障被采集人生物安全。真空采血法使用双向针,双向针的一端在持针器的帮助下刺入静脉,另一端插入真空试管内,血液在负压作用下自动流入试管内。由于在完全封闭状态下采血,避免了血液外溢引起的污染,并有利于标本的转运和保存。标准真空采血管采用国际通用的头盖和标签颜色显示采血管内添加剂种类和试验用途。真空采血法采集静脉血标本要符合以下操作规程:研究医生根据患者病情,选择采集标本的病例,签订《知情同意书》;针对每例患者,采集外周静脉血标本的时间点暂定为入院和出院两个时间点;急性期血清在发病后7天内采集,急性期患者最好进行出院后随访,并采集恢复期血清,恢复期血清在发病后第2~4周采集,特殊病例另制定采血时间点;针对每例患者,责任医师要填写标本采集登记表。登记表记录信息包括:患者姓名、病历号、临床诊断、发病日期、住院日期和出院日期、标本类型、标本采集人、采集时间等。待采集所有标本之后(即出院后),把记录号的标本采集登记表送至样本库。研究护士采血前要核对患者姓名、性别、年龄、病历号,并检查真空采血管的种类和有效期;使用紫盖真空采血管(EDTA抗凝管),严格按照静脉血标本采集操作流程,采集量要求4~5 ml,以空腹血为佳;采血前核对患者姓名、性别、年龄、编号及检验项目等,按试验项目要求,准备好相应的真空采血管,贴好标签,向患者解释采血的目的和配合方法,以取得合作;协助患者摆好体位,患者应取坐位或卧位。选择合适静脉,采血部位通常是前臂肘窝的正中静脉。铺垫巾,穿刺处上部约6 cm处系止血带,消毒皮肤;连接采血双向针头及持针器;左手拇指绷紧静脉下端皮肤,右手持注射器针头斜面向上,与皮肤成20°角进针,刺入静脉,见回血后抽出适量血液。静脉穿刺成功后,一手固定针头,一手将真空采血试管标签向下置入持针器中;松开止血带,观察回血。如无回血,可将其视为带负压的普通注射器,在皮下移动寻找血管;当采血管内真空耗尽,血流停止。一手固定持针器,一手将试管从持针器中取出;如需采多管血,再向持针器内插入另一根采血管。根据检查目的不同将标本置于不同容器中;采血完毕,先取出采血管,然后以干棉签置穿刺点处迅速拔出针头,按压穿刺处片刻;整理用物。一次性注射器使用后应经消毒液浸泡集中处理;采血管上要标明患者姓名和采集日期,标本标签应清晰、防水。

要注意以下问题。选择并检查采血器。按标本类型选用合适的负压采血管,检查有效期。很多实验室检查结果受膳食影响,因此采血前要确认患者是否空腹(因清晨空腹时血液中的各种化学成分处于相对恒定状态)。静脉穿刺时,先进针,后插管,防止负压丢失。针尖进入血管后采集管内的液面要低于穿刺点。采血时应动作迅速,尽可能缩短止血带使用时间,用止血带压迫时间最好不超过半分钟。严禁在输液、输血的针头或皮管内抽取血标本,应在对侧肢体采血。多项检测同时采血时,应按下列顺序采集:①血培养;②无添加剂管;③凝血管;④有添加剂管。有添加剂管的顺序为:a.柠檬酸盐管;b.肝素管;c.EDTA管;d.草酸盐/氟化钠管。

2)咽拭子标本采集的标准操作程序

咽拭子指从人体咽部取分泌物作为临床化学检验或医学研究所用的生物样本。要严格按照标准操作程序采集人咽拭子标本,保证采集得到的咽拭子标本符合入库标准,质量可靠,可用于后续检测及科研需要,同时保障被采集人安全。研究医师根据患者病情,选择采集标本的病例,签订《知情同意书》;呼吸系统感染急性期患者的最佳采集时间为发病后3天内,如错过最佳时间,仍应尽早采集,一般采集7天内标本。出疹性疾病采集出疹前5天至出疹后5天的咽拭子标本。发病期最好每天或隔天采集一次咽拭子标本,特殊病例另制定采集时间点;针对每例患者,研究医师要填写标本采集登记表。登记表记录信息包括:患者姓名、病历号、临床诊断、发病日期、住院日期和出院日期、标本类型、标本采集人、采集时间等。待采集所有标本之后(即出院后),把记录号的标本采集登记表送至样本库。研究护士采集咽拭子标本前要核对患者姓名、性别、年龄、病历号,并检查咽拭子病毒采集液管的有效期以及检查是否有异常。采集咽拭子要采取二级防护措施,严格执行鼻咽拭子标本采集标准操作规程采集咽拭子标本:点燃酒精灯,嘱患者张口发"啊"音,暴露咽喉,用无菌拭子适度用力拭抹咽后壁和两侧扁桃体部位,应避免触及舌部,获得上皮细胞。迅速将拭子放入有外螺旋盖并装有3 ml病毒运输液的病毒采样管中,旋紧管盖并密封,以防干燥。病毒采集管上要标明患者姓名和采集日期,标本标签应清晰、防水。咽拭子标本采集后应立即放入 4℃ 冰箱短暂保存,并尽快联系样本库迅速转运至实验室。

3) 脑脊液标本采集的标准操作程序

脑脊液(cerebrospinal fluid,CSF)为无色透明的液体,充满在各脑室、蛛网膜下腔和脊髓中央管内。脑脊液由脑室中的脉络丛产生,与血浆和淋巴液的性质相似,略带黏性。要严格按照标准操作程序采集人脑脊液,保证采集得到的脑脊液符合入库标准,质量可靠,可用于后续检测及科研需要,同时保障被采集人安全。责任医师选择疑似中枢神经系统感染患者采集脑脊液标本,用脑脊液标本进行病原体和抗体检测具有很高的诊断价值。根据病情选择最佳采集脑脊液标本时间,一般为出现神经系统症状后 3 天内。采集标本之前签订《知情同意书》。针对每例患者,要填写标本采集登记表,登记表记录信息包括:患者姓名、病历号、临床诊断、发病日期、住院日期和出院日期、标本类型、标本采集人、采集时间等。待采集所有标本之后(即出院后),把记录号的标本采集登记表送至样本库。标本采集前核对患者姓名、性别、年龄、病历号,并检查病毒采样管状态及有效期;采集脑脊液标本要采取二级防护措施,严格执行脑脊液标本采集操作流程采集脑脊液标本,采集量为 1.0～2.0 ml,放入特制无菌采样管中;采集部位以髂后上棘连线与后正中线的交点为穿刺点,相当于第 3～4 腰椎棘突间隙,有时也可在上一或下一腰椎间隙进行;患者侧卧于硬板床,背部与床面垂直,两手抱膝紧贴腹部,头向前胸屈曲,使躯干呈弓形,脊柱尽量后凸以增宽脊椎间隙;常规消毒,戴无菌手套,覆盖无菌洞巾,用 2% 利多卡因自皮肤到椎间韧带进行局部麻醉;术者用左手固定穿刺皮肤,右手持穿刺针以垂直背部方向缓缓刺入,针尖稍斜向头部,成人进针深度为 4～6 cm,儿童为 2～4 cm。当针头穿过韧带与硬脊膜时,有阻力突然消失落空感,此时可将针芯慢慢抽出,即可见脑脊液流出;放液前先接上测压管测量压力,正常侧卧位脑脊液压力为 70～180 mmH$_2$O 或 40～50 滴/min。可行 Queckenstedt 试验,了解蛛网膜下腔有无阻塞。即在测初压后,由助手先压迫一侧颈静脉约 10 s,再压另一侧,最后同时压迫双侧颈静脉。正常压迫颈静脉后,脑脊液压力立即迅速升高 1 倍左右,解除压迫后 10～20 s,迅速降至原来水平,称为梗阻试验阴性,提示蛛网膜下腔通畅。若压迫颈静脉后,不能使脑脊液压力升高,则为梗阻试验阳性,提示蛛网膜下腔完全阻塞。若施压后压力缓慢上升,放松后压力又缓慢下降,提示有不完全阻塞。颅内压增高者,禁做此试验;撤去测压管,收集脑脊液 2～5 ml 送检;脑脊液应分 3 管采集;术毕,将针芯插入后一起拔出穿刺针,覆盖消毒纱布,胶布固定;去枕平卧 4～6 h,以免引起术后低颅压头痛;脑脊液采集管上标明采集日期和患者姓名,标本标签应清晰、防水;脑脊液标本采集后应立即放入 4℃冰箱暂时保存,并尽快联系样本库转运至实验室。

24.3.3.2　生物安全实验室的标准操作程序及工作人员健康管理(以 P2 实验室为例)

P2 实验室即二级生物安全实验室,又称 BSL-2,主要用于初级卫生服务、诊断和研究。其实验对象的危害等级为Ⅱ级(中等个体危害,有限群体危害),具体定义为"能引起人类或动物发病,但一般情况下对健康工作者、群体、家畜或环境不会引起严重危害的病原体,实验室感染不导致严重疾病,具备有效治疗和预防措施,并且传播风险有限"。实验室技术人员严格按照标准操作程序出入 P2 实验室,并严格按照该标准操作程序开展实验操作,确保不受到病原生物的感染或实验室其他有害物质的伤害,同时避免操作的实验对象之间以及与实验环境间的相互污染,保证在 P2 实验室操作的安全及质量控制。P2 实验室操作要符合以下程序规定。

进入 P2 实验室的实验对象为危害等级Ⅱ级及以下的病原生物;工作人员在实验时,必须使用必要的个人防护用品;禁止非工作人员进入实验室,参观实验室等特殊情况须经实验室负责人批准后方可进入;禁止在工作区饮食、吸烟、处理隐形眼镜、化妆及储存食物;接触微生物或含有微生物的物品后,脱掉手套后和离开实验室前要洗手;以移液器吸取液体,禁止口吸;严格按照规范的实验操作,降低含有微生物或其毒素的液体溅出和气溶胶产生可能;每天至少消毒一次工作台面,活性物质溅出后要随时消毒;所有培养物、废弃物在运出实验室之前必须进行灭活,如需高压灭活必须将运出实验室灭活的物品放在专用密闭容器内;定期彻底清洁实验室场地及设备,防止鼠及虫进入实验室。

处理传染性临床样本对实验室工作人员具有一定的潜在性危害,要确保样本库工作人员的健康安全。要建立工作人员体检制度,对新入职人员必须进行上岗前体检,不符合岗位健康要求不得从事相关工作。实验室技术人员要在身体状况良好的情况下从事相关工作,发生发热、呼吸道感染、开放性损伤、怀孕等情况时,不宜再从事致病性病原微生物的相关工作。样本库负责人应了解工作人员的健康状况,必要时安排进行临时性体检。实验室工作人员应根据岗位需要进行免疫接种和预防性服药。发生实验室意外事件或生物安全事故后由医务科/样本库制定相关人员救治、免疫接种和医学观察方案,同时采取有效措施尽量控制人员感染范围。应根据需要进行必要的应急免疫接种或预防性服药,如发现异常,临时性调离岗位,临时调离岗位的人员在重新上岗前必须进行体检,体检结果达到岗位健康要求后才能上岗。

24.3.3.3 生物危害标本的运输、核收、登记、处理、分装保存

严格按照该标准操作程序运输生物危害标本,确保实验室核收及登记无误,处理、分装和保存生物危害标本,保证生物危害标本在运输及接收过程中质量可控,接收后标本信息完整,质量良好,可用于后续的检测及研究工作,避免生物危害标本在运输及接收过程中丢失或污染,确保生物危害标本的有效利用及生物安全,不危害实验操作人员及对环境造成污染。

标本运输人员尽快从临床科室取回标本至实验室,并及时进行处理。要求所有标本在采集后 12 h 内能得到相应的实验室处理,最晚不要超过 24 h;取回标本时要办理交接手续,标本送出人员和标本接受人员在每次运输时都要认真核对标本,在标本记录单上要记录标本交接时间、标本的种类和数量,并要求双方签字。对溶血、脂血或胆红素血,应在交接单上注明;应将标本采集管装入塑料袋后用防漏的容器运输,严防标本污染或容器渗漏。运送过程中,容器内要放冰袋,保证标本处于较低的温度条件下,并避免剧烈震荡;标本运输时要一同带回标本采样单。标本采样单要附有必要的信息,如患者姓名、标本类型和标本采集日期;实验室收到标本后,由技术人员进行标本验收,仔细核对标本,并进行编号。收到不符合要求的标本,如严重溶血和脂血标本,应及时和病房沟通尽可能重新采集标本;建立不同类别样本的数据库,数据库要记录标本编号、收集日期、患者姓名、性别、年龄、诊断、病区、病历号、样本位置、数量等。标本的编号要实现唯一可溯源性样本标识;标本在实验室的处理要严格遵守相关生物安全制度。

根据标本类型和研究目的,制定标本处理原则和方法,并要记录操作人、处理时间、处理方法;根据标本类型和研究目的,制定标本冻存空间规划、冻存方法,并要记录冻存时间、冻存设备(型号、关键参数)、冻存位置(抽屉、盒)等;对临床和现场的未知样本的处理要在生物安全Ⅱ级或以上防护级别的实验室的Ⅱ级生物安全柜中进行,涉及病毒分离培养的操作,应加强个体防护和环境保护。需要离心标本时,确保离心机的盖子能盖好和离心桶的密封。血液标本的处理及分装保存:不论是抗凝血还是非抗凝血,为了缩短血清或血浆与血细胞的接触时间,以避免由此影响结果的准确性,血液标本收集后,都必须尽可能早地将血清或血浆从全血中分离出来。真空采血管应一直保持封闭

垂直位置直到离心取出血清或血浆,防止震荡过于剧烈造成溶血。血清(非抗凝血):采血后标本必须颠倒混合 5～10 次,室温放置 15～30 min 后可自行完全凝固,禁用木棍和玻棒等剥离凝块;2 000 r/min 离心,10 min 后分离血清至冻存管,每份标本按 400 μl/管分装。血浆(抗凝血):应采用抗凝管采血,采血后立即颠倒混合 5～10 次,采血后数分钟内可离心分离血浆;2 000 r/min 离心,10 min 后,先把血浆吸入至有外螺旋盖的冻存管中,每份标本按 400 μl/管分装。将剩余的血细胞标本分装入同样的冻存管中。盖好密封盖的冻存管外管壁上粘贴记录标本基本信息(标本编号、患者姓名或拼音缩写、标本采集日期)的标签纸,并在冻存管盖子上标记标本编号。记录完毕的标本冻存管按顺序分别放置于各自的冻存盒中,冻存盒外标明标本的种类、冻存盒号及内部装有标本号,盒内标明横 1～9,竖 A～I,最后置于−80℃冰箱低温保存。咽拭子标本的处理及分装保存:咽拭子要在标本运输(保存)液中充分搅动(至少 40 下),以洗下拭子上黏附的病毒及含有病毒的细胞等;每份标本按 500 μl/管分装,吸入至有外螺旋盖的冻存管中,在盖好密封盖的冻存管外管壁上粘贴记录标本基本信息的标签纸,盖子上标记标本编号。冻存管按顺序放置于冻存盒中,冻存盒外标明标本的种类、冻存盒号及内部装有标本号,盒内标明横 1～9,竖 A～I,最后置于−80℃冰箱中低温保存。脑脊液标本的处理及分装保存:每份脑脊液标本按 200 μl/管分装,吸入至有外螺旋盖的冻存管中,盖好密封盖的冻存管外管壁上粘贴记录标本基本信息的标签纸,盖子上标记标本编号。冻存管按顺序放置于冻存盒中,冻存盒外标明标本的种类、冻存盒号及内部装有标本号,盒内标明横 1～9,竖 A～I,最后置于−70℃冰箱中低温保存。

24.3.3.4　实验室病原体污染的处理及意外事故处理上报

严格按照该标准操作程序处理实验室发生的各类病原体污染,避免污染对实验操作人员造成伤害,避免污染外界环境,对于已经造成污染的区域及仪器设备物品及时进行相应处理,控制病原体污染范围的进一步扩大及污染程度的进一步加深。

皮肤污染:污染部位用清水或肥皂水冲洗,并选用适当的消毒剂浸泡,如用 75% 乙醇浸泡,时间长短视污染的病原体而定,参照消毒剂说明书进行。黏膜暴露:应立即用生理盐水冲洗干净,口服抗生素。损伤:包括皮肤破损、刺伤、切割伤,只要情况允许,应首先反复轻轻挤压伤口,尽可能挤出损伤处的血液,然后用大量清水清洗伤口,并用消毒剂(对伤口无刺激或刺激小的,如 75% 乙醇、0.5% 聚维酮碘)浸泡或涂抹消毒,并包扎伤口,视情况可采取停止工作进行医学观察或到正规医疗机构就医。眼睛溅入液体:立即到洗眼台,用生理盐水冲洗,避免揉擦眼睛,连续冲洗至少 10 min。衣服污染:尽快脱掉隔离服以防止接触其他地方和皮肤,脱掉防护手套,洗手并更换隔离服和手套;将污染的隔离服及手套放入指定的消毒袋,封好立即消毒处理;对污染处消毒。发生在生物安全柜内污染物的泼溅:少量感染物溢出,产生有限气溶胶,应立即喷洒适当的消毒剂,并用经相同消毒剂浸泡的消毒巾覆盖污染区域,离开实验室 15 min 后,用可行的方法移走吸水物质放入消毒袋,用新的消毒巾擦拭污染区域,并对污染的器材进行消毒处理;发生大的污染(如滴洒大量培养物,离心管破裂,盛物的器具破碎造成的污染等)可能产生气溶胶时,迅速打开紫外灯,离开实验室。1 h 后回到实验室用浸透消毒剂的消毒巾覆盖污染区域,待 30 min 后按前述步骤消除污染。发生在生物安全柜外污染物的泼溅处理如下。①小污染,产生有限气溶胶,如落下一些固体的培养基,立即用消毒剂浸湿的纸巾覆盖污染区,打开紫外灯,离开实验室。实验室门口贴上标志,向主管负责人报告。2 h 后,必须佩戴装有 HEPA 过滤器动力空气净化装置的头盔,穿上防护服进入实验室,用浸湿消毒剂的纸巾覆盖污染区域及周围,离开实验室。1 h 后,再进入实验室按前述步骤清除污染,所有污染的材料放入灭菌袋高压消毒。②大污染,产生大量气溶胶,应立即停止实验,贴上明显标志,封上实验室的门,报告主管负责人,4 h 内不准任何人进入实验室,4 h 后佩戴装有 HEPA 过滤器动力空气净化装置的头盔,穿上防护服,再进入实验室,用甲醛溶液(福尔马林)消毒实验室,具体操作如下:用电炉加热甲醛溶液(福尔马林),使甲醛蒸汽在室内保持 4 h 以上,最好过夜。然后通入空气至实验室空气中检测不到甲醛,擦去污染区域的残渣,详细记录事故经过和处理措施。

造成或可能造成实验室污染,但未造成人身伤害的实验室事故,由样本库负责人处理。例如,实验过程中由于标本、试剂溢出溅落造成操作台或地面的污染等,应立即喷洒消毒剂并覆盖浸透消毒剂的纸巾,等消毒剂彻底浸泡 30 min 后,对污染的物品进行处理。处理后的物品高压灭菌。并填写生物安全二级实验室意外情况登记与处理记录表,样本库负责人应指导这些处理行动,并检查处理效果。在没有强毒微生物时,在实验室内受到意外伤害,例如割伤、烧伤、烫伤等,由样本资源库负责人处理。受到伤害的人员立即停止工作,用消毒剂清洗未破损的皮肤表面,伤口以聚维酮碘消毒,眼睛用洗眼器反复冲洗。由在同一实验室内工作的人员或派人迅速着装进入实验室,清除造成伤害的原因,清理实验材料,帮助受伤人员紧急处理并撤离实验室。受到伤害的人员应立即就医,并将受伤原因及接触微生物的情况通报负责人。对受到伤害人员进行恰当而完整的病史记录。在其身体状况未恢复之前,不得重新进入实验室工作。实验室经过整理消除了造成伤害的故障之后,方可重新使用。伤害事故可能导致相关人员被强毒微生物感染,例如针头刺破、锐器割伤、黏膜暴露等途径接触到感染性液体,先进行局部处理,用肥皂和水清洗污染的皮肤,挤压伤口尽可能挤出损伤处的血液,用肥皂或清水冲洗,用消毒剂浸泡或涂抹消毒,并包扎伤口。在操作过程中发生培养物、污染材料溅落到身体表面等情况,首先使用喷淋装置,尽快将污染物冲洗掉,然后再进行局部处理。暴露的黏膜应尽快用生理盐水或清水冲洗干净。样本资源库负责人应向上级部门报告,对受伤害者进行隔离观察,同时根据情况预防性用药,并写出职业暴露后预防感染的评价和处理方案。实验室事故可能造成气溶胶污染,如压力容器或管道破裂等,应立即关闭实验室,疏散现场的所有人员,对所有暴露人员提出相应的医学建议。立即通知样本资源库负责人及生物安全员,至少在 1 h 内任何人员不得进入现场,以使气溶胶消散及空气中较重的微粒沉降。张贴禁止入内的警示标志。在生物安全员的监督下进行消毒、净化处理;执行这项工作时应当穿戴合适的防护服及呼吸防护用具。样本资源库负责人除立即采取对应措施外,应向上级部门报告,填写意外情况登记与处理记录表。培养物等传染性物质破碎、被传染性物质污染的小玻璃瓶及其他容器破碎时,用布或纸巾覆盖,尔后将消毒剂倾倒至其上,放置 30 min。其后即可清除掉,玻璃碎片应当用镊子清理。污染区域应当用消毒剂清洗。破碎物品清理时如果使用了簸箕,应将其进行高压灭菌或用有效的消毒剂浸泡 24 h。清理使用过的布、纸巾、抹布及拖把,放入污染废弃物容器中。上述步骤操作均应佩戴手套。如果实验室的记录表格、其他印刷品或书面材料遭到污染,在妥善转抄或复制后,应当将其丢弃至污染废弃物容器。所有密闭式安全离心杯应在生物安全柜中装载和卸载。如果怀疑发生了破损,应当将其盖子拧松,之后将整个离心杯高压灭菌。使用坚固、厚重的门,牢靠的锁具以及限制人员随意出入,都是合适的防范措施。发现蓄意破坏情况后,应及时报告样本资源库负责人及生物安全员,详细填写意外情况登记与处理记录表,并视其破坏种类按照上述方法进行处理。

24.3.3.5　实验室的消毒灭菌

本标准操作程序适用于对实验室仪器设备、物品以及实验室环境的消毒灭菌,同时规定了对实验废弃物的处理程序。消毒是指杀死病原微生物,但不一定能杀死细菌芽孢的方法。通常采用化学的方法达到消毒的目的。灭菌是指把物体上所有的微生物

(包括细菌芽孢在内)全部杀死的方法,通常采用物理方法达到灭菌的目的。严格按照该标准操作程序进行实验室的消毒灭菌,保证实验室的洁净,避免实验环境与实验对象间的相互污染,同时保证运出实验室的废弃物经过消毒灭菌后不对外界环境造成污染。

仪器等的表面消毒:工作结束后,用 70% 乙醇溶液擦拭消毒。实验器材的分类消毒:将使用后的锐器放入防刺破、防渗漏的密闭专用锐器处置盒内,121℃ 高压灭菌30 min;其他器材放入有效氯为 2 000 mg/L 的含氯消毒剂内浸泡 1 h 以上。处理时应避免皮肤损伤。工作台等物体表面消毒:工作完毕,用 10%(W/V)次氯酸钠(含 1‰有效氯)或 70% 乙醇溶液擦拭消毒。个人防护用品消毒:实验结束,将隔离衣、口罩、帽子、手套、鞋套等放入包装袋内,扎紧袋口,121℃ 高压灭菌 30 min;防护镜浸泡于 10%(W/V)次氯酸钠或 70% 乙醇溶液 30~60 min,用洁净水反复冲洗后包装好。手的消毒:用含有效碘 3 000~5 000 mg/L 的消毒剂或 70% 乙醇溶液擦拭,作用 1~3 min。空气消毒:每次实验前后用紫外灯照射消毒,每次不少于 1 h,距紫外灯 1 m 处照射强度≥70 μW/cm²;终末消毒采用 40% 甲醛(W/V)于 30~40℃密闭熏蒸消毒 6 h。纸张消毒:尽可能使用传真机、电脑打印等方式将信息传至清洁区;否则,应用 40% 甲醛(W/V),30~40℃密闭熏蒸消毒 6 h 后方可带出。地面消毒:工作结束,应用含有效氯2 000 mg/L 的消毒剂喷洒拖地。废弃物和一次性用品的处理:实验的废弃物和一次性用品应放入适当的容器内,原地 121℃ 高压灭菌 30 min,消毒后的废弃物集中焚烧处理。

实验室高压蒸汽灭菌安全操作技术程序:使用前应了解并掌握高压灭菌器的原理及操作规则,以及不正确使用导致的灾难性后果,保证消毒灭菌的质量,使用人员需经过有关培训;所有具有传染性的废物都应该高压灭菌;开始灭菌前所有物品必须贴有灭菌指示带,废物灭菌后可以看到灭菌是否完全;高压灭菌操作人员在使用高压灭菌器时不得离开岗位,高压灭菌器应按照规定进行安全和计量检定,检定合格方可投入使用,并应注意日常维护和保养;高压灭菌器内的物品不得放置过满,否则影响灭菌效果。放好被消毒灭菌的物品后,高压灭菌器的盖子或门尽量拧紧;实验室高压灭菌器由三级生物安全防护实验室管理员定期检查,以确保高压灭菌器正常工作,防止意外事故发生,保证消毒灭菌效果。

高压灭菌安全操作技术步骤:在主实验室将已经准备好的所有待灭菌的废物装入不同大小的塑料袋中或不锈钢筒中,在暂时储存和灭菌时,所有废物必须放在这些袋内并放入一个灭菌盘中。在灭菌前将双层的高压灭菌袋包好,废物在灭菌袋中的体积不得超过袋子体积的 3/4,灭菌袋用橡皮带捆好,但不能扎得太死,否则蒸汽不能进入塑料袋内影响灭菌效果。橙色一次性废物容器放在上述的双层灭菌袋中,在储存和灭菌期间必须保持安全放置,不锈钢废物容器必须牢牢盖紧并安全地放入灭菌盘内,每个袋子必须贴上灭菌指示带以评价灭菌效果;实验操作间产生的所有废物应该及时原地灭菌处理。如果灭菌器正在使用或由于其他原因不能马上使用,则废物必须放在灭菌盘内、灭菌袋内捆好并放在实验操作间内,在存放期间确保袋子无损坏;当高压锅灭菌结束,压力恢复到 0 位 1~2 min 后,在生物安全实验室的外部打开高压锅,取出物品放在废物收集处;灭菌前必须确认灭菌锅内的水量合适,高压温度和时间设置正确;衣物等个人防护用品可以使用高压消毒柜进行高压消毒,可根据生物安全要求和防护衣物应脱掉的地点,指定放入专门消毒室内,置入不同的高压消毒柜进行高压消毒。

24.3.4　新发突发传染病样本库的应用

24.3.4.1　提高新发突发传染病的临床诊断能力

急性新发传染病临床诊断首先要从症状体征入手,对临床表现进行综合分类,初步分为"五大综合征"。之后从病原分类入手,对细菌、病毒、真菌、立克次体、寄生虫、支原体、衣原体逐个梳理,避免遗漏,遗漏常使治疗失去方向。把流行病学史作为一个重要内容来询问。重视诊断技术的应用及分析,不放过指标变化的蛛丝马迹。从常见传染病五大综合征入手,制定不同综合征的临床处置流程。①急性感染中毒综合征:包括鼠疫、炭疽、急性发热伴血小板减少综合征、出血热(含登革热)、布鲁氏菌病等。②急性呼吸综合征:包括聚集性呼吸道传染病(SARS、流感、禽流感、肺鼠疫、肺炭疽、肺结核、其他非典型肺炎等)。③急性腹泻综合征:包括霍乱、伤寒(副伤寒)、急性痢疾、诺如病毒感染等。④中枢神经系统感染综合征:包括流行性乙型脑炎、流行性脑脊髓膜炎、森林脑炎等。⑤急性弛缓性麻痹综合征:包括脊髓灰质炎及其他需要鉴别的病症。

由于人类对新发突发传染病认识不足,而且人类对大多数新发突发传染病无天然免疫力,新发突发传染病的早期快速准确检测在其防治中至关重要。新发突发传染病的病原体包括病毒、细菌、立克次体、衣原体、螺旋体以及寄生虫等,特别以病毒居多。随着生物技术的发展,传染病病原体的检测方法已经从分离培养、免疫学检测,发展到基因诊断。针对不同的临床综合征分别进行针对性的已知病原学检测,以期做到早发现、早诊断。通过综合性的平台建设提高早期临床和病原学诊断能力,帮助临床有效应对新发突发呼吸道传染病。为各类重症新发突发传染病提供预警指标，提出早期干预措施，把新发突发传染病的早期识别、重症预警及危重症综合干预有机结合起来，达到降低重症病例病死率的目的。根据流行病学史、临床和实验室的依据，新发突发传染病病例可以分为疑似病例、临床诊断病例、确诊病例。疑似病例是指，符合流行病学史和临床表现，但尚无实验室确诊依据的病例。临床诊断病例是指，满足疑似病例标准，且符合下列条件之一者：仅有实验室阳性筛查结果（如仅呈单靶标 PCR 或单份血清抗体阳性）；因仅有单份采集或处理不当的标本而导致实验室检测结果阴性或无法判断结果。确诊病例是指，疑似病例和临床诊断病例具备下述 4 项之一：至少双靶标 PCR 检测阳性；单个靶标 PCR 阳性产物经过基因测序确认；从呼吸道标本中分离出中东呼吸综合征冠状病毒；恢复期血清中中东呼吸综合征冠状病毒抗体较急性期血清抗体水平阳转或呈 4 倍以上升高。对于新发突发传染病来说，出院标准很重要。体温基本正常、临床症状好转，病原学检测连续两次阴性，可出院或转至其他相应科室治疗其他疾病。

进行传染病病原体基因测序及系统分析、监测病原体变异及进化趋势、病原学检测和鉴定技术在新发突发传染病的预防控制和临床诊治中起重要作用。北京地坛医院新发突发传染病研究北京市重点实验室联合周边各级各类医疗机构组建新发突发传染病发现、诊断和救治体系。在已有的甲型 H1N1 流感病毒、手足口病 EV71 和 CA16 病毒核酸诊断技术以及多种传染病的血清学诊断技术基础上，利用细胞培养、多重 PCR、实时荧光定量 PCR、酶联免疫吸附测定（ELISA）等技术建立各类新发突发传染病病原学和免疫学诊断技术平台，建立新发突发呼吸道传染病临床及实验室诊断平台，为新发突发呼吸道传染病的早期诊断、疗效评价及相关研究提供稳定、可靠的研究方法，和北京市疾病预防控制中心、国家疾病预防控制中心的病毒病预防控制所和传染病预防控制所、华大基因、博尔诚（北京）科技有限公司等进行积极的合作，以期获得更多、更准确的病原学数据，甚至可以发现新型病原体，将对新发突发传染病的诊疗、防控及预警产生良好的促进作用。以上工作都离不开高质量的临床样本。

24.3.4.2 用于病原学研究

新发突发传染病的病原体可分为已知病原体和未知病原体。

已知病原体的快速确认或排除可通过传统和常规的病原学诊断方法，包括分离培养（细胞、组织、动物）、显微镜检查（光学和电子显微镜）、抗原成分检测（ELISA、免疫荧光等）、分子生物学基因诊断（核酸杂交、PCR 等）。高通量的检测技术如多重 PCR、病原体芯片(蛋白质芯片、基因芯片)等,提供了快速、准确鉴定病原体的方法。这些需要建立在充足的病原体检测和诊断技术储备之上。

发现未知病原体的主要技术路线包括:

(1) 基于 PCR 的扩增技术[包括代表性差异分析(representational difference analysis,RDA)技术]:病原微生物感染靶器官或靶组织时,同时带入自己的基因组,这样病理组织就比正常组织多出病原体基因组。RDA 可以把单拷贝的外源基因组从高度复杂的人染色体 DNA 本底中检测出来。1995 年,美国 Abbott 实验室用 GB 肝炎因子感染狨猴,取同一狨猴感染前后的血浆分别提取总 RNA,反转录成 cDNA 进行 RDA 分析。对 7 个 cDNA 克隆序列的分析表明,它们属于两种黄病毒,与 HCV 有一定同源性,命名为 GBV-A 和 GBV-B。

(2) 基于保守序列的聚合酶链反应(consensus sequence based PCR):根据已知的一种生物和另一种生物之间高度保守的 DNA 序列设计引物,用 PCR 的方法扩增另一种生物的未知 DNA 序列。1993 年 5 月,美国西南部暴发了一种急性呼吸道疾病,血清学试验发现患者的血清能与一些已知的汉坦病毒抗原发生交叉反应,提示该病的病原体有可能是一种新的汉坦病毒。1993 年,Nichol 等根据已知的汉坦病毒基因组 M 片段的包膜糖蛋白 G2 编码区的保守部位设计了 PCR 引物,用巢式 PCR 的方法扩增出一个 278 bp 的 DNA 片段,序列分析表明,该片段与其他血清型的汉坦病毒至少有 30% 的不同源性,在系统发生上与Ⅳ型希望山病毒最为接近,说明该病毒是一种新的汉坦病毒。

(3) 表达 cDNA 文库:cDNA 文库筛选常用于检出 RNA 病毒的核酸。收集病毒颗粒,提取 RNA,反转录成 cDNA,构建成 cDNA 表达文库。插入载体的 cDNA 片段可以以融合蛋白的形式表达,而病毒在感染过程中刺激机体产生特异性抗体,因而常用患者恢复期血清对 cDNA 文库进行免疫学筛选。1989 年,Choo 等应用 cDNA 文库发现了 HCV。

(4) 非序列依赖性单引物扩增(sequence independent single primer amplification,SISPA):是单引物扩增法中最常用的一种方法。选用识别四个碱基的酶切割基因组 DNA,然后在双链核酸片段的两端连接上一个相同的序列接头(adaptor),这个接头可以作为随后 PCR 反应的引物,对未知序列进行单引物扩增,通过将这些产物克隆即可进行测序。非序列依赖性单引物扩增有很多衍生方法,用这种方法已经检测出单链 RNA 病毒、双链 RNA 病毒以及 DNA 病毒。非序列依赖性单引物扩增的检测灵敏度取决于临床标本的种类以及未知病毒的属性。

（5）随机PCR（random PCR）技术：在合成随机引物时在其上加上一个相同的接头，这个接头含有一个限制性酶切位点可以用于随后的克隆载体构建，然后对插入序列测序并进行BLAST比对即可初步获得未知病毒的种系来源信息。这种随机PCR技术可以检出DNA病毒和RNA病毒。SARS病毒的发现也使用了相关技术。Allander等于2005年在呼吸道感染的标本中发现了一种人细小病毒（parvovirus）。

（6）高通量测序（GS FLX Sequencer）：基于焦磷酸测序法，是一种依靠生物发光进行DNA序列分析的新技术；在DNA聚合酶、ATP硫酸化酶、萤光素酶和双磷酸酶的协同作用下，将引物上每一个dNTP的聚合与一次荧光信号释放偶联起来。通过检测荧光信号释放的有无和强度，实时测定DNA。此技术不需要荧光标记的引物或核酸探针，也不需要进行电泳。新发突发传染病的诊断需要多种方法联合应用，快速有效地发现病原体，为疾病控制和临床诊治提供病原学依据。

新发突发传染病研究北京市重点实验室利用病毒的细胞分离培养技术、病毒变异区核酸扩增技术、病毒全序列测序技术和生物信息学技术等进行HBV、HCV、手足口病病原体的分子进化和分子流行谱研究，并进行病原体变异及进化趋势研究，北京新发突发疾病临床数据与样本资源库作为实验室的重要组成部分，为重点实验室的各项研究工作提供了宝贵的临床样本资源。该实验室于2016年建立了感染性HCV细胞培养体系，鉴定高滴度感染性HCV变异株的获得及基于反向遗传学的序列，并进行了适应性突变提高HCV病毒滴度的机制研究、抗HCV新型化合物的筛选及分子机制研究和HCV NS5A结构生物学特征及其机制研究[27]。在手足口病的病原学研究中，笔者利用常规的实时荧光定量PCR方法进行了肠道病毒鉴定及EV71、CA16的分型。在此基础上，对未能分型的临床样本进行PCR扩增，得到部分VP1片段并对其进行测序和比对鉴定，从而鉴别出病毒的类型。除EV71、CA16型之外，笔者已鉴别出CA2、CA4、CA6、CA10、CA12、埃可病毒25（Echovirus 25，E25）等少见的病毒型。对这些少见病毒感染者的临床数据进行分析，探讨分子病毒学的发病机制。结果发现，近年来EV71仍为手足口病的主要病原体，但非EV71非CA16型肠道病毒呈逐渐上升趋势，阳性率仅次于EV71，非EV71非CA16型肠道病毒中CA6、CA10和CA12最常见，并且发现近几年的病毒株亲缘关系较近。从临床数据角度分析，CA10的危险程度低于EV71，高于CA12、CA6和CA16，高热、高白细胞水平、高血糖、血清乳酸脱氢酶水平升高可能是手足口病重症的高危因素。E25 是一种肠道病毒，与无菌性脑膜炎相关，但其基因结构、演变和毒力信息有限。李洪杰等从北京手足口病患者临床标本中通过 PCR 扩增肠道病毒 E25 片段，通过与 2010 年完整的该病毒基因组（包括 7 429 个核苷酸）相比对，发现了一种新的重组 E25 株的全基因组序列（E25/2010/CHN/BJ）。基于 VP1 基因的系统发育树状图显示，这种菌株属于 D4 亚群，其氨基酸位点 VP1 区域的差异（P130S，K/T135I）可能会影响其免疫原性。E25/2010/CHN/BJ 是 E25 和柯萨奇病毒（CB3）株重组的结果。该研究结果将有助于对 E25 的起源、进化和分子流行病学研究，进而为相关病毒的防治奠定一定的基础[28]。

24.3.4.3 用于新发突发传染病发病机制的研究

积极开展基础医学、临床医学、转化医学研究，完善临床-基础相结合的研究模式。以临床发现和提出的问题为导向，凝练科学问题，通过基础研究手段予以解决。充分利用北京地坛医院新发突发传染病和肝病药物验证试验资源，密切结合疾病表型分析、诊断及治疗策略，促进既往基础研究的临床应用转化。新发突发传染病临床救治过程中，大量课题有待解决，如科学合理的救治方案、危重症发生的机制、新疗法的应用等；积极开展病原毒力与变异、细胞免疫与体液免疫、特异性免疫与非特异性免疫、细胞因子在病情发展中的作用等一系列研究。

微 RNA（microRNA，miRNA）是一类小的单链非编码 RNA（约 22 nt），广泛参与转录后基因表达调控。已有研究表明，miRNA 参与了宿主与病原体相互作用的调控。一方面，宿主 miRNA 可以参与天然免疫和适应性免疫反应，从而发挥抗病毒作用，甚至直接抑制病毒复制。另一方面，宿主 miRNA 也可能会被病毒利用。有关禽流感病毒感染鸡及重组 1918 病毒感染小鼠的 miRNA 表达谱研究已有报道。然而，目前还没有人感染流感病毒后相关 miRNA 表达变化研究的报道。本研究共收集了 11 例甲型 H1N1 流感病毒筛查阳性重症患者的 PBMC 样本。经 miRNA 基因芯片检测和实时荧光定量 PCR 验证筛选到 50 个差异表达显著的 miRNA。对 miR-148a、miR-150、miR-31 和 miR-146b-5p 采用 TaqMan miRNA 实时荧光定量 PCR 验证，结果表明 miR-148a、miR-31 及 miR-150 表达差异极其显著，而 miR-146b-5p 表达没有统计学差异。随后对差异表达显著的 miRNA 的靶基因进行了生物信息学预测，并增添了已经经实验验证的 miRNA 靶基因数据。此外，收集整理了文献及公用数据库中宿主与流感蛋白质相互作用的数据，将这些数据整合，构建了 miRNA 介导的宿主与流感相互作用网络[29]。

24.3.4.4　加强新发突发传染病重症救治能力，降低病死率

新发突发传染病重症患者在临床遇到的最重要问题是：①新发突发传染病发病具有不确定性，造成难以像其他学科一样，以临床病例为基础，有规律、有计划地进行研究；②重症患者病情复杂，累及组织器官多，机制复杂。针对第一个问题，研究人员本着"平战结合"的原则，把从病例入手，改为从重症发病的共同病理生理机制入手，抓住重症病情发展和临床治疗的关键环节，在重症预警和支持治疗两方面做文章，通过合作获得更多的临床资源，通过对常见病原微生物感染的研究，为新发突发传染病重症研究积累更多的经验。针对第二个问题，研究人员通过多家联合，通过多学科交叉合作，发挥各方面的优势，从"不同脏器区域免疫特异性"方面研究重症感染免疫异常，在共性中寻找特殊性。以新发突发传染病重症救治为核心，开展相关临床及基础研究，寻找重症、危重症早期预警指标，以加强新发突发传染病重症救治能力，降低病死率。

24.4　小结与展望

北京市作为国际化大都市，人口密度高、流动性强，新发突发传染病防控的任务尤为艰巨。北京地坛医院作为集中收治可能出现的新发突发传染病病例的定点医院，随时进入战时应急状态，做好接收患者的准备，负压病房要保证处于备用状态，对建设新发突发传染病临床样本库具有独特的优势。建设北京新发突发传染病临床数据与样本资源库对攻克新发突发传染病的诸多科学难题，如尽快排查病原体、阐明发病机制、临床诊疗和防控以及药物研发和疫苗研制等提供了有力的支撑条件，对于提升北京市乃至全国新发突发传染病防控能力具有非常重要的意义。

参考文献

[1] Marra M A, Jones S J, Astell C R, et al. The Genome sequence of the SARS-associated coronavirus[J]. Science, 2003, 300(5624):1399-1404.

[2] Allander T, Tammi M T, Eriksson M, et al. Cloning of a human parvovirus by molecular screening of respiratory tract samples [J]. Proc Natl Acad Sci U S A, 2005, 102(36): 12891-12896.

[3] 潘孝彰. 新发传染病[M]. 2版. 北京：人民卫生出版社，2008:1-5.

[4] 李洪卫，景怀琦，逄波，等. 徐州市2000年肠出血性大肠埃希菌O157:H7感染性腹泻的调查[J]. 中华流行病学杂志，2002, 23(2):92-95.

［5］ Shao Z, Li W, Ren J, et al. Identification of a new Neisseria meningitidis serogroup C clone from Anhui province, China［J］. Lancet, 2006,367(9508):419-423.

［6］ Zhang L, Liu Y, Ni D, et al. Nosocomial transmission of human granulocytic anaplasmosis in China［J］. JAMA, 2008,300(19):2263-2270.

［7］ Rohde H, Qin J, Cui Y, et al. Open-source genomic analysis of Shiga-toxin-producing E. coli O104:H4［J］. N Engl J Med, 2011,365(8):718-724.

［8］ Loutfy M R, Wallington T, Rutledge T, et al. Hospital preparedness and SARS［J］. Emerg Infect Dis, 2004,10(5):771-776.

［9］ Svoboda T, Henry B, Shulman L, et al. Public health measures to control the spread of the severe acute respiratory syndrome during the outbreak in Toronto［J］. N Engl J Med, 2004,350(23):2352-2361.

［10］ WHO Ebola Response Team. Ebola virus disease in West Africa—the first 9 months of the epidemic and forward projections［J］. N Engl J Med, 2014,371(16):1481-1495.

［11］ Schieffelin J S, Shaffer J G, Goba A, et al. Clinical illness and outcomes in patients with Ebola in Sierra Leone［J］. N Engl J Med, 2014,371(22):2092-2100.

［12］ Bah E I, Lamah M C, Fletcher T, et al. Clinical presentation of patients with Ebola virus disease in Conakry, Guinea［J］. N Engl J Med, 2015,372(1):40-47.

［13］ 王翀,郑学星,迟航,等. 中东呼吸综合征研究进展［J］.传染病信息,2015,28(1):49-55.

［14］ Zaki A M, Van Boheemen S, Bestebroer T M, et al. Isolation of a novel coronavirus from a man with pneumonia in Saudi Arabia［J］. N Engl J Med, 2012,367(19):1814-1820.

［15］ Josset L, Menachery V D, Gralinski L E, et al. Cell host response to infection with novel human coronavirus EMC predicts potential antivirals and important differences with SARS coronavirus［J］. MBio, 2013,4(3):e00165.

［16］ Centers for Disease Control and Prevention (CDC). Isolation of avian influenza A (H5N1) viruses from humans--Hong Kong, May-December 1997［J］. MMWR Morb Mortal Wkly Rep, 1997,46(50):1204-1207.

［17］ Tran T H, Nguyen T L, Nguyen T D, et al. Avian influenza A (H5N1) in 10 patients in Vietnam［J］. N Engl J Med, 2004,350(12):1179-1188.

［18］ Liem N T, Tung C V, Hien N D. Clinical features of human influenza A (H5N1) infection in Vietnam:2004-2006［J］. Clin Infect Dis, 2009,48(12):1639-1646.

［19］ Gao R, Cao B, Hu Y, et al. Human infection with a novel avian-origin influenza A (H7N9) virus［J］. N Engl J Med, 2013,368(20):1888-1897.

［20］ Marjuki H, Mishin V P, Chesnokov A P, et al. Neuraminidase mutations conferring resistance to oseltamivir in influenza A (H7N9) viruses［J］. J Virol, 2015,89(10):5419-5426.

［21］ 卫生部手足口病临床专家组.肠道病毒71型(EV71)感染重症病例临床救治专家共识［J］.中华儿科杂志,2011,49(9):675-678.

［22］ Zhang Y, Tan X, Cui A, et al. Complete genome analysis of the C4 subgenotype strains of enterovirus 71:predominant recombination C4 viruses persistently circulating in China for 14 years［J］. PLoS One, 2013,8(2):e56341.

［23］ Li R, Liu L, Mo Z, et al. An inactivated enterovirus 71 vaccine in healthy children［J］. N Engl J Med, 2014,370(9):829-837.

［24］ Zhu F C, Meng F Y, Li J X, et al. Efficacy, safety, and immunology of an inactivated alum-adjuvant enterovirus 71 vaccine in children in China: a multicentre, randomized, double-blind, placebo-controlled，phase 3 trial［J］．Lancet，2013,381(9882):2024-2032．

［25］European Centre of Disease Prevention and Control．Rapid risk assessment．Zika virus disease epidemic：potential association with microcephaly and Guillain Barr syndrome．Second update，8 February 2016［EB/OL］．https://www. researchgate. net/publication/301201804_Rapid_Risk_Assessment_Zika_virus_disease_epidemic_potential_association_with_microcephaly_and_Guillain－Barre_syndrome_Second_update_8_February_2016.

［26］Chen Z，Liu L，Lv Y，et al．A fatal yellow fever virus infection in China：description and lessons ［J］．Emerg Microbes Infect，2016，5(7):e69．

［27］Ju W，Yang S，Feng S，et al．Hepatitis C virus genotype and subtype distribution in Chinese chronic hepatitis C patients：nationwide spread of HCV genotypes 3 and 6［J］．Virol J，2015,12:109．

［28］Li H，Meng Y，Pang L，et al．Complete genome sequence of a new recombinant echovirus 25 strain isolated from a neonatal patient with hand，foot，and mouth disease complicated by encephalitis in Beijing，China［J］．Virus Genes，2015,50(3):505-508．

［29］Song H，Wang Q，Guo Y，et al．Microarray analysis of microRNA expression in peripheral blood mononuclear cells of critically ill patients with influenza A（H1N1）［J］．BMC Infect Dis，2013,13:257．

25 常见恶性肿瘤样本库

20 世纪下半叶以来,恶性肿瘤的发病率及病死率均呈上升趋势,恶性肿瘤已成为人类第一位重要死因。恶性肿瘤已成为严重危害我国人民生命健康的最常见疾病之一,肿瘤的防治是我国亟待解决的社会问题。随着人类基因组学、蛋白质组学、代谢组学等技术的突破性进展,人们开始从系统生物学的视角重新理解肿瘤的发生发展机制,肿瘤分子诊断和分子靶向治疗策略受到前所未有的重视,基于肿瘤标志物的分子分型和精准医疗模式也正在改变传统的肿瘤医学模式。因此,建立规范化、高质量的肿瘤生物样本库,已成为国际肿瘤研究与精准医学领域竞争的决定性因素之一,更成为肿瘤新药创制基础和临床研究不可或缺的前提条件[1]。

恶性肿瘤生物样本库旨在储存人类肿瘤生物样本,主要收集与保存用于各种癌症研究的人类各种生物样本,包括组织、全血、血浆、DNA、RNA、生物体液,或经初步处理的生物样本等,以及与这些生物样本相关的各种临床资料、病理、治疗与随访等信息数据,是按严格的技术标准进行专业化收集、运输、储存、管理和使用的资源库。它可为广泛的科学研究(分子、遗传、基因组学和蛋白质组学)提供丰富的资源平台[2]。目前,人类生物样本库在中国已成为加速基础医学研究向临床应用转化的重要平台[3-6]。

恶性肿瘤生物样本库的建立和发展是一项顶层规划的长期系统工程,一个高质量的肿瘤生物样本库需要以稳定的资金链为基础,具备完善的基础设施及相应的技术人员,有科学合理的运行模式。同时,所在机构要有独立的学术审查委员会及伦理审查委员会,从而对样本收集、处理、储存及利用进行实时监督与管理。样本库的工作人员在收集与储存样本前需进行岗前培训,所在单位需向人类遗传资源管理办公室提出申请,待获得许可后,方可进行人类遗传资源的相关活动。常见的人类恶性肿瘤包括肺癌、肝癌、胃癌、乳腺癌等 20 多个肿瘤类型，本章主要以前述章节未涉及的甲状腺癌、乳腺癌、肺癌、胰腺癌及肾癌为例，介绍肿瘤样本的收集、处理、评估及应用。

25.1 恶性肿瘤样本的收集

恶性肿瘤样本库收集的标本类型一般包括：组织、血液、尿液、胆汁、骨髓、粪便等。技术人员在收集样本前还须获得患者的知情同意，在其签订《知情同意书》后方可进行样本的采集工作。样本的收集与处理操作流程，参考了国内生物样本库的行业规范和操作流程[7]，建立了常规样本库的操作流程（见图 25-1）。

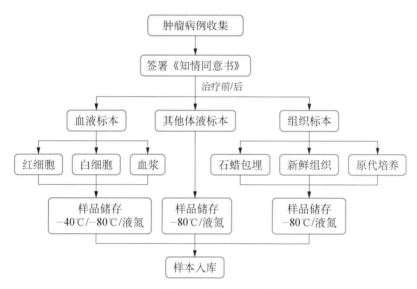

图 25-1 生物样本收集与处理操作流程

25.1.1 知情同意

20 世纪以来，开展了多种以人类为对象的研究，使人们越来越关心研究的伦理问题。1979 年，美国发布贝尔蒙报告，明确提出了三大伦理原则：尊重，是指尊重及保护个人的自主权，参与者自愿参加；有利/善行，指尽量增加研究可能带来的益处，减少潜在的害处，进行风险获益评估；公正，可归纳为公平地选择受试者及研究要保证对所有的参与者都要公平。

知情同意是对以上 3 个基本伦理原则的具体运用，它主要包括 3 个部分：研究的基本内容、潜在参与者的理解能力及自愿性。随着人类科学研究的突飞猛进发展及对大规模人群研究的需求,有人提出了不同于传统知情同意的模式,这些模式主要包括推定同意(presumed consent)或"选择不参加(opt out)"、"一揽子"同意,以及一般同意。推定同意是假定某人原则上同意其样本用于任何研究,而不明确征求他的具体同意,若不同意,须明确宣布"撤回"同意。对于"一揽子"同意及一般同意,前者是指只征询样本提供者一次同意,以后任何研究无须再征求其同意,其主要问题在于它的模糊性,即样本捐赠者无法确切知道他们的样本今后如何被使用[8];后者可以使捐赠者提供某一类的同意,如肿瘤方面研究的认可,凡与捐赠者初次同意的研究类似,均可进行样本的再使用[9]。

25.1.2 组织样本收集与处理的一般原则

样本库的工作人员收集样本的首要原则就是不能影响常规临床病理诊断。取材人员从手术间到取材室或直接在手术间内进行组织样本大体拍照后,依据距离肿瘤病灶中心由远及近的原则,将所采集的组织样本根据实际大小分切并装管,将组织样本放入液氮内速冻后深低温冷冻保存。整个取材及信息录入过程确保在标本离体 30 min 内完成,严格遵循临床技术操作规范,无菌操作,使用一次性辅料、手术刀片、无菌手套,以及高温灭菌后的剪刀、镊子、刀柄等。每例组织样本在留取新鲜组织时,尽量留取镜像配对石蜡标本,因特殊情况无法留取蜡块者,需做好标记。常规肿瘤组织处理的具体操作流程如下。

25.1.2.1 组织标本的清洁

技术人员先后用流水及预冷生理盐水快速将手术标本表面/腔面的血液、黏液以及污物冲洗干净,按照人体器官组织正常的解剖位置摆放手术标本,暴露出肿物后,对组织标本进行拍照。

25.1.2.2 录入标本信息

观察并触摸组织标本,进行系统性描述,包括肿瘤的位置、大小、色泽、质地等,之后逐步录入标本的信息。

25.1.2.3 组织样本取材

遵循距离肿瘤病灶中心由远及近的原则,先后采集正常组织、癌旁组织、癌组织样本。所采集组织样本根据实际大小再行分切,每块组织大小一般不超过 0.5 cm×0.5 cm×0.3 cm。

25.1.2.4 镜像配对蜡块的留取

每例组织样本尽量留取镜像配对石蜡标本,因特殊情况无法留取蜡块的做好标记。将准备制作蜡块的生物样本放入4%甲醛溶液(10%中性福尔马林)中浸泡4 h。

25.1.2.5 组织样本的保存

新鲜组织样本冷藏保存不超过4 h,冷冻的组织样本经液氮速冻后放入超低温冰箱内保存。石蜡组织样本常采用常温保存,有条件者可将蜡块放入4℃冰箱内保存。

25.1.3 常见肿瘤组织的取材经验

25.1.3.1 甲状腺癌

甲状腺癌是最常见的甲状腺恶性肿瘤,乳头状癌在临床上较为多见。在此样本库中,甲状腺癌样本的留取多为术中取材,手术医师在手术期间直接随冰冻留取。如果为样本库的工作人员自行取材,需要按解剖位置摆放甲状腺组织,待剖开后,观察肿物的部位、数目、大小、与切缘的距离、色泽等,大体照相后,平行于切面取材。在笔者所在单位,样本库中甲状腺癌的留取,多在病理科冰冻室及手术室完成。前者需等待病理医师完成冰冻取材后进行留取,肿物与周围组织界限清晰,易于分辨(见图25-2);后者需由手术医师协助留取,分给样本库的癌组织及癌旁组织多为豆粒样大小(见图25-3)。

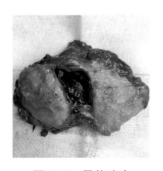

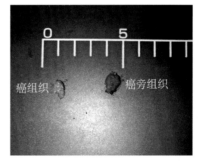

| 图 25-2 甲状腺癌 | 图 25-3 甲状腺癌组织 |

25.1.3.2 乳腺癌

乳腺癌是多因素导致的,与饮食、生育和激素失衡等相关。笔者所在单位为国内最大的乳腺癌综合防治中心,每年的手术例数超过6 000余例。目前,生物样本库内累计收集乳腺癌组织样本近万例、血液样本12 000余例,乳腺癌是此样本库内留取样本例数最多的癌种。

乳腺癌肉眼观:乳腺癌以单侧为主,偶见双侧;好发于乳腺外上象限;肿瘤大小不定,质硬,与周围组织界限不清,常见灰白色癌组织呈放射状侵入邻近纤维脂肪组织内;如癌瘤位置浅,可侵犯皮肤,与皮肤粘连致使皮肤出现不规则浅表微小凹陷,呈橘皮样外观,如累及乳头,可引起乳头下陷。

1) 根治手术后的乳腺标本留取

先进行手术单和样本核对,将乳腺标本置于铺有无菌辅料的面板上,标本的背面朝向取材者,进行大体照相。之后,先手触标本,摸到实性质硬区(肿物所在位置)后,从背面用手术刀沿乳头和肿物连线的垂直线切开乳腺,露出肿物全层,肿物多为灰白色质硬区(见图 25-4),平行切面留取组织,剔除肿物中坏死组织及脂肪组织留取样本。更换无菌手术刀片,在乳腺背面沿切口平行线 5 cm 以上处切开乳腺标本寻找、留取正常腺体时,剥离脂肪,在肌层之上白色组织(正常腺体)处留取(见图 25-4)。

2) 术中冰冻标本留取

在不影响冰冻切片病理诊断的基础上切取肿瘤组织,在肿物上垂直切开全层,但不切断(尽量保持肿物原貌),常可见放射状、灰白色质硬区(见图 25-5),留取肿瘤组织;所送冰冻组织基本没有腺体组织,故寻找正常腺体需要在术中冰冻切片诊断结果为恶性病变,待根治性手术后再留取。

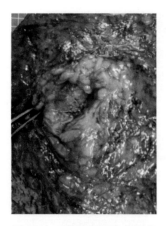

图 25-4　乳腺癌根治术标本

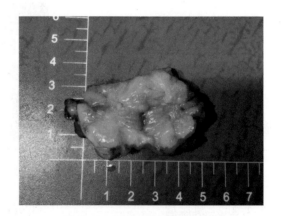

图 25-5　乳腺癌术中冰冻标本

25.1.3.3　肺癌

肺的恶性上皮性肿瘤起源于支气管上皮、支气管腺体、细支气管上皮和肺泡上皮,称支气管肺癌,简称肺癌。样本库人员取材时,按解剖学部位分为:①中央型肺癌,是发生在段支气管以上至主支气管的肺癌,约占肺癌的 3/4,以鳞状上皮细胞癌和小细胞未分化癌较多见,肿物位于支气管内,沿管壁生长(见图 25-6);②周围型肺癌,是发生在段支气管以下的肺癌,约占肺癌的 1/4,以腺癌较为多见,肿物多为灰黑色(见图 25-7)。

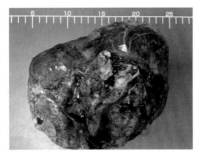

图 25-6　中央型肺癌

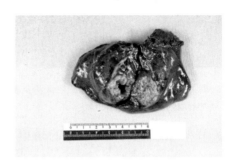

图 25-7　周围型肺癌

对于中央型肺癌,按解剖位置摆放肺叶组织,观察肿物的部位,肿物不明显时,用手触摸标本查找,沿肺组织的支气管走行剪开后,剖开肺叶;对于周围型肺癌,可以沿肿物的最长径剖开,观察肿瘤外观、大小及质地,肿瘤以灰白、灰黑色常见。取材人员应尽量避开坏死区取材,对于坏死过多的肺组织样本,需考虑肺的其他病变,如结核,应酌情考虑弃取。

25.1.3.4　胰腺癌

胰腺癌是一类高级别恶性肿瘤,以导管腺癌居多。根据留取胰腺癌标本的部位不同,可将胰腺癌分为胰头癌、胰体癌、胰尾癌及全胰癌。胰头癌:胰腺的头部包括乳头和胆管下端,所以有胰头癌、乳头癌、壶腹部癌和胆管下端癌等名称的区别。胰体癌、胰尾癌:胰体部、胰尾部之间的界线不可能清楚地划分,故统称为胰体尾癌。全胰癌:又称胰广泛癌,可由胰头、胰体、胰尾癌进一步发展,也可发病初期即呈弥漫性病变。手术中最常见到的是胰头癌。目前,胰腺癌取材较为困难,多为质硬、边界不清的肿块,肉眼有时难以区分癌与炎症组织。待用肉眼观察后,仔细触摸大体标本,尽量挑取白色质硬区(见图 25-8)。取材后最好留取相应取材部位蜡块,对病理诊断结果进行显微镜下核对。

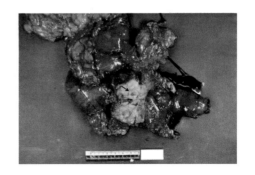

图 25-8　胰腺癌

图中箭头所指为肿物,黄白色、质硬

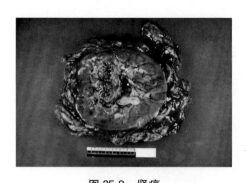

图 25-9　肾癌

图中肿物色黄，质软，伴有出血

25.1.3.5　肾癌

肾癌是起源于肾实质泌尿小管上皮系统的恶性肿瘤，全称为肾细胞癌。取材时由肾脏外缘经过肿物至肾门方向将肾解剖开，留取与正常肾组织不同的部位，黄色或白色区域组织（见图 25-9），若有坏死处，需尽量剔除。

25.1.4　血液及体液样本的采集与处理

血液及体液样本的收集一般可在手术室或病房完成。样本收集人员在手术室内等待护士完成术后血液抽取后，将采血管送至样本库处理。可在病房的标本室内收集患者的血液、尿液等，随后样本采集人员将样本进行离心、分装，在信息录入后进行低温保存。

25.1.4.1　血液及骨髓样本

1）采集时间及对象的选择

一般情况下选择在治疗前采集捐赠者的空腹外周静脉血。根据研究的需要，也可采集捐赠者治疗过程中和治疗后的空腹外周静脉血。

还可根据后续试验的不同酌情选择：

（1）及时采集入组病例的外周静脉血标本，初诊患者 5 ml，EDTA 抗凝，低速离心，血浆和有形成分（白细胞成分）分别用统一质量标准的容器保存（尽量在 2 h 内完成血浆的分离工作）；

（2）特殊病例要保存治疗前后的外周血标本各 5 ml（血浆或血清）；

（3）采集手术前后的血浆或血清，明确临床诊断后在术前取血，术后第 14 天或出院前取血；

（4）化疗前后血浆或血清的采集按照临床试验操作规程和技术标准制定；

（5）采集非癌患者/正常对照的血浆或血清样本，选择年龄、性别与实验组相匹配的非癌患者为对象。

2）采集地点

病房：由生物样本库样本采集人员到病房的标本室收取标本。标本由护士晨起随入院常规检查项目一起抽取，除此之外其余时间酌情抽取的样本则由各科室电话通知或由运送样本人员送至生物样本库。

手术室：生物样本库采集人员术前在各手术室提供采血管，待手术室护士抽取后，及时收取。

以下样本是不可接收的，包括溶血样本、冷冻的血样、标签错误的样本。

3）标本的分装及冻存

样本采集后，进行计算机录入及粘贴标签，之后对样本进行离心，常温 1 200 r/min，离心 20 min，离心后的血液分为 3 层：上层为血浆，中层为白细胞，下层为红细胞。使用合格吸管将其等量分入有螺口的冻存管内，一般血浆可分装为 4 管，白细胞等量分入 2 管（为保证后续实验的需要，每管应不少于 0.5 ml），如果血液有溶血、凝血等情况，应及时记录并输入计算机。将贴好标签的冻存管分别装入已扫码的冻存盒内，再将其分别装入相应冰箱的相应位置。特别有价值的生物样本，应该考虑至少在两个不同的位置储存。所有生物样本应分装储存，尽量避免多次反复冻融。

样本库内若购置了自动化液体处理工作站，可在多管血液样本经人工离心后，将采血管批量放置在工作台面上的离心管架上，令其执行分血程序，可将采血管中每层等量的血液成分正确无误地分装在各种预置底部二维码的冻存管中，之后由工作人员分批将其放入超低温冰箱内进行长期保存。采用自动化液体处理工作站，每批可以处理的血液样本为 48 份，每份全血样本依据血量的多少可以分装成 4 管血浆及 2 管白细胞，或者 3 管血浆及 1 管白细胞。

25.1.4.2　尿液及粪便

尿样量、前一次排尿、是否存在溃疡以及其他因素均可影响靶核酸的回收率。应尽量避免在室温下保存未经处理的尿样，在 pH 值较低和尿素含量较高的条件下 DNA 可出现变性，在 25℃及以上的温度下更是如此。一旦经过处理，样本应保存在 2～8℃。如进行 RNA 检测，应按照检测试剂制造商或检测实验室的建议采集、运送和保存样本。

粪便样本应按照所需检测要求的条件进行运送。部分检测方法要求使用具有防腐功能的样本转运容器；其他方法可能要求采集至不含防腐剂的螺口样本容器中，并在 2～8℃冷藏条件下运送。

25.1.4.3　注意事项

处理和收取人类组织或体液样本时应始终佩戴手套。手套可防止样本中血源性病原体传染，也可防止样本处理人员的脱落细胞对样本的污染。应遵守所有现行的安全处理操作规程。

25.2 恶性肿瘤样本的质量控制

肿瘤样本的质量控制主要包括分子检测平台及病理检测平台的质量控制(见图 25-10)。分子检测平台包括组织样本中基因组 DNA 的质量、总 RNA 的质量等项目的检测(见图 25-11)。一般是一个季度随机抽样检测一次。核酸检测方法颇为成熟,在此不做赘述。病理检测平台包括通过 H-E 染色检查组织病理类型、肿瘤细胞含量、坏死程度等[10]。其通常为日常质量控制,可以实时检测每日组织样本的质量,现已成为样本库内不可或缺的监控方法。此外,样本库可以申请参加国际标准化实验室能力比对验证(proficiency testing,PT)项目,这是国际上针对生物样本库较为权威的测试项目,涉及样本 DNA 质量、RNA 质量、组织病理检查等多个项目,通过参加比对试验,可以了解该样本库实验室的质量控制检测能力是否达到国际标准检测水平。

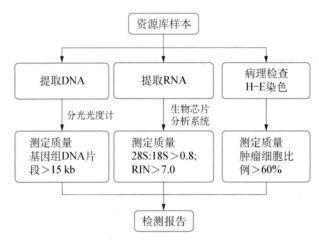

图 25-10 样本的质量控制流程

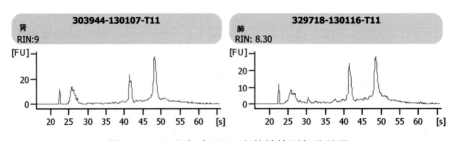

图 25-11 组织标本 RNA 完整性检测部分结果

原则上，生物样本库内留存的组织样本都应存放镜像配对的病理切片，用以评估该例样本的肿瘤细胞含量。组织样本中肿瘤细胞的含量对于开展各项肿瘤研究至关重要。然而不同肿瘤部位及组织留取方法的差异会引发留取样本中肿瘤细胞含量的变化。因此，运用科学而有效的组织学方法评估生物样本库内冻存样本的肿瘤细胞含量是首要任务。

1）组织学检测能力评估比对试验

目前，国际上的认证机构是由国际生物和环境样本库协会（International Society for Biological and Environmental Repositories，ISBER）授权卢森堡综合生物样本库（Integrated Biobank of Luxembourg，IBBL），开展不同样本中心组织学检测能力的评估比对试验。其主要形式是在网站上提供给申请单位 6 例部位各异的肿瘤 H-E 染色电子扫描图片，由其评估每例图片中肿瘤细胞的含量及其间质成分，之后由 IBBL 出具检测报告，颁发电子组织学检测能力评估证书（见图 25-12）。

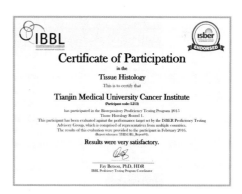

图 25-12　组织学检测能力评估证书

2）组织学评估的常见方法

（1）检测冰冻切片中肿瘤细胞含量。

样本库的技术人员先将新鲜肿瘤组织进行冰冻切片及染色，待晾片后交由病理医师进行肿瘤细胞含量的评定，并用记号笔在切片上标注肿瘤区域。随后，技术人员依据切片上肿瘤细胞的位置，将每例样本对应的肿瘤组织区域一一进行分离并分装在冻存管内，进行长期保存。

（2）检测石蜡组织切片中肿瘤细胞含量。

样本库的技术人员在收集肿瘤样本时，依据肿瘤标本的大小切块分装样本。一般情况下，每例标本可等分成 3～4 小块，此时可留取一块组织标本用 4% 甲醛溶液固定，并交由病理技术人员对标本进行处理，制成蜡块及切片，之后交由病理医师阅片，进行组织学评估（见图 25-13），录入组织学评估结果[11,12]（见图 25-14）。

两种评估方法各有优势。第一种评估方法在留存样本时依据病理评估结果保存分装样本，这样优化了每管中样本的质量；第二种评估方法是在保存样本的同时，选取其

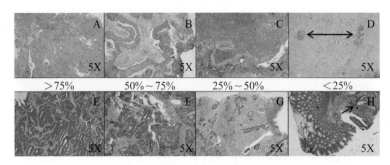

图 25-13　肿瘤细胞百分含量的评判标准

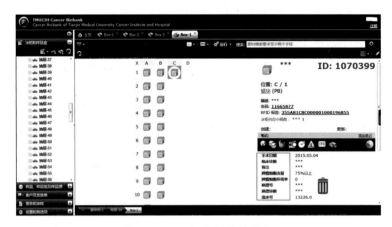

图 25-14　组织学评估的录入

中一管制成石蜡标本,间接评估每例样本的肿瘤含量,应用于样本库日常的质量控制评价,并为样本出库提供理论依据,同时还保留了石蜡标本,为日后的研究提供了样本资源。

25.3　生物样本库的信息化建设

随着后基因组时代的来临和信息技术的发展,生物数据的积累出现了前所未有的飞跃,数据的本质出现了从生理生化数据向遗传信息的飞跃,生物样本库也从传统的储存样本向信息化方向发展。如何收集和利用生物样本蕴含的海量生物学信息是摆在我们面前的关键问题。建立信息化的生物样本库可以解决这一难题。生物样本库的信息化建设不仅使研究和工作人员能够更为全面有效地搜集、保存、检索、分析和管理生物样本,还能挖掘和利用生物样本及其相关信息,为科研成果转化以及集预防、诊断、治疗为一体的个体化医疗奠定基础。

25.3.1　信息管理系统

生物样本资源属于不可再生资源,高质量的生物样本对生物医学研究起到越来越重要的作用,信息化管理系统能够为建设高质量、高标准的生物样本库提供有力的支持。在基因组学和蛋白质组学大规模发展的推动下,信息系统现已成为研究事业的关键。这些信息系统应该是健全的、可靠的,对内能维持生物样本库内部人员通过信息系统开展样本库的各项日常工作,简化工作流程,提高工作效率;对外能进行样本及相关数据的访问,加强信息的交流,提高科学研究的效率。信息系统也应该能适应和满足不断变化的科学需求,包括确保系统能适合新的操作方法、新的生物样本协议、新的设备技术和容器类型。完善的信息平台主要包括:详细全面的临床随访资料、样本变动信息的记录、样本出库入库的规范性管理、样本储存位置有可视化的虚拟图形(包括冰箱、液氮罐、蜡块柜、H-E染色切片等);高效的查询检索功能,可以根据需求准确检索和取用所需样本及资料;严格的权限设置,对不同角色的人员设置可见样本资料的权限;人性化的提醒功能,包括逾期未还样本,定期添加液氮,样本量过多或过少,冰箱温度监控,随访日期提醒等。据2012年ISBER对合作机构的统计报道,51%的合作机构已经使用二维码,二维码能够有效地节省空间,快速准确地对日常样本进行管理[13,14]。在国内,现已有多个规模较大的样本库逐步采用以二维码平台为基础的样本管理系统。这些信息系统的应用带动了样本库的精细化管理,不仅可以快速追踪样本信息和记录,而且对于生物样本库的科学收集策略进行了科学规范化管理,有效地节约了时间和空间,提高了样本管理的准确度。样本库内使用的信息管理系统可对样本进行科学、系统、安全的综合管理,同时结合之前已建立的肿瘤样本库信息系统,整合临床信息、病理信息及随访信息,构建综合信息平台(见图25-15)。

25.3.2　信息整合平台的建设

生物样本库信息化建设的最终目的就是将样本信息与临床信息、随访信息、流行病学信息相结合,对样本信息和样本相关信息进行综合管理和有机整合。把生物样本库建设成为以样本库信息系统为核心,临床信息系统、随访信息系统、流行病学信息系统及其他系统相辅助的信息管理与交流平台。随着医疗模式逐步向个体化医疗发展,将

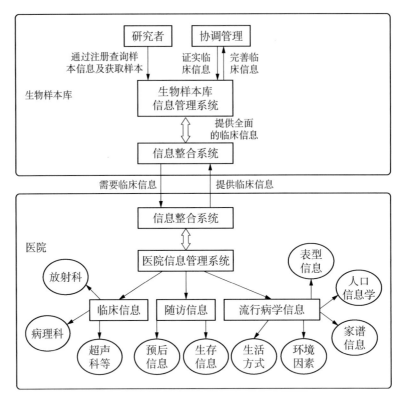

图 25-15　生物样本库信息整合平台示意图

基础研究信息与临床信息等进行整合也就变得越来越重要。近年来,生物样本库已经从收集组织和血液样本为中心向收集样本所有信息(包括社会、临床、病理资料与基因组谱)的方向演变。生物样本库需要全面的管理系统来追踪样本相关的所有活动和信息。因此,生物样本信息资源库需要采取一种理想的元数据模型处理异构数据集的集成。目前,为了推进生物样本库信息管理系统的整合建设,国外的很多机构已经研发出了多种软件系统。欧洲生物信息研究所(European Bioinformatics Institute)开发了SIMBioMS 系统,在生物医学研究中起到收集、储存、管理和检索研究课题、生物样本和高通量实验数据信息的作用(包括高通量实验获得的实验数据)[15]。美国国家生物医学计算中心(National Center for Biomedical Computing)研发的 i2b2 系统为临床和转化医学研究提供了临床和基因组数据的整合平台[16]。意大利热那亚大学生物信息学和机械系统工程学院建立了 XTENS 平台进行多学科多中心的合作,有效追踪患者的临床记录、管理样本信息和基因组数据[17]。韩国国家生物样本库研发了 CIIS 系统,整合各医院收集的生物样本资源和研究需要的临床信息[18]。意大利锡耶纳大学分子生物学系建立了

RTT 数据库,鼓励全球临床医生和研究人员的合作,并提供了有助于更好地了解 Rett 综合征潜在发病机制的重要生物资源[19]。虽然国际上已经开发了多种信息整合系统,但还没有全球通用、标准化的系统平台诞生,这在一定程度上阻碍了各国间的合作。

25.3.3 信息共享平台的建设

生物样本库的核心是数据库,全面收集样本的关联数据是生物样本库建设的重要工作内容。我国医疗信息化始于 20 世纪 90 年代,起步时并没有考虑到统一的规范和标准建设,导致系统之间、科室之间、医院之间的数据难以互联共享。生物样本库的建设是一个多学科合作的系统工程,其信息的收集可能涉及病史记录、病理检查、实验室检查以及医院外的研究和捐赠主体的随访,同时研究者对于样本的需求量和时效性已经超过了单一医院的能力。生物样本库发展的大趋势要求样本库必须有完善准确的生物病例信息,这样收集到的样本才有意义,实现资源共享会大大降低错误率,提高生物样本库存在的意义及价值。

未来生物样本库多中心合作需要建立共享机制平台(见图 25-16),样本资源使用实施共享,利用样本资源库共享平台,积极开展合作项目和各类科研项目,尤其鼓励开展多中心合作项目,项目申请在得到学术委员会、伦理委员会以及管理委员会审批后,进行样本共享交流与共同研究。

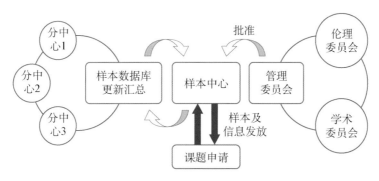

图 25-16 样本资源库共享平台

25.4 恶性肿瘤样本的研究利用方向

肿瘤生物样本库平台作为基础与临床研究的桥梁,是实现精准医疗的重要保障。

生物样本库可以为我国肿瘤病因及机制研究、转化医学研究及新药研发[20,21]提供标准化的生物资源,也为探讨新的肿瘤分类、诊断和预后标准,开发肿瘤早期检测的实验技术和新型的治疗策略提供重要资源与信息支持。下面对以下几个肿瘤样本的研究利用方向进行简单介绍。

25.4.1　依托于生物样本库的大数据平台建设

依托于丰富的样本资源,利用二代测序技术及其他相关的信息技术检测患者的基因图谱和基因组学数据,以及蛋白质组学、脂类组学、表观遗传学、代谢组学、转录组学等一系列生物信息。这些信息将逐步形成一个综合的、巨大的数据库,并经进一步整合,形成一个完善的大数据平台,服务于肿瘤早期诊断试剂盒的开发、新药靶点的筛选与验证、个体化治疗指导等,便于个体化治疗策略的制定,提高常见恶性肿瘤临床诊疗水平和效果,全面加速我国的癌症治疗进程。

25.4.2　人源肿瘤异种移植模型平台的建设

建立人源肿瘤异种移植(patient-derived tumor xenograft,PDX)模型平台并应用该平台进行一线用药个体化治疗的研究。个体化 PDX 肿瘤模型的建立为肿瘤样本的进一步分析提供了保障,通过对 PDX 肿瘤模型进行包括基因测序等在内的全面分析,了解其分子生物学特性,为进一步进行个体化治疗方案选择提供依据。对 PDX模型进行体外细胞学试验与动物体内肿瘤测试相结合的药敏试验,发现新疗法,认识抗药性,验证临床试验无法施行的治疗方案,为辅助临床治疗提供科学依据。个体化PDX 模型是开拓肿瘤转化医学和个体化精准治疗的有力工具。

25.4.3　分子标志物在恶性肿瘤中的研究与应用

随着实验技术和手段的不断发展以及人们对肿瘤本质认知的不断加强,肿瘤研究的深度和广度不断拓展,分子、细胞、组织、器官、系统及整体等各层面的研究不断深入,恶性肿瘤的研究模式正在从独立、片面向整合、系统方向转变,推动肿瘤向个体化治疗方向发展。目前,综合多种研究手段从不同层次如基因组、mRNA、miRNA 等系统研究肿瘤发病机制已成共识。

寻找可靠的肿瘤发生发展生物标志物,为肿瘤的早期诊断及预后判断提供依据一直是科研工作者努力的方向[22,23]。自 2003 年美国 NIH 宣布发展生物医学的长期发展计划以来,研究者们发现了大量与肿瘤发生发展密切相关的分子,希望以这些分子为突破口,深入理解肿瘤发生发展的分子机制,并以这些分子为靶标开发肿瘤预警、早期诊断和治疗的新方法。以笔者所在单位的乳腺癌研究为例,为了提高常见恶性肿瘤的早期诊断率,我们曾通过检测乳头溢液和导管冲洗液中的肿瘤标志物使乳腺癌早期诊断率提高至 86.2%,尤其是对触诊阴性的 T0 期乳腺癌,诊断率达 90%。研究也发现,微血管密度(microvessel density,MVD)和 VEGF 表达及血管通透性改变是影响乳腺病变动态增强 MRI 早期强化率和时间-信号强度曲线类型的主要因素,为乳腺癌早期诊断和良恶性鉴别提供了重要理论依据。此外,我们还在其他研究中发现,miR-141 是结直肠癌远端转移的血浆标志物,辅助 CEA 的诊断有望成为结直肠癌患者诊断、预后预测及治疗的新靶点;miR-205 和 let-7f 可以作为 CA125 的补充成为潜在的卵巢癌诊断标志物,特别是对于 CA125 阴性的病例意义更加重大。miR-506 可以作为卵巢癌患者一种潜在的治疗干预靶点;miR-200 家族的作用是增强已知的 miRNA 调控网络进而影响胃癌的临床进展及预后,有可能在局部为原发性胃癌患者的干预治疗开辟一个新的途径;miR-148a 也许可以作为肝细胞癌的预后标志物和治疗靶点。

生物标志物的研究由基础医学、临床医学、药学和生物信息学等专业研究人员共同完成,不仅为开发新药及研究新的治疗方法开辟出一条具有革命性意义的新途径,而且有助于探索新的治疗方法,缩短新的治疗方法从实验到临床阶段的时间,进而快速提高医护工作和治疗工作的质量。随着研究的深入,未来 10～20 年会发现更多的生物标志物,并且生物标志物有望在大部分肿瘤治疗中发挥重要作用。

25.4.4　基于肿瘤生物样本开展创新性药物研发

寻找药物新靶点是肿瘤转化研究和创新药物研究竞争的源头,但如何将肿瘤基础研究成果转化为临床应用,以及如何充分利用已有的样本资源将新型肿瘤分子标志物指导肿瘤的靶向治疗和个体化治疗仍为当今肿瘤诊疗领域的重要课题。

目前,处于临床前期、临床Ⅰ期、临床Ⅱ期研究与开发的各类生物技术药物中,抗体药物的品种数量位居前列。抗 CD20 单克隆抗体利妥昔单抗(rituximab)是 1997 年第一个获美国 FDA 批准上市的抗体类药物,用于治疗 B 细胞性非霍奇金淋巴瘤,已用于 30 多万例患者的治疗,缓解率为 50%,其疗效与化疗相同,但几乎无不良反应。针对

VEGF 的贝伐珠单抗(bevacizumab)使晚期结肠癌患者的生存期平均延长了 5 个月,被批准作为晚期结肠癌的一线治疗药物。西妥昔单抗(cetuximab)是美国 FDA 第一个批准用于治疗结直肠癌的抗表皮生长因子受体(epidermal growth factor receptor, EGFR)单克隆抗体,能与 EGFR 特异性结合,阻断内源性配体介导的 EGFR 信号传导通路,从而抑制肿瘤的生长。在 KRAS 基因野生型的结直肠癌患者中,西妥昔单抗和化疗方案联合应用能显著增加转移性结直肠癌患者的客观缓解率,提高手术切除率,延长总生存期。

除抗体类药物外,另一类重要的分子靶向药物是小分子类药物。它们通常是信号传导抑制剂,能特异性阻断肿瘤生长、增殖过程所必需的信号传导通路,从而达到治疗的目的。2001 年,第一个治疗白血病的小分子靶向药物甲磺酸伊马替尼(格列卫)上市,主要阻断信号传导过程中 BCR-ABL 的酪氨酸激酶活性和抑制血小板衍生生长因子(PDGF)受体、干细胞因子(SCF)、C-Kit 受体的酪氨酸激酶活性。因其不但对慢性粒细胞白血病有效而且对胃肠道间质细胞瘤也有很好的疗效,成为"异病同治"的典范。吉非替尼(gefitinib)和厄洛替尼(erlotinib)均属于 EGFR 酪氨酸激酶抑制剂(tyrosine kinase inhibitor, TKI),能够竞争性地与 EGFR 结合,阻止原有配体与其结合,从而阻断该信号传导通路,达到抑制肿瘤生长增殖的目的,口服使用可以治疗非小细胞肺癌,同时证明了"靶向药物必须针对合适的靶标才能发挥作用"。抑制 ELM4-ALK 融合基因的克唑替尼,从 I 期临床试验就显示出只对表达融合基因的患者才有效。因此提出,分子靶向药物在临床前就应当阐明其作用的受体,从进入临床试验就应当有明确的针对性。研究证实,克唑替尼对具有 ELM4-ALK 融合基因的非小细胞肺癌患者的治疗有效率达到 80%,而且治疗后进展的患者非常罕见;进一步发现,克唑替尼除了可应用于 ALK 阳性的晚期非小细胞肺癌患者以外,对其他 ALK 阳性的肿瘤如 ALK 阳性间变大细胞淋巴瘤和炎性肌纤维母细胞瘤等也有效。2009 年,美国 FDA 批准使用血清多种生物标志物联合诊断卵巢癌的试剂盒——OVA1。该试剂盒由美国约翰·霍普金斯大学的研究人员研发,通过定量检测血液中 5 种蛋白质(甲状腺素视黄质运载蛋白、载脂蛋白 A1、运铁蛋白、β_2 微球蛋白、CA125),采用综合算法,评估患者体内肿物的良恶性。研究表明,利用 OVA1 试剂盒对卵巢癌的诊断效果甚至超过传统影像学及组织学检测方法。该项研究不仅使卵巢癌患者受益,而且也为医疗决策提供了依据。总之,建立在肿瘤生物样本库平台上的分子、蛋白质、免疫组化水平的研究将在宏观和微观两个方面同时对肿瘤防治提供巨大的推动作用。其中以患者信息为代表的宏观研究,可为找到更有效的肿瘤标志物提供帮助,同时可为患者的治疗、用药及预后效果给出准确的指导和评价。在微观方面开展的肿瘤标志物及其靶点的研究,将为寻找新的肿瘤标志物、新的抗癌药物靶点提供线索。这两方面的研究将为未来真正实现根据癌症不同、特征不同、分子水平差异的个体化精准治疗提供重要证据与支持。

25.5 小结与展望

本章详述了常见恶性肿瘤样本的收集、处理与质量控制、储存与应用,将为各地区肿瘤样本库的规范化建设提供有益参考。恶性肿瘤样本库平台是转化医学研究的基础设施,也是基础医学研究与临床诊疗应用之间的重要桥梁。建设国际化与标准化的肿瘤生物样本库,将增进行业交流,促进资源共享,发挥其在生物医学研究领域的巨大创新潜力,最终为医药事业的蓬勃发展助力。

参考文献

[1] McDonald S A, Watson M A, Rossi J, et al. A new paradigm for biospecimen banking in the personalized medicine era [J]. Am J Clin Pathol, 2011,136(5):679-684.

[2] Greely H T. The uneasy ethical and legal underpinnings of large-scale genomic biobanks [J]. Annu Rev Genomics Hum Genet, 2007,8:343-364.

[3] Liu A, Pollard K. Biobanking for personalized medicine [J]. Adv Exp Med Biol, 2015,864:55-68.

[4] Olson J E, Bielinski S J, Ryu E, et al. Biobanks and personalized medicine [J]. Clin Genet, 2014,86(1):50-55.

[5] Miles G, Rae J, Ramalingam S S, et al. Genetic testing and tissue banking for personalized oncology: analytical and institutional factors [J]. Semin Oncol, 2015,42(5):713-723.

[6] Scolyer R A, Thompson J F. Biospecimen banking: the pathway to personalized medicine for patients with cancer [J]. J Surg Oncol, 2013,107(7):681-682.

[7] 郭渝成,郗恒骏,尹玲.临床生物样本库[M].北京:科学出版社,2014.

[8] Hauser R, Weinstein M, Pool R, et al. Conducting Biosocial Surveys: Collecting, Storing, Accessing, and Protecting Biospecimens and Biodata [M]. Washington, D. C.: The National Academies Press, 2010:62.

[9] 朱伟.知情同意:定义、模式和挑战[J].生命科学,2012,24(11):1243-1249.

[10] Liu A. Developing an institutional cancer biorepository for personalized medicine [J]. Clin Biochem, 2014,47(4-5):293-299.

[11] Qualman S J, France M, Grizzle W E, et al. Establishing a tumour bank: banking, informatics

and ethics [J]. Br J Cancer, 2004,90(6):1115-1119.

[12] Brimo F, Sircar K, Chevalier S, et al. Banking of fresh-frozen prostate tissue using the alternate mirror image protocol: methods, validation, and impact on the pathological prognostic parameters in radical prostatectomy [J]. Cell Tissue Bank, 2012,13(4):631-638.

[13] Fearn P, Michels C, Meagher K, et al. 2012 International Society for Biological and Environmental Repositories Informatics Working Group: survey results and conclusions [J]. Biopreserv Biobank, 2013,11(1):64-66.

[14] Nussbeck S Y, Skrowny D, O'Donoghue S, et al. How to design biospecimen identifiers and integrate relevant functionalities into your biospecimen management system [J]. Biopreserv Biobank, 2014,12(3):199-205.

[15] Krestyaninova M, Zarins A, Viksna J, et al. A System for Information Management in BioMedical Studies—SIMBioMS [J]. Bioinformatics, 2009,25(20):2768-2769.

[16] Abend A, Housman D, Johnson B. Integrating clinical data into the i2b2 Repository [J]. Summit Transl Bioinform, 2009,2009:1-5.

[17] Izzo M, Mortola F, Arnulfo G, et al. A digital repository with an extensible data model for biobanking and genomic analysis management [J]. BMC Genomics, 2014,15(Suppl 3):S3.

[18] Kim H, Yi B K, Kim I K, et al. Integrating clinical information in National Biobank of Korea [J]. J Med Syst, 2011,35(4):647-656.

[19] Sampieri K, Meloni I, Scala E, et al. Italian Rett database and biobank [J]. Hum Mutat, 2007, 28(4):329-335.

[20] Tarvin K A, Sandusky G E. Using molecular profiled human tissue to accelerate drug discovery [J]. Expert Opin Drug Discov, 2014,9(12):1383-1387.

[21] Shaw P M, Patterson S D. The value of banked samples for oncology drug discovery and development [J]. J Natl Cancer Inst Monogr, 2011,2011(42):46-49.

[22] Wu L, Qu X. Cancer biomarker detection: recent achievements and challenges [J]. Chem Soc Rev, 2015,44(10):2963-2997.

[23] Mankoff D A, Pryma D A, Clark A S. Molecular imaging biomarkers for oncology clinical trials [J]. J Nucl Med, 2014,55(4):525-528.

26 儿童白血病样本库

本章综合论述了基于我国丰富的儿童病例资源，建立标准化、高质量儿童白血病样本库的最佳实践，从人员、制度、设备、环境、流程等多个方面介绍了首都医科大学附属北京儿童医院临床数据和样本资源库的工作流程。

26.1 概述

医学标准化、高质量的临床生物样本库是医学基础与临床研究、临床诊治技术研发、药物研发、疾病预测与预防研究的重要基础，是实现转化医学最宝贵的资源之一，对开展生命科学原创性研究、建立与发展生物医药产业自主创新体系起着至关重要的作用。美国国家癌症研究所（National Cancer Institute，NCI）自 2009 年开始筹划建立美国第一个国家级肿瘤临床样本库，并被《时代》周刊评为"2009 年改变世界的十大规划"之一，充分显示出它所具有的巨大科技战略价值。

我国临床样本资源极其丰富，建立完善重大疾病临床样本库，将有助于我国在生命科学研究与生物医药产业领域抢占国际制高点，是决定我国在这一领域自主创新能力和国际竞争力的关键问题。目前，国内各家医院甚至内部科室都开始筹建临床样本库，但这些临床样本库大多是无序分散的，缺乏系统的设计、规范与信息化管理，临床资料残缺不全，尤其是治疗与随访资料、伦理学与法律不健全的问题极大降低了我国生命科学研究水平，阻碍了创新性新药研发与临床诊治技术开发进程。

随着经济的发展，儿童疾病谱发生了很大的改变，恶性肿瘤发病率有增加趋势，已成为影响我国人口素质、制约社会发展、影响社会和谐的重要社会问题，其中白血病

[80%是急性淋巴细胞白血病(acute lymphoblastic leukemia，ALL)]和淋巴瘤的发病率分别为儿童恶性肿瘤的第1位和第3位,受到社会各界的广泛关注。

儿童血液系统疾病是儿科学的重要研究领域。儿童白血病,特别是ALL虽化疗效果好,但仍有20%～30%为难治性及复发性白血病,而急性粒细胞白血病化疗效果不满意[1]。为了更好地进行临床治疗,以及开展基础与临床相结合的儿童血液病转化研究,需要一个医学标准化、高质量的临床样本库作为研究基础,这使得儿童血液病与肿瘤的临床数据与样本库的规范化建设势在必行。儿童血液病与肿瘤临床数据及样本库建设紧紧围绕这一目标展开。这一目标的实现,将极大地促进我国儿科医疗卫生事业的发展,特别是儿童血液病与肿瘤诊疗和研究的进步,提高我国儿童的整体健康水平。

因此,应该贯彻"标准化、集成化、自动化、网络化、一体化"的原则,建立功能完善、性能稳定、适应多中心临床样本收集的管理体系和软件平台,实现儿童白血病临床数据和临床样本库精细化和标准化的管理,并逐步在数据标准化、队列数据管理、临床样本质量监测和评价、疾病数据研究挖掘等方面达到国内领先水平,提高我国儿童血液病与肿瘤的诊疗和研究水平。

26.2　国内国际最新建设内容及精准医学建设热点

儿童血液系统疾病是儿科学的重要研究领域。其中针对白血病、恶性肿瘤的分子分型、预后评价、重要分子标志物的功能等方面的热点问题,运用转化医学的思路,开展创新性研究,培养创造性人才,建立起以儿童ALL、弥漫大B细胞淋巴瘤(diffuse large B cell lymphoma，DLBCL)、横纹肌肉瘤(rhabdomyosarcoma，RMS)、免疫性血小板减少性紫癜(immune thrombocytopenic purpura，ITP)及EB病毒相关噬血细胞淋巴组织细胞增生症(EBV-associated hemophagocytic lymphohistiocytosis，EBV-HLH)为主要方向的现代血液病研究[2]。而在全国范围内目前还缺乏标准化的儿童白血病临床数据与样本库,因此建立以临床导向为主要方向的规范化儿童白血病临床数据与样本库,促进儿童血液病与肿瘤分子分型发展势在必行。

儿童恶性肿瘤种类繁多,组织结构复杂。淋巴瘤、实体瘤都包括多种类型或亚型,而且常具有相似的临床、病理学特征,给临床分型带来很大困难。对于白血病,虽然近年来随着免疫学、细胞遗传学、分子生物学技术的进步,已经能够采用形态学

(morphology)、免疫学(immunology)、细胞遗传学(cytogenetics)、分子生物学(molecular biology),即 MICM 结合微小残留病变(minimal residual disease,MRD)的危险度分型,但是,在临床工作中发现,相同危险度患儿的治疗反应、疗效与远期预后常存在巨大差异。即使 MICM 分型相同的患儿,其肿瘤细胞仍具有各自独特的分子遗传学特征,因此,迫切需要筛选出这些特征。基于充分的临床样本收集平台建立更为精确的分子分型体系,不仅有助于临床诊断分型,并且对个体化治疗及预后的判定也将会产生巨大的推动作用。

由于科学的发展,近 10 年来基因检测技术用于肿瘤分型和预后判断的研究进展迅速,但大量研究采用的是芯片微阵列技术。例如,美国圣裘德儿童研究医院(St. Jude Children's Research Hospital)的 Ross 等[3]首次对 132 例 ALL 儿童进行了基因芯片检测,采用监控性聚类分析方法,分析了 6 类染色体或融合基因异常的 ALL 亚型,但该研究仅覆盖不到 30% 的 ALL 病例。德国 ALL 协作组(COALL)和荷兰儿童肿瘤研究组(DCOG)通过对儿童 ALL 的基因表达谱进行芯片检测,发现了一组预后不良亚型的基因学特征,即调控 B 细胞发育的一些重要基因 *IKZF1*、*TCF3*、*EBF1*、*PAX5* 和 *VPREB1* 具有不同程度的缺失,导致这种亚型白血病对左旋天冬酰胺酶和柔红霉素的耐药程度分别是其他前 B-ALL 的 73 倍和 1.6 倍。这组 ALL 患者在常规白血病分型中并没有发现明显的染色体异常或融合基因,但在临床上的治疗反应和生存率都跟 BCR-ABL 亚型类似,即复发率高、预后不良,所以命名为"BCR-ABL 样"亚型,并建议将这种亚型列为高危组治疗。首都医科大学附属北京儿童医院血液肿瘤中心在前期研究中通过对 100 例儿童 ALL 基因芯片表达谱进行检测及聚类分析,筛选出 62 个与临床亚型密切相关的分型基因,可准确将儿童 ALL 分成 7 个亚型,与 MICM 常规分型的符合率达 97%。该研究成果发表在 2009 年的 *Blood* 杂志,并申报了国家发明专利。因此,探索新的基因分型方法指导临床合理的危险度分型已成为儿童白血病个体化治疗的迫切需求,而这一目标实现需要充分的临床样本收集平台作为其资源基础。

全基因组测序是了解基因结构、探索基因信息最直接的方法,是进行基因功能分析的根本基础。2008 年,美国 Mardis 等[4]首次在 *Nature* 杂志上报道了一例成人急性髓细胞性白血病(acute myelocytic leukemia,AML)的全基因组测序结果,该患者在染色体水平未检出异常,但通过全基因组测序比较该患者白血病细胞和皮肤细胞的 DNA 序列,发现该患者的白血病细胞有 10 种获得性基因突变,其中 8 种突变是新发现的突变基因。之后,该研究小组在 *The New England Journal of Medicine* 连续发表 2 篇关于成人 AML 的全基因组测序研究,发现 DNA 甲基转移酶 3A (DNMT3A)单基因突变与 AML 患者的治疗失败有关[5]。最近,意大利研究人员 Tiacci 等[6]在 *The New England Journal of Medicine* 发表了一例成人毛细胞白血病的全基因组测序研究,并用 Sanger 测序方法对另外 47 例毛细胞白血病患者进行研究结果验证,发现该类型白血病含有特异的 *BRAF* 基因杂合子突变,该突变导致 BRAF V600E 蛋白质变异,而该蛋白质已被证实具有致癌作用。Mullighan 等人最近报道,他们对 23 例复发儿童 ALL,进行了初诊-复发成对标本 300 个基因的 DNA 测序。在 32 个基因中发现了 52 个非同义突变,其中多个突变都是新发现的,包括转录共激活因子基因(*CREBBP*、*NCOR1*)、转录因子基因(*ERG*、*SPI1*、*TCF4*、*TCF7L2*)、Ras 信号通路成员、组蛋白基因、组蛋白修饰相关基因(*CREBBP*、*CTCF*)等。在分析了另外 48 例复发和 270 例持续完全缓解患儿后,发现 71 例复发病例中,13 例(18.3%)携带 *CREBBP* 基因突变,2 例(2.8%)携带局灶性缺失,而在缓解患儿中只在 1/170 例(0.6%)检出突变,在 3/277 例(1.1%)检出局灶性缺失,而且,有些突变只出现于复发时,有些复发时出现的突变在初诊时存在于亚克隆之中。这些都显示,*CREBBP* 突变很可能与 ALL 复发相关,并有望成为良好的分型和 MRD 检测的标志物。

未来肿瘤研究的发展趋势是,依靠临床样本库的资源,利用高通量 DNA 测序、基因表达谱、miRNA 表达谱分析技术,全面分析肿瘤基因组特征,发现那些与肿瘤发病、疗效及预后密切相关的遗传学改变,经生物信息学分析与临床验证后,建立分子分型系统,以提高肿瘤临床分型的准确性和治疗效果,不断改善患者的预后[7]。更重要的是,深入探讨重要分子标志物的调控网络与生物学功能,阐明分子分型、治疗效果的生物学基础,将为治疗药物的开发提供新的分子靶点,推动更多靶向性治疗方法与药物的研发,最终实现对白血病及其他恶性肿瘤患者的个体化治疗[8],从根本上改变肿瘤的非特异性治疗模式,实现肿瘤治疗的革命性突破。因此,儿童白血病临床数据和样本库的建立为未来肿瘤治疗的突破提供了可能。

26.3 儿童白血病样本库的组织管理保障

26.3.1 专职、专业人员配备情况

儿童白血病临床数据和样本库根据标本采集、处理、保存等工作的需要及人员配置

情况,内设 3 个工作部门,包括技术操作组、质量控制组和综合管理组,另设独立的学术委员会和伦理委员会负责方案和伦理审查(见图 26-1)。

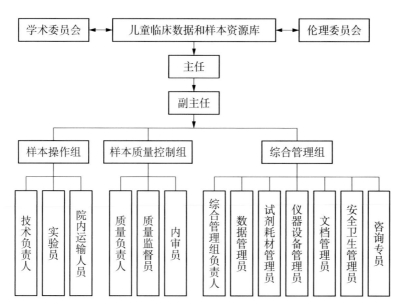

图 26-1 儿童白血病临床数据和样本库组织结构图

1)学术委员会

(1)负责课题研究方向的审核与论证。

(2)协助课题负责人对课题规划进行客观的评价和考核。

(3)在课题研究过程中,为相关工作开展提供技术咨询和指导。

(4)对生物临床样本和数据资源的使用进行专家评审。

2)伦理委员会

(1)依据伦理规范,结合课题研究特点,审定课题伦理相关问题,并通过医院伦理委员会备案。

(2)负责审核课题研究的医学伦理规范,监查研究过程中的法规、伦理道德和知情同意签署情况。

(3)对生物临床样本和数据资源的收集、处理、应用等流程进行伦理监督。

3)质量控制组

(1)在质量负责人领导下,确保质量管理体系正常,运行顺畅。

(2)协助质量负责人编写质量管理体系管理文件。

（3）协助质量负责人制订、实施预防措施。

（4）配合内部质量管理体系审核，并对审核中发现的问题及时进行整改。

（5）负责监督临床样本库工作全流程是否符合标准规范和程序的要求，监督过程中发现不符合质量管理体系要求的工作时，应及时纠正，对可能存在质量问题的结果进行验证，对可能造成不良后果的行为要求暂停相关工作。

4）技术操作组

（1）在技术负责人领导下，确保样品运输、分装、保存等技术工作按照标准程序正常进行。

（2）制订、编写、审核技术文件。

（3）配合内部质量管理体系审核，并对审核中发现的问题及时进行整改。

5）综合管理组

（1）负责文件的收发、处理、督办。

（2）负责质量管理体系文件的分发控制。

（3）负责采购工作的实施。

（4）负责仓储管理。

（5）负责档案资料的管理。

（6）负责仪器设备的管理。

（7）负责试剂耗材的管理。

（8）负责编制设备的周期检定计划，组织实施。

（9）进行预防措施的制订与实施。

（10）配合内部质量管理体系审核，并对审核中发现的问题及时进行整改。

（11）确保临床样本库所有从事技术工作人员、质量监督员和内审人员均受过专业教育和培训。

（12）确保相关人员具有相应的技术资格和从事相应专业工作的实践经验。

（13）检查安全操作的执行情况，发现失职和违反规定的行为，并及时予以纠正。掌握临床样本库的隐患情况，以保证临床样本库的安全运作，将事故控制在最低限度。负责临床样本库相关环境设施的正常运行，并进行日常维护。

（14）记录临床科室医师、护士咨询的信息。完成临床科室医师、护士对临床样本库服务的满意度调查。

26.3.2 临床样本采集相关 SOP 的制订及执行情况

临床样本库应建立完备的质量管理体系标准,结合临床样本库人力资源和工作范围,建立、实施与保持适用于临床样本库的质量管理体系,确保临床样本库全体人员知悉、理解、贯彻执行质量管理体系文件,以保证标本采集、处理、运输、保存等工作符合规定要求。临床样本库副主任负责管理体系的策划;主任批准质量管理体系文件,发布质量方针和目标;质量负责人负责组织建立、实施和保持质量管理体系,促进质量管理体系的持续改进;质量控制组在质量负责人领导下,确保质量管理体系的正常运行;技术操作组负责临床样本收集与处理过程的编制和实施。

依靠质量管理体系,建立质量管理体系文件,分为四个层次(见图 26-2):质量手册、程序文件、作业指导书、记录。质量手册是阐述临床样本库的质量方针和目标,描述质量管理体系并实施质量管理,促进质量改进的文件,同时是向合作者及监督机构展示临床样本库质量管理体系并向他们提出质量保证的纲领性文件;程序文件是根据临床样本库的实际情况,为满足质量方针、目标而编制的一套与质量体系要求相一致的程序文件,是质量手册的支持性文件,是对质量管理、质量活动进行控制的依据;作业指导书是临床样本库为保证质量活动有效实施,建立和保持的一系列管理学文件和技术性文件,这些文件是质量手册和程序文件有效实施的支持性文件,是用来指导某一项工作具体如何开展的文件;记录是第四层次文件,用于质量管理体系运行信息的传递及其运行情况的证实。

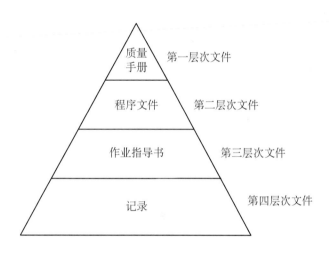

图 26-2 质量控制四级管理体系文件构架

26.3.3 伦理审查情况

儿童白血病临床数据和样本资源库设立的伦理委员会,依据伦理规范,结合课题研究特点,审定课题伦理相关问题,并通过医院伦理委员会备案;负责审核课题研究的医学伦理规范,监查研究过程的法规、伦理道德和知情同意签署情况;对生物临床样本和数据资源的收集、处理、应用等流程进行伦理监督。目前,入组患者的《知情同意书》签署率为100%。

26.3.4 临床样本采集过程及各部门的工作衔接

儿童白血病临床数据和样本资源库的每一份样本都会严格按照 SOP 进行收集,收集的样本都会由专业的工作人员进行运送,并且每一步的工作都由专人负责,这样保证了收集的临床样本的高质量(见图 26-3)。

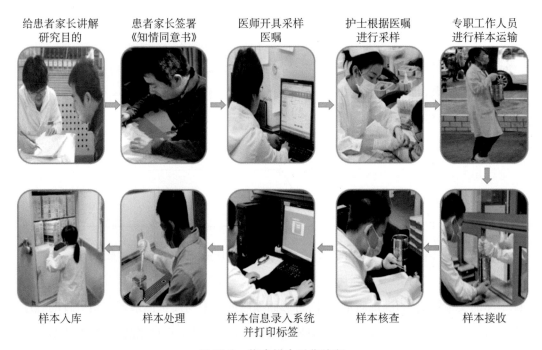

图 26-3 临床样本采集流程

26.4 儿童白血病样本库的软硬件建设情况

26.4.1 场地建设情况

儿童白血病临床数据和样本资源库建筑面积约为 400 平方米;一层为临床样本接

收、处理、温控及储存区，净存储面积达到 150 平方米以上；二层为质量控制、随访、会议、资料及办公区（见图 26-4、图 26-5）。

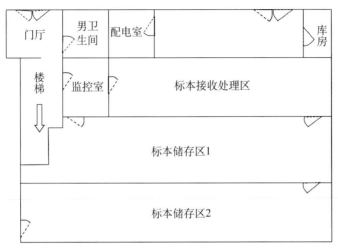

图 26-4 临床样本库场地规划（一层）

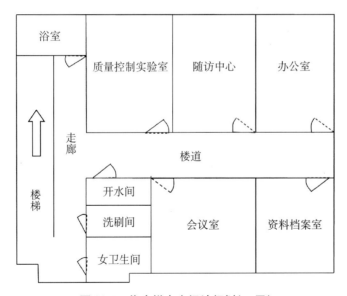

图 26-5 临床样本库场地规划（二层）

26.4.2 存储设施设备

儿童白血病临床数据和样本资源库配备超低温冰箱，并安装气相液氮存储系统以应对未来更高要求的存储环境需要。如果经济情况不允许，可考虑液相液氮罐，但是两者存在区别：液相液氮罐中细胞储存在液氮液面以下，气相液氮罐中液氮在罐体外壁，里面是气相，细胞储存在气相里；液相的直接和液氮接触，维持低温大约在－196℃，气相的不直接接触液氮，靠气态维持低温，大约在－190℃；气相液氮罐中细胞之间交叉污染的可能性较小[9]；对于冻存管的选择，液相液氮罐存储时要求更高一些，如低温冷冻用麦管、封膜密封等。

每台存储设备配置 4 个温度监控节点，并将数据上传云端，同时配备移动端报警功能，随时将异常温度信息发送到工作人员移动电话。

26.4.3 安全监控设备

为了保证临床样本存储的安全，儿童白血病临床数据与样本资源库可安装内部监控设备和外部监控设备（见图 26-6、图 26-7）。

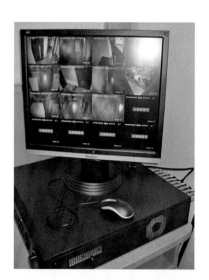

图 26-6 安全监控（内部监控）

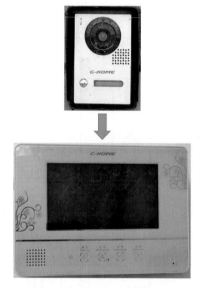

图 26-7 安全监控（外部监控）

26.5 临床样本库通过 ISO 9001：2008 认证的实践及意义

由于目前我国临床样本库处于初期飞速发展阶段，临床样本库建设存在无序、分散、封闭、缺乏标准化流程、缺乏质量控制体系等问题。因此，临床样本质量难以得到保障,严重制约了临床样本库职能的发挥,降低了我国生命科学研究与转化医学水平,阻碍了创新性药物研发与临床诊治技术开发的进程。因此,构建临床样本库质量控制体系,保障临床生物样本的质量势在必行[10, 11]。

26.5.1　ISO 9001：2008 认证应用于临床样本库的可行性

临床样本库要建立一个适合自身发展需要并且能够满足持续改进要求的管理体系,可以参考的有国际上常用的质量管理体系 ISO 9001、检测和校准实验室能力的通用要求 ISO 17025、医药实验室质量和能力的专用要求、职业健康安全管理体系 OHSAS 18001、医学实验室质量管理体系 ISO 15189、环境管理体系 ISO 14001、信息安全管理体系 BS 7799/ISO 27001 等。

ISO 9001 是由全球第一个质量管理体系标准 BS 5750[英国标准协会(BSI 撰写)]转化而来的,ISO 9001 是迄今为止世界上最成熟的质量管理体系框架,全球有 161 个国家和地区的超过 75 万家组织正在使用这一框架。ISO 9001 不仅是质量管理体系,也为总体管理体系设立了标准。它可帮助临床样本库通过对临床合作科室满意度的改进、临床样本库工作人员积极性的提升以及临床样本库工作流程持续改进获得成功。目前,国际上一些较为著名的临床样本库都是以这些最佳实践规范、指南和相关标准为依据,建立自己的管理体系,并通过某一项或某一些管理体系标准的认证或认可。例如,英国生物样本库通过了 ISO 9001 质量管理体系和 ISO 27001 信息安全管理体系认证,新加坡国家临床样本库通过了 ISO 9001 质量管理体系认证[12]。

因此,ISO 9001：2008 质量管理体系认证应用于临床样本库是可行而且必要的。

26.5.2　临床样本库通过 ISO 9001：2008 认证的流程

临床样本库通过 ISO 9001：2008 质量管理体系认证对促进临床样本库工作及流程的持续改进是十分必要的。笔者所在单位的临床样本库希望通过 ISO 9001：2008 质量管理体系认证的实践促进临床样本库标准化流程的发展。在北京重大疾病临床数据和样本资源库、北京市科学技术委员会及医院领导的大力支持下,首都医科大学附属北京儿童医院的临床数据与样本资源库自 2014 年 6 月开始筹备,并于 11 月 20 日获得认证。这里,以笔者单位的临床样本库通过认证的实践为参考,具体介绍一下临床样本库通过 ISO 9001：2008 认证的具体流程。

26.5.2.1 认证前准备阶段

临床样本库通过 ISO 9001：2008 质量管理体系认证前,要对认证及相关工作进行全面策划,同时编制体系认证工作的相关计划,做到有目的、有计划地通过认证;同时要充分掌握认证的相关信息,选择认证培训机构,而后与认证培训机构洽谈,签订合同并送审质量保证手册;最后准备临床样本库相关现场,准备迎检。

26.5.2.2 策划与诊断阶段

第一,进行充分的咨询与策划,通过调查咨询认证方案,策划认证的全期工作进度,并分解各个阶段进行分计划实施;第二,通过培训机构的现场调研,对目前临床样本库的质量管理环节进行现场诊断,并汇总改进报告和建议;第三,对目前的工作环节进行详细分析,设立分环节工作目标,提高工作有效性和效率,分配相关职责,控制工作流程的关键环节;第四,设立临床样本库各个分工作小组的具体质量方针和目标,并进一步优化工作流程。

26.5.2.3 辅导与指导阶段

一方面,聘请 ISO 9001：2008 质量管理体系认证专家指导临床样本库现有四级文件(质量手册、程序文件、作业指导书和记录)的编写,并不断对文件进行修改;另一方面,检查质量管理体系目前的运行状况,并对全面改进措施进行跟踪。

26.5.2.4 评级与改进阶段

这一阶段不仅是为了最后进行认证前的准备也是对前期所有工作的总结和汇总。这一阶段需要由临床样本库培训的内审员对内部工作流程及环节进行内部审核指导和管理评审指导,并进一步提出具体的改进意见和建议,同时指导并督促具体改进行动的实施。

26.5.2.5 认证阶段

由质量管理体系第三方认证中心(中国质量认证中心)进行,主要包括 3 次会议。①首次会议:主要介绍此次认证的目的、计划安排、保密条例及其他注意事项。②审核过程:查看文件和记录,现场确认及员工访谈和管理者访谈。③末次会议:总结审核中发现的问题,同时开具《不符合项报告》,公布审核结果,并与被审核方确认。

26.5.2.6 年度监督审核

认证并不是 ISO 9001：2008 质量管理体系的终点,它只是对现阶段工作的暂时肯定。ISO 9001：2008 质量管理体系要求的是临床样本库全流程持续改进,因此每年都需要对质量管理体系进行年度监督审核,两次监督审核时间间隔最长不得超过 12 个月。由第三方认证机构提前下发年检通知,临床样本库按合同要求缴纳年度监督管理费,由认证机构组成审核组,审核组长在现场审核前将审核组组成和审核计划发给申请方确认,并按计划进行现场审核。

26.5.3 临床样本库通过 ISO 9001：2008 认证的意义

26.5.3.1 全流程管理、全过程控制

临床样本库通过 ISO 9001：2008 认证最重要的意义就是建立了临床样本库管理的全流程管理和全过程控制的观念。全过程涉及临床样本采集、处理、运输、存储及出库各个环节,要从各个环节全面评估保障管理体系的有效性。临床样本库相关文件及制度的建设也要坚持全面性原则,要细化到临床样本采集前后的各个环节中,通过硬性约束的质量控制制度降低临床样本采集前及采集后受到影响的可能性[13]。所有制度的制定必须符合临床样本库的实际情况,以保障制度的可行性和可操作性。

26.5.3.2 提高临床样本储存质量

临床样本质量是临床样本库建设的核心,影响着临床样本的可靠性以及可利用性。如果临床样本质量得不到保障,那么临床样本便不能为医学研究及疾病研究做出贡献,临床样本库的建设就失去了意义[11, 14, 15]。笔者在实践中发现,未进行规范化临床样本收集之前,我院临床样本"零散"存储于各科室,临床生物样本质量较差,DNA 和 RNA 降解比较严重,合格率仅为 55.0%;施行标准化临床样本采集流程后,临床样本存储质量提高,合格率达到 100%。

26.5.3.3 提高临床样本库的整体服务形象

临床样本库通过 ISO 9001：2008 认证过程,实现了管理规范化,可以提供高质量、高效率、标准化的临床样本存储服务;同时,临床样本库服务的质量得到提升、服务的效率得到提高,受到临床科室信赖,可以进行良好沟通互动;临床样本库工作人员的整体素质也得到进一步提高,在这一过程中,工作人员积累了工作经验,提高了工作技巧,懂得解决问题和处理问题的关键,个人得到了成长。

26.5.4 总结

临床样本质量是临床样本库的生命[16, 17],临床样本质量的全流程控制对于保证临

床样本质量具有重要意义。ISO 9001∶2008 质量管理体系认证应用于临床样本库具有高度的可行性和重要意义。因此,构建临床样本库质量控制体系,保障临床样本质量势在必行[18-20]。本节通过介绍首都医科大学附属北京儿童医院临床数据和样本资源库通过认证的实践,为 ISO 9001∶2008 质量管理体系认证在国内进一步推广提供参考。

26.6 ISO 9001∶2015 新版标准对于临床样本库质量控制的指导意义

由于社会与科技不断发展和变化,ISO 9001 所服务组织面临的经营环境日趋复杂和多变,组织满足顾客需求的能力要不断提升,满足相关方要求成为重要主题,管理体系标准不断"碎片化",所以 ISO 9001 一般 5~7 年进行一次改版以适应不断发展的质量管理体系需要。ISO 9001∶2015 的修订工作开始于 2010 年。2015 年 9 月 23 日,GB/T 19000—2016/ISO 9001∶2015 国家标准已正式发布,并于 2017 年 7 月 1 日正式实施。

26.6.1 ISO 9001∶2015 新版标准的基本特点

首先,ISO 9001∶2015 新版标准比之前的标准具备一定的前瞻性[21, 22],服务目标时间为未来 10 年乃至更长时间,可以为临床样本库提供一套稳定的核心质量要求标准。其次,ISO 9001∶2015 新版标准具有更强的通用性,特别是强化了标准的兼容性,这使得 ISO 9001∶2015 新版标准可以更好地服务于临床样本库等"新型"产业。再次,ISO 9001∶2015 新版标准高度关注对样本采集、处理、入库、出库,样本库服务等过程的有效管理,以实现样本以"最佳"质量服务于临床、科研和相关方。

ISO 9001∶2015 新版标准充分考虑了临床样本库在运营过程中所面临的日益加剧的复杂性、需求和动态的内部及外部环境的变化,通过应用 ISO 导则中的附件 SL,增强与其他 ISO 管理体系标准的兼容性和协调性,同时也利用简单化的语言和描述形式,有助于理解并统一对各项要求的阐述[23]。

26.6.2 ISO 9001∶2015 新版标准对于临床样本库质量控制的意义

26.6.2.1 明确了持续改进的重要性

首先,持续改进对于临床样本库提升样本质量,对其内、外部条件的变化做出反应并创造新的机会都是非常必要的。而持续改进的要求，也正与样本库不断发展的自身定位时刻相关[24]。国外对生物样本库发展阶段的定义包含了3个阶段：①1.0阶段，多关注样本数量，而不关注质量，这一阶段已经被国外证明是失败的，是做无用功，因为样本倘若并不具备可靠的质量和完善的信息，很难用于后续的研究工作；②以质量为中心的2.0阶段，相对于1.0阶段这一阶段减少了对样本数量的要求，更加关注对样本质量及样本信息完整性的需求，这一阶段要求临床样本库在收集样本的同时需要采集患者的临床信息并关注样本采集的质量；③3.0阶段，更加注重样本的未来和可持续性，提出样本的收集是为了应用，并进一步强调以需求为导向进行样本收集的重要性。

进行临床样本库的持续改进对于样本库自身来说具有重要意义。临床样本库的持续改进可提高样本库的绩效、临床及使用者满意度，可以增强对临床样本库后续风险的预防和纠正措施的关注，可以提高对样本资源库内、外部风险的预测和应对，可以通过加强学习促进临床样本库不断进行自身突破性改进。

当然，临床样本库自身持续改进的来源可以是多方面的：可以通过分析临床样本库不同层次的工作建立改进目标，也可以通过对临床样本库内部科研人员、技术人员进行培训实现改进目标，以确保临床样本库员工有能力成功地制订和完成改进项目。持续改进工作需要全部临床样本库的工作人员共同完成，同时也要不断跟踪、评审和审核，持续改进项目的计划、实施、完成和结果。

26.6.2.2　以样本使用者为关注焦点

样本库3.0定义中引入两个最新概念：样本库持续发展和关注样本使用者需求，这正与ISO 9001：2015新版标准不谋而合[24，25]。ISO 9001：2015新版标准要求质量管理的主要关注点是满足样本使用者要求并且努力超越样本使用者的期望，其主要理论依据是临床样本库只有赢得样本使用者和其他相关方的信任才能获得持续成功，与样本使用者相互作用的每个方面，都提供了为样本使用者创造更多价值的机会，理解样本使用者和其他相关方当前和未来的需求，有助于临床样本库的持续改进。

以样本使用者为关注焦点需要做好两点：①重视样本库咨询与投诉工作；②进行满意度调查。样本库需设投诉咨询专员，处理样本库咨询与投诉事宜，并对投诉建议进行接收，上报样本库负责人。投诉可以包括样本库工作人员的态度、样本库的设备不足、实验方案不科学、某些规定不合理、资源利用不充分等各个不利于样本库发展的方面以及样本库的工作和环境影响到其他科室或部门的正常运营等。样本使用者对样本库的服务质量有咨询与投诉时,可向咨询投诉专员提出咨询与投诉,可以通过以下方式进行:当面告知、电话、传真、电子邮件、信函等。满意度调查每年至少进行一次,由咨询专员每季度向本院及合作单位的医生、护士发出《服务质量调查问卷》,并由样本使用者认真填写并回馈。咨询专员根据调查问卷结果进行总结,并上报样本库负责人,针对样本使用者的回馈进行原因分析,拟定出相应改善措施,经评估有效后执行。咨询专员答复样本使用者,并征询样本使用者意见。若样本使用者仍不满意,则需重复上述动作直到样本使用者满意为止。

值得提出的是,ISO 9001∶2015 新版标准提出了"利益相关方(interested party)"[21]的概念,并要求满足相关方需求,从而实现可持续发展。这里的相关方定义为可影响决策或活动、被决策或活动所影响或自认为被决策或活动影响的个人或组织。这要求临床样本库不仅关注样本使用者,更要关注上级主管部门、医院其他科室等对样本库工作的意见与建议,从而实现样本库的持续改进。

26.6.3　总结

临床样本库建设要实现规范化、标准化,保证生物样本质量,还有很长的一段路要走,因此构建临床样本库质量控制体系,保障生物样本质量势在必行。本节通过介绍 ISO 9001∶2015 改版对于临床样本库质量控制的指导意义,为 ISO 9001∶2015 质量管理体系认证在临床样本库的应用提供了理论依据。

26.7　小结与展望

标准化儿童白血病临床数据和样本资源库的建立,将对我国在该领域抢占国际制高点、提升自主创新能力和国际竞争力发挥重要作用。

参考文献

[1] Li Z, Zhang W, Wu M, et al. Gene expression-based classification and regulatory networks of pediatric acute lymphoblastic leukemia [J]. Blood,2009,114(20):4486-4493.

[2] Den Boer M L, van Slegtenhorst M, De Menezes R X, et al. A subtype of childhood acute lymphoblastic leukaemia with poor treatment outcome:a genome-wide classification study [J]. Lancet Oncol,2009,10(2):125-134.

［3］ Ross M E，Zhou X，Song G，et al. Classification of pediatric acute lymphoblastic leukemia by gene expression profiling [J]. Blood，2003，102(8)：2951-2959.

［4］ Mardis E R，Ding L，Dooling D J，et al. Recurring mutations found by sequencing an acute myeloid leukemia genome [J]. N Engl J Med，2009，361(11)：1058-1066.

［5］ Ley T J，Ding L，Walter M J，et al. DNMT3A mutations in acute myeloid leukemia [J]. N Engl J Med，2010，363(25)：2424-2433.

［6］ Tiacci E，Trifonov V，Schiavoni G，et al. BRAF mutations in hairy-cell leukemia [J]. N Engl J Med，2011，364(24)：2305-2315.

［7］ Hudson K L. Genomics，health care，and society [J]. N Engl J Med，2011，365(11)：1033-1041.

［8］ Cao Y，Depinho R A，Ernst M，et al. Cancer research：past，present and future [J]. Nat Rev Cancer，2011，11(10)：749-754.

［9］ 陈禹雷，陈浩杰，刘丽均，等. 气相液氮运输罐短期储存胚胎的可行性研究[J].实验动物与比较医学，2008，28(1)：18-22.

［10］ 肖筱华，杨佳泓，范锦立，等.临床生物样本库技术标准体系探讨[J].信息技术与标准化，2014(10)：36-38，60.

［11］ 吕有勇.规范我国生物样本库建设，助推转化医学发展[J].转化医学杂志，2014，3(3)：134-135.

［12］ 张连海，季加孚.大数据时代的疾病样本库[J].中华胃肠外科杂志，2015，18(1)：6-8.

［13］ 李海波，毛君，刘敏娟，等.遗传病生物样本库的建立、优化及应用[J].中华医学科研管理杂志，2011，24(6)：419-421.

［14］ 张雪娇，李海燕，龚树生.国内生物样本库建设现状分析与对策探讨[J].中国医院管理，2013，33(7)：76-77.

［15］ 徐贝贝，王彩云，陈璐，等.国家级生物样本库的建设思考[J].中国医院，2014，18(11)：31-32.

［16］ 李新，杜昕，马长生.从生物样本库到开放数据库[J].转化医学杂志，2014，3(6)：327-329，367.

［17］ Pickardt T，Niggemeyer E，Bauer U M，et al. A biobank for long-term and sustainable research in the field of congenital heart disease in Germany [J]. Genomics Proteomics Bioinformatics，2016，14(4)：181-190.

［18］ van Rooij I A，van der Zanden L F，Bongers E M，et al. AGORA，a data-and biobank for birth defects and childhood cancer [J]. Birth Defects Res A Clin Mol Teratol，2016，106(8)：675-684.

［19］ Baird P M，Gunter E W，Vaught J. Building a biobank [J]. Biopreserv Biobank，2016，14(2)：87-88.

［20］ Karlson E W，Boutin N T，Hoffnagle A G，et al. Building the Partners HealthCare Biobank at Partners Personalized Medicine：Informed consent，return of research results，recruitment lessons and operational considerations [J]. J Pers Med，2016，6(1). pii：E2.

［21］ ISO 9001：2015 与 ISO 9001：2008 之间的对照表[J].中国纤检，2016(3)：52-53.

［22］ 蔡小辉.从管理学视角看新版 ISO 9001：2015[J].中国管理信息化，2015，18(24)：138-139.

［23］ 袁进.ISO 9001：2015 新版将带来什么[J].上海质量，2014(7)：22-23.

［24］ 赵宏娟，张清川，罗水云，等.ISO 9001：2015 的变化分析及应用探讨[J].中国质量，2016(1)：20-24.

［25］ 蒂莫西·洛奇尔，姚晨辉.如何用技术满足 ISO 9001：2015 的新要求[J].上海质量，2015(7)：41-43.

27 食管癌和癌前病变样本库

　　食管癌是极具中国人特色的疾病,在流行特征、组织学发生和发病危险因素等方面与西方国家人群存在巨大差异,导致中西方学者关注的科学问题和研究思路也明显不同,中西方食管癌研究成果共享困难。阐明食管癌变多阶段演进和遗传高易感性的分子机制,建立无症状高危人群分子分型标准用于提高早期癌发现率,甄别食管癌关键致病基因用于靶向治疗,最终降低食管癌的发病率和病死率是中国食管癌研究者面临的亟须解决的重大科学问题,也是中国学者的历史责任和挑战。建立高发区无症状人群长期随访研究队列和食管癌患者详细的临床诊疗、病理和随访信息大数据库和生物样本库是回答这些科学问题的关键基础。本章正是围绕这些科学问题,介绍了20余年食管癌大数据库和生物样本库建设的经验体会和利用这些数据库和样本库开展的食管癌研究进展,旨在加强和提高中国食管癌大数据库和样本库建设,并利用这些珍贵的病例资源优势,解决上述关键科学难题,为最终降低食管癌发病率和病死率做出积极的贡献。

27.1 食管癌的研究进展与关键科学问题

27.1.1 中西方人群食管癌的差异

　　与西方国家相比,中国人群食管癌的特征突出表现在如下方面。①高发病率和病死率。食管癌是全球最常见的六大恶性肿瘤之一,发病率和病死率分别居第 8 位和第 6 位;中国是世界上食管癌发病率和病死率最高的国家(在中国最常见恶性肿瘤中食管癌的发病率居第 6 位,病死率居第 4 位),河南、河北和山西三省交界的太行山区是中国也是世界上食管癌发病率和病死率最高的地区。全球每年新增的约 50 万例食管癌患者中,一半以上发生在中国,中国比西方国家食管癌发病率高 100 倍,患者 5 年生存率仅为15%左右[1, 2]。②显著的地域性分布差异和明显的家族聚集现象。中国人群食管癌发病具有显著的地域性分布差异,高、低发区发病率相差 500 倍;同时,中国人群食管癌发病呈现明显的家族聚集现象,家族史阳性患者占 40%。而西方人群这两种现象都不明显。③组织学类型不同。食管癌主要有 2 种组织学类型,即食管鳞状细胞癌(esophageal squamous cell carcinoma,ESCC,简称"食管鳞癌")和食管腺癌(esophageal adenocarcinoma,EAC)。中国人群食管癌患者中食管鳞癌占 97%,食管腺癌不到 2%。而西方人群以食管腺癌为主(占 80%),鳞癌仅占 20%左右。④组织学发生模式不同。中国人群食管癌变是以正常鳞状上皮→各级癌前病变(鳞状上皮基底细胞过度增生,不典型增生,原位癌)→早期浸润鳞癌的多阶段演进为主要组织学发病模式[3];而西方人群食管癌组织学发病模式是反流性食管炎→巴雷特食管(Barrett esophagus,食管鳞状上皮被柱状上皮所取代)→不典型增生→早期浸润腺癌[4, 5]。⑤致病危险因素不同。中国人群食管鳞癌发生的主要危险因素是维生素缺乏(特别是维生素 B2、维生素 A 和叶酸等)和亚硝胺暴露[6];而西方人群的主要危险因素是肥胖和反流性食管炎[5],其所致的巴雷特食管是西方人群主要的食管癌前病变,与此相反,中国人巴雷特食管极少见(0.5%),瘦人患食管鳞癌风险高(见表 27-1);⑥中国人群食管鳞癌和贲门腺癌堪称"姊妹癌"。特别值得指出的是,中国人群食管鳞癌高发区几乎总是与贲门癌并存,两者堪称"姊妹癌",后者的病理类型几乎均为腺癌[7]。因两者的临床主要症状(进行性吞咽困难)和流行地域相似,20 世纪 80 年代前,我国学者把贲门癌归类为食管癌[8]。近年来,西方国家将食管和胃结合部上下 5 cm 内发生的腺癌归类为食管胃交界部或结合部腺癌,并进一步根据解剖部位不同分为 3 种类型:Ⅰ型为食管远端腺癌(adenocarcinoma of the distal esophagus),位于食管胃交界部上 1～5 cm;Ⅱ型为贲门癌(gastric cardia adenocarcinoma),位于食管胃交界部上 1 cm 至交界部下 2 cm;Ⅲ型为贲门下癌(subcardial gastric carcinoma),位于食管胃交界部下 2～5 cm[9]。很显然,中国人群以Ⅱ型为主(>97%),Ⅰ型极少见(<2%),对Ⅲ型的了解还很少(见表 27-1)。这是中国人群与西方人群食管癌流行特征的又一显著不同之处[10, 11]。

表 27-1　中、西方人群食管癌的差异

	中国	西方国家
组织类型	鳞癌为主（95％）	腺癌为主（80％）
肿瘤部位	中段为主（70％）	下段为主（80％）
家族史	＋＋＋	＋
慢性食管炎	基底细胞过度增生，固有膜乳头增生，炎症细胞浸润	反流性食管炎，巴雷特食管
组织发生	食管鳞状上皮细胞	化生组织
显著的地域性分布	＋＋＋＋，高发区与低发区发病率比值为 500：1	＋，不明显
肥胖	－	＋＋＋＋
经济状况	＋＋＋＋	－

综上，中、西方人群食管癌在流行特征、组织学发生和发病危险因素等方面存在显著差异，两者在研究策略、关键科学问题和主要研究内容等方面也明显不同。因此，两者研究成果相互借鉴、共享和获益极少；降低食管鳞癌和贲门腺癌的发病率和病死率是中国学者的责任和挑战。

27.1.2　食管癌的组学研究进展及问题

2012 年，郑州大学王立东研究组与美国约翰·霍普金斯大学 Stephen Melter 研究组联合发表中国人和美国人食管鳞癌和腺癌全基因组外显子测序结果，发现中国人和美国人食管鳞癌均发生 NOTCH1 基因突变，但食管腺癌未检测到，同时发现美国人食管鳞癌 NOTCH1 突变频率明显高于中国人[12]。随后，中国学者连续在 Nature Genetics 发表 3 篇食管鳞癌测序报道，3 组研究均重复验证了 NOTCH1 突变，同时发现了 KMT2D 等多个基因突变[13-15]。4 组研究结果显示了明显的组织异质性，除 p53 和 NOTCH1 基因突变外，其他得到重复验证的基因极少（见表 27-2）。

表 27-2　食管鳞癌基因组学研究结果的重复性

食管鳞癌基因组学研究	发现的突变基因	重复验证的突变基因
1. Agrawal 等[12]	TP53，NOTCH1，NOTCH2，NOTCH3，FBXW7，KIF16B，KIF21B，MYCBP2	7 组研究共发现： （1）重复 7 次的基因 0 个；

（续表）

食管鳞癌基因组学研究	发现的突变基因	重复验证的突变基因
2. Gao 等[15]	*TP53*，*NOTCH1*，*FAT1*，*FAT2*，*KMT2D*（*MLL2*），*CDKN2A*，*NFE2L2*，*RB1*，*CCND1*，*EP300*，*CREBBP*，*AJUBA*（*JUB*），*NOTCH2*，*NOTCH3*，*FBXW7*，*KMT2C*（*MLL3*），*KDM6A*，*FAT3*，*FAT4*	（2）重复 6 次的基因 0 个；（3）重复 5 次的基因 2 个，*NOTCH1*、*TP53*；（4）重复 3 次基因的 4 个，*CDKN2A*、*FAT2*、*FBXW7*、*PIK3CA*；（5）重复 2 次的基因 11 个，*AJUBA*（*JUB*）、*CCND1*、*CREBBP*、*ERBB2*、*FAT1*、*MT2D*（*MLL2*）、*NFE2L2*、*NOTCH3*、*PTCH1*、*RB1*、*ZNF750*；（6）重复 1 次的基因 30 个，*ADAM29*、*AMN*、*BAP1*、*BRCA2*、*CBX4*、*CBX8*、*CDCA7*、*CHEK2*、*EGFR*、*EP300*、*FAM135B*、*FAT3*、*FAT4*、*FGFR1*、*JAK3*、*KDM6A*、*KIF16B*、*KIF21B*、*KISS1R*、*KMT2C*（*MLL3*）、*LETM2*、*MMP*、*MNX1*、*MSH3*、*MYC*、*MYCBP2*、*NF1*、*NOTCH2*、*PRKRIR*、*WNK2*
3. Lin 等[13]	*TP53*，*PIK3CA*，*NOTCH1*，*FAT1*，*FAT2*，*ZNF750*，*KMT2D*（*MLL2*）	
4. Song 等[14]	*TP53*，*PIK3CA*，*NOTCH1*，*CDKN2A*，*NFE2L2*，*RB1*，*ADAM29*，*FAM135B*	
5. Zhang 等[16]	*PIK3CA*，*ZNF750*，*CREBBP*，*AJUBA*（*JUB*），*PTCH1*，*CBX4*，*CBX8*，*BAP1*	
6. Hu 等[17]	*TP53*，*FAT2*，*PTCH1*，*FBXW7*，*ERBB2*，*JAK3*，*BRCA2*，*MSH3*，*NF1*，*CHEK2*，*KISS1R*，*AMN*，*MNX1*，*WNK2*，*PRKRIR*	
7. Cheng 等[18]	*NOTCH1*，*CDKN2A*，*CCND1*，*ERBB2*，*EGFR*，*FGFR1*，*LETM2*，*MMP*，*MYC*，*CDCA7*	

　　需要指出的是，多数测序研究针对癌和正常组织对比发现新的突变基因，目前尚无有关癌前病变进展的相关组学研究；肿瘤组织发现的基因组特征谱尚缺乏多中心、大规模验证，更缺乏与临床大数据和大样本的关联分析，挖掘和提取针对解决临床关键重大科学问题或难题的靶向治疗、早期诊断、治疗敏感性等的精准分子靶标或标志物至关重要。

　　笔者所在研究团队利用食管癌手术切除的组织样本和高发区无症状人群早期食管癌内镜普查及黏膜活检组织样本，采用基因 PCR 产物测序、mRNA 和蛋白质表达等分子检测方法，从基因突变、mRNA 和蛋白质表达、杂合性缺失（LOH）变化等角度，围绕食管鳞状上皮癌变多阶段演进的分子机制这一广泛关注的科学问题，重点探索正常上皮和各级癌前病变组织分子变化特征及其与病变进展的关系。研究主要集中在以下几个方面。

27.1.2.1　p53-Rb 通路变异是食管癌前病变进展的关键分子改变

　　利用 1 300 例食管鳞癌和配对癌旁正常上皮以及无症状人群食管癌前病变和正常

活检组织系统分析 p53-Rb 信号通路基因突变、LOH、甲基化和磷酸化以及 mRNA 和蛋白质表达，主要包括 *p53*、*Rb*、*p14*、*p15*、*p16*、*p21*、*Cyclin D1*、*PCNA*、*Bax*、*MDM2*、*Bcl-2* 等的变化特征及其与癌前病变形态学和病变进展的关系。这些基因和蛋白质在食管癌变多阶段演进过程中的变化关系如图 27-1 所示[19]。研究发现：这些分子改变发生在食管癌变的极早期阶段，甚至在形态学正常的食管上皮乳头区细胞已发生 *p53* 基因突变和蛋白质聚集[20]，因此提出食管上皮乳头区是最早发生癌变的部位；这些分子改变随病变程度加重而明显升高，食管癌低发区居民上皮分子改变明显低于高发区；*Rb* 变化以发生 LOH 为主，*PCNA* 和细胞周期蛋白（*Cyclin D1*）基因变化主要以蛋白质过度表达为主，*p14*、*p15*、*p16* 等变化主要以甲基化改变为主。还发现同一个体食管的不同部位同时发生重度癌前病变，其癌前病变形态相似而分子改变不同[21]，为食管癌变多中心起源提供了理论依据。

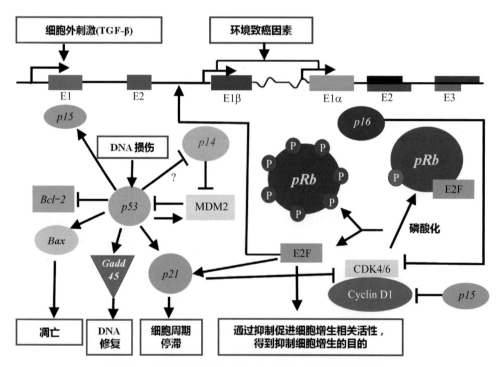

图 27-1　信号传导通路在食管癌变多阶段演进中的关系

27.1.2.2　鉴定一批与食管癌前病变进展相关的分子标志物

与西方人群食管癌前病变主要是由反流性食管炎导致食管鳞状上皮被柱状上皮所取代而形成的巴雷特食管（化生），进一步发展成腺上皮不典型增生（癌前病变）和早期浸润性腺癌不同,中国人群食管鳞状上皮癌变极早期的一个重要特征是鳞状上皮细胞异常增生,形态学上表现为基底细胞过度增生(basal cell hyperplasia,BCH),进一步发展成不典型增生(dysplasia,DYS)和原位癌(carcinoma in situ,CIS),这些病变被认为是中国人群食管癌的癌前病变[8]。客观分析癌前病变细胞增生程度对科学评价癌前病变预防效果,阐明影响癌前病变进展的分子变化是该领域的关键科学问题。这些病变的另一个特点是其双向发展不稳定特性,即部分病变可以持续向癌的方向发展,或多年不变,甚至退回正常。很显然,单纯从形态学变化特征难以解释这种现象。笔者所在研究团队利用高发区无症状人群早期食管癌普查所获得的正常和食管癌前病变活检组织,建立活检组织体外 1 h 的³H-胸腺嘧啶核苷(³H-TdR)组织培养。按上皮结构分层计数³H-TdR 标记增生细胞方法[22],结合无症状人群食管各级癌前病变细胞 65 种肿瘤相关蛋白质表达异常和增生程度的关系(见图 27-2)[23],揭示食管癌变早期分子变化特征和规律,证明形态学正常的上皮细胞已不同程度发生癌基因异常甲基化、肿瘤抑制基因突变和蛋白质表达异常,形态相似的癌前病变分子改变不同[6, 8, 20, 21, 24]。这些研究为阐明癌前病变双向发展不稳定特性的分子机制、科学评价食管癌前病变干预效果、高危人群分子分型等提供了重要的理论依据。有关食管上皮细胞增生定量分析方法已被应用到肿瘤预防领域。

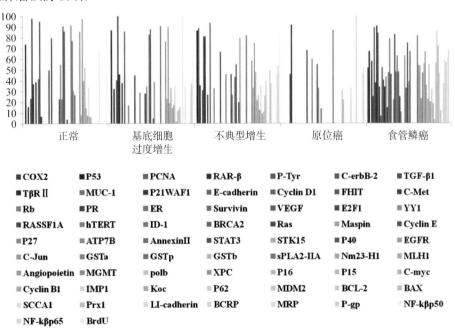

图 27-2　65 种肿瘤相关蛋白质在食管癌变多阶段演进过程中的表达变化

综上所述,笔者认为食管癌未来的研究应改变以往偏重发现癌变新基因的思路,利用我国食管癌的病例资源优势,以解决临床重大科学问题为主体(癌前病变进展精准预测、复发转移、放化疗敏感性和预后关键分子标志物),采用多组学整合与临床表型大数据关联分析等技术,获得癌前病变进展及食管癌组学特征谱,进行多中心规模化验证,获得可用于精准预测食管和贲门癌前病变进展、复发转移和放化疗敏感性及预后的关键分子标志物,这将为食管癌和贲门癌精准诊疗提供重要的技术支撑[25]。

围绕回答中国人群食管癌遗传高易感性(易感基因)及其与环境致癌因素的交互作用和食管鳞状上皮癌变多阶段演进的分子机制这两个重要的科学问题,在河南老一代科学家工作的基础上,笔者所在研究团队历经 20 余年走访食管癌高发区 12 万个村庄、700 余家医院,进行高发区现场人群普查和长期随访,在所建立的 50 万例食管癌及各级癌前病变临床数据和生物样本资源库的基础上,采用全基因组测序和全基因组关联分析技术,探讨食管癌遗传高易感性(易感基因)及其与环境致癌因素的交互作用和食管鳞状上皮癌变多阶段演进的分子机制,为高危人群筛查、早期发现、个体化防治及新药研发提供分子靶标和新思路。下面简要阐述笔者所在研究团队有关中国人群食管鳞癌、贲门腺癌的遗传易感性和癌变多阶段演进的分子基础及环境和遗传因素交互作用对食管癌发生影响的研究进展。

笔者所在研究团队采用 GWAS、基因和蛋白质表达及 PCR 产物测序等方法,从分子遗传学角度研究中国汉族食管鳞癌患者高易感的分子基础,并将这些发现在中国少数民族食管癌高发区的哈萨克族和维吾尔族食管癌患者和正常人群以及贲门腺癌患者进行验证;在此基础上,进一步研究这些分子遗传变化与食管癌高发区主要环境致癌因素的交互作用。主要研究进展集中在以下几个方面:

(1) 发现 10 个中国人群食管鳞癌易感 SNP 位点和基因(见表 27-3),揭示食管鳞癌高危人群的分子遗传基础[26-29]。对 2.5 万例中国汉族食管鳞癌患者和对照组进行 GWAS 和验证发现 2 个中国人群食管鳞癌重要易感位点 rs2274223 和 rs13042395,分别定位于 10q23 的 *PLCE1* 基因和 20p13 的 *C20orf54* 基因(又称核黄素转运基因 2,RFT2)(见表 27-4);令人惊奇的是,进一步验证发现这两个 SNP 位点也明显与中国少数民族食管癌高发区新疆哈萨克族和维吾尔族人群食管鳞癌高风险密切相关[26]。欧美学者将这两个 SNP 位点在西方人群对消化道其他肿瘤如食管腺癌、胃癌、胆囊癌,甚至非消化道肿瘤如肺癌等进行验证得到许多新的发现[30-32]。这一研究成果也催生了对

$PLCE1$ 和 $C20orf54$ 易感基因功能研究的广泛兴趣。随后,发表在 *Nature Genetics* 杂志上的另外两项中国不同地区食管鳞癌和贲门腺癌的 GWAS 研究也重复验证到 $PLCE1$ 易感基因[33]。值得指出的是,该研究小组联合其他两个研究小组进行多中心联合分析,又发现 3 个新的食管鳞癌易感基因,$PLCE1$ 再次得到重复验证[29]。

表 27-3　中国汉族人食管鳞癌和贲门腺癌易感 SNP 位点和基因

SNP	染色体	定位基因	比值比(95%的可信区间)	P 值	参考值
rs2274223*	10q23	$PLCE1$	1.43(1.37~1.49)	7.45×10^{-56}	12
rs13042395*	20p13	$C20orf54$	0.86(0.82~0.91)	1.21×10^{-11}	12
rs10931936	2q33	$CASP8/ALS2CR12/TRAK2$	1.27(1.17~1.38)	4.74×10^{-9}	13
rs13016963	2q33	$CASP8/ALS2CR12/TRAK2$	1.29(1.19~1.40)	7.63×10^{-10}	13
rs9288318	2q33	$CASP8/ALS2CR12/TRAK2$	1.28(1.18~1.39)	1.35×10^{-9}	13
rs10201587	2q33	$CASP8/ALS2CR12/TRAK2$	1.29(1.19~1.40)	8.71×10^{-10}	13
rs7578456	2q33	$CASP8/ALS2CR12/TRAK2$	1.27(1.17~1.38)	1.60×10^{-8}	13
rs7447927	5q31.2	$TMEM173$	0.85(0.82~0.88)	7.72×10^{-20}	14
rs1642764	17p13.1	$ATP1B2/TP53$	0.88(0.85~0.91)	3.10×10^{-13}	14
rs35597309	6p21.32	$HLA-II$ 类基因	1.19(1.12~1.27)	1.18×10^{-7}	14
rs10074991※	5p13.1	$PRKAA1$	0.80(0.77~0.83)	7.36×10^{-12}	15
rs2294693#	6p21.1	$UNC5CL$	1.18(1.12~1.26)	2.50×10^{-8}	15
rs4072037#	1q22	$MUC1$	0.76(0.69~0.84)	6.59×10^{-8}	15

注:* 与食管鳞癌和贲门腺癌相关;※ 与贲门腺癌相关;# 与贲门腺癌和胃癌相关

表 27-4　食管癌干预(维生素 B2)问卷调查简表

工作编号:
血样收集人(签字)　　　登记人(签字)　　　时间:　年　月　日
A　基本信息

1	姓名		2	性别	□男□女
3	调查年龄/出生年月	岁/　年　月			
4	籍贯/现住址	省　县(市)　镇(区)　乡(街)　村　组(号) 如现住址与籍贯不同,请填写现住址 省　县(市)　镇(区)　乡(街)　村			
5	民族	□汉族□其他:　族			

（续表）

6	职业	□农民□工人□干部□其他
7	身高/体重	厘米/　　公斤
8	血型	□A　　　□B　　　□AB　　　□O　　　□其他
9	血压	/　　mmHg
10	是否谢顶（秃头）	□是□否
11	眼皮	□左单右单□左双右双□左单右双□左双右单
12	家属联系人资料	联系人姓名：　　　　　　　与患者关系： 联系方式:固话：　　　　　　手机：
13	吸烟史	□无□有：　　年，　　支/天
14	饮酒史	□无□有：　　年，　　两/天 　　　　　饮酒后是否脸红:□脸红□脸不红
15	个人疾病史	□无□食管癌□贲门癌□胃癌 如有，请填写以下情况： 诊断日期　　　年　月 诊断医院 治疗方式□手术□放疗□化疗□无 其他疾病史□无□有，如有，则请详细填写
16	胃镜检查	□无□有，如有，请填写以下情况 胃镜检查次数　　　次 历次胃镜检查日期　　　年　　月 历次胃镜检查医院

B　食用维生素 B2 强化盐信息

17	食用维生素 B2 强化盐的起始时间	年　月至　　　年　月
18	一袋盐食用时间	天
19	加盐时间	□菜入锅即加盐□炒菜中间□菜出锅前□菜出锅后
20	家庭人口数	人
21	经济收入	□<5 000 元□5 000～10 000 元□10 000～20 000 元□>20 000 元

C 食管/贲门癌家族史

22 食管/贲门癌家族史：□无　　□有，　如有,则请填写以下家族中肿瘤患者情况

与被调查人关系	诊　断	治疗时间	治疗医院	健在/去世

D　血液学检查

□抗凝血□非抗凝血□血清

注:为什么进行维生素 B2 强化盐流行病学调查(流调)

维生素 B2 缺乏能够明显增加食管癌发病风险,膳食补充维生素 B2 明显降低食管癌患病风险。为了进一步总结维生素 B2 食管癌干预效果现场研究的工作经验,联合调研组开展维生素 B2 强化盐对食管癌、贲门癌和胃癌二级预防疗效评价和血液学检查工作。

流调表填写说明

① □标记的项目按照实际调查情况在□内画√即可。

② 调查内容详细询问,翔实填写,字迹工整。

③ 样品收集人员和调查表登记人员一定要在任务完成时及时签名并标注日期。

④ 请仔细填写食用维生素 B2 强化盐信息。

血样采集注意事项

① 空腹静脉血 2 管(抗凝血、非抗凝血各 5 ml)。

② 在采血管上标注清楚随访人的姓名和流水号,必须使用专门配发的记号笔进行标记,不可使用水笔等其他笔,以防褪色。

③ 收集的血样应在 12 h 内放置于 4℃的冰箱内保存。

非常感谢您的配合!

如前所述,中国食管鳞癌高发区人群显著区别于西方人群的一个特征是这些人群贲门腺癌的发生率也非常高,甚至出现同一个体同时或先后发生食管鳞癌和贲门腺癌的患者(双源癌)[6](见表 27-5)。鉴于此,该项目又对 4 000 例贲门腺癌患者进行验证,进一步发现食管鳞癌 GWAS 研究发现的 2 个 SNP 位点也与来自同一地区人群的贲门腺癌高风险密切相关。

表 27-5　双源癌患者问卷调查简表

工作编号:　　　实验室编号:

1	姓名		2	性别	□男　　□女
3	年龄/出生年月	岁/　　年　　月	4	民族	□汉　□其他:　　　族
5	职业	□农民　　□工人　　□干部　　□其他			
6	籍贯	省　　县(市)　　镇(区)　　乡(街)　　村			
7	现住址	□与籍贯相同 □与籍贯不同,如不同,请填写现住址: 　省　　县(市)　　镇(区)　　乡(街)　　村			

(续表)

8	吸烟史	手术前:□无 □有: 年;手术后:□无 □有: 年
9	饮酒史 饮酒后是否脸红	手术前:□无 □有: 年;手术后:□无 □有: 年 □脸红 □脸不红
10	治疗医院	
11	确诊时间	年 月 日 12 入院时间 年 月 日
13	胃镜次数/时间	手术前: 次 医院_____时间 手术后: 次 医院_____时间
14	治疗情况	□手术时间 □手术前 □化疗/次 □放疗/次 □手术后 □化疗/次 □放疗/次
15	复诊次数/时间	次 医院时间____ 医院时间____ 医院时间____
16	疾病史	
17	是否谢顶(秃头)	□是 □否
18	眼皮	□左单右单 □左双右双 □左单右双 □左双右单
19	家属资料	姓名: 与患者关系: 联系电话:
20	健在/否	□是/□否(时间 年 月 日/病因)
21	身高/体重	cm/ kg
22	血压	/ mmHg
23	血型	□A □B □AB □O

24 食管/贲门癌家族史:□无 □有,如有,则请填以下家族中肿瘤患者情况

姓名	关系	患病情况	健在/否	治疗医院	治疗时间

　　值得指出的是,贲门腺癌与胃远端腺癌的高风险 SNP 不完全一致:笔者所在研究团队在贲门腺癌进行 GWAS 研究发现的位于染色体 5p13.1 的高风险 SNP 位点 rs10074991（*PRKAA1* 基因）（$P=7.36\times10^{-12}$），与远端胃癌高风险一致（$P=2.42\times10^{-23}$）,但在远端

胃癌发现的位于染色体 6p21.1 的高风险 SNP 位点 rs2294693(*UNC5CL* 基因附近)($P＝2.50×10^{-8}$)却与贲门癌高风险无任何关系[27]。

（2）发现中国人群主要致病因素——维生素 B2、维生素 A 和叶酸体内利用障碍及亚硝胺环境暴露导致 DNA 烷基化损伤修复缺陷的分子遗传基础，并据此提出个体化预防的新见解。20 世纪 60 年代,中国老一代科学家已发现维生素缺乏,特别是维生素 B2、维生素 A 中间代谢产物视黄酸和叶酸缺乏,是中国人群患食管鳞癌的主要致癌因素。人群膳食长期补充这些维生素,如维生素 B2 盐,有明显干预作用[34],但存在明显个体差异。笔者所在研究团队意外发现 3 个中国人群食管鳞癌高风险易感基因,分别是核黄素转运基因 2(*RFT2*)、叶酸在体内正常代谢(亚甲基四氢叶酸还原酶,*MTHFR*)基因[35]和视黄酸与受体结合相关基因(视黄酸受体基因 β),这些基因发生多态性改变(*RFT2* 和 *MTHFR* 基因)或基因启动子区域甲基化(视黄酸受体基因 β)[36],将导致基因、蛋白质异常表达或基因沉默,进一步导致相关维生素利用障碍,最终引起细胞增生紊乱和癌变。

中国老一代科学家在食管癌高发区——河南省林州市进行高发区人群现场研究和实验室研究发现,亚硝胺暴露是该地区食管癌高发的又一重要致癌因素。亚硝胺主要是通过使 DNA 发生烷基化损伤起到致癌作用。笔者所在研究团队发现河南省林州市高发区人群发生明显的 O^6-烷基鸟嘌呤-DNA 烷基转移酶基因多态性改变(AGT),后者导致亚硝胺引起的 DNA 烷基化损伤修复缺陷,从而导致食管癌易感性升高[25]。

上述研究阐明了中国人群食管鳞癌高易感性的分子遗传基础,揭示了环境和遗传因素交互作用影响食管癌变的分子机制,从分子遗传水平极大丰富了中国老一代科学家所发现的维生素缺乏和亚硝胺暴露与食管癌变关系的理论,并对通过膳食补充维生素所观察到的食管癌前病变干预个体差异现象提供了新见解,并且据此提出个体化预防的新见解。很显然,这些研究成果为食管鳞癌高危人群筛查、早期发现和个体化预防及新药研制提供了理论依据、分子靶标和新思路。

27.1.3　食管癌的关键科学问题与队列大数据库研究

癌前病变进展精准预测　食管癌前病变的形态学改变主要是上皮细胞不典型增生。近年来,国际上把这一病变归类为上皮内瘤变。癌前病变的主要特点是双向发展不稳定特性:发展成癌,或多年不变,或退回到轻度病变(见图 27-3)。很显然,单纯从形态学改变难以预测癌前病变进展。癌前病变的分子变化研究已有许多报道,但尚无能精准预测癌前病变进展的标志物[20]。以往的研究多是对单一或联合肿瘤组织发现的多个相关分子在癌前病变组织进行验证,缺乏针对癌前病变组织的全基因组特征谱分析,这可能是导致癌前病变进展精准预测困难的主要原因之一。此外,因癌前病变样本多为黏膜活检组织,病变细胞数量极少,有效 DNA 量也较少,导致癌前病变组学研究进展缓慢。近年来,随着分子生物学技术的进步,50～200 ng 的全基因组 DNA 已能获得满意的测序数据。西方学者对重度不典型增生巴雷特食管癌前病变活检组织全基因组外显子测序已取得重要进展[12]。解决癌前病变向癌的方向进展的分子精准预测是实现食管癌高危人群甄别和精准防治,从而降低食管癌发病率的关键。

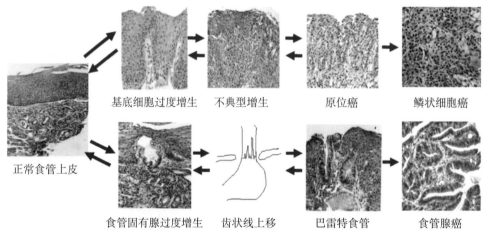

基底细胞过度增生　不典型增生　原位癌　鳞状细胞癌

正常食管上皮

食管固有腺过度增生　齿状线上移　巴雷特食管　食管腺癌

图 27-3　中国人食管鳞癌和食管腺癌组织学发生模式

　　分子分类和靶向治疗　临床许多长期困扰医师和患者的现象亟待阐明机制。例如,早期食管癌(T1N0M0)患者 5 年生存率尽管明显优于中晚期食管癌患者(80% 与 20%),但是临床上约 3% 的中晚期食管癌患者生存超过 10 年,甚至一些患者在探查手术发现无法实施根治切除而放弃外科治疗后,也能奇迹般地生存 10 年以上[37]。而早期食管癌患者实施外科根治手术后,仍有 8% 的患者一年内死亡,主要死因是短时间暴发性全身大器官广泛血道转移[38]。这种一般认为死亡风险很高的患者反而有很好的预后,而认为死亡风险很低的患者反而预后很差的矛盾现象显然很难单纯从临床角度解释。多组学分子变异,以及利用多组学特征谱对疾病进行分类(分子分类),可能有助于阐明这种现象。目前,国内外尚无食管鳞癌和贲门腺癌靶向治疗方案,缺乏多中心大队列特异分子特征谱验证和分子分类是制约靶向治疗的关键,因而导致其 5 年生存率提高困难。

复发转移、放化疗敏感性和预后关键分子标志物　复发转移和放化疗抵抗是导致食管癌高死亡率的主要因素。利用组学特征谱进行多中心大规模验证,关联分析组学和临床表型的关系,从而确定复发转移、放化疗敏感性和预后的关键分子标志物。进行分子分类是实施精准医疗、提高生存率的又一关键问题。建立食管癌和贲门癌大队列临床诊疗、病理及随访数据库和组织样本库是实现上述目标的关键基础。目前,国外尚无食管鳞癌和贲门腺癌临床大队列和样本库的报道。国内近年来有许多医院和科研机构都在建立相应数据库和样本库,但多数都处于起步阶段,尤其是随访资料更需长时间积累。

本节以河南近年有关食管癌环境和遗传发病危险因素交互作用和多阶段演进的分子基础研究进展为例,简要阐明了食管癌遗传因素的分子基础(易感基因),并从分子遗传学角度揭示了老一代科学家发现的食管癌发病高危因素维生素和微量元素缺乏及亚硝胺暴露等环境因素作用的分子基础,阐明了环境和遗传因素交互作用对食管癌发生的影响,据此提出食管癌个体化预防的新思路,为食管癌精准预防提供了新的研究方向。同时,简要阐明了食管癌变多阶段演进的分子变化,为食管癌前病变的分子分型和二级预防提出新的见解。组学和临床流行病学大数据的积累将为实现食管癌精准医学(防治)奠定重要基础,也是未来中国食管鳞癌研究有望取得重大突破的主要领域。中国人群贲门腺癌和食管鳞癌在发病危险因素和流行特征及分子基础等方面有许多相似性,也是最具中国特色的疾病,应当作为一种"姊妹癌"进行系统对比研究。

27.2　食管癌和癌前病变临床诊疗大数据库的建设与精准防治

食管癌和癌前病变诊疗大数据建设是实现其精准防治的核心基础。食管癌前病变的概念来自对食管癌旁组织观察和食管癌高发区无症状人群的早期癌普查和随访,以及动物实验模型癌和癌旁组织的对比观察[1]。食管癌高易感人群食管上皮极早期形态学改变是食管上皮细胞异常增生,形态学上表现为慢性食管炎(主要病理变化是基底细胞增生、炎症细胞浸润、固有层血管乳头增生)、基底细胞过度增生、不典型增生(间变)

和原位癌。这些病变被认为是食管的癌前病变[3]。食管癌前病变的主要生物学特征是其双向发展不稳定特性,即可以持续向癌的方向发展,也可维持多年不变,甚至退回到正常状态。很显然,单纯从形态学角度难以解释这种现象。进一步阐明决定其恶性方向进展的关键分子改变可能是解释这种现象的重要途径。而建设食管癌和癌前病变诊疗大数据库和癌前病变随访队列是揭示食管癌和癌前病变多维组学特征谱的关键基础之一。食管癌和癌前病变诊疗大数据库的主要内容包括:临床一般信息(姓名、诊断年龄、籍贯和现住址、联系方式、家族史、现病史等)、危险因素调查(烟、酒、腌制品、高盐等)、病理检查(黏膜活检和术后外科病理等)、液体活检(外周血各种肿瘤相关蛋白检测,肿瘤代谢产物检测等)和临床治疗经过。癌前病变患者内镜和黏膜活检随访重复检查是建立食管癌变大数据库的重要内容,是阐明食管癌变多阶段演进机制的关键基础,更是实现食管癌高危人群预警和筛查、早期诊断和防治、降低食管癌发病率和病死率的重要策略。

27.2.1 食管癌的临床诊疗大数据库建设

食管癌流行病学的显著特征就是明显的地域性分布,形成独特的食管癌高发区、低发区。河南、河北和山西三省交界的太行山地区,尤其是河南省的林州市(原林县)、安阳、辉县、鹤壁等地,是中国,也是世界上食管癌发病率和病死率最高的地区[1, 2]。此外,中国广东省的潮汕地区、四川省的盐亭、江苏省的淮安、新疆维吾尔自治区的维吾尔族和哈萨克族居住区、内蒙古自治区的蒙古族居住区、宁夏回族自治区的回族居住区食管癌发病率也非常高。显著的地域性分布差异提示环境因素在食管癌的发生中可能起重要作用,但是在现场研究中发现食管癌的家族聚集现象也非常明显,几乎占所有食管癌患者的40%,提示遗传因素在食管癌的发生中可能也起一定的作用[39]。笔者认为环境和遗传因素交互作用是导致食管癌发生的关键因素[40]。

很显然,食管癌的关键问题只能通过人群研究来解决。通过高发区无症状人群现场普查和随访,不但可以发现早期食管癌患者,筛选和甄别高危人群,将临床和基础研究相结合,而且有助于建立系统的队列研究资料库,这又进一步为阐明食管癌变机制,实施个体化预防和治疗提供重要理论基础。

笔者所在研究团队从1995年至今已在食管癌高发区包括林州、安阳、鹤壁、洛阳、信阳、南阳、焦作、三门峡、许昌、平顶山等地以及食管癌低发区包括濮阳、商丘、开封、周口、驻马店等地的 25 个市/县级医院及 10 个自然村建立了长期合作研究基地。

2005 年以来,又与河北、山西、陕西、山东、广东、福建、四川、新疆、内蒙古、宁夏、吉林、江苏、浙江、云南、北京、上海共 16 个省、市、自治区每年完成食管癌手术 200～1 500 例的 50 余家医院建立了密切的合作研究关系。

20 多年来,已完成 50 余万例食管癌患者的临床诊疗信息(12 亿条)和近 20 万例患者的血样、手术切除样本及无症状人群普查活检组织的收集,建立了以河南人为主体的国际最大的食管癌和贲门癌数据库;完成近 15 万例患者在 1973—2016 年间的生存随访。利用这一珍贵的大数据库和样本库,采用全基因组关联分析(GWAS)、全基因组测序、外显子测序和 RNA 测序等技术,发现 15 个食管癌和贲门癌易感基因,从分子遗传学角度揭示老一代科学家发现的食管癌高危因素维生素和微量元素缺乏及亚硝胺暴露等的分子基础,并为环境和遗传因素交互作用对食管癌变影响提供重要理论依据[2, 5, 8, 10,11, 20-23, 25-29, 35-46]。

笔者所在研究团队建设食管癌诊疗大数据库的经验体会主要包括以下几点。① 待患者如亲人:这是取得患者信任和配合的重要基础,特别是入户调查时。② 争取得到当地医疗机构和行政领导的支持和配合。③ 充分借助各级医疗协会,特别是抗癌协会学术平台的力量。④ 充分利用医学生假期社会实践活动平台,扩大流调队伍。⑤ 做好培训,建立标准,保证数据质量。⑥ 建立数据采集和规范监督机制,及时修正错误信息。

综上所述,食管癌临床诊疗大数据库的建立及应用为阐明食管癌变多阶段演进机制的关键分子基础和食管癌高发的分子遗传基础提供了重要保证,也为进一步实现食管癌高危人群预警和筛查、早期诊断和防治、降低食管癌发病率和病死率的研究目标提供了重要基础。

附:患者信息来源

1)入村、入户调查

深入高发区农村,并在当地医疗机构和政府的配合和支持下,开展逐村流调,获得食管癌患者的基本个人信息,包括姓名、性别、年龄及家庭住址,进行入户调查,进一步收集该患者的就诊时间、诊疗医院、主治医生,以及治疗方式等一般临床信息,填写消化道肿瘤患者流行病学问卷调查表。特别注意登记清楚患者就诊时使用的名字、确诊年龄、是否有迁徙史(即籍贯和详细现住址)、详细诊疗经过,以及家属联系人和邻居联系人,为进一步随访奠定重要基础。对于首诊,尤其是手术与复查不在同一家医院的患者,一定要详细登记历次就诊的时间、医院及治疗方式,为后期去相关医院查阅临床病历,补充核查病理信息奠定重要基础(见表27-6、表27-7)。

表27-6 消化道肿瘤患者流行病学问卷调查表

工作编号: 实验室编号:			
□健康居民 □食管癌 □贲门癌 □胃癌			
1. 姓名		2. 性别	□男 □女
3. 年龄/出生年月	岁/ 年 月	4. 民族	□汉 □其他: 族
5. 职业	□农民 □工人 □干部 □其他		
6. 籍贯	省 县(市) 镇(区) 乡(街) 村		
7. 现住址	□与籍贯相同 □与籍贯不同,请填写现住址: 省 县(市) 镇(区) 乡(街) 村 □手机: □固话:		
8. 联系人和联系方式	家属联系人: □手机: □固话: 邻居联系人: □手机: □固话:		
9. 确诊时间		10. 确诊医院	
11. 胃镜情况	□术前次数: 次 活检:□是 □否 胃镜医院: 胃镜时间: □术后次数: 次 活检:□是 □否 胃镜医院: 胃镜时间:		
12. 治疗情况	□手术 时间: 手术医院: □手术前 □化疗/次 □放疗/次 □手术后 □化疗/次 □放疗/次		
13. 身高/体重	cm/ kg	14. 血压	/ mmHg
15. 血型	□A □B □AB □O	16. 是否谢顶	□是 □否
17. 单双眼皮	□左单右单 □左双右双 □左单右双 □左双右单		
18. 吸烟史	手术前:□无 □有: 年; 支/天 手术后:□无 □有: 年; 支/天		
19. 饮酒史	手术前:□无 □有: 年; 两/天 手术后:□无 □有: 年; 两/天 酒后是否脸红:□脸红 □脸不红		
20. 饮食习惯	□喜欢热食 □喜欢蹲食		

（续表）

21. 腌菜摄入量	□无□有： 两/天/人	22. 肉类摄入量	□无□有： 两/天/人

23. 食管癌/贲门癌家族史：□无 □有， 如有,则请填以下家族中肿瘤患者情况

姓名	关系	患病情况	健在/死亡	治疗医院	治疗时间

表 27-7 综合流调表

流水号   原始编号

□食管癌   □贲门癌   □胃癌   □超长期随访

1. 姓名		2. 性别	□男 □女
3. 年龄/出生年月	岁/ 年 月	4. 民族	□汉 □其他： 族
5. 职业	□农民 □工人 □干部 □其他		
6. 籍贯	省 县(市) 镇(区) 乡(街) 村		
7. 现住址	□与籍贯相同 □与籍贯不同,如不同,请填写现住址： 省 县(市) 镇(区) 乡(街) 村		
8. 吸烟史	手术前:□无 □有： 年; 手术后:□无 □有： 年		
9. 饮酒史 饮酒后是否脸红	手术前:□无 □有： 年; 手术后:□无 □有： 年 □脸红 □脸不红		
10. 治疗医院			
11. 确诊时间	年 月 日	12. 入院时间	年 月 日
13. 胃镜次数/时间	手术前： 次 医院时间 医院时间 手术后： 次 医院时间 医院时间		
14. 治疗情况	□手术时间 □手术前 □化疗/次 □放疗/次 □手术后 □化疗/次 □放疗/次		
15. 复诊次数/时间	次 医院时间_____ 医院时间_____ 医院时间_____		
16. 疾病史			

（续表）

17. 是否谢顶（秃头）	□是 □否
18. 眼皮	□左单右单 □左双右双 □左单右双 □左双右单
19. 家属资料	姓名： 与患者关系： 联系电话：
20. 健在/否	□是/□否（时间 年 月 日/病因 ）
21. 身高/体重	cm/ kg
22. 血压	/ mmHg
23. 血型	□A □B □AB □O

24. 食管癌/贲门癌家族史：□无 □有， 如有，则请填以下家族中肿瘤患者情况

姓名	关系	患病情况	健在/否	治疗医院	治疗时间

入户调查必须把患者当成自己的家人一样，投入极大的感情、爱心、真情去和患者交流，尤其对患者家属，更要关心、细致，对患者和家属提出的各种问题耐心解释。在高发区农村大部分患者都把食管癌当成不好的病，甚至认为是祖上做了错事，没有积德才导致他们吃不下饭，因为大家都不愿意多谈食管癌。笔者所在研究团队下乡进行流调时，总是叮嘱调查人员，和患者在一起时尽量不谈这 3 个字，同时做些科普宣传，食管癌和其他恶性肿瘤一样并不是因为祖上做了错事才发生的，而是因为环境和基因改变造成的，并且告诉村民改变一些不良生活习惯等。还有一个需要注意的现象是，因为高发区经济状况比较差，因食管癌导致因病致贫、因病返贫的情况比较严重，因此，部分患者考虑到自己的孩子找对象，就不愿让别人知道自己患了食管癌，这种情况非常影响家族史信息的收集。

和患者本人及家属沟通时要用关切的语气询问家庭成员健康状况，从中就可自然获得有关疾病的家族史信息。

2) 患者诊疗医院信息核查、补充

根据前期入户问卷调查的内容到相关医院补充临床诊疗信息，主要内容如表 27-8 所示。

表 27-8 食管癌患者临床诊疗信息

患者基本信息								
编号	患者来源医院	姓名	性别	诊断年龄	出生日期	民族	身份证号	教育程度

患者基本信息								
职业	省	市	区/县	乡/镇	村	组（队）	籍贯	联系人姓名

患者一般临床信息								
住院号	门诊号	首次就诊主诉	二次就诊主诉	身高	体重	血型	收缩压	舒张压

患者一般临床信息							
心率	脉搏	入院体温	家族史	既往史	月经婚育史	迁徙史	

患者胃镜检查及结果					
术前胃镜检查	胃镜诊断	是否活检	活检病理号	活检病理结果	术后胃镜检查结果

患者术后病理结果							
术后病理号	肿瘤部位	肿瘤长	肿瘤宽	肿瘤厚	大体类型	分化程度	浸润程度

患者术后病理结果						
上切缘	下切缘	淋巴结转移阳性/阴性	阳性淋巴结转移个数	淋巴结检查总数	远处器官转移	

患者治疗情况						
术前放疗	术后放疗	放疗方案及周期	术前化疗	术后化疗	化疗方案及周期	其他治疗

患者治疗后随访								
确诊时间	随访时间	健在	去世	去世时间	去世原因	复发/转移	生存期	随访备注

特别需要指出的是，对于需补充信息的患者，在补充信息之前，必须将其姓名、诊断年龄、详细地址、家属联系人、联系电话等与病历所记录信息逐一核对，确定是同一人后再进行资料补充，以免导致张冠李戴等错误事件。

27.2.2　食管癌的病理大数据库建设

病理大数据库建设是食管癌和癌前病变诊疗大数据库的重要组成部分，规范和完整的病理大数据库是检验肿瘤大数据库质量的"金标准"之一。河南省食管癌重点开放实验室从 1995 年至今与食管癌高发区安阳、林州、洛阳、新乡等地以及食管癌低发区濮阳、商丘等地的 28 家市/县医院建立长期合作研究关系，积累了 50 万份食管癌临床诊疗数据，建立了食管癌临床诊疗大数据库。食管癌病理大数据库是在食管癌临床诊疗大数据库基础上，针对每一个患者，对病理信息进行补充及完善，形成统一的、规范化的食管癌病理大数据库。

食管癌病理大数据库建设包括两个主要内容：一是活检病理，即患者入院在内镜下取活组织检查所获得的黏膜组织和病理学检查信息，它包括术前/放化疗前活检病理信息和术后/放化疗后复查活检病理信息等；二是手术切除大标本检查所获得的病理信息，它包括最终病理诊断、主要病理诊断、次要病理诊断、肿瘤的部位、肿瘤的长宽厚（cm）、大体类型、分化程度、浸润程度、上下切缘、淋巴结转移、淋巴结转移个数及部位等。两部分病理信息均逐一输入 excel 表中，所输入内容尽可能完整翔实，准确无误，并在以后的工作中对 excel 表中的病理信息查缺补漏，更正由于人员组成不同的大规模输入带来的漏输、错输、信息不够翔实等情况。这是一个长期不懈努力的过程，也是建设食管癌病理大数据库的基础工作，以便以后能更大限度地挖掘病理信息大数据库的有用信息，并为随访奠定基础。

同时，由于笔者所在实验室所收集资料库中的患者从 20 世纪 70 年代至今，横跨了 40 余年，在不同的时间段内，病理的规范化标准并不相同，患者病历中所记载的病理信息并不一致，尤其是对术后所取淋巴结的描述差别很大，有些病理结果只记录了淋巴结有无癌转移的定性诊断（阴性/阳性），并没有详细记录淋巴结取材的部位及转移个数（定量诊断），有些只是记录了淋巴结取材总数和转移个数，并未记录取材部位等，这些都是需要面对的问题（不同年代的病理报告单，见图 27-4～图 27-7）。笔者还看到，由于医院的级别不同，病理信息的描述往往也很难一致，本着忠实病历记录的原则，详细录入患者的病理信息。由于国际食管癌 TNM 分期版本不同,有美国癌症联合会(American Joint Committee on Cancer,AJCC)和国际抗癌联盟(Union for International Cancer Control,UICC)联合制定的第 7 版、国际抗癌联盟制定的第 6 版等。从病理信息的描述中可以看出,病理的描述越来越详细规范,更多符合了新颁布的食管癌 TNM 分期的标准。

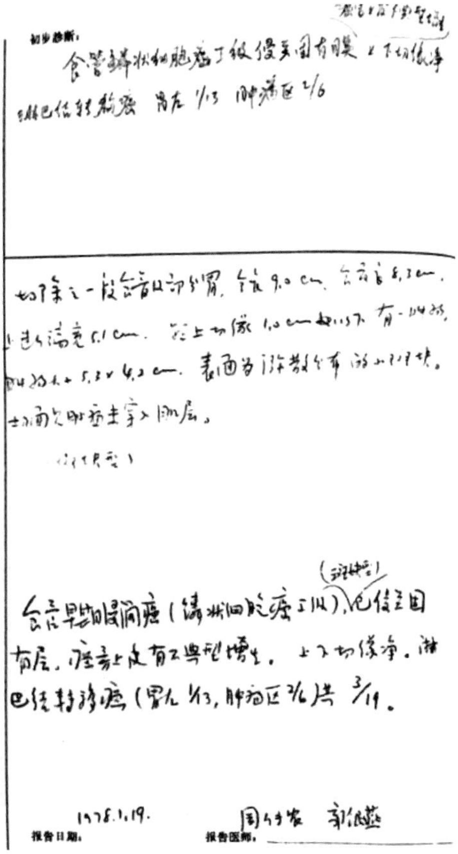

图 27-4　20 世纪 70 年代病理报告书写

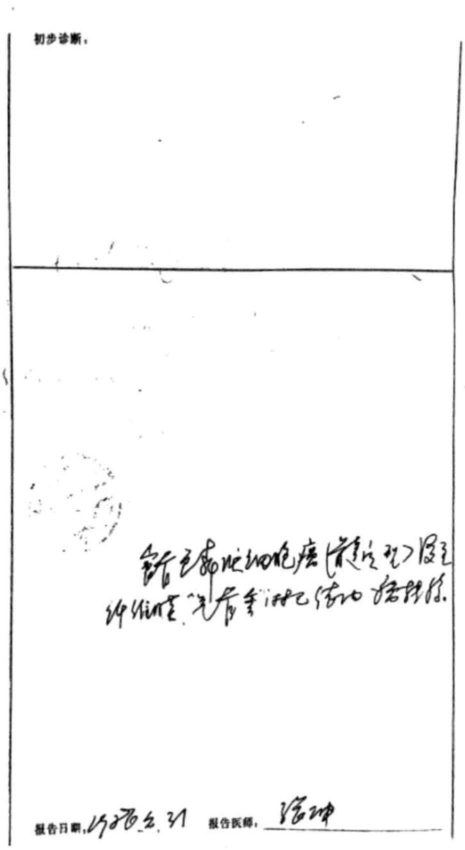

图 27-5　20 世纪 80 年代病理报告书写

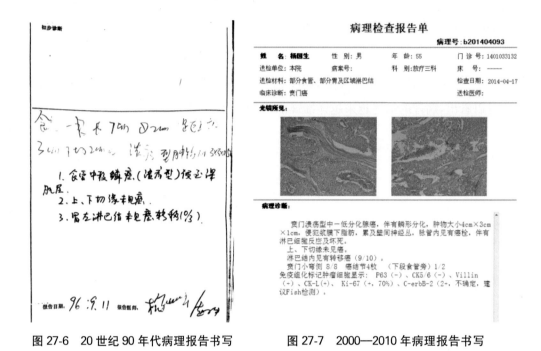

图 27-6　20 世纪 90 年代病理报告书写　　　图 27-7　2000—2010 年病理报告书写

27.2.3　食管癌前病变诊疗和随访大数据库建设与精准防治

阐明食管癌变多阶段演进的组织学发生过程和揭示多阶段演进过程中关键分子改变是做到食管癌早期精准发现的关键,而建立食管癌前病变诊疗和随访大数据库则是该项工作的重中之重。

在食管癌高发区进行无症状人群早期食管癌内镜普查是建立食管癌前病变诊疗和随访大数据库的最有效方式。笔者所在研究团队依靠当地政府机构宣传、医疗机构医务人员提供技术支持、村委会领导动员群众,按照完全自愿原则,签订《知情同意书》,在河南、河北和山西食管癌高发区和部分低发区进行了长达 20 年的现场基地建设和早期食管癌筛查工作,建立了 11 个高发区现场研究基地,覆盖范围为 350 万人口,收集建立了 2 万余例无症状人群食管癌前病变患者的诊疗及随访信息数据库和生物样本库。

研究人员对自愿参加内镜普查的村民进行了个人基本信息、生活饮食习惯、身高、体重、血压、家族史、疾病史等详细医疗卫生相关资料的纸质记录和电子化输入,并收集了受检者的血样和各级食管癌前病变组织。

由于自愿受检者的居住地以村为单位,相对集中,研究人员对每个村庄负责医疗卫生工作的人员进行了相关专业知识培训,在他们的帮助下,研究人员每年进行一次随访,并详细记录随访时间和受检者当时的身体状况。其中,研究人员积累了大量每年自愿接受多次普查的受检者信息和组织标本,获得了宝贵的食管癌变多阶段演进的组织学标本和影像学资料(见图 27-8)。同时,根据随访结果发现了大量由正常组织进展为食管各级癌前病变和癌患者的资料,也积累了一部分食管癌前病变发生逆向转归的真实的第一手宝贵资料(见图 27-9)。

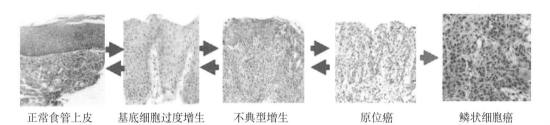

| 正常食管上皮 | 基底细胞过度增生 | 不典型增生 | 原位癌 | 鳞状细胞癌 |

图 27-8 同一个体不同时间、不同程度的食管病变

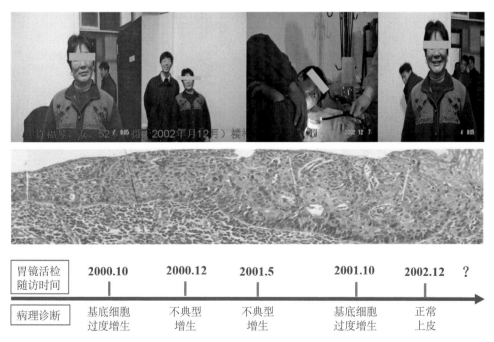

图 27-9 食管黏膜病变发生逆向转归

显然,对于以上食管癌前病变的演进过程及发生不同转归的现象,很难用传统的病理学解释。目前,通过高通量、大样本量的多维组学对比分析,建立用于食管癌前病变进展预测的关键多维组学特征谱,是实现早期精准防治、早期发现(诊断)和靶向治疗的关键基础。

27.2.4　食管癌和癌前病变临床诊疗大数据库建设的经验体会

食管癌和癌前病变诊疗大数据库建设流程主要包括:入村、入户流调→就诊医院补充、核查住院诊疗经过和信息并录入电子数据库→生物样本收集(血样、活检组织、手术切除石蜡包埋组织、冰冻组织等)→定期随访(见图 27-10～图 27-13)。入村、入户流调是练腿功的,需要足够的耐力和体力;诊疗数据电子录入是练毅力、练书法、练智慧的,需要耐受得住寂寞和无休止的重复;生物样本的收集练就的是大智商、高情商和大协作;患者随访堪称社会工程和科学的完美结合! 这一过程中,每一步都要付出极大的心血和长期坚持不懈的努力! 本节仅就病历输入电脑一个步骤做一简要经验总结。

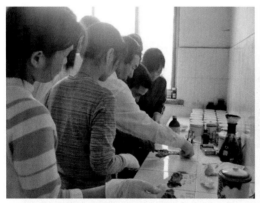 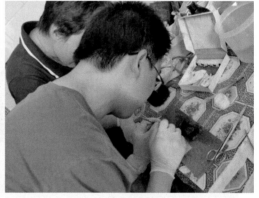

图 27-10　食管癌大标本取材(一)　　　图 27-11　食管癌大标本取材(二)

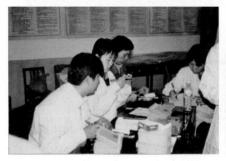 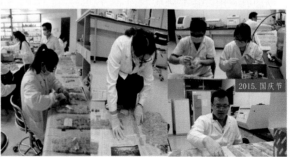

图27-12　食管癌取材标本的石蜡包埋保存　　图 27-13　蜡块组织的整理过程

首先,患者临床信息电子化工程巨大。一位非常熟练的操作者,一天 14 个小时仅能输入 5～10 份完整的食管癌根治术患者的主要住院病历内容,依此计算,一个人完成 50 万例食管癌病历输入需要 136～273 年。加快这一速度的最主要办法就是增加人手。笔者所在研究团队从 1995 年至今的 20 余年内,先后邀请 4 万余名医学生和研究生及合作者参与这一电子化工程。完成这一工作,笔者总结经验如下。第一,组织这样的队伍对于一个或几个学者和教授来讲,其难度和挑战几乎是无法想象的。第二,这些患者涉及 700 余家医院,仅沟通获得患者基本信息就是一个巨大的工程。第三,20 余年内先后 4 万余人参与这一工程需要相当可观的食、宿和行的相应经费支持。第四,完成这一工程更需要稳定的研究基地和相当面积的实验室支撑。第五,保证这一巨大的数据库储存和安全更需要大容量储存服务器和相应操作平台。第六,需要培养一个特别能吃苦,不计较个人得失,特别能战斗,更能忍受在长时间内看不到任何大的成绩和社会所追求的所谓大成果(如高影响因子论文、国家级发明和成果等)的诱惑和左右的团队。这一切的实现,更需要单位的长期和坚强支持。

其次,电子化患者临床信息在技术层面的最大挑战是过去数十年我国医疗所积累的巨大的医师人工撰写病历资源:对于这些手写病历,在若干年后询问当时撰写病历的医师,他们自己都不能确定当时撰写的"医师草体"是什么,可想而知,这些手写病历给患者信息电子化带来多大的挑战。而这些输入信息的正确性直接影响到后续的随访和分析。

再次,即使现在许多医疗机构已广泛开展电子病历书写,字体变得十分清晰,但由于病历中有太多图片,特别是病理报告和各种检验报告,仍然需要电子输入才能真正变成"电子病历"。再加上还有太多不规范、不统一,甚至在同一家医疗机构,不同科室、不同时间段用的电子病历软件都不同,严重影响大数据库建设和资源共享。相信随着科技进步和意识提高,这些缺陷将逐渐得到纠正。

27.3 食管癌和癌前病变患者的生存随访与精准防治效果评价

肿瘤患者生存随访是忠实记录患者从诊断开始一直到死亡这一过程中疾病的诊断、治疗、复查、复发和转移等发生的时相和各种相关实验室检查。利用这一随访记录进一步精确计算每位患者的生存期,后者是评价临床近期和远期治疗效果、各种病理形态变化和临床分期的临床意义、各种组学发现相关肿瘤分子指标的临床意义和价值等的重要基础。每位肿瘤患者诊疗期间积累了大量临床医疗信息,如病理类型、肿瘤部位、浸润程度、淋巴结转移、分化程度等病理信息以及治疗反应、各类影像学检查、液体活检检查等数据。只有建立完整随访信息,这些临床数据才有意义,换句话说,随访是评价各种临床指标、生物学意义的重要试金石,甚至对医疗进步都将起到重要的推动作用。

目前,国内外肿瘤临床随访大数据库十分缺乏,特别是单病种大数据库长时间生存随访结果报道更少。我国肿瘤发病率高,死亡率高,特别是食管癌,多年来这些肿瘤的发病率和死亡率一直无明显变化,从中积累了世界上最大的数据库和样本库。但是,我国肿瘤临床领域对这些特色数据库的随访工作一直没有给予足够的重视,对临床疗效评价和经验总结,特别是治疗方案的标准制定没有发言权,导致一种奇怪的现象:目前,国内肿瘤临床领域所使用的许多诊疗标准、分级标准等,包括食管癌,都是一直采用西方国家依据西方人群诊疗经验所制定的相应临床诊疗标准。很显然,不进行临床验证而直接将这些西方标准应用到中国肿瘤人群的诊疗实践上是非常不妥当的。

笔者所在研究团队从1995年至今针对河南高发食管癌这一单病种进行了20余年的随访,积累了15万例从1973年到2016年跨度的食管癌患者生存随访大数据,这将对进一步评价食管癌治疗效果、优选食管癌临床诊疗标准、鉴定食管癌放化疗敏感性分子标志物、确定食管癌变关键分子等产生重要影响[5, 37, 38, 40-43, 47, 48]。本节将重点介绍笔者所在研究团队长期坚持进行食管癌患者和食管癌前病变患者生存随访所积累的一些经验体会。

27.3.1 食管癌和癌前病变患者生存随访的目的、意义和方法

27.3.1.1 食管癌患者生存随访的目的、意义和方法

如前所述,食管癌患者生存随访的主要内容包括:从诊断开始到死亡期间所发生的所有诊疗相关内容,准确记录死亡时间和主要死亡原因,据此计算出患者的生存期,并以此生存期为基础进行各种临床有关生存影响因素的分析(见表27-9)。生存随访的目的和意义主要表现在:精确评价临床治疗效果,特别是食管癌不同组织学类型的治疗方

案;正确评价食管癌患者生存的主要影响因素;确定和评价食管癌变关键分子改变的临床意义,并据此进一步探讨建立食管癌靶向治疗和个体化防治新方法。食管癌患者生存随访的方法主要有:主动随访(通过现代通信工具和方法随访,主要包括电话、微信、QQ、电子邮件、贴吧、官网、陌陌、飞信、短信随访;家访;通过各级肿瘤患者登记系统随访)和被动随访(主要是指患者主动到医院接受复查和咨询等)。很显然,被动随访仅代表部分健在的患者治疗后的反应,对正确评估疗效等会产生许多偏差。随着我国肿瘤登记制度的不断完善,食管癌者生存随访大数据库将更加系统,并将对提高食管癌诊疗水平起到越来越重要的作用。

表 27-9　食管癌患者生存随访表

患者 ID 号　　　　随访人　　　　随访时间

一、患者基本信息

病情已告知患者:是　否　不详

住院号:　　　　病理号:

患者姓名:　　　　;性别:　　;出生日期:　　　年　　　月　　　日

民族:　　;年龄:　　　岁;文化程度:　　　;职业:　　　;

身高:　　;体重:　　;血压:　　;家族史:　　　;

身份证号码:　　　　　　　;

户口地址:　　　　　　　;

现住址:　　　　　　　;电话:　　　　　;

家属联系人:　　　;与患者关系:　　　;电话:　　　　;

病理诊断:　　　;确诊日期:　　　年　　月　　日;确诊医院:　　　　;

治疗医院:　　　;原发部位:　　　;继发(转移)部位:　　;

二、随访信息

治疗情况:1.手术 2.放射治疗 3.化学治疗 4.生物治疗 5.综合治疗 6.中医中药治疗 7.其他

治疗医院:

随访复查信息:

1. 内镜活检:

复查次数	复查时间	复查医院	内镜诊断	活检病理号	活检病理诊断
1					
2					

（续表）

2. 液体活检：

复查次数	复查时间	复查医院	血常规	肿瘤相关蛋白检测	肿瘤代谢产物检测	其他
1						
2						

3. 影像学检查：

复查次数	复查时间	复查医院	X线片	超声	CT	磁共振
1						
2						

患者生存状况:1. 存活 2. 死亡 3. 移民 4. 不明；死亡日期：　　　年　　月　　日
生存月数：　　月　　死亡原因:1. 死于癌症 2. 死于其他 3. 不明
死亡地点:1. 医院 2. 疗养院 3. 晚期肿瘤病房 4. 家庭病房 5. 家中 6. 其他

27.3.1.2 食管癌前病变患者生存随访的目的、意义和方法

食管癌前病变患者主要来自食管癌高发区无症状人群早期癌普查现场研究和医院体检及门诊内镜检查患者。门诊内镜检查患者多数已有症状且患者来源地不一，不利于随访。而高发区无症状人群现场普查多集中在一些食管癌高发的村庄和乡镇，患者均无症状，来源地高度集中，非常利于后续随访。癌前病变患者随访的目的和意义主要是：通过建立从正常食管上皮经各级癌前病变最终发展成癌的癌变多阶段演进队列大数据库和活检样本库，有利于阐明食管癌变多阶段演进发展自然史和分子机制，并进一步与未发展成癌的患者进行对比分析，确定用于食管癌前病变进展预测的关键分子谱，为高危人群筛查、早期发现（诊断）、个体化预防提供重要技术支撑[5, 20,21, 40, 45, 49]。

食管癌前病变检查方法主要包括：食管脱落细胞学检查（食管拉网）、食管内镜检查和黏膜活检组织病理学检查。由于内镜检查的普及，特别是内镜下早期病变治疗技术的广泛应用，目前食管脱落细胞学检查已逐渐退出历史舞台。

食管癌前病变内镜检查和食管脱落细胞学检查技术对比：内镜、碘染色和黏膜靶向活检、组织病理联合检查是目前发现食管癌无症状高危人群的最有效方法[50, 51]。通常无症状高危人群筛查对象的最适范围是食管癌高发区 35 岁以上无症状居民。对这一人群进行内镜和黏膜活检组织病理学检查通常可以发现 $1\%\sim2\%$ 的早期癌，$15\%\sim$

20％的不典型增生和基底细胞过度增生(即癌前病变)[1]。目前,尚未发现其他方法能够替代这一检查方法在高危人群筛查中的地位。对于早期癌和癌前病变患者而言,无论如何强调这一方法的重要性都不过分,但是在无症状高危人群筛查中,近80％居民的食管上皮组织病理处于正常范围,也就是说,在无症状高危人群筛查中存在内镜检查过度应用的现象,主要原因仍然是"无症状"。如何能够减小筛查的盲目性,缩小内镜检查的范围,提高早期癌和高危人群的检出率,是利用内镜进行食管癌高发区无症状高危人群和早期食管癌筛查所亟待解决的问题。与脱落细胞学相比,内镜检查成本高,有微创和不适的缺点,需要经验丰富的内镜医师操作,并且内镜检查的规范程序较复杂。一台内镜使用后要求规范消毒20～30 min,每个患者进行内镜检查,特别是需碘染色和活检时,需10～20 min,平均每次检查需40～60 min。按此计算,一台内镜一个工作日平均只能检查6～8名无症状居民,这一效率远远无法满足大范围人群筛查的要求。由于内镜本身价格昂贵,更缺乏有经验的内镜医师,单纯增加内镜数量以提高检查效率非常困难。因此,如何能在不影响消毒质量的前提下,提高内镜检查效率,就成为重要的研究课题。缩短消毒时间,在不影响黏膜靶向活检质量的基础上,改进内镜器械(降低成本,减小纤维内镜的管径等)是又一亟待解决的问题。

食管癌高发区无症状高危人群筛查新模式:食管脱落细胞学检查与内镜活检和组织病理检查相结合,脱落细胞学检查确定的各级增生和可疑癌患者随访的癌变率很高,对无症状人群进行脱落细胞学筛查,高危人群的检出率为30％,包括Ⅰ级、Ⅱ级重度增生。与内镜检查相比较,脱落细胞学检查的优势在于痛苦较小,操作程序简单,成本低,易于重复。因此,可以利用脱落细胞学检查作为初筛手段,对拉网脱落细胞学检查确定的高危人群和可疑癌患者再进行内镜和黏膜活检检查,这样可以明显降低(降低近70％)内镜在高发区无症状高危人群筛查中的过度应用,降低筛查成本,提高筛查效率。

血清肿瘤相关分子(液体活检)筛查、食管脱落细胞学和内镜检查相结合:近年的研究提示,食管上皮癌变是一个多阶段演进、多种基因和蛋白质变化参与(累积或叠加)的过程。在这一演进过程的早期阶段,食管上皮细胞已发生分子和形态学变化,而且,分子变化多数发生在形态学改变之前。这些表达异常的肿瘤相关分子,可以不同方式反映在血液中,如蛋白质的水平和自身抗体反应的改变等,血液中这些分子标志物的变化可间接反映食管上皮增生状态[23]。与脱落细胞学和内镜检查相比,血清肿瘤标志物在高发区无症状高危人群筛查中有更大的优势,即无创、易重复、大通量、经济、敏感等,特别适合大范围无症状高危人群筛查。显而易见,将血清学筛查作为第一级筛查,脱落细胞学检查作为第二级筛查,内镜活检、组织病理学检查作为第三级筛查,三者结合将会大幅度降低内镜检查程度和筛查成本,提高高危人群检出率。因此加强对食管癌和癌前病变患者血清关键相关蛋白的甄别和鉴定,建立高危人群筛查的指标和方法是十分重要的研究课题。但三级筛查方法仅靠医学科技工作者是难以完成的,政府主导应起决定性作用,因为这些人群为无症状居民,必须保证检查费用和有效的机制,才能使这一筛查方法得以实施。笔者认为,三级筛查方法与现行的新型农村合作医疗制度相结合,让三级筛查方法能够纳入医疗保险范围,可能是推广三级筛查的重要保证。

食管癌前病变防控是实现食管癌防治关口前移的重要策略,而建立食管癌前病变随访队列和大数据、大样本库是阐明食管癌变分子机制的重要保证。

27.3.2 食管癌和癌前病变患者的生存随访

如前所述,食管癌患者生存随访大数据库是评价临床防治效果、确定多维组学特征谱临床转化应用、建立和优化治疗方案等的试金石。食管癌患者生存随访不仅是科研工作的重要组成部分,还是一个社会工作,涉及患者本人、医护人员、研究者以及与患者相关的人员,主要包括患者亲属、患者所在村庄的村医、患者的邻居等。在整个食管癌资料库建设中,患者的生存状况、疾病进展(复发和转移)是最重要的内容之一。传统的随访方法主要是通过信函、电话、家访、患者复诊等,随着社会的进步,信函随访越来越少,代之而来的是电话随访,但是由于患者频繁更换电话、人口流动(进城务工)、房屋拆迁和城镇化建设过程中的撤村并镇等都给电话和家访随访带来巨大的挑战。

27.3.2.1 随访沟通技巧

食管癌预后极差,中晚期患者 5 年生存率仅为 15% 左右。定期随访患者生存状况尤为重要,而采用合适的沟通方法对提高随访成功率非常重要。

随访沟通对象:在无数次与患者亲属沟通过程中,研究人员发现一个很有趣的普遍现象,与患者家属沟通效果最好的顺序是:儿媳→老伴→儿子→女儿。此外,对于家属不配合的食管癌患者随访工作,可以通过询问其邻居、村庄里的医生、村干部等较有声望的人员间接了解相关情况,因为他们往往对于本村人口的基本情况和人员信息比较熟悉,通过他们经常可以获得有价值的随访资料。

随访用语:在进行随访时,需特别注意随访用语,尤其对于去世患者的随访,与家属的沟通用语和技巧显得尤为重要(常用随访用语见后)。研究人员应该站在患者家属的角度上思考问题,设身处地地理解他们失去至亲的悲伤心境,简明扼要地问清楚需要随访的内容,并对冒昧地打扰他们由衷地表示歉意。

27.3.2.2 隐形患者随访

在随访过程中,经常会遇到这种情况:患者基本信息非常完整,但数次随访甚至直接到村里也找不到。研究人员把这类患者归为隐形患者,并探索一套排查方法和程序,主要包括:第一,再对隐形患者的基本信息重新核对,特别注意有无笔误和电子输入错误;第二,找村里的老年村医和/或老人询问,这些患者大多年代久远,而其所在地社区或者村里卫生室医生则相对比较年轻,可能对这些患者不熟悉,这个时候就需要询问村里年纪比较大的老人;第三,查找患者亲属,有相当一部分老年女性患者在村里很少被称呼名字,而是常常被称呼为××婶婶、××奶奶等,所以通过查找患者的孩子或在医院登记的亲属联系人进行随访;第四,还有一部分患者在村里居住时间过短,或者病后才居住在村里,这些情况下就会造成村里的卫生室不了解其情况;第五,还有一种特殊情况,部分患者因医保问题,住院登记的名称和本人不一致,这就需要耐心做家属及周围邻居的思想工作使其说出真实情况。

27.3.2.3 随访注意事项

1) 患者姓名

在整个食管癌和癌前病变患者生存随访过程中,患者姓名在随访中起着极为重要的作用。人的姓名,是通过语言文字信息区别人群个体差异的标志,每个人都有一个属于自己的名字。中国是一个多民族大国,其中,汉族的姓氏和名的规律最明显。一些姓氏更是有着自己严格的辈分排序和家谱。年份较早的病历都是手写,这种"医生体"的病历内容很多因手写潦草不清难以辨认,甚至当年的病历书写医师本人都难以识别自己多年前书写的内容。此外,中国汉字博大精深,在输入患者的姓名信息时,因认字人文化背景不同,导致患者名字输入错误,如"明"被错误输成"日月","丑"被错认为"田","英"被错认为"荣"等。这些错误极大地增加了随访的难度。

2) 老年女性患者随访

我国农村由于长期受封建社会男尊女卑思想的影响,许多老年女性没有属于自己的名字,而是以张氏或王氏等代之,在住院病历中的名字就记录为某(姓)氏,给研究人员之后的随访工作带来了极大的困难。与此相反,在农村,男同志的姓名使用率、知名度相对较高,一般情况下提到男同志的名字时大家都认识或有印象。因此,对于女性患者,尤其是年龄较大的患者,为方便以后的随访工作,研究人员在临床信息询问、录入登记社会关系一栏时,一定要将患者的子女,尤其是儿子、丈夫的姓名和联系方式记录清楚,甚至是女性患者在出嫁之前娘家的社会关系也一并记录,这将大大提高老年女性患者随访的成功率和准确率。

3) 随访用语的重要性

(1) 与村医沟通。

您好,请问您是＊＊村＊＊医生么? 打扰您了,我们是肿瘤防治办公室的,现与咱们市卫生局合作,对咱们的患者做个简单随访,我们这里登记的咱们村有一个叫＊＊＊的患者,当时得过食管癌(提供患者具体信息,如该患者多大年龄,其家人姓名,什么时候患病等),您有印象吗?

① 不知道他现在身体状况如何?

健在:"那就太好了"

死亡:"麻烦您能否帮助回忆一下大概的去世日期和去世原因?"

② 患者手术后是否进行过放疗或是化疗? 在哪个医院做的治疗您有印象吗?

③ 他们家里面的亲人有没有得过类似疾病的呢?(如有,请询问与患者的关系及患病种类)

④ 按照随访打印表所列项目进行逐项询问。

⑤ 非常感谢您对我们工作的支持! 天热注意防暑降温,祝您天天开心! 再见!

(2) 对患者或家属随访。

您好,请问这是＊＊大娘/大爷家吗? 我们是＊＊医院的,当时您(＊＊大娘/大爷)在我们医院做过治疗,现在我们医院对您(＊＊大娘/大爷)做个回访:

① 您现在身体都挺好的吧?

健在:"那太好了","听您声音都能感觉到您身体特别好呢"

死亡:请用低沉的语气,表示不幸,可以说,"真是不好意思啊,那大娘/大爷大概是什么时候走的,去世原因?"

② 您当时手术过后是否进行过放疗或是化疗? 在哪个医院做的治疗您有印象吗?

③ 咱们家里面的亲人有没有得过类似疾病的呢?(如有,请询问与患者的关系及患病种类)

④ 按照随访打印表所列项目进行逐项随访。

⑤ 天气较热，多注意防暑降温，祝您(＊＊大娘/大爷)天天开心！身体健康！再见！

27.4 食管癌和癌前病变临床样本的收集、转运和保存

无论如何强调建立食管癌和癌前病变临床样本库在阐明食管癌变机制中的重要性都不过分。完整的临床信息，特别是病理和随访信息是衡量样本库质量的"金标准"之一。而正确的收集方法，特别是转运和储存是保证高质量样本库的又一"金标准"。提取优质的外周血基因组 DNA 和 RNA 是目前肿瘤分子生物学研究取得重要进展的关键步骤之一。外周血标本采集方便，不受地点、时间等客观因素的影响，是肿瘤分子生物学研究中使用最广泛的标本。血液样本离体后可立即进行预处理，甚至立即提取DNA、RNA 等。但是在科研实践中，病例标本来源多零散，采集的血液样本不能立即处理，需要暂时存放，甚至在－70℃以下的深低温冰箱存放数年，待收集样品达到一定数量后才能开始进行研究。提取 DNA 质量的好坏对研究结果有很大影响[52,53]。因此，血液样本的采集、分装、转运和储存的每一步都必须十分认真。

27.4.1 食管癌和癌前病变患者血液样本的采集、转运和保存

外周血各种生物成分检测是液体活检的重要内容之一，并且因检测的内容不同，收集血液样本的方法也不同。食管癌患者的临床治疗方法不同可明显影响血液样本中生物成分变化，因此，血液样本采集必须收集完整临床诊疗信息(见表 27-10)。

表 27-10 食管癌和癌前病变患者血液样本采集表

医院代码： 医院编号： 实验室编号：

1. 姓名	
2. 性别	□男　　　　□女
3. 年龄/出生年月	岁/　　　年　　月
4. 民族	□汉族　　□其他：　　族
5. 居民身份证号	
6. 住院/门诊	□住院:住院号　　　;□门诊:门诊号
7. 身高/体重	cm/　　kg

（续表）

8. 血型	□A　　□B　　□AB　□O
9. 吸烟史	□无　□有：　　年，　　支/天
10. 饮酒史 　　饮酒后是否脸红	□无　□有：　　年，　　两/天 □脸红　　□脸不红
11. 血压	/　　mmHg
12. 是否谢顶（秃头）	□是　□否
13. 眼皮	□左单右单　□左双右双　　□左单右双　　□左双右单
14. 籍贯	省　　县（市）　　镇（区）　　乡（街）　　村　　组（号）
15. 现住址	□与籍贯相同 □与籍贯不同,如不同,请填写现住址： 　省　　县（市）　　镇（区）　　乡（街）　　村　　组（号）
16. 家属联系人资料	联系人姓名：　　　与患者关系： 联系方式:固定电话：　　　手机：
17. 胃镜时间	年　　月　　日
18. 胃镜诊断	
19. 是否活检	□否　□是,病理诊断：
20. 治疗情况	□手术前　□手术后　□化疗前　□化疗后　□放疗前　　□放疗后

21. 食管癌/贲门癌家族史:□无　□有，　如有,则请填以下家族中肿瘤患者情况

	一级亲属 （父母/同胞/子女）	二级亲属 （伯/叔/姑/姨/舅/祖父母/ 外祖父母或甥侄）	三级亲属 （堂/表兄妹）
关系			
姓名			
身份证号			
患病情况	□食管癌　□贲门癌	□食管癌　　□贲门癌	□食管癌　　□贲门癌
住址	省　　县(市) 镇(区)　　乡(街) 村　　组	省　　县(市) 镇(区)　　乡(街) 村　　组	省　　县(市) 镇(区)　　乡(街) 村　　组
	一级亲属 （父母/同胞/子女）	二级亲属 （伯/叔/姑/姨/舅/祖父母/ 外祖父母或甥侄）	三级亲属 （堂/表兄妹）

（续表）

关系			
姓名			
身份证号			
患病情况	□食管癌　□贲门癌	□食管癌　□贲门癌	□食管癌　□贲门癌
住址	省　　县(市) 镇(区)　乡(街) 村　　组	省　　县(市) 镇(区)　乡(街) 村　　组	省　　县(市) 镇(区)　乡(街) 村　　组

　　血样收集人(签名)　　　　登记人(签名)　　　　时间:　　年　　月　　日

注:调查登记表填写说明

① 1～20 项为一般情况,均必须填写。

② 21 项为家族史情况,如有食管癌/贲门癌家族史,则必须详细填写,如无家族史,则不用填写。

③ 带□标记的项目按照实际调查情况在□内画"√"即可。

④ 调查内容详细询问,翔实填写,字迹工整。

⑤ 认真、准确填写医院代码及编号,各医院代码及起始编号详见附表。

⑥ 样品收集人员和调查表登记人员一定要在任务完成时及时签名并标注日期。

血液样本采集注意事项

① 抽空腹静脉血(抗凝全血),3～5 ml,分装至 2～4 个冻存管中,立即置于 −40℃或 −80℃冰箱冻存。

② 住院患者在抗凝管上标记患者住院号、姓名,门诊患者在抗凝管上标记患者门诊号、姓名。

③ 冻存管上仔细清晰标注医院编号,标记时必须使用专门配发的记号笔进行标记,不可用水笔等其他笔,以防褪色。

④ 血液样本采集同时翔实填写血样登记表。

⑤ 每次填写完血液样本登记表之后立即将纸质资料输入电脑,仔细核对,电子版保存并备份,由专人保管。

27.4.1.1　食管癌和癌前病变患者的主要血液样本种类

（1）全血(抗凝血):是临床上和实验室提取有效外周血基因组 DNA 和 RNA 最常用的血液样本种类,临床上多数采用肝素作为主要抗凝剂,但是根据本研究组的经验,肝素抗凝全血提取 DNA 的质量远不如 EDTA 抗凝全血好。

（2）血清:是临床和实验室蛋白质检测最常用的血液样本种类。

（3）全血有核细胞:主要是指外周血中的淋巴细胞,利用水平离心仪进行离心很容易获得。

（4）血浆:是检测肿瘤相关代谢产物最常用的血液样本种类。

（5）此外,目前临床上和实验室已开展的外周血循环肿瘤细胞(circulating tumor cell,CTC)和外周血循环肿瘤 DNA (circulating tumor DNA,ctDNA)筛查工作,也被认为是肿瘤液体活检检测肿瘤复发和转移的重要手段。CTC 检测需要外周抗凝血,而 ctDNA 检测需要的是血浆。

27.4.1.2　血液样本的分装保存

冰冻血液样本反复冻融会对 DNA 造成明显损伤,影响 DNA 提取。因此,血液样本采集后,要尽快分装。

(1)血凝块。血清分离后,剩余的血凝块是提取 DNA 的又一重要样本来源。以往许多实验室都是将血凝块丢弃。笔者改进了利用传统血凝块提取 DNA 的方法:冰冻血凝块在室温中逐渐解冻,析出部分融化液体,把这些融化液体离心后,抽取底部部分液体,进行 DNA 提取,省时省力且提取的 DNA 量比用传统研磨血凝块方法提取的 DNA 量明显增多。将冰冻血凝块直接制成冰冻切片,然后进行 H-E 染色,观察发现含有大量纤维蛋白原及一些白细胞。而把融化液体离心,抽取底部液体涂片并行 H-E 染色,镜下发现大量白细胞。结果提示,研磨冰冻血凝块提取 DNA 的效果之所以不及改进后的方法,在于冰冻血凝块中含有大量纤维蛋白原,影响研磨及纯度,而血凝块融化时大量血细胞从纤维蛋白原的间隙中释放出来,经过离心融化液体,由于单位体积内细胞含量大量增加,一次提取 DNA 的量也因此增加。因此,笔者认为血凝块融化液体可直接用于 DNA 提取和 PCR 扩增,同时认为血凝块是进行以 PCR 为基础的基因功能分析的极有价值的 DNA 来源。

(2)血液样本转运注意事项。血液样本采集、分装后要尽快转运到实验室冰冻储存,特别是食管癌高发区现场采集的样本。从高发现场采集的血液样本转运应特别注意:血清一定要在现场分装后再转运;尽量保持低温;各种血液样本分装试管的瓶盖一定要小心旋紧;特别注意样本编号等。此外,如果由快递公司托运,一定跟踪样本快递过程和温度。

27.4.2 食管癌患者外科手术切除标本的取材、转运和保存

手术切除食管癌大标本是建立食管癌样本库的重要来源。目前,临床上许多医院都建立了相应的规范取材程序,主要取材包括:肿瘤原发灶、两切端以及所有外科切除送检的淋巴结组织[1]。常规取材后,剩余的大标本多数在固定保存 1 个月左右后被丢弃。很显然,这是一种极大的资源浪费。单纯依靠临床病理对这些剩余的样本进行进一步常规系统处理,显然是做不到的。科研院所和重点实验室正好可以弥补这一不足。笔者所在研究团队 20 余年穿梭于上百家医疗机构,收集这些珍贵的样本,并积累了很好的经验。

手术切除标本常规取材诊断后剩余样本的收集:外科新鲜肿瘤组织标本是在肿瘤手术切除过程中获取,然后立即放入便携式液氮瓶内,再转运到实验室储存。固定大标本进一步取材备用。知情同意:确定为食管癌的病例,术前向患者家属说明情况并签署标本留取《知情同意书》。取材:手术切除大标本尽可能沿肿块中线切开,一半固定取

材,一半低温保存。固定的组织全部取材,石蜡包埋;登记患者详细诊疗信息和取材记录。取材方法主要包括流线法、标本整体包埋法和席卷法 3 种(见图 27-14、图 27-15、图 27-16)。此外,样本的储存应实行分装后多中心、多点储存,以免由于实验室意外导致样本的破坏。样本储存必须有专人监管,定时巡查,以便迅速发现问题。

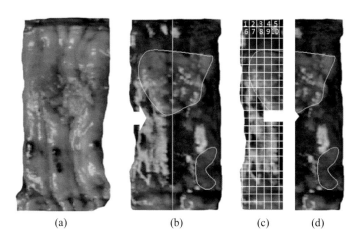

(a)	(b)	(c)	(d)

图 27-14　食管癌根治术切除大标本流线法取材示意图

将大标本铺平(a),沿肿块中线一分为二(b),一半固定(c),一半冰冻(d)储存。固定组织如图(c)所示:根据标本大小,沿标本纵轴、每间隔 1 cm 将标本切成若干条,检查浸润程度并作记录;然后沿横截面每间隔 1 cm 切成若干块,记录每块组织的部位和顺序,进行脱水包埋等后续程序。为了能够获得更多癌前病变组织,进行上述取材前,对大标本进行表面碘染色(染色浓度可适当高于内镜下黏膜碘染色的浓度)(b),特别注意碘不染色区域的取材(多数为不同程度癌前病变组织)

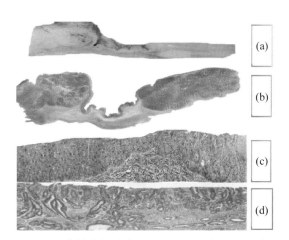

	(a)
	(b)
	(c)
	(d)

图 27-15　食管癌根治术切除大标本整体取材示意图

将手术切除大标本沿纵轴每间隔 1 cm 切成若干条(a),作为一个整体进行后续特殊包埋和切片(b)、H-E 染色(c、d)。这一取材方法需要相应的特殊包埋框和切片机。其优点是能在 1 张切片上同时观察癌和癌旁组织病变的进展和分布,特别是在进一步观察相应蛋白质改变与病变关系时尤为重要

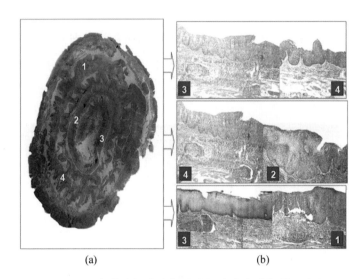

图 27-16　食管癌根治术切除大标本席卷法取材示意图

这一取材方法非常适合非常早期病变标本。将手术切除大标本沿纵轴每间隔 1 cm 切
成若干条，如卷席一样从口腔侧开始卷起并用曲别针固定(a)，继续后续脱水、包埋、切
片和 H-E 染色(b)等工作。图(b)中 1,2,3,4 分别代表图(a)中的放大图片

27.5　临床表型与多维组学特征谱关联分析

近年来，食管癌临床防治手段和分子研究都取得明显进展，但是，缺乏基于大样本
量食管癌患者生存随访对目前临床防治方案和分子分型技术进行疗效评价和优化，导
致临床上缺乏规范化治疗以及个体化和靶向治疗方案等。食管癌患者生存随访是评价
各种治疗效果、检验分子分型技术和标准的"金指标"；而完整、准确的临床信息，小到发
病年龄和性别，大到 TNM 分期、治疗方案和剂量等，则是基于大样本随访结果对现行
治疗方式进行评价、优化和规范，阐明食管癌生存期关键影响因素，建立中国人食管癌
优化防治方案和分子分型检测标准的重要保证。完整的临床信息是提高中晚期食管癌
患者生存率的关键策略之一（见图 27-17）。

建立食管癌专病队列和精准医疗相关的标准化、可共享的大样本量的临床诊疗表
型和样本数据库，主要包括：①规范化诊疗临床队列；②早期癌及其癌前病变微创治疗
临床队列；③肿瘤遗传家系队列；④高发现场及其癌前病变人群前瞻性队列；⑤城市社
区早期肿瘤及其癌前病变人群前瞻性队列；⑥少见恶性肿瘤队列（见图 27-18）。

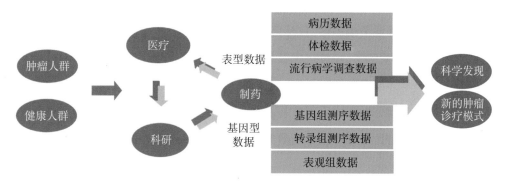

图 27-17 数据挖掘平台系统框架

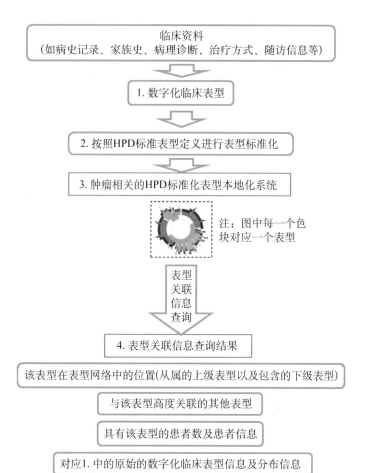

图 27-18 临床表型数据库建立及其标准化

HPD, Human Phenotype Database, 人类表型数据库

　　建立食管癌、贲门癌和胃癌及其癌前病变临床样本生命组学数据库，主要以基因信息（全基因组测序、外显子组测序、目标区域测序）和临床大数据为基石，整合转录组学、表观基因组学、蛋白质组学、免疫组学及代谢组学的信息，形成多维组学信息库，抽提出各个疾病的多组学多层系图谱，并结合临床信息及现有对疾病的了解，寻找与疾病精准预测、早期诊断、分类分型及预后判断相关的组学特征谱，并实现更为精确和精细的疾病分类、分型，同时对比国内外已有的研究结果，为食管癌患者的精确诊断和精确治疗提供依据（见图 27-19）。

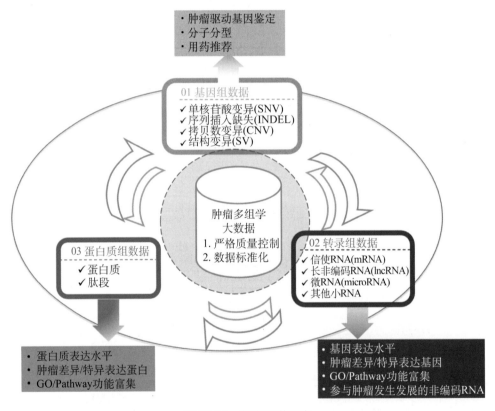

图 27-19　多维组学研究

　　开发面向精准医疗研究的大型数据库检索分析系统，主要包括：建立食管癌相关重要数据库的镜像；临床表型和诊疗大数据查询、整合与分析的标准工作流程软件系统；临床表型数据库和组学特征谱关联分析平台。

　　临床应用：所开发的面向精准医疗研究的常见的消化道肿瘤大型数据库检索分析系统，将作为一种模板，引领和推动其他常见病大数据库建设；建立食管癌特征组学图谱,为实施食管癌的个体化防治提供重要依据。

27.6 小结与展望

精准预防和诊疗是降低食管癌发病率和病死率的关键措施。临床诊疗、病理和随访大数据库及临床样本库整合组学大数据库,进一步抽提用于精准预测癌前病变进展、复发转移和预后及治疗敏感性的关键分子,建立精准靶向治疗和个体化防治多维组学特征谱是实施精准医疗的关键步骤。因此,无论如何强调建立临床诊疗、病理和随访大数据库及临床样本库的重要性都不过分。

建立临床诊疗、病理和随访大数据库及临床样本库是一项浩大的工程。完整的临床信息是样本库的灵魂和载体,完善的随访资料是临床大数据库和样本库质量的试金石。如果每一条临床信息,每一项分子指标都代表一个彩灯的话,随访结果就是电流,一切与随访联系起来分析,就像大山有了瀑布,一切都有了灵气!

笔者所在研究团队历经 20 余年风雨坎坷建立的 50 万例食管癌临床诊疗、病理和随访信息大数据库和 20 余万例血液样本、5 万例食管黏膜活检及 8 万例手术切除标本等大样本库为食管癌精准医疗奠定了重要基础。但这只是万里长征走完了第一步,深入挖掘、分析这一宝贵资料,让患者从中获益,具有更加重要的意义。

参考文献

[1] Parkin D M, Bray F, Ferlay J, et al. Estimating the world cancer burden: Globocan 2000[J]. Int J Cancer, 2001,94(2):153-156.

[2] Wang L D, Zhou Q, Yang C S. Esophageal and gastric cardia epithelial cell proliferation in northern Chinese subjects living in a high-incidence area [J]. J Cell Biochem, 1997, 28-29 (Suppl):159-165.

[3] Lu J B, Yang W X, Zu S K, et al. Cancer mortality and mortality trends in Henan, China, 1974—1985[J]. Cancer Detect Prev, 1988,13(3-4):167-173.

[4] 常秋玲,陈维汉,杨文献,等.河南省恶性肿瘤死亡流行趋势分析[J].中国肿瘤,1993,2(11): 12-13.

[5] Wang L D, Zhou Q, Feng C W, et al. Intervention and follow-up on human esophageal precancerous lesions in Henan, northern China, a high-incidence area for esophageal cancer [J]. Gan To Kagaku Ryoho, 2002,29(Suppl 1):159-172.

[6] Chen H, Wang L D, Guo M, et al. Alterations of p53 and PCNA in cancer and adjacent tissues from concurrent carcinomas of the esophagus and gastric cardia in the same patient in Linzhou, a

high incidence area for esophageal cancer in northern China [J]. World J Gastroenterol, 2003,9 (1):16-21.

[7] 周海鹏,曹秀峰. 食管癌并存贲门肿瘤的诊治[J]. 中华外科杂志,1987,25(12):700.

[8] Wang L D, Shi S T, Zhou Q, et al. Changes in p53 and CyclinD1 protein expression and cell proliferation in different stages of human esophageal and gastric cardiacarcinogenesis [J]. Int J Cancer, 1994,59(4):514-519.

[9] Siewert J R, Stein H J. Classification of adenocarcinoma of the oesophagogastric junction [J]. Br J Surg, 1998,85(11):1457-1459.

[10] Wang L D, Zheng S, Zheng Z Y, et al. Primary adenocarcinoma of the lower esophagus, esophagogastric junction and gastric cardia special reference to China [J]. World J Gastroenterol, 2003,9(6):1156-1164.

[11] 王燕,王立东,李吉林,等. 河南贲门癌高发区 2196 例贲门癌发生部位分析[J]. 肿瘤学杂志, 2010,16(5):350-352.

[12] Agrawal N, Jiao Y, Bettegowda C, et al. Comparative genomic analysis of esophageal adenocarcinoma and squamous cell carcinoma [J]. Cancer Discov, 2012,2(10):899-905.

[13] Lin D C, Hao J J, Nagata Y, et al. Genomic and molecular characterization of esophageal squamous cell carcinoma [J]. Nat Genet, 2014,46(5):467-473.

[14] Song Y, Li L, Ou Y, et al. Identification of genomic alterations in oesophageal squamous cell cancer [J]. Nature, 2014,509(7498):91-95.

[15] Gao Y B, Chen Z L, Li J G, et al. Genetic landscape of esophageal squamous cell carcinoma [J]. Nat Genet, 2014,46(10):1097-1102.

[16] Zhang L, Zhou Y, Cheng C, et al. Genomic analyses reveal mutational signatures and frequently altered genes in esophageal squamous cell carcinoma[J]. Am J Hum Genet, 2015, 96(4): 597-611.

[17] Hu N, Kadota M, Liu H, et al. Genomic landscape of somatic alterations in esophageal squamous cell carcinoma and gastric cancer[J]. Cancer Res, 2016, 76(7):1714-1723.

[18] Cheng C, Zhou Y, Li H, et al. Whole-genome sequencing reveals diverse models of structural variations in esophageal squamous cell carcinoma[J]. Am J Hum Genet, 2016, 98(2):256-274.

[19] Wang L D, Chen H, Guo L M. Alterations of p53-Rb pathway in esophageal carcinogenesis [J]. World J Gastroenterol, 2001,9(4):367-371.

[20] Wang L D, Hong J Y, Qiu S L, et al. Accumulation of p53 protein in human esophageal precancerous lesions: a possible early biomarker for carcinogenesis [J]. Cancer Res, 1993,53 (8):1783-1787.

[21] Wang L D, Zhou Q, Hong J Y, et al. P53 protein accumulation and gene mutations in multifocal esophageal precanceous lesions from symptom free subjects in a high incidence area for esophageal carcinoma in Henan, China [J]. Cancer, 1996,77(7):1244-1249.

[22] Wang L D, Lipkin M, Qui S L, et al. Labeling index and labeling distribution of cells in esophageal epithelium of individual at increased risk for esophageal cancer in Huixian, China [J]. Cancer Res, 1990,50(9):2651-2653.

[23] 王立东,任景丽,宋昕,等. 食管癌变过程中肿瘤相关蛋白的表达[J]. 郑州大学学报(医学版), 2009,44(1):13-16.

[24] Deng C, Xie D, Capasso H, et al. Genetic polymorphism of human O6-alkylguanine-DNA alkyltransferase: identification of a missense variation in the active site region [J].

Pharmacogenetics，1999，9(1)：81-87.

[25] 王立东，宋昕，赵学科，等.食管癌环境和遗传危险因素交互作用的分子基础和精准预防[J].中国肿瘤临床，2016，43(12)：515-520.

[26] Wang L D，Zhou F Y，Li X M，et al. Genome-wide association study of esophageal squamous cell carcinoma in Chinese subjects identifies susceptibility loci at PLCE1 and C20orf54[J]. Nat Genet，2010，42(9)：759-763.

[27] Hu N，Wang Z，Song X，et al. Genome-wide association study of gastric adenocarcinoma in Asia：acomparison of associations between cardia and non-cardiatumours [J]. Gut，2016，65 (10)：1611-1618.

[28] Abnet C C，Wang Z，Song X，et al. Genotypic variants at 2q33 and risk of esophageal squamous cell carcinoma in China：a meta-analysis of genome-wide association studies [J]. Hum Mol Genet，2012，21(9)：2132-2141.

[29] Wu C，Wang Z，Song X，et al. Joint analysis of three genome-wide association studies of esophageal squamous cell carcinoma in Chinese populations [J]. Nat Genet，2014，46(9)：1001-1006.

[30] Dura P，Bregitha C V，te Morsche R H，et al. GWAS-uncovered SNPs in PLCE1 and RFT2 genes are not implicated in Dutch esophageal adenocarcinoma and squamous cell carcinoma etiology [J]. Eur J Cancer Prev，2013，22(5)：417-419.

[31] Smrcka A V，Brown J H，Holz G G. Role of phospholipase Cε in physiological phosphoinositide signaling networks [J]. Cell Signal，2012，24(6)：1333-1343.

[32] Edamatsu H，Takenaka N，Hu L，et al. Phospholipase Cε as a potential molecular target for anti-inflammatory therapy and cancer prevention [J]. Inflamm Regen，2011，31(4)：370-374.

[33] Abnet C C，Freedman N D，Hu N，et al. A shared susceptibility locus in PLCE1 at 10q23 for gastric adenocarcinoma and esophageal squamous cell carcinoma [J]. Nat Genet，2010，42(9)：764-767.

[34] He Y，Ye L，Shan B，et al. Effect of riboflavin-fortified salt nutrition intervention on esophageal squamous cell carcinoma in a high incidence area，China [J]. Asian Pac J Cancer Prev. 2009，10 (4)：619-622.

[35] Wang L D，Guo R F，Fan Z M，et al. Association of methylenetetrahydrofolatereductase and thymidylate synthase promoter polymorphisms with esophageal and cardia cancer risk [J]. Dis Esophagus，2005，18(3)：177-184.

[36] Wang Y，Fang M Z，Liao J，et al. Hypermethylation-associated inactivation of retinoic acid receptor beta in human esophageal squamous cell carcinoma [J]. Clin Cancer Res，2003，9(14)：5257-5263.

[37] 王立东，刘敏，户彦龙，等.食管癌超长期和短期生存患者临床病理变化对比分析[J].肿瘤防治研究，2014，41(3)：193-198.

[38] Song X，Li X M，Lu J L，et al. Clinical characterization and long-term survival for 7920 early primary esophageal squamous cell carcinoma (Tis ~ T1N0M0) in China [J]. ISDE，Dis Esophagus，2016，29(S1)：121A.

[39] 王立东，樊慧，焦新英，等.河南食管癌高发区95对单卵双胞胎疾病谱和2323例食管癌患者家族史调查[J].中华肿瘤防治杂志，2006，13(20)：1521-1524.

[40] Wang L D，Guo H，Qiu S L，et al. Studies on nutrition and esophageal precancerous lesions among the adolescents [J]. Chinese J Cancer Res，1992，4(4)：69-75.

［41］ 王建坡,周福有,赵学科,等.食管癌高/低发区 1975～2011 年 42082 例食管鳞状细胞癌患者年龄、性别和家族史分析[J].河南大学学报(医学版),2012,31(3):171-175.

［42］ 郭二涛,宋昕,刘玉,等.术前吸烟对食管癌患者生存期的影响[J].肿瘤防治研究,2014,41(3):231-236.

［43］ 李学民,范宗民,吕晓东,等.河北省磁县人民医院 1973—2005 年 4418 例食管癌和贲门癌病例分析[J].肿瘤基础与临床,2006,19(6):445-447.

［44］ 王立东,郭花芹,裴宋良,等.食管癌高发区青少年血清中维生素的状态[J].河南医科大学学报,1992,27(1):126-129.

［45］ 常志伟,王立东,任景丽,等.叶酸干预对食管贲门癌前病变影响的初步研究[J].中华肿瘤防治杂志,2008(9):641-647.

［46］ 纪爱芳,魏武,王金胜,等.山西长治地区健康林州移民及食管鳞癌患者血浆核黄素水平的比较及其意义[J].中华内科杂志,2011,50(12):1048-1050.

［47］ 张洛,冯笑山,王立东,等.洛阳地区 1996～2005 年食管癌和贲门癌患者 4683 例临床分析[J].山东医药,2007,47(16):42-43.

［48］ 殷言言,王立东,赵学科,等.早期食管癌患者临床症状与临床病理特征及生存状况的关系分析[J].河南医学研究,2015,24(5):4-7.

［49］ Wang L D, Yang H H, Fan Z M, et al. Cytological screening and 15 years' follow-up (1986-2001) for early esophageal cancer and precancerous lesions in a high-risk population in Anyang County, Henan Province [J]. Cancer Detect Prev, 2005,29(4):317-322.

［50］ 冯常炜,岳文彬,刘宾,等.河南食管癌高发区无症状人群食管和贲门黏膜纤维内镜和组织病理诊断比较[J].郑州大学学报(医学版),2002,37(6):780-782.

［51］ 王立东,郑树,刘宾,等.河南食管癌高发区居民食管色素镜检查及手术标本碘染色结果分析[J].郑州大学学报(医学版),2002,37(6):729-732.

［52］ 何欣,孙哲,郭涛,等.血凝块 DNA 提取方法探讨[J].郑州大学学报(医学版),2006,41(1):56-57.

［53］ 李江曼,韩雪娜,袁果,等.影响外周血 DNA 提取质量因素分析[J].河南大学学报(医学版),2014,33(1):11-13.

28

胃肠道肿瘤样本库

　　2015年初提出的"精准医学计划"将肿瘤的研究作为未来研究的重点[1]。"精准医学"的出现不是空穴来风,它是特定时代的产物。首先是基因组学、蛋白质组学、代谢组学等技术日趋成熟,其中2007年以来二代高通量测序带动的基因组学的发展非常突出;其次是在上述技术基础上信息挖掘与数据分析技术日臻成熟;最后是作为重要资源基础的生物样本库及与之结合的临床大数据库也日益受到重视[2]。因此,精准的肿瘤研究计划有望给未来的肿瘤治疗带来"定制"的医疗模式,医疗的决策、实施不仅是针对每一个患者个体特征制定的,同时也需要考虑患者的遗传背景、肿瘤本身的细胞及分子生物学信息。这里尤其强调的是在生物分子基础上的、因人因病而异的、更加精确的个体化医疗。

　　肿瘤的"精准医疗"也罢,"个体化医疗"也好,都是以群体的遗传背景等数据为基础信息,通过深入的数据分析找出规律,指导个人的特征性诊疗的。因此,基于群体的研究就离不开规范的生物样本库的建立,也离不开与之结合的临床大数据库的构建[3]。同时,由于东西方人种、疾病种类、环境的差异,也需要积极建立具有我国自身特点的样本资源库,开展研究,才能更大程度地惠及我国的民众。笔者所在单位以胃肠道肿瘤的临床及研究为特色,有多年肿瘤样本库建设基础,下面将结合自身经验探讨肿瘤样本库的建设与管理。

28.1　胃肠道肿瘤样本库的样本来源、取材及质量评估

　　肿瘤研究过程中,通常需要新鲜的肿瘤组织、配对正常组织以及血液样本。有时候研究目标是明确的,如某一药物的临床研究需要受试者的血液和组织样本,后期将通过

对血液和组织样本的分析,得到药物疗效、不良反应相关的标志物。因此,这类研究往往在研究的开始就已经明确了采集的时间、样本类型甚至未来的分析指标。而目前多数的生物样本库并没有明确的研究项目,即采集的样本后期进行研究的内容或方向是不确定的,典型的如英国生物样本库(UK Biobank),它是针对自然人群进行长期随访,从中筛选人群队列进行未来的研究[4]。由于在一定历史时期内人类对疾病的认识有限,后一种类的样本对于今后更为深入的研究至关重要。

在进行人体样本采集前,机构审查委员会(Institution Review Board,IRB)或伦理审查委员会应该对涉及人体样本的生物医学研究进行审查,批准研究项目并对此研究进行定期审查。样本采集前必须获得患者自愿捐赠的《知情同意书》,应当注意将可能给患者带来的风险降至最低,最小化与人体样本和相关资料收集有关的人身和心理风险,并确保样本和资料的收集工作不会影响患者的治疗。应当尽一切努力保护与样本相关的隐私和秘密。而且,在临床实际工作中,得到的肿瘤样本应该首先满足捐赠者在病理诊断上的需求,剩余的部分才能由样本库进行处理和储存[5]。

28.1.1 外科手术切除组织样本的采集

28.1.1.1 手术室、病理科、样本库流程的合理安排

样本收集活动在任何情况下都不能影响正常的患者诊治工作,因此肿瘤标本在外科切除术后应当请一位病理医师对所有可能需要诊断的组织样本进行审查,在满足临床诊断的前提下,再确定哪些材料可以用于研究。对于血液、体液以及不需要用于诊断的固体组织,无须进行病理评估,可以按照要求进行收集[6]。

因此,这往往需要手术室、病理科、样本库的流程合理安排。近些年,国内一些肿瘤专科医院在手术室建设过程中就充分考虑了这些因素,在布局上将手术室、病理科、样本库尽量安排在了一起。但也有单位手术室建设时间早,规划中没有将样本库放在手术室旁,后期改造较为麻烦。笔者所在单位也面临后者的局面,在不干扰手术正常进行的前提下,对原有手术室外空间进行了改造,将病理科与样本库整合,达到既不影响临床病理诊断,又能兼顾样本库及时取材后快速保存的目的(见图28-1)。

28.1.1.2 组织样本的采集

在从外科转移到病理科或样本库进行取材的过程中,应当保持样本新鲜,并防止其脱水,将其放置在无菌容器中。缩短样本从体内取出到样本取材的时间,推荐在15 min

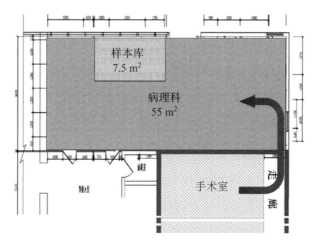

图 28-1　理想的手术室、病理科与样本库布局

手术室与样本库、病理科的集中放置,将有助于满足病理诊断的同时,兼顾样本取材的及时性与质量

内,或者如果所需时间较长,下方垫以湿冰,但仍应尽早取材。进行取材时应该以无菌的方式执行所有样本操作,在切除组织样本时应当佩戴无菌手套,使用无菌工具。切除不同样本以及在不同位置切除同一样本都应当使用新的刀片和工具,防止来自器材的交叉污染。如果样本本身就不是无菌状态,比如消化道肿瘤或者样本表面存在大量血液,建议先用生理盐水进行清洗,尽量减少细菌的数量或洗去血液成分,但应该在清洗结束后将生理盐水尽量蘸干,以防止立即冷冻后在冷冻样本的外侧形成冰晶体。组织需要切割成适当的大小进行分装,一般大小为 0.5 cm×0.5 cm×0.5 cm 左右,质量尽量保证在 100 mg 以上。

取材完毕后,除有明确规定外,应将组织存放在贴有正确标识的无菌容器中,保证样本今后可以被正确地识别,确保标签和样本跟踪正确。样本可以立即送往样本库处理,也可以先快速冷冻,然后转入低温存储设备中。建议对多数样本都进行快速冷冻,防止细胞内形成的冰晶损坏细胞结构或活性分子的结构,如可以将样本放置在存有液氮的容器中或置于干冰上。

为了保证后期存放过程中样本的质量,可以考虑将部分需要进行 RNA 提取的样本放入 RNA 保护剂 RNAlater 中。如果需要保存样本形态,可以在预冷异戊烷中冷却,近期 Qiagen 等公司有类似既能保存形态又能保存分子成分的试剂,但价格均较为昂贵。如果组织用于制作石蜡块,需要将组织浸泡在甲醛溶液(福尔马林)中。建议在石蜡块制成后切片行 H-E 染色,以确定组织中肿瘤细胞的含量,确保该样本的质量。在样本收集完成之后,填写样本采集清单,填写样本基本信息和取材、分装等信息,以备今后查阅[7]。

28.1.1.3 肿瘤组织样本取材的临床病理规范

肿瘤组织取材需要遵循临床病理规范,这点对于肿瘤临床疾病相关的样本至关重要,而且记录的样本信息中也应该保留相应的取材位置信息。取材过程中必须留取带有刻度尺及患者代码的照片,以便今后比对查找。

对于进行研究的样本而言,良好的临床病理规范对于研究的深入有重要作用。规范化、标准化的取材与癌种关系密切,癌种不同,取材方法也不尽相同。采用规范的方式取材,并按照统一规范的方式记录,将直接关系到研究的相互比对与交流。就肿瘤组织而言,一般的原则是:取材部位包括癌灶(C)、癌灶周围的癌旁非癌组织(P)以及远癌正常(非癌)组织如距癌灶边缘最远端或者 5 cm 之外(N)。取材尽量以癌灶为中心水平向两侧取材,尽量保证足够大的组织样本[7](见图 28-2)。

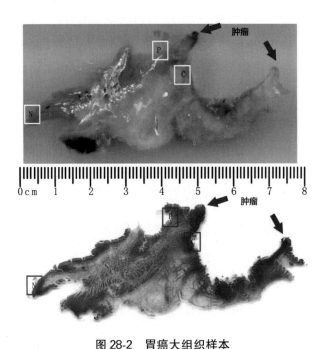

图 28-2　胃癌大组织样本

上半部分是肿瘤样本的纵行截面,下半部分是对应的 H-E 染色切片

就胃癌而言,推荐使用日本癌症研究会的标准[8](见图 28-3):首先判定手术切取的是近端胃(贲门)、远端胃(胃窦)还是全胃,其次确定胃部肿物部位,进行大体检查明确浆膜侵犯的程度,并沿大弯侧切开;黏膜面检查应该明确肿瘤的大小和近切缘与远切缘

的距离；样本切取的方向也应该与标准一致，采用平行于小弯侧的纵行切开；淋巴结的分站描述也应该与规定的一致。虽然这些内容属于临床专科以及病理的范畴，但是样本取材如果不遵照这些规范，将严重影响样本及相关信息的质量。同样，对于结直肠癌，取材过程中应尽量避免对系膜完整性的影响，减少对后续病理肿瘤环周切缘评价的影响，以及避免肿瘤中心或浆膜面取材，以免影响对肿瘤浸润深度的判断[9]（见图28-4）。

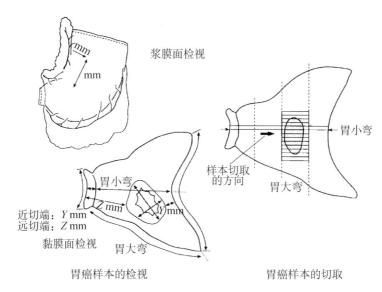

图 28-3　日本癌症研究会推荐的胃癌样本检视和切取方案

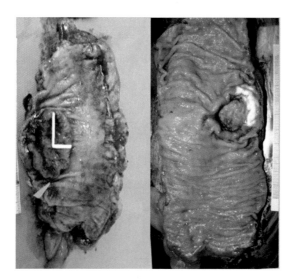

图 28-4　结肠癌样本取材方式

左图显示沿肠管与系膜交接缘剪开，避免进入系膜；右图显示在肿瘤
边缘取材，避免肿瘤中央的坏死组织

因此,样本库人员应该具备这方面的知识,严格控制操作流程。

所有取材的组织块应标明取材部位细节。肿瘤组织取材过程中一些原则性的要求如下[7]:

(1) 对于早期癌及直径<1 cm的癌变组织为了确保病理诊断,原则上不得留取新鲜样本;

(2) 取材不能破坏标本的完整性,不能影响病理描述;

(3) 取材时尽量避免坏死组织,尤其避免在肿瘤中心部位取材;

(4) 大体标本的组织断端不能破坏,否则影响病理对切缘的判断;

(5) 从标本离体到取材完成,尽可能在15 min之内完成;

(6) 管状脏器需要尽量避开肿瘤部位或从肿瘤对侧剪开标本,进行取材;

(7) 实质性脏器则需要明确肿瘤部位后沿最大径切开,然后沿着肿瘤切面进行取材。

28.1.2　血液样本的采集

血液样本可以在捐献者的不同疾病状态下,或者不同的时间段进行采集,采集时应对捐献者的状态和时间进行准确记录。血液样本储存一般是收集抗凝全血[血浆/白细胞层(buffy coat)/红细胞层]或凝血(血清/血块)。血清和血浆中的组分将用于后续的分析检测;抗凝血中的白细胞层是患者体细胞DNA的主要来源,应该进行重点采集,如果收集血清时未使用抗凝剂,那么收集的血凝块经处理之后也可以用于体细胞DNA研究;在肿瘤高发现场,如偏远地区收集血液样本时,为了获取捐献者的体细胞DNA,可以通过在经处理或未经处理的卡片上滴血点晾干进行采集,卡片可在室温下存放较长时间[7]。

另外,由于近几年肿瘤研究中对外周血游离核酸的重视,如游离核酸在肿瘤等疾病诊断中显示出重要的作用,建议对分离的血浆进行二次高速离心,以减少来源于白细胞的DNA对后期检测的影响。如果涉及留取特殊的血液成分,例如血液中特殊类型的细胞,如淋巴细胞、循环肿瘤细胞、干细胞等,应该按照相应的操作流程或特定的储存容器进行分离与保存[10]。

28.1.3　肿瘤库存组织样本的病理复核

肿瘤样本库储存的样本一般为组织样本、血液样本以及提取的衍生分子样本等。

针对不同样本可选用不同方法从病理形态、分子水平对样本进行评估。其中对库存深低温冻存样本的组织形态学评估至关重要。通常在组织样本进入样本库前或者进入后的短时间内,需要对样本的病理状况进行评价。有时也将评价放在后续项目研究前进行。但是无论如何,组织样本的病理评价都应该是必需的[7](见图 28-5)。

序号	样本号	肿瘤组织比例	分期	肿瘤类型
1	1-Z131-29411T	90%	IV	未分化
2	2-Z132-29411N	正常		
3	3-A79-26973T	80%	III	管状腺癌
4	4-A80-26973N	正常		
5	5-A19-19497T	40%	II	管状腺癌
6	6-A20-19497N	正常		
7	7-A17-19375T	80%	III	管状腺癌
8	8-A18-19375N	正常		
9	9-A03-15178T	90%	II	乳头状腺癌
10	10-A04-15178N	正常		
11	11-N25_22123T	10%	III	管状腺癌
12	12-N26_22123N	正常		
13	13-Z123-28886T	90%	III	管状腺癌
14	14-Z124-28886N	正常		
15	15-A21-19605T	85%	III	乳头状腺癌
16	16-A22-19605N	正常		

图 28-5 库存冰冻组织的病理形态学检测报告

样本库储存的样本会与实际整体样本存在差异。尽管样本通常都会附有相关采集单位的病理报告,但是由于采集部位与实际病理取材部位在组织器官内部的差异,样本库实际保存的样本与病理报告中的组织仍存在一定差异,有时这种差异会大到足以影响研究的结果。以恶性肿瘤为例,常见的不一致包括肿瘤含量与分布、分化程度、肿瘤亚类的区别等。举个实际遇到的例子:由于多点取材而且切片面积较大,病理报告肿瘤组织中同时含有腺癌成分与内分泌癌成分,而样本研究前冰冻组织切片病理显示细胞形态与腺癌不同,之后根据免疫组化结果考虑取材样本为神经内分泌癌来源。

此外,笔者对同一样本、同一次取材的不同分装样本进行病理分析发现,虽然是同一样本的同一次取材,但是分装不同,组织内的分化程度和肿瘤含量也不同。另外,还有一点容易忽略的是当病理诊断医师采用的标准不同时,也会导致数据差异较大,因此,尽量采用相同的标准,必要时需要与病理医师进行沟通。组织学质量控制报告应该包括病理诊断证据、疾病状态、肿瘤纯度的评估、正常、基质、坏死细胞以及炎症细胞等百分比的记录。

在完成病理评估之后,往往要根据研究内容的需要对组织进行修剪,如去掉多余的间质成分。例如,RNA 表达的研究往往要求肿瘤组织成分在 70％以上,而 DNA 水平的研究对组织成分的要求会更高。对于活检组织样本的病理评估一般较难,冰冻切片后往往组织损失较大,对活检当时的组织切片进行评估是一个比较可行的病理评估手段。总之,忽略研究前对生物组织样本的病理评价将对结果产生严重的影响。

常见生物样本的总体分子水平评价如核酸完整性等是评价样本质量的重要指标,但由于其属于样本库质量控制的一般问题,这里不再叙述[11]。

28.2　胃肠道肿瘤样本库的信息系统建设

肿瘤生物样本库的核心内容是样本和相关临床以及研究数据,因此,借用一下生物信息学的概念,所谓样本库便是由"干库"(dry biobank,数据)与"湿库"(wet biobank,组织)组成。如果将样本也看作是可获得数据以及已知数据的载体,那么样本库的根本内容就是数据。生物信息数据与肿瘤临床信息的相关性,可以最终通过大样本的关联分析预测特定人群的特定疾病发生、发展与转归。样本及其相关信息的数量多少、多样性、质量、标准化程度将决定数据质量的好坏,从而影响数据预测的结果[12]。

28.2.1　肿瘤样本相关临床信息的结构化与整合

肿瘤样本的采集过程中相应信息的记录是样本的重要组成部分,实现了对样本的注释。医学研究中,特定疾病人群的样本以及相应的临床诊疗、病理、随访资料等都是研究中不可或缺的材料,相关信息提供了样本重要的表型特征,两者在应用上的重要性基本是相等的。采集和处理过程中的所有数据都应该准确地进行记录,并与样本进行关联,数据应全部录入信息系统,便于信息化检索、管理及使用。

生物样本库追求生物样本、表观资料以及分子生物学数据的一体化整合,而不是简单的链接关系[6]。相关临床信息的结构化以及整合将是未来肿瘤样本库面临的最大难点,构建一个"湿库"的硬件投入相对容易实现,但是临床信息的结构化由于牵涉到一个单位的医疗水平和学术质量,系统构建、磨合投入大、人才培养周期长,建成的难度会大得多。

28.2.2　肿瘤虚拟库的建设——实现最小数据集的信息共享

生物样本库的核心是数据库,全面收集样本的关联数据是生物样本库建设的重要工作内容。我国的医疗信息化始于 20 世纪 90 年代,起步时并没有考虑到统一的规范和建设标准,导致系统之间、科室之间、医院之间的数据难以互联共享。生物样本库的建设是一个多学科合作的系统工程,其信息的收集可能涉及病史记录、病理检查、检验化验以及医院外的研究和捐赠主体的随访,同时研究者对于样本的需求量和时效性已经超过了单一医院的能力。

从肿瘤研究的现状来看,很多临床研究必须采用多中心方式,很多罕见病单个单位难以收集到足够的病例,很多大型的研究需要非常大的病例样本才能够实现。因此,有必要通过信息共享实现资源的优化利用。目前,国际上利用最小数据集实现信息的共享,然后通过信息共享将沉淀在各个分库中原有的大量信息资源挖掘出来并得以检索和开发利用,这将是国际生物样本库合作与发展的大趋势。由于我国多数的肿瘤骨干单位基本上使用了肿瘤的分类与编码规则 ICD-10 与 ICD-O,因此尽早地开发通用的样本信息管理系统,并制定信息交换标准,对解决我国长期以来样本交换和利用不足的问题具有重要的意义。这方面可以参考 BBMRI 推荐的生物样本库信息共享最小数据集(minimum information about biobank data sharing,MIABIS)标准[7]制定适合我国生物样本库信息共享的最小数据集标准,较快地解决信息互联最基本、最简单的需求,实现虚拟肿瘤库的构建[13,14]。

28.3　胃肠道肿瘤样本的利用

肿瘤生物样本在肿瘤的研究中扮演着重要的角色,样本库建立的最终目的和价值体现就是利用。如何建立并利用好样本及其相关临床信息等综合资源,对于开展人类肿瘤的病因研究、预警、干预、诊断、治疗乃至预后、随访等都具有重要的作用。在国内外,目前存在不同类型、不同应用目的、不同规模和不同管理方式的肿瘤样本资源库。由于这方面的内容和文献非常多,2016 年初仅检索 PubMed 得到的肿瘤与样本库相关联的文章就达 700 余篇,而且估计实际由样本库支持的研究可能远远超过这个数值,下面笔者仅就肿瘤样本利用的几个主要方向进行简单介绍。

28.3.1　肿瘤病因研究与样本库

为了揭示肿瘤发病的原因,通常选择人口相对稳定、特定肿瘤类型发病率较高的区域建立流行病现场,开展长期、持续的流行病学研究。研究内容包括大量的人群家族史、饮食、生活习惯等基线信息的调查问卷、疾病相关的基线检查以及样本采集。上述问卷、检查以及样本采集需要定期进行,并建立完善的肿瘤登记报告网络和系统的肿瘤登记监测,为追溯肿瘤发病可能的暴露原因进行系统研究,寻找肿瘤的高危因素。在此过程中定期采集样本建立样本库,将为深入揭示肿瘤发病内在的分子生物学因素提供重要线索[15]。

这方面全球重要的代表性生物样本库是英国生物样本库(UK Biobank)。英国生物样本库是一个长期的前瞻性流行病学研究样本库,该研究招募了现在在英格兰、苏格兰和威尔士生活的 500 000 人,这些人在 40~69 岁时加入了研究。组织者通过通信方式招募参与者,参与者可以在分布在英国城市和城镇的 22 个评估中心进行登记,签署知情同意,详细登记他们的健康状况和生活方式,然后进行身体检查并捐献血液、尿液和唾液。知情同意要求参与者同意通过医疗记录、癌症和死亡记录等长期随访他们的健康状况。样本被长期储存并可以广泛应用于各种分析,包括遗传学检测。资源开放给所有有资质的科学家,无论是在英国的还是海外的,还包括通过访问管理系统登记的学术机构和企业。英国生物样本库的数据可以通过其数据展示界面进行浏览,这些资源将随着新的分析和研究结果的反馈不断增加,此外,参与者和相关系统也能提供关于其健康方面的信息。部分参与者还会参与多次重复的全面评估。英国生物样本库向商业开放,该系统给研究人员提供了具有重要价值的工具,以便提高未来几代人的健康水平[16]。利用这个巨大的流行病学样本库产生了很多重要的研究。其中一项是 2015 年的研究,该研究对英国生物样本库 500 000 名参与者的信息进行了分析,排除了 80% 以上变量缺失的参与者,剩余 498 103 人,其中 8 532 人(其中 39% 是女性)在平均 4.9 年的随访中死亡。在男性中自我健康报告是最强的全因死亡(all-cause mortality)预测因素,而在女性中既往的癌症诊断是最强的全因死亡预测指标。当排除患有重大疾病或功能障碍后,吸烟习惯是最强的全因死亡相关因素。因此,针对大型流行病学样本的研究将开发出准确预测死亡的模型,可以帮助个人提高健康意识,同时也帮助卫生专业人员和组织机构确定高危个体和制订公共预防政策[4]。近期,英国生物样本库已经将其部分人群测序结果开放,项目将惠及全球的研究者,它在肿瘤研究方面的价值重大。

同样,以笔者所在单位开展的胃癌流行病学研究为例。笔者所在单位在山东省临朐县胃癌高发现场进行了前后长达 30 余年的前瞻性流行病学研究。对 18 558 例高危人群进行胃镜筛查,并对 4 457 例不同阶段胃黏膜癌前病变患者每 2~5 年进行一次胃镜随访,平均每例病例随访 3 次,动态追踪胃黏膜病变直至胃癌的演变过程达 10 年以上。共收集石蜡组织标本 119 544 块,新鲜冰冻组织标本 11 259 块,血液标本 30 905 份。从 2011 年起进行的在 20 万高危人群中根除幽门螺杆菌感染预防胃癌的干预研究,又为样本库增加了 184 786 例全血标本,成为今后项目可持续研究不可或缺的资源。胃癌相关样本类型较为齐全,具有浅表性胃炎、慢性萎缩性胃炎、胃肠上皮化生、胃异型增生、胃癌活检/手术样本及高风险人群的随访样本。样本类型有患者的血液、体液以及活检、组织样本,储存方式常见的有液氮、深低温、石蜡包埋等多种方案。研究人员利用上述样本进行了大量的研究,为胃癌综合防治研究奠定了重要的资源基础,其中利用上述样本揭示了炎症相关分子 COX-2 表达、基因多态性与胃癌及癌前病变进展的关系,而 COX-2 抑制剂能逆转胃癌癌前病变。此外,通过对上述样本的研究还发现了一组基因多态性与胃癌及癌前病变进展相关,为高危人群预警和筛选提供了依据。同时,对用药人群样本的检测发现,克拉霉素能够诱导幽门螺杆菌 23S rRNA 的 A2143G 突变耐药,揭示高发区人群幽门螺杆菌耐药的规律。

28.3.2 "精准"肿瘤分子分型研究与肿瘤样本库

近年来,采用大规模样本进行肿瘤分子分型研究的成果非常突出。这里不得不提到癌症基因组图谱计划(The Cancer Genome Altas,TCGA),该计划连续对数十种常见的肿瘤类型进行了分子分型研究,其中包括常见的白血病、肺癌、胃癌、肾癌、膀胱癌、乳腺癌、卵巢癌、结直肠癌等。截至 2016 年 2 月底,在其网站上登记发表的文章有 33 篇,基本上发表的期刊都是 *Nature*、*The New England Journal of Medicine*、*Cell* 等高影响力期刊,其中 18 篇是以 TCGA 机构本身作为作者的,可见其团队合作的总体效力巨大。按照协调 TCGA 样本来源的生物样本库和生物样本研究办公室(Office of Biorepositories and Biospecimen Research,OBBR)主任 Carolyn Compton 的经验来看,初期只有 4~6 家合作单位,样本的失败率是惊人的 99%,如大小不够、没有正常配对、肿瘤含量不够、分子水平不能满足研究需要等,到 2009 年有 54 家机构为其提供样本[17]。

"精准"肿瘤分子分型研究的价值在哪里? 还是以胃癌为例。胃癌以往常用的病理分型包括:Borrmann 分型、Lauren 分型和 WHO 分型。这几种分型均是在组织形态结构和细胞生物学特性的基础上进行。然而,这些分型系统临床意义小,均不能对临床个体化治疗提供有效治疗靶点,这就迫切需要寻找到一种新的分子分型方法,为胃癌个体化治疗靶向药物的筛选提供依据。2014 年,TCGA 在 *Nature* 杂志发表了胃癌的分子分型,研究者收集了 295 例未接受过放化疗的原发性胃癌患者的组织和血液标本,采用包括 DNA 拷贝数分析、全外显子序列分析、甲基化程度分析、mRNA 序列分析、miRNA 序列分析、反向蛋白分析等多个平台对样本进行了检测。通过对大量检测结果的分析整合,研究人员将胃癌分为四个亚型:EBV 感染型、微卫星不稳定型、基因组稳定型及染色体不稳定型。研究人员对每种分型潜在的治疗靶点进行了预测分析,以 EBV 感染型为例,其特征包括 *PIK3CA* 频发突变、DNA 超甲基化,以及 *JAK2*、*CD274* 和 *PDCD1LG2* 扩增等,而且 EBV 阳性亚型 PD-L1 阳性率较高,这些人群是胃癌免疫治疗应当特别关注的人群[18]。从这个案例看,看似样本数不大,但是按照前面叙述的样本筛选要求,经历上千份的样本筛选是非常可能的,这也远非一家单位的样本库存能够满足,从共计 110 余家单位数百位作者的名单中,可以看到多个学科、大量样本资源库在其中发挥的作用。

28.3.3　临床研究中样本的价值

靶向治疗是当今肿瘤临床研究的重点。针对特定患者特定药物靶点的药物治疗,如人表皮生长因子受体 2(HER2)过度表达或扩增的胃癌及乳腺癌患者使用 HER2 的抗体药物曲妥珠单抗,携带 *BRAF V600E* 突变的黑色素瘤患者使用针对性的小分子化合物维罗非尼(vemurafenib),携带 *ALK* 突变的非小细胞肺癌患者使用靶向性的克唑替尼等,是近年来临床研究中重大的突破,给相应癌症患者带来了新的希望。

在这些药物的研发和临床试验过程中,生物样本库都发挥着重要的作用。近些年,肺癌靶向药物研发的进步是最快的,相比而言在胃癌上发现的靶点较少。在胃癌的靶向治疗方面,曲妥珠单抗联合化疗方案适用于一线治疗 HER2 阳性的进展期或晚期胃癌患者。同期国际多中心研究结果发表后改变了全球胃癌治疗方案,晚期胃癌的总生存期从单独化疗组的 11.1 个月延长到曲妥珠单抗联合化疗组的 13.8 个月,突破了晚期胃癌总生存期难以超过一年的瓶颈。该药物成为首个在胃癌治疗中获批的分子靶向药物[19]。通过对临床研究样本的分析,主要是针对治疗前病灶活检的石蜡样本进行的系统检测分析发现,HER2 免疫组化的强阳性表达(＋＋＋)或者 HER2(＋＋)加上FISH 阳性,可以作为预测患者治疗有效的标志物[20],从而奠定了对胃癌特定人群进行"精准"靶向治疗的基础。

结直肠癌中抗表皮生长因子受体(EGFR)单克隆抗体的研究是另一个很好的例子。对 2007 年后多项Ⅲ期临床研究的回顾性样本检测分析显示,抗 EGFR 治疗的西妥昔单抗或帕尼单抗无论单药或联合化疗仅对 *KRAS* 野生型的转移性结直肠癌患者有效。KRAS 成为第一个结直肠癌靶向治疗的重要分子标志物。KRAS 蛋白是 EGFR 信号通路下游的小分子 G 蛋白,是该信号通路的基本组成部分之一。*KRAS* 基因突变后可以使该通路异常活化,不受 EGFR 上游信号指令的影响。此时,EGFR 单抗与细胞膜表面EGFR 结合,虽阻滞了信号通路的下传,但 *KRAS* 基因突变后可发生自身磷酸化,从而导致 EGFR 治疗无效。因此,运用 EGFR 靶向药物治疗之前必须进行 *KRAS* 基因检测。此外,还有结果显示 KRAS、BRAF、NRAS 及 PIK3CA 也与疗效不佳相关[21]。目前,美国《NCCN 指南》推荐结直肠癌患者进行 EGFR 抗体治疗前 *RAS* 检测至少应包括*KRAS* 和 *NRAS* 的外显子 2(密码子 12、13)、外显子 3(密码子 59、61)和外显子 4(密码子 117、146)[22]。

28.4　小结与展望

综上所述,由于肿瘤样本利用后对肿瘤的病因预防、诊断及治疗影响巨大,未来肿瘤生物样本库的建立和运行维护最好是由专业组织完成,因为只有专业的组织和机构才能提供高质量的服务,与临床和基础研究人员更为紧密地合作,也只有专业的组织机构才能给肿瘤患者和捐助者应有的完整的隐私保护。基于此,肿瘤生物样本库人员和机构需要接受专业的认证和训练,应能够遵循国际共识的最佳实践。肿瘤生物样本库在合理的资金资助下,接受各方的监督并持续改进自身的工作,将更好地为肿瘤的研究做出自身的贡献。

参考文献

［1］Noor A M, Holmberg L, Gillett C, et al. Big Data: the challenge for small research groups in the era of cancer genomics ［J］. Br J Cancer, 2015,113(10):1405-1412.

［2］Luo J, Guo X R, Tang X J, et al. Intravital biobank and personalized cancer therapy: the correlation with omics ［J］. Int J Cancer, 2014,135(7):1511-1516.

［3］Olson J E, Ryu E, Johnson K J, et al. The Mayo Clinic Biobank: a building block for individualized medicine ［J］. Mayo Clin Proc, 2013,88(9):952-962.

［4］Ganna A, Ingelsson E. 5 year mortality predictors in 498,103 UK Biobank participants: a prospective population-based study ［J］. Lancet, 2015,386(9993):533-540.

［5］Hansson M G. Ethics and biobanks ［J］. Br J Cancer, 2009,100(1):8-12.

［6］Botling J, Micke P. Biobanking of fresh frozen tissue from clinical surgical specimens: transport logistics, sample selection, and histologic characterization ［J］. Methods Mol Biol, 2011,675: 299-306.

［7］季加孚.生物样本库的能力建设与最佳实践［M］.北京：科学出版社,2013.

［8］Japanese Gastric Cancer Association. Japanese classification of gastric carcinoma: 3rd English edition ［J］. Gastric Cancer, 2011,14(2):101-112.

［9］陈峻青.大肠癌临床、病理处理规约（日本大肠癌研究会 1980 年）［J］.肿瘤学杂志,1983(1): 94-124.

［10］Ilie M, Hofman V, Long E, et al. Current challenges for detection of circulating tumor cells and cell-free circulating nucleic acids, and their characterization in non-small cell lung carcinoma patients. What is the best blood substrate for personalized medicine［J］. Ann Transl Med, 2014, 2(11):107.

［11］胡颖,张连海,宋丽洁,等.生物样本质量的影响因素与评估［J］.中国医药生物技术,2013,8(1): 69-72.

［12］张连海,季加孚.大数据时代的疾病样本库［J］.中华胃肠外科杂志,2015,18(1):6-8.

［13］张连海,季加孚.疾病生物样本资源的共享与利用——和谐与标准化［J］.中国肿瘤,2015,24(4): 253-256.

［14］Zhang L, Wu X, Hu Y, et al. Establishment of a network-based intra-hospital virtual cancer biobank ［J］. Biopreserv Biobank, 2015,13(1):43-48.

［15］Bonassi S, Taioli E, Vermeulen R. Omics in population studies: a molecular epidemiology perspective ［J］. Environ Mol Mutagen, 2013,54(7):455-460.

［16］Trehearne A. Genetics, lifestyle and environment: UK Biobank is an open access resource following the lives of 500,000 participants to improve the health of future generations ［J］. Bundesgesundheitsblatt Gesundheitsforschung Gesundheitsschutz, 2016,59(3):361-367.

［17］Blow N. Biobanking: freezer burn. ［J］. Nat Methods, 2009,6(2):173-178.

［18］Cancer Genome Atlas Research Network. Comprehensive molecular characterization of gastric adenocarcinoma ［J］. Nature, 2014,513(7517):202-209.

［19］Bang Y J, Van Cutsem E, Feyereislova A, et al. Trastuzumab incombination with chemotherapy versus chemotherapy alone for treatment of HER2-positive advanced gastric or gastro-oesophageal junction cancer (ToGA): a phase 3, open-label, randomized controlled trial ［J］. Lancet, 2010, 376(9742):687-697.

［20］Van Cutsem E, Bang Y J, Feng-Yi F, et al. HER2 screening data from ToGA: targeting HER2 in gastric and gastroesophageal junction cancer [J]. Gastric Cancer, 2015,18(3):476-484.

[21] De Roock W, Claes B, Bernasconi D, et al. Effects of KRAS, BRAF, NRAS, and PIK3CA mutations on the efficacy of cetuximab plus chemotherapy in chemotherapy-refractory metastatic colorectal cancer: a retrospective consortium analysis [J]. Lancet Oncol, 2010,11(8):753-762.

[22] Allegra C J, Rumble R B, Hamilton S R, et al. Extended RAS gene mutation testing in metastatic colorectal carcinoma to predict response to anti-epidermal growth factor receptor monoclonal antibody therapy: American Society of Clinical Oncology Provisional Clinical Opinion Update 2015 [J]. J Clin Oncol, 2016,34(2):179-185.

29 妇科肿瘤样本库

宫颈病变（cervical lesion）通常是指宫颈上皮内瘤变（cervical intraepithelial neoplasia，CIN），它包括宫颈的轻、中、重度不典型增生和宫颈原位癌，反映了宫颈癌发生的连续演进过程，因此被认为是宫颈癌的癌前病变。随着宫颈病变和宫颈癌生物学的深入研究，高质量组织样本的获取、保存及完整的病例信息和资料数据库的建立将在肿瘤研究进展中扮演非常重要的角色。

2009—2018年期间首都医科大学附属北京妇产医院先后承担北京市科委重点项目"北京市宫颈癌临床数据库和样本资源库建设"（2009年1月1日—2013年12月31日）和"北京宫颈癌临床数据与样本资源库发展与应用研究"课题（2014年1月1日—2017年12月31日），即宫颈癌样本资源库一期和二期建设。一期课题以建设标准化宫颈疾病组织样本库为主要内容，以硬件投入为开始，充分利用医院现有的妇科肿瘤样本资源，逐步建立起妇科肿瘤样本资源库的相关管理制度；二期课题从管理机制和制度建设入手，充分利用信息化手段，进一步深化资源库管理系统，实现与课题承担单位医院信息系统的良好对接，并与项目主持单位信息管理系统进行有机整合。

29.1 概述

全球卫生保健系统的形势正迅速转变为以患者为中心，更加注重"精准医疗"。未来，获取高品质的人体生物样本及其分子生物学特征是发展真正个体化的"精准医学"的关键要素。严格进行质量控制的人体生物样本及其完整的临床资料、家族史、生活习惯和环境暴露调查问卷等数据资料，对于基础医学和转化医学研究，尤其是在个体化医疗、药物研发、生物标志物的开发及基于发病机制研究的生物医学研究领域至关重要。

在已发表的癌症研究中，约有 40% 的研究使用的是人体生物样本，而肿瘤生物样本库是这些生物样本的重要来源，不仅支持前瞻性研究，还支持回顾性研究。妇科肿瘤生物样本库是收集、处理、储存和利用女性生殖系统肿瘤生物样本及相关数据以用于基础、转化和临床研究的实体。收集了女性生殖系统肿瘤，如子宫颈癌（cervical cancer）又称宫颈癌、卵巢癌（ovarian cancer）、子宫内膜癌（endometrial cancer）、绒癌（choriocarcinoma）、子宫肌瘤（uterine myoma）、子宫内膜异位症（endometriosis）、复发性葡萄胎（recurrent hydatidiform mole）、妊娠滋养细胞肿瘤（gestational trophoblastic neoplasia，GTN）等的高质量生物样本和临床信息，在新的妇科肿瘤生物标志物发现方面发挥着重要的作用。这些生物标志物有益于疾病的诊断和预后判断，也迅速改变着临床诊疗方法，增强了肿瘤学家决定使用不良反应最小化的最佳治疗方案的能力，为新的个体化疗法的发展奠定了基础。新近开展的若干肿瘤患者的靶向治疗，使得个体化医疗在肿瘤学上成为现实，如 *HER2* 过度表达/扩增的乳腺癌患者使用曲妥珠单抗（赫赛汀，Herceptin）[1, 2] 治疗以提高疗效。

本章以笔者所在单位的妇科肿瘤样本库为例，探讨妇科肿瘤样本库的建设与管理，以实现一个成熟的生物样本库计划，走出精准医学的第一步。

29.2 国内外妇科肿瘤样本库的发展现状

29.2.1 国外妇科肿瘤样本库的发展现状

29.2.1.1 北美地区的生物样本库

生物样本作为转化医学研究的重要资源，正日益受到各国的高度重视。在美洲有影响力的组织包括 1999 年成立的国际生物和环境样本库协会（International Society for Biological and Environmental Repositories，ISBER）和 2005 年由美国国家癌症研究所（National Cancer Institute，NCI）成立的生物样本库和生物样本研究办公室（Office of Biorepositories and Biospecimen Research，OBBR）。

1）ISBER

ISBER 是美国研究病理学会下辖的一个分支机构。它试图通过建立规范和标准，利用培训等方式影响发展中国家的样本库建设,使其达到一定的质量和标准。目前,ISBER 下辖 6 个不同类型的生物样本库,分别为动物样本库、环境样本库、人体样本库、微生物样本库、博物馆样本库、植物与种子样本库。除此之外,ISBER 还设置了若干个专门性的工作组,每个工作组由具有专业知识和经验的个人组成,通过白皮书或其他出版物,及时解决生物样本库建设过程中遇到的问题。这些工作组包括样本库自动化工作组、样本库融资工作组、生物样本科学工作组、临床生物样本工作组、环境生物样本工作组、信息和情报工作组、生物样本库知情同意工作组、制药学术工作组,以及人体组织样本的权利和控制工作组。通过这些工作组的工作,逐步推进 ISBER 在生物样本库建设过程中各个领域内的专业性和权威性。

2) 美国

美国最先建立了专门的组织库。1949 年,George Hyatt 创建美国海军组织库。1976 年,成立美国组织生物样本库协会(American Association of Tissue Banks,AATB),目前该协会有超过 100 个认证的组织样本库和 1 000 余个会员。协会样本库提供各种服务,包括组织储存、病理诊断、微阵列分析等。妇科肿瘤生物样本库是其中的一个生物组织样本库,主要提供妇科肿瘤组织生物样本。1984 年,美国组织库协会建立了第一部针对组织库的权威产业化标准。1987 年,美国国家癌症研究所开始建立肿瘤生物样本库,随后又逐渐建立了乳腺癌组织合作资源库。2005 年成立了美国国家癌症研究所生物样本库和生物样本研究办公室,致力于制定一个共同的生物样本库标准,以便指导、协调和发展机构收集生物样本资源的能力并提高所收集生物样本的质量,以确保满足研究所需。美国国家癌症研究所生物样本库和生物样本研究办公室的工作目标是确立生物样本库作为研究的新领域,推广普及第 1 版最佳操作规范,以协调各机构政策和程序,并不断在此基础上总结完善、改进提高生物样本的最佳做法,发展生物样本库的新技术等。2009 年,美国国家癌症研究所建立了国家级肿瘤生物样本库。2015 年,美国国家癌症研究所建立用于记录生物标志物研究的数据库。

29.2.1.2 欧洲的生物样本库

1991 年成立了欧洲生物样本库协会(European Association of Tissue Banks,EATB),并发布了 EATB 标准,对全欧盟国家组织样本的采集和利用进行统一的指导和管理,其特点是不断吸纳其他国家的会员。

英国生物样本库(UK Biobank)在 1999 年提出设立,2006 年开始试运营,目前是世界最大的健康人群医疗资源和数据资料库。目前该样本库收集到 50 万份来自英国各地 40～69 岁人口捐赠的样本,包括血液、尿液、遗传数据和生活方式等个人的医疗详细信息。该生物样本库由英国卫生部医学研究理事会、苏格兰行政院及惠康信托医疗慈善基金共同出资成立,总部设在曼彻斯特大学,目前全英国大约有 20 所著名的大学参与其建设及科研工作。

欧盟 2008 年计划筹建的泛欧洲生物样本库与生物分子资源研究设施(Biobanking and Biomolecular Resources Research Infrastructure,BBMRI)是欧盟研究基础战略路线图的重要组成部分,旨在整合和升级欧洲现有生物样本收集、技术开发和专家资源平台,以扩大和维持欧洲研究和产业,特别是生物医学和生物领域在全球范围内的竞争力。BBMRI 作为欧洲生物样本库建设标准操作规范的制定者和信息系统的开发者,专注于通过必要的医疗设施建设满足欧洲公民对健康持续改进的关注,BBMRI 在奥地利设立总部负责协调参加国家的相关事宜。

此外,还有法国国家医学与健康研究院样本库(INSERM)、加拿大公共人群基因组项目、澳大利亚肿瘤样本库、瑞典宫颈细胞学生物样本库等[3]。

法国建立了国家级的妊娠滋养细胞疾病(gestational trophoblastic disease,GTD)生物样本库以促进相关的基础研究。该样本库收集每个 GTD 患者及其对照组患者(合法人工流产者)的绒毛、蜕膜、肿瘤样本[包括新鲜的、浸入 RNA 保护液的以及甲醛溶液(福尔马林)固定的]、血液(包括血清、血浆、RNA、外周血白细胞)、尿液(上清)以及绒毛滋养细胞的培养物,期望增加对 GTD 的了解,开发新的诊断检测方法,以及明确新的治疗靶标[4]。

生物样本库-理性分子评价,创新药物筛选(Biobanking-Rational Molecular Assessment Innovative Drug Selection,BIO-RAIDs)是一项欧洲前瞻性多中心研究[5],目前正在欧洲 6 国招募患者。项目针对既往未经过治疗的宫颈癌患者(临床分期为ⅠB2～Ⅳ期),在指定时间采集肿瘤和体液标本,患者根据疾病的临床分期接受标准化初始治疗。项目计划招募 700 例患者,将采用二代测序技术、反向蛋白芯片技术以及免疫组化技术进行全面详尽的分子分析。项目的主要目标是期望发现可用于预测治疗反应或治疗抵抗相关的主要分子变化、信号通路激活状态以及肿瘤微环境模式。该研究将对宫颈癌的精准治疗做出重要贡献,研究的结果将推进宫颈癌临床实践指南的发展,改善患者预后,提高患者的生存质量。

29.2.1.3 亚太地区的生物样本库

韩国国家研究资源中心(Korean National Research Resource Centers,KNRRC)采集的样本包括微生物样本、植物样本、人体样本和非生物样本。KNRRC 核心机构为各分样本库提供管理系统及建设指南等,依据韩国国家《生物资源管理和使用法》行使赋予的权力。

日本生物资源研究细胞样本库(Japanese Collection of Research Bioresources Cell Bank,JCRB Cell Bank)与位于东京的 RIKEN 生物资源细胞中心,并列为日本两个最著名的细胞资源中心。日本生物资源研究细胞样本库隶属于日本国立生物医学创新研究所(National Institute for Biomedical Innovation,NIBIO),成立于 1984 年,主要职能是:收集各种研究用细胞株,包括人源肿瘤细胞、非肿瘤细胞和稀有疾病细胞,以及人源胚胎干细胞等,并对所收集的细胞株进行质量控制检测,再结合现代生物及电子信息学技术,收集、整理、建立和管理所收集细胞的相关信息。其规模宏大且信息完整,为基因组学的研究提供了宝贵的资源。

新加坡、印度等国家也积极参与到生物样本库的建设中。新加坡卫生署也建立了一个人体组织网络作为人类组织库,并收集完整的个人就诊资料。印度的合同研究组织建立了在线生物标志物数据库等。

29.2.2 国内妇科肿瘤样本库的发展现状

1999 年,中国科学院建立了中国 42 个民族 58 个群体的中华民族永生细胞库,其中包括 3 119 个永生细胞株和 6 010 份 DNA 样本,是目前规模最大的较为完整的中国各民族永生细胞库。该库遵照中国人类基因组项目与欧洲人类基因组多样性研究中心签订的合作协议,经国家人类遗传资源有关部门批准,2001 年向欧洲人类基因组多样性研究中心提供永生细胞,同时对不同疾病相关基因或易感基因的遗传多样性进行相关研究,为进一步的深入探讨奠定坚实的基础。

2003 年根据《国家中长期科学和技术发展规划纲要》,中国人类遗传资源平台(National Infrastructure of Chinese Genetic Resources,NICGR)启动建设。总体目标是建立与人类遗传资源收集、保存、整合和共享要求相适应的,跨部门、跨地区、跨领域、布局合理、功能齐全、动态发展、技术先进并与国际接轨的中国人类遗传资源平台;解决人类遗传资源收集、保存、整合和共享过程中的关键技术问题。该平台制定了生物遗传资源平台的标准规范和技术规程,整理了生物遗传资源的性状数据。

随后几年,相继建立了天津市肿瘤医院肿瘤样本库、北京大学第一医院人类血液生物样本库、中山大学肿瘤生物样本库、温州医学院样本库、国家肝癌样本库、泰州(复旦)健康科学研究院人群队列样本库、上海生物样本库协作网络等专项生物样本资源库。2009 年,北京启动重大疾病生物样本库建设,搭建"一个平台、十个样本库",即一个重大疾病防治研究"信息平台"、十个重大疾病研究样本库。

在妇科肿瘤样本库建设方面,华中科技大学联合浙江大学、湖南省肿瘤医院、广西医科大学以及西安交通大学药学院于 1999 年建立了多中心的妇科肿瘤样本库。样本库纳入了患者的临床与流行病学信息,收集了经知情同意的妇科肿瘤患者的血液、体液、组织及相关临床数据。该疾病库涉及宫颈癌、卵巢癌、子宫内膜癌、绒癌、子宫肌瘤、子宫内膜异位症以及正常对照,其中宫颈癌数据库包括超过 10 000 例样本,建立 200 多个变量。

河南省肿瘤医院(郑州大学附属肿瘤医院)联合南京大学医学院附属鼓楼医院自 1999 年开始建立临床数据库,纳入了 16 031 例患者,包括 1 695 例宫颈上皮内瘤变(cervical intraepithelial neoplasia, CIN)和 14 336 例宫颈癌。大多数患者年龄低于 45 岁(占宫颈癌患者的 54.4%,占宫颈上皮内瘤变患者的 69.1%),14 336 例宫颈癌患者(52.7%)早于 FIGO 分期 II 期,12 095 例患者(84.4%)为鳞状细胞癌。共收集患者血液样本 4 757 份、组织样本 1 124 份。同时,收集了 5 073 份正常对照人群的血液样本。

我国台湾地区 2005 年启动了生物资料库可行性研究计划,针对常见病收集包括患者健康情况、医药史、生活形态、生活环境及生物检体等信息,并长期跟踪参与者的健康信息,设立了台湾生物样本库办公室,统一协调生物资料和资源。

29.3　妇科肿瘤样本库的建立

宫颈癌是妇科恶性肿瘤中病死率全球领先的肿瘤,其病死率仅次于乳腺癌。当人乳头瘤病毒(human papilloma virus, HPV)DNA 插入基因组中时,触发了致病机制,导致抑癌基因失活和原癌基因激活。收集肿瘤和血液样本是确定这些基因改变的关键。宫颈癌的活检组织及血液样本易于获得,对未来制订精准医学策略至关重要。依托北京重大疾病临床数据和样本资源库项目(首都医科大学牵头支持),2009 年成立北京市宫颈癌临床数据库和样本资源库。它以建设标准化宫颈疾病组织样本库为主要内容，建立集样本采集、保存、信息化管理和资源共享、科学利用于一体的规范化资源库管理体系为目的，利用医院宫颈病变样本资源，对其进行科学管理和质量监控，为宫颈病变和宫颈癌的基础与临床研究提供广阔的技术平台，为长期深入研究提供可靠的资源保证，为进一步提高肿瘤研究水平创造条件，在规范化组织样本库建设项目中发挥重要作用。

随着北京市宫颈癌临床数据库和样本资源库的逐步规范与完善，结合首都医科大学附属北京妇产医院妇产专科特色，2009年在前期工作基础上建立了首都医科大学附属北京妇产医院妇科肿瘤（gynecologic neoplasms）样本库，以获取高质量的组织样本、收集及保存完整的病历信息和资料数据库为目的，满足当前最前沿的基因组学、转录组学、蛋白质组学与代谢组学的研究要求，逐步向"精准医学"迈进。目前工作主要分为以下四部分。

29.3.1　妇科肿瘤临床信息与样本资源库

通过院内信息系统的对接及集成化，收集经知情同意的妇科肿瘤患者的生物学样本及相关临床数据。涉及的疾病种类包括宫颈癌、卵巢癌、子宫内膜癌、绒癌、子宫肌瘤、子宫内膜异位症、复发性葡萄胎、妊娠滋养细胞肿瘤等。此外，还收集了经知情同意的非肿瘤妇科疾病患者的样本。该部分目前还纳入3家合作单位，同时开展信息及样本的收集工作。所有患者均填写完整的病例报告表（case report form，CRF），并结合临床诊疗时间进行随访及采样。涉及的人体生物学样本不限于组织、血液、腹水、阴道盥洗液、尿液等。收集经知情同意的18～75周岁妇科肿瘤患者的生物学样本及相关临床数据。

29.3.1.1　妇科肿瘤相关疾病标准化数据元字典的建立

以宫颈癌为例，根据对宫颈癌和宫颈病变的相关研究需求，设置并编码密切相关数据元4 445项、值域总数875项、数据集14项。主要包括以下内容。

（1）一般基本信息：姓名、年龄、联系方式。

（2）病史：现病史、既往史、家族史等。

（3）体格检查：血压、身高、体重等。

（4）化验检查：血常规、尿常规、血生化等。

（5）特殊检查：超声、胸部 X 线片、CT、磁共振成像等。

（6）宫颈活检病理检查：病理类型、病变程度。

（7）治疗方案：药物治疗、物理治疗、手术治疗。

（8）转归随访：治愈、好转、恶化。

按照国际医学系统命名法——临床术语（SNOMED CT）和国际疾病分类标准编码（ICD-10）对数据元进行标准化定义，构建了标准化宫颈癌数据元字典。

29.3.1.2　标准化临床信息数据库的建立

数据库软件采用 B/S 架构，在 NET Framework 4.0 环境下开发，IIS 版本为 IIS5.1，适合在 Windows XP、Windows 2003、Windows 2008、Windows 7 操作系统下运行。

用户可以通过自定义入组条件对病例进行入组筛选，其中入组条件包括临床诊断、操作以及检验检查等信息。入组病例信息录入分手动和自动两种方式，如果选择自动方式，系统会通过临床信息系统根据入组条件自动筛选登记病例入组信息。

29.3.1.3　妇科肿瘤临床信息与样本资源库建设的部分经验

合理地收集、处理、储存和追踪生物样本是生物样本库运行至关重要的部分。生物样本库的工作流程首先要获得参与者的知情同意，在多部门协同、分工合作的组织架构及运行模式下搜集标准化的临床数据及样本信息。其次要遵循质量管理体系四级文件的要求进行样本库作业，实施全程标准化质量管理。组织样本可采集于接受手术或病理活检的患者。其他的体液如尿液、血液和唾液可在临床治疗中收集。样本收集后需进行处理、分装并尽量冻存于不同的超低温冰箱及气相液氮罐中。患者的临床信息需存储于安全的数据库中并与库存样本相关联。最后，样本和患者数据的分发必须遵循伦理原则。

生物样本库的实际运行是高度复杂的，包括许多技术、法律、伦理和其他问题，并且要求通力协作[6,7]。生物样本库的运行和管理通常需要标准化的专业技术、质量控制、信息技术、法律、法规、临床和病理知识。支持个体化医疗的生物样本库涉及患者护理并要求最高的操作标准、严格的质量保证与质量控制。

29.3.2　北京地区宫颈细胞学样本资源库

北京地区宫颈细胞学样本资源库主要通过政策性国家重点试点项目"北京市适

龄女性宫颈癌及乳腺癌流行病学调查研究",建立地区级宫颈细胞学样本资源库。该部分纳入了基于普查人群的临床与流行病学信息,由专人进行信息化建设及管理,为研究者进一步阐明宫颈癌的病因、发病风险、临床治疗方法等提供依据。此外,该库还综合考虑了政策法律性因素及经济因素,使其可以在妇科肿瘤样本库中长久发展。

鉴于北京区县妇女儿童医疗保健系统实行统一化管理,笔者所在团队利用此优势,一直致力于发展适用于全国生物样本库的标准化方法。液基细胞学(liquid-based cytology,LBC)和 HPV 检查是宫颈癌筛查的推荐方法。但是,关于宫颈细胞处理等的标准化是大家普遍认同的重要问题[8]。努力解决好这些问题,将有利于促进各种回顾性和前瞻性研究的开展。

北京地区宫颈细胞学样本资源库标准化建设的经验特点:①建立了北京市 16 个区县的妇幼保健网络,资源丰富,统一管理;②制定了统一的 SOP,涉及宫颈液基细胞的标准化流程,包括搜集、处理、储存和质量控制;③最为重要的是,通过生物样本库高度集成化的信息系统,可以在全北京甚至全国范围内推行结合户籍制度的患者管理,社会效益突出;④高质量、多中心的生物样本搜集及相关的临床记录将能产生巨大的科研价值;⑤通过创建一个连续的论坛共同讨论样本质量和生物保藏方法,进一步推动医疗系统和多中心研究。

29.3.3　卵巢库

随着诊疗技术的进步,女性恶性肿瘤的治愈率越来越高,患者生存期不断延长。但恶性肿瘤患者由于肿瘤直接浸润或接受特定抗肿瘤治疗等因素可能导致卵巢早衰的发生,其中化疗和放疗是导致正常妇女发生卵巢早衰的重要医疗因素。研究显示,乳腺癌患者经 FEC(氟尿嘧啶联合表柔比星和环磷酰胺)或 FAC(氟尿嘧啶联合多柔比星和环磷酰胺)方案化疗后,闭经的发生率高达 $50\% \sim 65\%$[9]。在卵巢受到放疗($\geqslant 5$ Gy)或经造血干细胞移植前化疗后,早绝经的风险可升高 20 倍[10],卵巢早衰的发生率高达 $70\% \sim 100\%$[11]。卵巢早衰将会对获得长期生存的女性患者的生活质量和社会角色产生巨大负面影响。在此背景下,众多医学工作者开始关注肿瘤相关性卵巢早衰,探索采用各种方法达到保护和重建卵巢功能的目的。

卵巢冷冻和移植的实验室研究开始于 20 世纪 50 年代,在 21 世纪初进入临床研究阶段。半个世纪的研究表明冷冻的卵巢组织能恢复由于化疗、放疗或手术而面临卵巢早衰的女性的生殖能力。卵巢皮质组织内含有大量未成熟的卵母细胞,其体积小,结构简单,代谢率低,对温度的敏感性低,不易受到冷冻伤害。冷冻卵巢皮质既不需要卵巢刺激也不耽误肿瘤放、化疗,可使数以百计的卵母细胞在未经促排卵的情况下保存起来,同时保存卵巢内分泌功能,有望恢复患者的自然生育能力,而且由于是自体移植不受伦理道德的限制。卵巢组织冻存适用于青春期前女性,以及依赖性或敏感性恶性肿瘤患者及患有肿瘤需紧急进行放化疗者,具有其他生育力保护方法不可比拟的优势,社会效益深远,故冷冻保存卵巢组织具有广阔的应用前景。

卵巢组织的冷冻方法主要有慢速冷冻法和玻璃化冷冻法。

29.3.3.1 慢速冷冻法

慢速冷冻法,又名慢冻速融法,是采用程序冷冻仪按程序进行冷冻。多采用 Oktay 等报道的方法进行冷冻[12],具体操作步骤如下。①将取出的卵巢组织立即移入实验室预冷的 L-15(Leibovitz-15)培养液中,尽量去掉髓质,保留皮质。将组织切成 5 mm×5 mm 或 5 mm×10 mm,厚 1 mm 的小块进行进一步分析和处理。由于只需要原始卵泡,且其位置表浅,切片的厚度<1 mm 即可。②将组织切片放入冰冷的缓冲培养液中平衡 30 min,该缓冲培养液中包含冷冻保护剂(1.5 mol/L 的二甲基亚砜),5%～10% 血清,加或不加 0.1 mol/L 的蔗糖或甘露醇。③将组织置于冷冻管内放于程序冷冻仪内冷冻。④从 0℃开始,以 2℃/min 的速度降至-7℃。⑤植冰前渗透 10 min。⑥-7℃植冰。⑦继续冷冻,以 0.3℃/min 的速度降至-40℃。⑧再以 10℃/min 的速度降至-140℃。⑨投入液氮罐内保存。⑩需要时将组织放于室温下以 100℃/min 的速度融化。⑪组织用不同浓度的溶液洗涤,以置换出冷冻保护剂。该方法目前应用较多且技术较成熟。但该方法需程序冷冻仪控制降温速度,且耗材费用高,每次冷冻需要消耗 1 200 ml 液氮;耗时长,全程需要 2.5 h,过程烦琐。现已有实验室试图用快速降温法保存卵巢组织。

29.3.3.2 玻璃化冷冻法

1985 年,Rail 和 Fahy 报道使用玻璃化溶液对鼠胚胎进行玻璃化保存获得成功,从而使这种技术走向实用化。近几年,玻璃化冷冻法在人类辅助生殖技术中的重要性逐渐显现。玻璃化冷冻的方法非常简单,允许把细胞和组织放入冷冻保护剂后直接投入液氮中。其基本策略是完全排除细胞内和细胞外冰晶的形成,从而减少冰晶对组织造成的机械性损害。该方法操作简单,近年来相继有学者报道对鼠、猴、人卵巢组织进行玻璃化冷冻的研究。玻璃化冷冻比传统的慢速冷冻简单，需要时间较少，而且更安全、有效，具有强大的发展潜力。但是，还没有一个通用的冷冻方法和标准的冷冻液配置方案，而且高浓度的冷冻保护剂对细胞和组织有毒害作用，故该方法还有待进一步的研究。

为保护患癌育龄女性的生育力，首都医科大学附属北京妇产医院2012年建立了人卵巢组织冻存库。该库主要接收性腺毒性治疗前癌症患者的卵巢组织，主要收集指征包括：①放化疗患者，如乳腺癌、宫颈癌、儿童期恶性肿瘤等，白血病有争议；②骨髓或干细胞移植的患者，如再生障碍性贫血、镰状细胞贫血；③自身免疫病和免疫缺陷病；④胶原血管病，如急性肾小球肾炎等；⑤需行卵巢切除的患者，如 *BRCA1* 或 *BRCA2* 突变携带者预防性切除卵巢及其他需行卵巢切除的患者。

卵巢库运行期间严格按照标准操作程序运送、处理、冷冻、保存卵巢组织，并跟踪随访患者，适时进行卵巢组织自体再移植。为顺利开展和推广卵巢组织冻存技术，期间整合了肿瘤科、乳腺科、妇科、风湿免疫科、血液科、生殖医学、儿科等多学科交叉合作，由区域辐射至全国，建立了以卵巢组织冻存技术为核心的生殖力保护网络，制定网络组织与管理章程、建设全网数据库、统一质量控制与评估，促进了生育力保护技术的发展。同时，还致力于中国卵巢组织冻存技术规范的建立，包括技术适应证、患者资料数据的规范管理、人卵巢组织取材与运送规范、人卵巢组织处理规范、人卵巢组织冻存规范、人卵巢组织复苏及自体再移植规范等。目前，首都医科大学附属北京妇产医院已成功完成中国首例冻存卵巢组织自体再移植手术，对于中国患癌育龄女性生育力保护具有里程碑式的意义。

29.3.4 出生缺陷队列库及不孕不育症、胎停育、反复自发性流产疾病库

所谓大规模"出生队列研究"，是指选定部分人群作为样本，从胎儿期开始直到成年甚至老年，定期收集发育、成长、健康等相关医学数据，开展长期的前瞻性研究，以发现影响疾病和健康的多种因素[13]。

有研究提示，诸如出生缺陷、儿童孤独症、多动症、哮喘、糖尿病、不孕不育、肥胖、心脑血管疾病、代谢综合征等疾病的病因，可能与生命早期，特别是胎儿期的环境因素暴露有密切关系。由于"疾病起源于胎儿"假说被越来越多的学者认同，研究环境、遗传和行为等因素的早期暴露对生命周期的影响，已成为目前世界上的研究主流之一。一些

发达国家早在 20 世纪 50—60 年代就开展了大样本前瞻性的出生队列研究。意大利[14]、挪威[15]等人口总量并不大的一些国家,也都进行了 10 万人规模的研究。

为探究生命早期的各种环境及遗传因素对儿童疾病和健康乃至成人期疾病和健康发生发展的影响,目前首都医科大学附属北京妇产医院已经全面启动"建立出生人口队列开展重大出生缺陷风险研究"。该项目将联合国内多家医院,涉及医学、心理学、环境学等多门学科,计划招募50 万名孕前—孕早期妇女及其配偶、子女,从孕前开始随访至婴儿 2 岁,之后随着规模不断扩大,随访时间会延续为十几年甚至更长。

孕期妇女的不良环境暴露还可造成胎儿出生缺陷、功能性异常甚至胎停育或自然流产。因此,在出生队列的基础上还将衍生出不孕不育症、胎停育、反复自发性流产等多种疾病样本库。

循环肿瘤 DNA 的检测使得癌症的早期诊断成为可能。基于队列样本库建立的非癌症围产期妇女的长期追踪,还有可能针对新发的患癌女性人群进行回顾性研究,利用围产期的生物样本及信息寻找与怀孕及生活方式等有关的易感因素。

涉及的人体生物学样本不限于胎盘组织、羊水、脐带、脐带血、血液、唾液、毛发、指甲、鼻拭子、尿液、粪便等。

29.4　妇科肿瘤样本的来源、取材及质量控制

29.4.1　组织样本的采集

样本采集必须在捐赠者知情并且与样本库签订《知情同意书》后进行,得到的样本应首先满足捐赠者在病理诊断上的需求。为保证捐赠者的利益,应由病理医师对所有的组织样本进行审查,在保证不影响临床病理诊断的前提下,剩余的部分才能作为样本由样本库进行处理和储存。

术中取材组织要进行适当清理,并切割成适当大小的多份样本。对于新鲜冰冻组织样本一般质量不少于 250 mg,大小为 0.5 cm×0.5 cm×0.5 cm。为保证核酸的完整性,从标本离体到取材完成,尽可能在 15 min 之内完成,先放置在存有液氮的容器中快速冷冻,然后转入低温储存设备中。

建议对新鲜冰冻组织样本进行镜像取材制作石蜡块,对于石蜡块行切片及 H-E 染

色以确定组织中肿瘤细胞的含量,确保该样本的质量。

29.4.1.1 子宫标本的病理取材常规

1) 标本的处理

在子宫前方采用"Y"字形切口切开子宫,具体方法如下:①在子宫颈外口至子宫底中点连接处切开子宫前壁;②由子宫底的切端向两侧子宫角处切开子宫前壁;③子宫内膜病变、子宫肌瘤、子宫腺肌病等应在病变部位多做切面,以便充分固定;④将处理好的子宫标本充分浸泡在甲醛溶液(福尔马林)中固定。

2) 标本的描述

全子宫大小(次全切子宫为宫体大小);

子宫内膜情况:内膜厚度、光滑程度、色泽、质地,特别要注意子宫角部位是否有病变;

子宫肌层情况:是否有肌瘤(大小、数目、位置、质地、切面色泽,有无出血坏死)、蓝点(异位灶)、出血区等;

宫颈情况:长度、外口直径、宫颈管壁厚度、是否有肿物(如有则需详细描述位置、大小、色泽、质地等)。

3) 标本的取材

(1) 子宫体。

① 子宫内膜的取材。

无明显病变或特殊要求时:取材一块(包括子宫内膜及其相连的肌层);

子宫内膜有病变时(包括临床术前诊刮提示内膜病变或肉眼观察有异常时):内膜处取材4~5块(视病变范围大小、术前诊断性刮宫病理诊断结果而定),其中至少有一块应包括内膜面至浆膜面全层(如肌壁过厚时可将其断为2块);病变内膜与正常内膜交界处应取材1~2块;子宫颈管内口处内膜应取材1~2块;如病变有恶性的可能,则双侧宫旁、双侧主韧带、双侧骶韧带各取1块;如病变出血、坏死显著可酌量增加取材数量。

② 子宫壁的取材。

无明显病变或特殊要求时:位于肌壁最厚处取材1块;

平滑肌肿瘤:每个肿瘤取材1~4块(视肿瘤数量、大小、是否有细腻部位或出血坏死、与周边界限是否清晰而定),肿瘤边缘至少取材1块;

其他肿瘤(如子宫内膜间质肿瘤、滋养细胞肿瘤等):视病变情况充分取材,注意肿瘤与正常平滑肌交界处要多取材,如肿瘤有恶性可能,则应该至少取 1~2 个全层(子宫内膜面至相应浆膜面);

子宫腺肌病:于可疑异位病变处取材 2 块。

(2)子宫颈。

无明显病变或特殊要求时:前唇(12 点处)、后唇(6 点处)各 1 块;

宫颈息肉:取材 1~2 块,其中至少 1 块包含蒂部及其相连肌层;

宫颈低级别上皮内瘤变或腺上皮内瘤变(cervical glandular intraepithelial neoplasia,CGIN):宫颈 3 点、6 点、9 点、12 点处各取 1 块;

宫颈高级别上皮内瘤变或腺上皮内瘤变:宫颈 1 点至 12 点各取 1 块(共 12 块),阴道残端处取材 2 块;

宫颈癌(包括鳞状细胞癌及腺癌):宫颈 1 点至 12 点各取 1 块(共 12 块),双侧主韧带、双侧骶韧带各取 1 块,阴道残端处取材 2 块,子宫颈管内口处取材 1~2 块。宫颈癌的取材应尽量带有相应浆膜面,以便日后阅片时判断肿瘤的浸润深度;

29.4.1.2   外阴标本的病理取材常规

(1)标本的取材:先取各切缘,做明确标记。如无肿物,沿横径每 0.5 cm 取材 1 块,全部取完。如有肿物,肿物≤2 cm,全部取材;肿物>2 cm,每隔 1 cm 取材 1 块;一定要取与周围正常组织交界处;于腹股沟触摸到的硬结为腹股沟淋巴结,取材,每 1 cm 制作切片。

(2)标本的描述:送检组织的大小;外阴有无颜色、质地的改变;如有改变,描述病变范围;有无肿物,如有肿物,描述肿物的位置、大小、质地、颜色、切面情况、边缘情况、与各切缘的距离。

(3)标本的处理:标本沿最大横径切开,每 0.5~1 cm 做一个切面。将处理好的标本充分浸泡在甲醛溶液(福尔马林)中固定。

29.4.1.3   卵巢肿瘤标本的病理取材常规

(1)标本的取材:从最大直径处垂直全层切开,每 1 cm 取材 1 块,恶性者酌情增加取材。当将卵巢恶性肿瘤送检时,需将同侧输卵管全部取材。

(2)标本的描述:送检组织的大小;有无肿物,如有肿物,描述肿物的位置、大小、质地、颜色、切面情况等。

（3）标本的处理：标本沿最大横径切开，每0.5～1 cm做一个切面。将处理好的标本充分浸泡在甲醛溶液（福尔马林）中固定。

29.4.1.4 输卵管标本的病理取材常规

（1）标本的处理：标本沿最大横径切开，每0.5～1 cm做一个切面。将处理好的标本充分浸泡在甲醛溶液（福尔马林）中固定。

（2）标本的描述：送检组织的大小；有无肿物，如有肿物，描述肿物的位置、大小、质地、颜色、切面情况等。

（3）标本的取材：从不同部位做横切口，检查各段输卵管。用肉眼观察不同部位取材，如果没有病变，常规取2块；如果同侧卵巢有恶性肿瘤，将输卵管全取；如果输卵管本身有病变，每1 cm取材1块，恶性酌情增加取材。

29.4.2 血液样本的采集

当捐赠者同时捐赠组织样本时，血液的采集应在组织采集的手术前、手术后一段时间（2周左右）进行，或是放、化疗前后根据样本库采集的要求确定血液采集的时间。采集的全血应在2 h内按照相应的操作流程进行处理，以全血、血清、血浆、血凝块、外周血白细胞等血液成分进行样本储存。

29.4.3 尿液样本的采集

（1）采集晨尿：一般要求中段尿，在排尿过程中弃去前、后段排出的尿液，以无菌容器收集，并记录采集的尿液总量。

（2）用50 ml无菌、干燥、广口且配有防漏盖子的容器采集，混匀尿液保证其均匀性。

（3）分装的量应根据分析和储存的需要决定。

（4）尿液样本离心除去细胞和沉淀，分装到事先贴有标签的冻存管储存。

（5）尿液中的蛋白质、激素和代谢产物能稳定地储存在−80℃超低温冰箱或气相液氮罐中。

29.4.4 腹水样本的采集

（1）样本采集必须由有经验的医生在无菌条件下操作。

（2）抽出腹水后，要记录腹水的数量、颜色等信息。

（3）分装的量应根据项目研究的内容和储存的需要决定。

（4）将样本贴好标识码标签，于−80℃超低温冰箱或气相液氮罐中储存。

29.4.5　卵巢组织的采集

（1）取材当天，由卵巢库专业人员携带 2～8℃恒温转运箱至手术室，内含无菌样本瓶。

（2）手术取材范围一般为至少一侧卵巢的 1/2，但可根据患者卵巢储备功能及意愿进行调整。

（3）取材过程中严禁使用双极电刀，以免卵巢组织损坏；应尽量避开黄体；最好取一块完整的卵巢组织。

（4）取材后，将组织置于无菌样本瓶转移液中，注意标明患者姓名、出生日期，放入冰盒，锁好转运箱。

（5）转运箱外附患者病历复印件、血液检测结果、《卵巢组织冻存知情同意书》、《卵巢组织冻存协议书》、各环节负责人签字页、《卵巢组织冻存付费协议书》等文件，尽快由专人带回卵巢组织冻存库。

（6）转运过程中应时刻观察箱内温度，保持在 2～8℃，最佳转运温度为 4℃。

29.5　多中心临床研究的信息系统建设及信息共享随访模式

样本库资源的建立，除了能满足自身的研究需要，还可以向全国各地的医院、科研机构和高等院校的研究部门及研究者提供经确诊的、合乎科研设计要求的各种肿瘤样本和正常对照样本。原则上做到资源共享、物尽其用。

29.5.1　样本库提供的服务项目

（1）各类肿瘤的生物样本（组织、血清、血浆、白细胞、淋巴细胞）。

（2）肿瘤样本相关资料（不提供有关患者的身份及相关信息，确保患者医疗信息的私密性）。

（3）常用分子生物学、免疫学技术及实验平台。

（4）其他咨询服务。

29.5.2　样本库信息及样本共享机制

（1）申请人填写《样本申请书》及签署《使用协议书》（一式两份），明确研究资质和相关义务。

（2）样本库及相关负责人签字审定。

（3）凡在本样本库申请各类样本进行实验者，均须严格执行样本库各种管理制度。

（4）肿瘤样本库为非营利性质的研究服务平台，外单位研究者需适当支付样本处理费，用于样本采集、处理和保存所需试剂、材料及仪器维护等费用。

29.5.3　样本使用随访管理

29.5.3.1　随访工作流程

1）建立样本使用后的信息反馈制度

（1）样本申请者在签署样本使用协议时应明确义务，及时向组织库反馈样本使用情况和样本质量信息，包括实验日期、实验地点、实验内容、实验结果等。

（2）申请人利用样本库样本发表的论文须注明样本来源并提供论文存档，以利于样本库对样本的使用动态资料完整保存，并就可能存在的问题进行分析解决。

（3）样本库定期向使用者发送有关样本质量评估的问卷调查，内容包括对现有工作及存在的问题进行评价，并对回复的信息分析总结，及时纠正解决存在的问题，以利于样本库正常、有序地运行。

2）建立患者信息随访管理制度

根据目标疾病规范化诊治原则，由样本库指定专人负责跟踪获取、记录目标疾病患者的治疗方式、治疗过程、复查结果、转归情况等信息，以确保样本库患者资料和样本资源的完整性。

29.5.3.2　随访管理质量控制

加强样本出入库管理，明确样本使用者的权限和义务，多途径、多形式加强配合，避免样本使用信息资源丢失。

29.6 多中心临床研究的样本管理

在分中心先行确立组织架构并设联络员 1 名。在培训合格并具有资质的人员和硬件设备到位后,同样遵循质量管理体系四级文件的要求进行样本库作业,实施全程标准化质量管理。

生物样本库各分库使用统一的标准操作程序,控制生物样本的知情同意、标注、收集(包括 CRF 填写)、处理、储存和分配。SOP 应详细,以便工作人员遵循并准确地执行其中的方法。

通常临床数据及样本信息集成入总库管理软件系统,信息应集中存储在一个安全的计算机数据库系统中并经常备份。而实体样本仍保存于各分库,一旦研究需要进行实体样本转移时,须通过专业冷链运输公司运送样本,并对温度进行全程记录。

29.7 妇科肿瘤的精准医学研究

继"人类基因组计划"(Human Genome Project,HGP)之后,美国国立卫生研究院制定了详细的工作框架,这个框架旨在汇总数据、综合分析和发掘人类疾病的基本原理,并试图发现一系列个体化的疾病诊断和治疗的潜力分子,将基因组数据与临床数据有机结合起来,使医生和患者迅速地了解和利用这些数据。随后,"精准医疗"这一新概念受到国内外医学界的广泛关注和热议,我国政府有关部门也组织专家讨论适合我国国情的中国版"精准医学计划"。在妇科肿瘤领域,可以进行相关肿瘤分子标志物临床诊断和分子靶向治疗组合的临床试验研究,寻找耐药靶点并制订妇科肿瘤耐药的解决方案,开发新的血清学基因检测方法评估疗效和预测复发等。"精准医疗"对妇科肿瘤的诊治将产生什么影响,在精准医疗的实践中有哪些发展机遇和方向,是我们应该深入思考的问题。

目前,国内外"精准医疗"在妇科肿瘤临床诊治产生的影响中最经典的是乳腺癌易感基因(breast cancer susceptibility gene)及聚腺苷二磷酸核糖聚合酶[poly(ADP-ribose)polymerase,PARP]抑制剂的临床应用。20 世纪 90 年代中期,研究者首次在多个乳腺癌和卵巢癌家族中发现 *BRCA1* 和 *BRCA2* 基因突变具有遗传易感性[16]。随着研究的深入，越来越多的证据表明，在乳腺癌和卵巢癌中有相当数量的 *BRCA1* 和 *BRCA2* 基因突变。Ingham 等[17]通过对来自 895 个家庭的 8 005 名女性进行研究发现，来自 *BRCA2* 突变家庭的女性患浸润性卵巢癌的风险增加 17 倍，这种风险在来自 *BRCA1* 突变家庭的女性中上升到 50 倍。即使是来自乳腺癌家族的女性，若其 *BRCA1/BRCA2* 基因突变为阴性，其患卵巢癌的风险也没有升高。Shanmughapriya 等[18]对 34 个关于不同地区人群的研究进行分析发现，*BRCA1* 和 *BRCA2* 的基因突变率分别为 1.1%～39.7% 和 0～13.9%，研究还发现在不同地区和种族中 *BRCA1* 和 *BRCA2* 基因突变频率存在差异。对瑞典和印度人口的研究表明，*BRCA1* 和 *BRCA2* 基因突变的比例分别为 12∶1（瑞典）和 7∶1（印度），可见即使在不同种族中这两个基因的突变频率也存在差异，在卵巢癌病例中 *BRCA1* 基因突变比 *BRCA2* 基因突变更常见。但来自冰岛的一项研究发现，*BRCA1* 和 *BRCA2* 基因突变频率的比例为 0.5∶1[19]，这种种族间的差异可能成为未来研究的一个热点。

PARP 主要参与 DNA 修复和转录调控，在调节细胞存活和死亡过程中起关键作用，也是肿瘤发展和炎症发生过程中的主要转录因子。抑制其活性能够增强放疗和 DNA 损伤类化疗药物的效果。新近的研究提示，阿斯利康（AstraZeneca）公司开发的 PARP 抑制剂 olaparib 可能对 *BRCA* 突变的卵巢癌有效。目前已有多个 PARP 抑制剂进入临床试验。PARP 抑制剂除了可以作为放化疗的增敏剂外，单独使用也能选择性杀伤 DNA 修复缺陷的肿瘤细胞，如 BRCA1 和 BRCA2 缺陷的卵巢癌细胞。因此，PARP 抑制剂在卵巢癌的精准治疗中具有一定的前景[20]。从血清学诊断来看，人附睾分泌蛋白 4（human epididymis protein 4，HE4）是近年来新发现的卵巢癌标志物。大量研究发现，HE4 在上皮性卵巢癌的诊断、鉴别诊断、疗效监测、复发预警和预后评估等方面均具有较高的应用价值，尤其联合 CA125 可以提高卵巢癌诊断的敏感性和特异性，被认为是继 CA125 之后近 30 年来第一个有效的卵巢癌新的生物标志物[21-23]。可以看出，以特定的妇科肿瘤相关基因和生物标志物为靶标的精准治疗将极大地影响妇科肿瘤未来的诊断和治疗。随着研究的不断进展，这种影响必将更加深远。

应用分子生物学研究与宫颈癌、卵巢癌、子宫内膜癌等有关的肿瘤标志物和基因靶点，不仅增加了疾病预防的可能性，而且对疾病的诊断、个体化治疗的指导、预后判断、预测耐药和复发等都具有重要的意义。这些技术和方法将进一步在临床中得到验证，这也是"精准治疗"的短期目标。得益于 DNA 测序和癌症基因组图谱项目的突破，人们对引发癌症的分子机制的理解更加深入,"大数据"时代人们对致癌基因组信息新的理解已影响到靶向药物和抗体的设计过程。

从长远来看,精准医疗的实践规模将继续扩大,研究将不断深入,工作涉及妇科肿瘤的方方面面。通过科学家和妇科肿瘤学家开发创新性的技术及进行临床应用,利用生物信息学方法发现妇科肿瘤预防、诊断、治疗中的关键因素和分子;遵循国际临床试验原则,在国内甚至国际上开展各种层面的临床研究;推动妇女健康意识和对妇科肿瘤认识度的提升;提高对妇科肿瘤风险的评估水平,根据个体化的原则预测最佳的治疗方案;揭示耐药和复发机制,开发预测耐药和复发方法,寻找敏感性药物或者药物组合;建立规范化生物样本库、基因信息库、电子化临床病历和医疗数据(化验结果、病理、B超、MRI扫描等),并通过移动医疗设备进行追踪,建立妇科肿瘤大数据信息等。

制订妇科肿瘤的精准医疗计划是一项极为复杂的工程,在机遇面前研究人员面临着巨大的挑战。妇科的三大肿瘤——宫颈癌、子宫内膜癌和卵巢癌各有不同的病因、发病机制和特点,针对不同的患者具体情况又各不相同。面对复杂的生命、海量的数据,要想获得有用的信息,应当从国家层面组织专业团队进行研究,除了基础科学的支持外,还要有良好的顶层设计、稳定的经济支持、长久的计划实施,才有可能获得成功。

精准医疗将对妇科肿瘤的预防、诊断和治疗带来革命性的改变。通过医学生物学新技术和大数据,建立起一套新型的妇科肿瘤诊疗体系,将能够预防和早期筛查妇科肿瘤,确保妇女生殖健康。精准医疗为妇科肿瘤的攻克提出了方向,在肿瘤的个体化治疗方面将整合各种高精尖技术,解决目前面临的最紧迫的临床问题。

29.8　小结与展望

生物样本库已成为转化医学研究中日益强大的工具,精心收集高质量的生物样本与准确的临床和病理资料是至关重要的。生物样本库在新的生物标志物发现方面发挥着重要的作用,为新的个体化疗法的发展奠定了基础。生物样本库的发展和运行非常复杂,需要广泛的机构合作、重大的制度支持。高质量的生物样本库的发展运行不仅需要标准化的专业技术、严格的质量控制、强大的信息技术和相应的法律法规及伦理制度等进行管理和实践,还需要具备与利益相关方沟通和洽谈的技巧。经过近30年的发展,生物样本库日趋规范化与标准化,也形成了国际上的相应认证体系。现有的生物样本库最佳实践(如 ISBER 的生物样本库最佳实践和美国国家癌症研究所的生物样本资源最佳实践)可作为地方标准操作规程建立的指南和参考[21]。最近,美国病理学家协会(CAP)开展了生物样本管理标准化活动,即 CAP 的生物样本库认可程序,大量收集带有患者临床信息的生物样本,对在个体化治疗中有效挖掘生物标志物是至关重要的。同时病理医师应当参与到生物样本库的运行和管理中。库存组织的收集、质量保证和质量控制必须由训练有素的病理医师或在其指导下完成,以确保生物样本所检测结果的可靠性和可重现性。

妇科肿瘤疾病库的标准化建设,以建立集样本采集、保存、信息化管理和资源共享、科学利用于一体的规范化资源库管理体系为目的,充分利用医院妇科肿瘤样本资源,对其进行科学管理和质量监控,为妇科肿瘤的基础和临床研究提供广阔的技术平台,为长期深入研究提供可靠的资源保证,为进一步提高肿瘤研究水平创造更有利条件。最终,随着个体化医疗的发展和转化医学的推动,生物样本库将发挥越来越重要的作用。

参考文献

[1] La Thangue N B, Kerr D J. Predictive biomarkers：a paradigm shift towards personalized cancer medicine [J]. Nat Rev Clin Oncol, 2011,8(10):587-596.

[2] Slamon D, Eiermann W, Robert N, et al. Adjuvant trastuzumab in HER2-positive breast cancer [J]. N Engl J Med, 2011,365(14):1273-1283.

[3] Perskvist N, Norlin L, Dillner J. The process of moving from a regionally based cervical cytology biobank to a national infrastructure [J]. Biopreserv Biobank, 2015,13(2):94-97.

[4] Bolze P A, You B, Massardier J, et al. Elaboration of a national biobank for the study of gestational trophoblastic diseases [J]. J Gynecol Obstet Biol Reprod, 2014,35(9):559-562.

[5] Ngo C, Samuels S, Bagrintseva K. From prospective biobanking to precision medicine：BIO-RAIDs-an EU study protocol in cervical cancer [J]. BMC Cancer, 2015,15:842.

[6] Zatloukal K, Hainaut P. Human tissue biobanks as instruments for drug discovery and development：impact on personalized medicine [J]. Biomark Med, 2010,4(6):895-903.

[7] De Souza Y G, Greenspan J S. Biobanking past, present and future：responsibilities and benefits [J]. AIDS, 2013,27(3):303-312.

[8] Larsson G L, Karlsson M G, Helenius G. HPV testing of biobanked liquid-based cytology-a validation study [J]. Int J Biol Markers, 2016,31(2):e218-e223.

[9] Kim S S, Klemp J, Fabian C. Breast cancer and fertility preservation [J]. Fertil Steril, 2011,95(5):1535-1543.

[10] Swerdlow A J, Cooke R, Bates A, et al. Risk of premature menopause after treatment for Hodgkin's lymphoma [J]. J Nat Cancer Inst, 2014,106(9):1-12.

[11] Carter A, Robison L L, Francisco L, et al. Prevalence of conception and pregnancy outcomes after hematopoietic cell transplantation：report from the Bone Marrow Transplant Survivor Study

[J]. Bone Marrow Transplant，2006,37(11):1023-1029.

［12］ OKtay K，Newton H，Aubard Y，et al. Gryopreservation of immature human oocytes and ovarian tissue an emerging technology ［J］. Fritil Steril，1998,69(1):1-7.

［13］ Kruithof C J，Kooijman M N，van Duijn C M，et al. The Generation R Study：Biobank update 2015［J］. Eur J Epidemiol，2014,29(12):911-927.

［14］ Toccaceli V，Serino L，Stazi M A. Informed consent，and an ethico-legal framework for paediatric observational research and biobanking：the experience of an Italian birth cohort study ［J］. Cell Tissue Bank，2014,15(4):579-590.

［15］ Magnus P，Irgens L M，Haug K，et al. Cohort profile：The Norwegian Mother and Child Cohort Study (MoBa) ［J］. Int J Epidemiol，2016,45(2):382-388.

［16］ Safra T. Hereditary ovarian cancer：biology，response to chemotherapy and prognosis ［J］. Womens Health (Lond)，2009,5(5):543-553.

［17］ Ingham S L，Warwick J，Buchan I，et al. Ovarian cancer among 8 005 women from a breast cancer family history clinic：no increased risk of invasive ovarian cancer in families testing negative for BRCA1 and BRCA2［J］. J Med Genet，2013,50(6):368-372.

［18］ Shanmughapriya S，Nachiappan V，Natarajaseenivasan K. BRCA1 and BRCA2 mutations in the ovarian cancer population across race and ethnicity：special reference to Asia ［J］. Oncology，2013,84(4):226-232.

［19］ Hansson M G. Ethics and biobanks ［J］. Br J Cancer，2009,100(1):8-12.

［20］ Secord A A，Barnett J C，Ledermann J A，et al. Cost-effectiveness of BRCA1 and BRCA2 mutation testing to target PARP inhibitor use in platinum-sensitive recurrent ovarian cancer ［J］. Int J Gynecol Cancer，2013,23(5):846-852.

［21］ Xi Q P，Pu D H，Lu W N. Research on application value of combine detection of serum CA125，HE4 and TK1 in the diagnosis of ovarian cancer［J］. Eur Rev Med Pharmacol Sci，2017,21(20):4536-4541.

［22］ Scaletta G，Plotti F，Luvero D，et al. The role of novel biomarker HE4 in the diagnosis，prognosis and follow-up of ovarian cancer：a systematic review［J］. Expert Rev Anticancer Ther，2017,17(9):827-839.

［23］ Capriglione S，Luvero D，Plotti F，et al. Ovarian cancer recurrence and early detection：may HE4 play a key role in this open challenge? A systematic review of literature［J］. Med Oncol，2017,34(9):164.

附　　录

附录1　临床样本计划采集和应用申请表

×××年×××月×××日

项目名称	
申请人	职务/职称/电话/电子邮箱
请求审查项目类型	□申请项目　□批准后项目　□延续项目　□委托项目
临床研究目的、 研究内容、 研究设计	
申请理由	
临床样本采集与应用计划说明	

申请单位意见
申请单位负责人签字
　　年　月　日

科学专家委员会审查意见

科学专家委员会会章：　　年　月　日

附录2　科研伦理审查申请表

×××年×××月×××日

项目名称	
申请人	职务/职称/电话/电子邮箱
请求审查项目类型	□申请项目　　□批准后项目　　□延续项目　　□委托项目
申请研究 项目来源	
递交资料	《知情同意书》 伦理审查表 研究计划方案简介
涉及人的生物医学研究内容及 研究方案摘要	本研究旨在明确＿＿＿＿＿＿＿。 本研究预计收集＊＊医院＊＊份样本保存至＊＊临床样本库中。 本研究对患者(捐赠者)的健康状况无任何影响,也不会额外增加患者(捐赠者)的经济负担。从本研究中得到的信息可能有益于患有相似疾病的其他患者。研究有可能为患者以后的治疗、随访及预后提供有帮助的信息。研究者保证对患者的个人医疗资料和疾病信息、生命信息、基因信息的隐私保密。

申请单位意见
申请单位负责人签字
　　　　年　月　日

伦理委员会审查意见
　　经审查,×××项目是＿＿＿＿＿＿＿＿＿＿＿,整个样本处理过程均为＊＊样本库内操作,不存在对患者(捐赠者)的任何身体创伤,并可望寻找出新的方案。经医院伦理委员会审核,此项目符合中华人民共和国国家卫生和计划生育委员会2016年12月1日起执行的《涉及人的生物医学研究伦理审查办法》及《赫尔辛基宣言》关于生物学人体试验的相关规定,同意开展研究。
　　伦理委员会会章:　　年　月　日

附录3　临床血液样本的采集、处理、分装、保存流程表

×××年×××月×××日

姓名：		性别：		年龄：		库存号：	
ID号：		住院号：		科室：		初步诊断：	
身份证号：				家庭住址：			
联系方式1：				联系方式2：			

标本类型:非抗凝血( )管,( )ml/管;EDTA抗凝血( )管,( )ml/管

采血时间:×××年×××月×××日×××时×××分	采集人：
接收时间:×××年×××月×××日×××时×××分	接收人：
运输时长:×××小时×××分	运输人：

样品是否合格:□是　　　　□否:

离心时间	第1次离心时间:　时　分 第2次离心时间:　时　分 第3次离心时间:　时　分
处理完成与分装时间	血清:( )管,( )ml/管　时　分 血凝块:( )管,( )ml/管　时　分 血浆:( )管,( )ml/管　时　分 红细胞:( )管,( )ml/管　时　分 白细胞:( )管,( )ml/管　时　分 白细胞+稳定剂:( )管,( )ml/管　时　分
入库时间	血清:( )管,( )ml/管　时　分 血凝块:( )管,( )ml/管　时　分 血浆:( )管,( )ml/管　时　分 红细胞:( )管,( )ml/管　时　分 白细胞:( )管,( )ml/管　时　分 白细胞+稳定剂:( )管,( )ml/管　时　分
质量控制	DNA质量控制时间: RNA质量控制时间: 蛋白质质量控制时间:

备注(包括患者特殊病原体携带情况,需用红色笔填写):

临床样本库处理人员签字:

附录4　临床肿瘤组织样本的采集、处理、分装、保存流程表

×××年×××月×××日

姓名：	性别：□男　□女	年龄：	库存号：
ID号：	住院号：	科室：	初步诊断：
身份证号：		联系方式：	

家庭住址：

手术室	麻醉方式：□局部　□全身	麻醉时间：　年　月　日　时　分	手术时间：　年　月　日　时　分	
	断血时间：　年　月　日　时　分	离体时间：　年　月　日　时　分		
	接收时间：　年　月　日　时　分	手术室交接人员签字：		

运输载体：□干冰　□冰块	手术室到病理科时间：　年　月　日　时　分
病理科交接人员签字：	冰上操作：□是　□否
肿瘤大小：（　）cm³	肿瘤坏死：□无　□轻　□中　□重
肿瘤与瘤旁界限：□清楚　□不清	正常距肿瘤：　　cm
处理时间：　年　月　日　时　分	处理完时间：　年　月　日　时　分

冻存管	肿瘤组织（　）cm³/份（　）个/红色冻存管； 肿瘤旁组织（　）cm³/份（　）个/蓝色冻存管； 正常组织（　）cm³/份（　）个/白色冻存管；	保护剂（固定液）： □是： □否	保存方式： （1）液氮： 肿瘤组织（　）/份； 肿瘤旁组织（　）/份； 正常组织（　）/份 （2）超低温冰箱： 肿瘤组织（　）/份； 肿瘤旁组织（　）/份； 正常组织（　）/份
		固定时间：　时　分	PBS漂洗：□是　□否

病理科处理人员签字：

病理科到样本库时间：　年　月　日　时　分	运输载体：□干冰　□冰块
冰箱入库时间： 　年　月　日　时　分	液氮入库时间： 　年　月　日　时　分

备注（包括患者特殊病原体携带情况，需用红色笔填写）：

临床样本库操作人员签字：

附录5 临床尿液样本的采集、处理、分装、保存流程表

×××年×××月×××日

姓名：	性别：	年龄：	库存号：
ID号：	住院号：	科室：	初步诊断：
身份证号：		联系方式：	
家庭住址：			

样本类型：3 h尿( )管,( )ml/管
24 h尿( )管,( )ml/管
晨尿( )管,( )ml/管
中段尿( )管,( )ml/管
餐后尿( )管,( )ml/管

采集时间： 年 月 日 时 分	采集人员：
接收时间： 年 月 日 时 分	接收人员：
运输时长：	运输人员：

样品是否合格:□是 □否:

离心时间	年 月 日 时 分
处理完成与分装时间	全尿:( )管,( )ml/管 时 分 尿上清:( )管,( )ml/管 时 分 尿蛋白:( )管,( )ml/管 时 分 尿沉渣:( )管,( )ml/管 时 分
入库时间	全尿: 年 月 日 时 分 尿上清: 年 月 日 时 分 尿蛋白: 年 月 日 时 分 尿沉渣: 年 月 日 时 分
质量控制	

备注(包括患者特殊病原体携带情况,需用红色笔填写)：

临床样本库处理人员签字：

附录6　临床样本应用出库申请表

××× 年 ××× 月 ××× 日

项目名称		申请时间	
申请人姓名		职务/职称	
工作单位			
联系地址			
联系电话		电子邮箱	
项目经费来源			
研究项目周期			
申请理由（研究目标、研究计划、预期结果）			
对样本需求描述	性别选择	男：　例　女：　例	
	年龄范围	岁至　岁	
	疾病类型		
	样本类型		
	申请数量		
	存储时间	年　月　日至　　年　月　日	
专家委员会讨论意见	签章：　　年　月　日		
研究项目在伦理方面的评估和考虑	签章：　　年　月　日		
主管部门审批意见	签章：　　年　月　日		

附录7　临床样本应用伦理委员会审查表

×××年×××月×××日

项目名称				
项目来源				
研究部门		研究负责人		职称	
预期研究时间				
审查相关文件	《知情同意书》 伦理审查表 研究计划方案简介 （关于免除《知情同意书》的申请）			
审查方式	□快速审查　□会议审查			
审查意见	伦理委员会已接受上述文件，经快速审查，符合《涉及人的生物医学研究伦理审查办法》及相关的法律法规，同意开展研究，同时请注意以下事项： 1. 如研究期间发生严重不良事件，请在获知后24 h内报告本伦理委员会，电话： 2. 研究期间研究方案的任何修改，应获得本伦理委员会批准。 研究超过一年的，应向本伦理委员会提交年度报告。 研究结束后，研究小结（报告）应提交伦理委员会。 主任委员签字： 　　年　月　日			
审查结果	参加伦理委员会会议人投票结果： 1. 同意票　； 2. 不同意票　； 3. 终止票　； 4. 做必要的修正后同意票　； 5. 做必要的修正后再议票　；		6. 暂停已批转的试验票　。 伦理委员会审查意见： 记录人签名： 主任委员签名：	

声明：遵照《赫尔辛基宣言》原则，医院伦理委员会从保障受试者权益角度对有关研究资料严格审议，并对研究者递交的所有资料及研究项目保密。

附录8　临床样本应用协议说明书

《临床样本库临床样本应用协议说明书》由临床样本库负责人(以下简称甲方)和研究项目负责人(以下简称乙方)共同签订。甲乙双方本着平等、公正、互利的原则签订以下协议。

(1) 临床样本库的样本来源于相关临床科室,提供临床样本的相关科室拥有临床样本使用的优先权。临床样本库不能向乙方收取任何建库费用。

(2) 临床样本的使用严格按照制定的 SOP 操作过程执行,并有质量监控。乙方调用任何批次的临床样本,甲方均需要出具质量报告单给乙方后,方可出库。

(3) 临床样本为珍贵的研究材料,在临床样本使用前,乙方必须向科学专家委员会和伦理委员会递交申请,最终经管理委员会批复同意,并经甲、乙双方共同研究达成协议后,临床样本可出库使用。

(4) 乙方获得临床样本后,只能用作本次申请项目研究之用,研究项目内容须与向科学委员会和伦理委员会递交申请的内容完全一致,严禁将样本挪作他用,一经发现将取消下次申请资格。

(5) 乙方在获得临床样本 12 个月后,会收到甲方的回访信函,乙方有义务将临床样本的使用情况、临床样本的质量情况向甲方详细说明,以便于甲方对临床样本的应用质量进行科学的评估。

(6) 乙方使用临床样本库发表的任何文章和取得的专利,均需要注明临床样本来源。研究结果发表见刊后,乙方应将部分研究结果返回到临床样本库的数据库以丰富临床样本库的数据库内容,建立科研随访体系。甲方承诺遵守保密协议,不向任何团体和个人泄露,甲方无权用乙方的研究结果在任何刊物自行发表。

(7) 乙方获得临床样本后,需妥善保存及运输,一经签字确认后,由乙方运输样本造成的临床样本损毁,甲方不予承担后果。

(8) 为遵守伦理规范,对受试对象的临床样本个人信息严格保密,甲方对乙方提供临床样本的相关信息要求去匿名化。

(9) 甲方需向乙方提供临床样本的生物安全性等级,如临床样本存在特殊病原体感染,需向乙方明确告知。在乙方获知后由于自身防护不善造成的生物病原体感染甲方不承担责任。

（10）甲方向乙方提供临床样本,乙方对临床样本进行科学研究所需实验材料费需由乙方自行提供。

（11）本协议经双方代表签字立即生效,本协议有效性仅限本次研究项目,乙方使用临床样本项目完成后即视为协议期满,乙方若还需要临床样本需要重新申请。

（12）乙方在使用时发现临床样本的任何质量问题,可在获知后最短时间内告知甲方告知,双方共同探讨,协商解决。

（13）甲乙双方一经签字,需要严格遵守协议条款,任何一方违反本协议的任何条款,非违约方均有权终止本协议的执行,并依法要求违约方赔偿损害。

（14）一方有违反本协议行为,另一方有权立即终止协议,协议期满将自动终止协议。

（15）本协议共两页,一式三份,分别存于甲方、乙方及管理委员会,具有同样的约束效力。

甲方:（签字）_____   乙方:（签字）_____

缩 略 语

英文缩写	英文全称	中文全称
AATB	American Association of Tissue Banks	(美国)组织生物样本库协会
ABI	ankle-branchial pressure index	踝/肱动脉血压比值
ACO	accountable care organization	责任制健康组织
ACTH	adrenocorticotropic hormone	促肾上腺皮质激素
AD	Alzheimer's disease	阿尔茨海默病
ADT	admit discharge transfer	入院-出院-转院
AF	application factor	应用因子
AFNOR	Association Française de Normalization	法国标准协会
AGRE	the Autism Genetic Resource Exchange	孤独症遗传资源交流数据库
AI	artificial intelligence	人工智能
AIS	appointment information system	预约信息系统
ALL	acute lymphoblastic leukemia	急性淋巴细胞白血病
ARPKD	autosomal recessive polycystic kidney disease	常染色体隐性遗传多囊肾病
ART	antiretroviral therapy	抗反转录病毒治疗
ATCC	American Type Culture Collection	美国模式培养物集存库
BAP	Biorepository Accreditation Program	生物样本库认可项目
BBCR	Beijing Biobank of Clinical Resources	北京重大疾病临床数据和样本资源库
BBCR-MD	Beijing Biobank of Clinical Resources—Mental Disorders	北京精神疾病临床数据和样本资源库
BBMRI	Biobanking and Biomolecular Resources Research Infrastructure	泛欧洲生物样本库与生物分子资源研究设施
BBRB	Biorepositories and Biospecimen Research Branch	生物样本库和生物样本研究办公室
BCH	basal cell hyperplasia	基底细胞过度增生
BIMS	biobank information management system	生物样本库信息管理系统

(续表)

英文缩写	英文全称	中文全称
BIO-RAIDs	Biobanking-Rational Molecular Assessment Innovative Drug Selection	生物样本库-理性分子评价,创新药物筛选
BIS	billing information system	计费信息系统
BMI	body mass index	体重指数
BMP	bone morphogenetic protein	骨形态发生蛋白
BPaaS	Business Process-as-a-Service	业务流程即服务
BRAINS	Brain Images of Normal Subjects	正常人脑影像数据库
caBIG	Cancer Biomedical Informatics Grid	癌症生物医学信息网格
CAFR	China Atrial Fibrillation Registry	中国心房颤动注册研究
CAP	College of American Pathologists	美国病理学家协会
CBBC	Chinese Brain Bank Center	中国人脑库中心
CBD	corticobasal degeneration	皮质基底节变性
CDA	clinical document architecture	临床文档架构
CDC	Centers for Disease Control and Prevention	(美国)疾病预防控制中心
CDE	common data element	通用数据元
CDISC	Clinical Data Interchange Standards Consortium	临床数据交换标准协会
CDR	clinical data repository	临床数据中心
CFR	Code of Federal Regulations	联邦法规
CGM	continuous glucose monitoring	动态血糖监测
CGMS	continuous glucose monitoring system	动态血糖监测系统
CHANCE	Clopidogrel in High-Risk Patients with Acute Non-disabling Cerebrovascular Events	氯吡格雷用于伴有急性非致残性脑血管事件高危人群的疗效研究
CHB	chronic hepatitis B	慢性乙型肝炎
CHTN	Cooperative Human Tissue Network	(美国)联合人类组织样本库网络
CILP1	cartilage intermediate layer protein 1	软骨中间层蛋白1
CIS	carcinoma *in situ*	原位癌
CKB	China Kadoorie Biobank	中国慢性病前瞻性研究
CKD	chronic kidney disease	慢性肾脏病

（续表）

英文缩写	英文全称	中文全称
CNAS	China National Accreditation Service for Conformity Assessment	中国合格评定国家认可委员会
CNSR	Chinese National Stroke Registry	中国国家卒中登记研究
CNV	copy number variation	拷贝数变异
COL	collagen	胶原蛋白
COX-2	cyclooxygenase-2	环氧酶-2
CPOE	computerized physician order entry	计算机化医生医嘱录入（系统）
C-PROBE	Clinical Phenotyping Resource and Biobank Core	临床表型及生物资源样本库
CPS	clinical pathway system	临床路径信息系统
CRF	case report form	病例报告表
CSF	cerebrospinal fluid	脑脊液
CT	computed tomography	计算机断层扫描
CTA	computed tomography angiography	CT 血管造影
CTC	circulating tumor cell	外周血循环肿瘤细胞
ctDNA	circulating tumor DNA	外周血循环肿瘤 DNA
CTSA	Clinical and Translational Science Award	临床与转化科学基金项目
CVD	cerebrovascular diseases	脑血管病
DALY	disability-adjusted life year	伤残调整生命年
DE	data element	数据元
DLBCL	diffuse large B cell lymphoma	弥漫大 B 细胞淋巴瘤
dMRI	diffusion magnetic resonance imaging	弥散磁共振成像
DSM	*Diagnostic and Statistical Manual of Mental Disorders*	《精神障碍诊断与统计手册》
DT	data technology	数据技术
DYS	dysplasia	不典型增生
EATB	European Association of Tissue Banks	欧洲生物样本库协会
EBV-HLH	EBV-associated hemophagocytic lymphohistiocytosis	EB 病毒相关噬血细胞淋巴组织细胞增生症

(续表)

英文缩写	英文全称	中文全称
EDC	electronic data capture	电子数据采集
EDTA	ethylenediaminetetraacetic acid	乙二胺四乙酸
EGFR	epidermal growth factor receptor	表皮生长因子受体
eGFR	estimated glomerular filtration rate	估算肾小球滤过率
EHR	electronic health record	电子健康档案
EID	emerging infectious diseases	新发传染病
EMR	electronic medical record	电子病历
EQA	external quality assessment	室间质量评价
ERCB	European Renal cDNA Bank	欧洲肾脏 cDNA 临床样本库
ESCC	esophageal squamous cell carcinoma	食管鳞状细胞癌
ESRD	end-stage renal disease	终末期肾病
ET	essential tremor	特发性震颤
EVD	Ebola virus disease	埃博拉病毒病
FDA	Food and Drug Administration	(美国)食品药品监督管理局
FFPE	formalin-fixed and paraffin-embedded	甲醛(福尔马林)固定后石蜡包埋
FIS	follow-up information system	随访信息系统
FLAIR	fluid attenuated inversion recovery	液体衰减反转恢复序列
fMRI	functional magnetic resonance imaging	功能性磁共振成像
fPD	familial Parkinson's disease	家族性帕金森病
GA	glycated albumin	糖化白蛋白
GAAIN	the Global Alzheimer's Association Interactive Network	全球阿尔茨海默病协会互动网络
GAD-Ab	glutamic acid decarboxylase antibody	谷氨酸脱羧酶抗体
GCP	Good Clinical Practice	药物临床试验质量管理规范
GDF5	growth differentiation factor 5	生长分化因子 5
GRE	gradient echo sequence	梯度回波序列
GTD	gestational trophoblastic disease	妊娠滋养细胞疾病
GTN	gestational trophoblastic neoplasia	妊娠滋养细胞肿瘤
GWAS	genome-wide association study	全基因组关联分析
HAI	human avian influenza	人禽流感

（续表）

英文缩写	英文全称	中文全称
HAPLN 1	hyaluronan and proteoglycan link protein 1	透明质酸蛋白多糖连接蛋白 1
HbA1c	hemoglobin A1c	糖化血红蛋白
HBeAg	hepatitis B virus e antigen	乙型肝炎病毒 e 抗原
HBsAg	hepatitis B virus surface antigen	乙型肝炎病毒表面抗原
HBV	hepatitis B virus	乙型肝炎病毒
HCC	primary hepatocellular carcinoma	原发性肝癌
HCV	hepatitis C virus	丙型肝炎病毒
H-E staining	hematoxylin-eosin staining	苏木精-伊红染色
HFMD	hand-foot-mouth disease	手足口病
HGP	Human Genome Project	人类基因组计划
HIPAA	Health Insurance Portability and Accountability Act	健康保险携带和责任法案
HIV	human immunodeficiency virus	人类免疫缺陷病毒
HMIS	hospital management information system	医院管理信息系统
HMO	healthcare management organization	健康管理组织
HOMA-IR	homeostasis model assessment of insulin resistance	稳态模型评估胰岛素抵抗指数
IA-2A	insulinoma-associated antigen 2 auto antibody	胰岛瘤相关抗原-2 自身抗体
IaaS	Infrastructure-as-a-Service	基础设施即服务
ICA	islet cell antibody	胰岛细胞抗体
ICD	International Classification of Diseases	国际疾病分类
ICGC	International Cancer Genome Consortium	国际癌症基因组联盟
ICH	intracerebral hemorrhage	颅内出血
ID	identification	唯一标识
IDF	International Diabetes Federation	国际糖尿病联盟
IF	impact factor	影响因子
IIWG	ISBER Informatics Working Group	国际生物和环境样本库协会信息化公众组
IL-1	interleukin-1	白细胞介素-1
IL-6	interleukin-6	白细胞介素-6

（续表）

英文缩写	英文全称	中文全称
INSERM	Institut National de la Sante et de la Recherche Medicale	（法国）国家医学与健康研究院
IQC	internal quality control	室内质量控制
IRB	Institution Review Board	机构审查委员会
IS	ischemic stroke	缺血性卒中
ISBER	International Society for Biological and Environmental Repositories	国际生物和环境样本库协会
ISGC	International Stroke Genetics Consortium	国际卒中遗传学联盟
ISI	insulin sensitivity index	胰岛素敏感指数
ISO	International Organization for Standardization	国际标准化组织
IT	information technology	信息技术
ITP	immune thrombocytopenic purpura	免疫性血小板减少性紫癜
IVGTT	intravenous glucose tolerance test	静脉法葡萄糖耐量试验
JCRB Cell Bank	Japanese Collection of Research Bioresources Cell Bank	日本生物资源研究细胞样本库
KNRRC	Korean National Research Resource Centers	韩国国家研究资源中心
LB	Lewy body	路易小体
LIS	laboratory information system	实验室（检验科）信息系统
LOINC	Logical Observation Identifiers Names and Codes	逻辑观察结果标识符名称和代码系统
mAb	monoclonal antibody	单克隆抗体
MDG	Millennium Development Goals	千年发展目标
MDR	Metadata Registries	元数据注册系统
MERS	Middle East respiratory syndrome	中东呼吸综合征
MIABIS	minimum information about biobank data sharing	生物样本库信息共享最小数据集
MICM	morphology-immunology-cytogenetics-molecular biology	形态学-免疫学-细胞遗传学-分子生物学（分型）
MMP	matrix metalloproteinase	基质金属蛋白酶
MODY	maturity onset diabetes of the young	青少年的成人起病型糖尿病
MRA	magnetic resonance angiography	磁共振血管成像
MRD	minimal residual disease	微小残留病变

（续表）

英文缩写	英文全称	中文全称
MRI	magnetic resonance imaging	磁共振成像
MS	mass spectrometry	质谱法
MSA	multiple system atrophy	多系统萎缩
MSM	men who have sex with men	男男性接触者
NCI	National Cancer Institute	（美国）国家癌症研究所
NEPTUNE	Nephrotic Syndrome Study Network	肾病综合征研究网络
NGS	next generation sequencing	二代测序
NGSP	National Glycohemoglobin Standardization Program	美国国家糖化血红蛋白标准化计划
NHS	National Health Service	（英国）国家医疗服务体系
NIAID	National Institute of Allergy and Infectious Diseases	国立变态反应与传染病研究所
NIBIO	National Institute for Biomedical Innovation	（日本）国立生物医学创新研究所
NICGR	National Infrastructure of Chinese Genetic Resources	中国人类遗传资源平台
NIH	National Institutes of Health	美国国立卫生研究院
NIHSS	National Institute of Health stroke scale	（美国）国立卫生研究院卒中量表
NINDS	National Institute of Neurological Disorders and Stroke	美国国立神经疾病与卒中研究所
NWIP	New Work Item Proposal	新工作项目提案
OBBR	Office of Biorepositories and Biospecimen Research	生物样本库和生物样本研究办公室
OCT	optimal cutting temperature	优化的切片温度
OECD	Organization for Economic Co-operation and Development	经济合作与发展组织
OGTT	oral glucose tolerance test	口服葡萄糖耐量试验
OID	object identifier	对象标识符
OIS	operation information system	手术麻醉信息系统
PaaS	Platform-as-a-Service	平台即服务
PACS	picture archiving and communication system	医学影像系统
PARK2	Parkinson protein 2，E3 ubiquitin protein ligase	帕金森蛋白 2，E3 泛素蛋白连接酶

英文缩写	英文全称	中文全称
PBMC	peripheral blood mononuclear cell	外周血单个核细胞
PBS	phosphate buffer saline	磷酸盐缓冲液
PCR	polymerase chain reaction	聚合酶链反应
PD	Parkinson's disease	帕金森病
PEI	percutaneous ethanol injection	经皮无水乙醇注射（治疗）
PHI	protected health information	受保护的健康信息
PIS	pathology information system	病理信息系统
POCT	point-of-care testing	即时检测
PSMB9	proteasome subunit beta type 9	蛋白酶体 β 亚基 9 型
PSP	progressive supranuclear palsy	进行性核上性麻痹
PT	proficiency testing	能力比对验证
PVDF	polyvinylidene fluoride	聚偏氟乙稀
QA	quality assurance	质量保证
QC	quality control	质量控制
RBD	REM sleep behavior disorder	快速眼动睡眠行为障碍
RDoC	Research Domain Criteria	研究领域标准
REDinREN	Spanish Renal Research Network	西班牙肾脏病研究网络
RePORT	Regional Prospective Observational Research in Tuberculosis	地区前瞻性结核病队列国际研究
RFA	radiofrequency ablation	射频消融
RIM	reference information model	参考信息模型
RIN	RNA integrity number	RNA 完整值
RIS	radiology information system	放射影像信息系统
RMS	rhabdomyosarcoma	横纹肌肉瘤
RPGEH	Research Program on Genes，Environment and Health	基因、环境和健康研究
SaaS	Software-as-a-Service	软件即服务
SAC/TC 559	National Technical Committee 559 on Biospecimen of Standardization Administration of China	全国生物样本标准化技术委员会
SAH	subarachnoid hemorrhage	蛛网膜下腔出血
SARS	severe acute respiratory syndrome	严重急性呼吸综合征

英文缩写	英文全称	中文全称
SCN	suprachiasmatic nucleus	视交叉上核
SDG	Sustainable Development Goals	可持续发展目标
SDN	sexually dimorphic nucleus	性别区分核团
SMBG	self-monitoring of blood glucose	自我血糖监测
SNOMED CT	Systematized Nomenclature of Medicine-Clinical Terms	医学系统命法名——临床术语
SNP	single nucleotide polymorphism	单核苷酸多态性
SOP	standard operating procedure	标准操作程序
sPD	sporadic Parkinson's disease	散发性帕金森病
SPOTRIAS	Specialized Programs of Translational Research in Acute Stroke	急性卒中专项转化型研究
SPREC	Standard PREanalytical Coding	标准分析前编码
SWI	susceptibility weighted imaging	磁敏感加权成像
TB	tuberculosis	结核病
TBCAP	Tuberculosis Community Annotation Project	结核分枝杆菌基因组定义委员会
TCGA	The Cancer Genome Atlas	癌症基因组图谱计划
TF	translation factor	转化因子
THSD7A	Thrombospondin type-1 domain-containing 7A	1型血小板反应蛋白7A域
TIA	transient ischemic attack	短暂性脑缺血发作
TIMP	tissue inhibitor of matrix metalloproteinase	组织金属蛋白酶抑制剂
TKI	tyrosine kinase inhibitor	酪氨酸激酶抑制剂
TSA	Transportation Security Administration	（美国）交通安全管理局
UIS	ultrasound information system	超声信息系统
UK Biobank	United Kingdom Biobank	英国生物样本库
VCF	variant call format	基因突变文件格式
VDR	vitamin D receptor	维生素D受体
VEGF	vascular endothelial growth factor	血管内皮生长因子
WGS	whole-genome sequencing	全基因组测序
WHO	World Health Organization	世界卫生组织
XML	Extensible Markup Language	可扩展标记语言
YLL	years of life lost	健康生命年损失
ZnT8-Ab	zinc transporter 8 antibody	锌转运蛋白8抗体

索　引